# Sommaire abrégé

**Appareil cardiocirculatoire**

**Appareil respiratoire**

**Appareil digestif**

**Appareil urinaire**

**Appareil génital masculin**

**Appareil génital féminin**

**Grossesse et développement humain**

**Système endocrinien**

**Système hémo-lymphatique**

**Peau**

## Chez le même éditeur

### Dans la même collection

*Atlas de poche d'anatomie* (3 vol.), par W. Platzer, H. Fritsch, W. Kühnel, W. Kahle et M. Frotscher
*Atlas de poche d'anatomie en coupes sériées TDM- IRM* (3 vol.), par T.B. Möller et E. Reif
*Lexique illustré d'anatomie Feneis*, par W. Dauber et G. Spitzer
*Atlas de poche d'hématologie*, par T. Haferlach, U. Bacher, H. Theml et H. Diem
*Atlas de poche de dermatologie*, par M. Röcken, M. Schaller, E. Sattler et W. Burgdorf
*Atlas de poche de physiopathologie*, par Stefan Silbernagl et F. Lang
*Atlas de poche de pharmacologie*, par H. Lüllmann, K. Mohr et L. Hein
*Atlas de poche d'anesthésie*, par N. Roewer et H. Thiel
*Atlas de poche de biologie cellulaire*, par H. Plattner et J. Hentschel
*Atlas de poche de biotechnologie et de génie génétique*, par R.D. Schmid
*Atlas de poche d'histologie*, par W. Kühnel
*Atlas de poche de microbiologie*, par T. Hart et P. Shears
*Manuel de poche de microbiologie médicale*, par F.H. Kayser
*Atlas de poche de mycologie*, par G. Midley, Y.M. Clayton et R.J. Hay
*Atlas de poche génétique*, par E. Passarge
*Atlas de poche d'immunologie*, par G.- R. Burmester et A. Pezzutto
*Atlas de poche de physiologie*, par S. Silbernagl et A. Despopoulos
*Atlas de poche de médecine d'urgence*, par H.A. Adams
*Atlas de poche d'échographie*, par B. Block
*L'ECG sans peine*, par H.- P. Schuster et H.- J. Trappe
*Guide de poche d'échographie cardiaque*, par T. Böhmeke et R. Doliva
*Atlas de poche d'échocardiographie transœsophagienne*, par C.- A. Greim et N. Roewer
*Atlas de poche d'embryologie*, par U. Drews
*Sémiologie médicale*, par L. Guillevin
*Atlas de poche d'obstétrique*, par K. Goerke et J. Wirth
*Asthme et rhinite allergique*, par C. Bachert et J.- C. Virchow
*Atlas de poche d'allergologie*, par G. Grevers et M. Röcken
*Atlas de poche en couleurs de pathologie infectieuse*, par N.J. Beeching et F.J. Nye
*Atlas de poche des maladies sexuellement transmissibles*, par A. Wisdom et D.A. Hawkins
*Atlas de poche de neurologie*, par R. Rohkamm
*Atlas de poche de nutrition*, par H.K. Biesalski et P. Grimm
*Atlas de poche d'endodontie*, par R. Beer, M.A. Baumann et A.M. Kielbassa
*Atlas de poche des maladies buccales*, par G. Laskaris
*Atlas de poche de radiologie dentaire*, par F.A. Pasler
*Guide de poche des affections de l'oreille*, par A. Menner
*Atlas de poche d'ophtalmologie*, par T. Schlote, M. Grüb, J. Mielke et M. Rohrbach
*Atlas de poche d'ophtalmologie*, par S. Madava, T. Sweeney et D. Guyer
*Livre de poche de rhumatologie*, par P.- M. Villiger et M. Seitz

### Dans d'autres collections

*Anatomie :*
  – Tome 1. Tome 1. Tronc, par J.-M. Chevallier
  – Tome 2. Appareil locomoteur, par J.-M. Chevallier
  – Tome 3 ORL, par P. Bonfils et J.-M. Chevallier
  – Tome 4. Neuro-anatomie, par E. Vitte et J.-M. Chevallier
*Atlas d'anatomie humaine, 6ᵉ édition*, par J. Sobotta
*Anatomie tête et cou en odontostomatologie*, par E. W. Baker, M. Schuenke, E. Schulte et U. Schumacher

*La petite encyclopédie médicale Hamburger*, par M. Leporrier
*Principes de médecine interne Harrison*, par D.L. Longo, A.S. Fauci, D.L. Kasper, S.L. Hauser, J.L. Jameson, et J. Loscalzo
*Traité de médecine*, par P. Godeau, S. Herson et J.- Ch. Piette
*Guide du bon usage du médicament*, par G. Bouvenot et C. Caulin

# Atlas de poche d'anatomie

## 2. Viscères

5ᵉ édition

Helga Fritsch
Wolfgang Kühnel

Édition révisée par Helmut Leonhardt

Traduit de l'allemand par :
**Pierre Bourjat**
Professeur de radiologie, Strasbourg

715 illustrations en 204 planches couleur
Illustrations de Gerhard Spitzer et Holger Vanselow

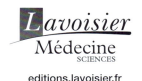

editions.lavoisier.fr

Prof. Dr. med. Helga Fritsch,
Institut d'Anatomie et d'Histologie
de l'Université d'Innsbruck

Prof. Dr. med. Dr. h.c. Wolgang Kühnel,
Institut d'Anatomie de l'Université de Lübeck

Illustrations :
Prof. Gerhard Spitzer, Frankfurt
avec la collaboration de Stephan Spitzer,
Frankfurt, Karl Wesker, Berlin, Holger
Vanselow, Stuttgart, Gay & Sender, Bremen

Traduit de l'allemand par :
Pierre Bourjat
Professeur de radiologie, Strasbourg

Copyright © de l'édition originale
en allemand 2013 publiée par Georg Thieme
Verlag KG, Stuttgart, Allemagne.
Titre original : Taschenatlas Anatomie 2,
Innere Organe, 11e édition, par Helga Fritsch
et Wolfgang Kühnel.

*Direction éditoriale :* Fabienne Roulleaux
*Édition :* Mélanie Kucharczyk
*Fabrication :* Estelle Perez
*Composition et couverture :* Patrick Leleux PAO
*Impression et reliure :* MCC Graphics (Loiu,
Espagne)

*Illustration de couverture :* © decade3d –
Fotolia.com

**Remarque importante** : comme chaque science, la médecine est en développement permanent. La recherche et la pratique clinique élargissent nos connaissances, surtout en ce qui concerne les traitements et l'utilisation des médicaments. Chaque fois que sera mentionnée dans cet ouvrage une concentration ou une application, le lecteur peut être assuré que les auteurs, l'éditeur et l'imprimeur ont consacré beaucoup de soins pour que cette information corresponde rigoureusement à l'état de **l'art au moment de l'achèvement de ce livre.**
L'éditeur ne peut cependant donner aucune garantie en ce qui concerne les indications de dose ou de forme d'administration. Chaque **utilisateur** est donc **invité** à examiner avec soin les notices des médicaments utilisés pour établir, sous sa propre responsabilité, si les indications de doses ou si les contre-indications signalées sont différentes de celles données dans cet ouvrage. Ceci s'applique en particulier aux substances rarement utilisées ou à celles récemment mises sur le marché. **Chaque dosage ou chaque traitement est effectué aux risques et périls de l'utilisateur.** Les auteurs et l'éditeur demandent à chaque utilisateur de leur signaler toute inexactitude qu'il aurait pu remarquer.

Les marques déposées **ne** sont **pas** signalées par un signe particulier. En l'absence d'une telle indication, il ne faudrait pas conclure que le titre *Atlas de poche* corresponde à une marque libre. Tous les droits de reproduction de cet ouvrage et de chacune de ses parties sont réservés. Toute utilisation en dehors des limites définies par la loi sur les droits d'auteur est interdite et passible de sanctions sauf accord de l'éditeur. Ceci vaut en particulier pour les photocopies, les traductions, la prise de microfilms, le stockage et le traitement dans des systèmes électroniques.

| | | |
|---|---|---|
| 1re édition française, 1978 | 2e édition, 6e tirage, 1990 | 2e édition, 13e tirage, 2001 |
| 1re édition, 2e tirage, 1979 | 2e édition, 7e tirage, 1991 | 2e édition, 14e tirage, 2002 |
| 2e édition française, 1981 | 2e édition, 8e tirage, 1993 | 3e édition française, 2003 |
| 2e édition, 2e tirage, 1984 | 2e édition, 9e tirage, 1994 | 4e édition française, 2007 |
| 2e édition, 3e tirage, 1986 | 2e édition, 10e tirage, 1995 | 5e édition française, 2015 |
| 2e édition, 4e tirage, 1987 | 2e édition, 11e tirage, 1996 | |
| 2e édition, 5e tirage, 1989 | 2e édition, 12e tirage, 1999 | |

© 1978, 1981, 2003, 2007, 2015, Lavoisier, Paris.
ISBN : 978-2-257-20593-3

# Préface à la onzième édition allemande (cinquième édition française)

Au printemps 2001 a paru le volume 2 « Viscères » de l'Atlas de poche d'anatomie dans sa 7e édition avec une refonte complète des pages de texte et d'illustrations. Deux ans plus tard parut une 8e édition avec de substancielles corrections. Dans la 9e édition de 2005, un nouveau chapitre « Grossesse et développement humain » a été inclus. Dans la 10e édition, les remarques cliniques ont été nettement développées après concertations avec les cliniciens correspondants. Ainsi, le chapitre « Grossesse et développement humain » a été complété par la description du développement des appareils d'organes. Les illustrations ont été réalisées par Monsieur Vanselow, qui très habilement a adapté la nouvelle génération d'images à l'ouvrage précédemment illustré par le Professeur G. Spitzer.

Pour approfondir les rapports entre les connaissances théoriques et les applications cliniques, des coupes IRM ou TDM, correspondant aux représentations anatomiques en coupes, ont été rajoutées à la présente 11e édition, grâce au Professeur W. Jaschke de la Clinique de radiologie de l'Université médicale d'Innsbruck. Nous remercions Madame M. Mauch pour ses conseils constructifs et sa bonne collaboration. Par ailleurs, dans la présente édition, de nombreuses représentations schématiques de tissus ont été remplacées par des images histologiques correspondantes. L'idée fut de fournir d'importants éléments pratiques sur le plan microscopique.

Avec la retouche actuelle nous avons, en qualité d'auteurs, tenu compte des suggestions de nos lecteurs, et rendu plus complet le contenu de l'atlas de poche « Viscères ». Nous nous réjouissons de pouvoir destiner cet ouvrage à contenu dense avec une excellente qualité iconographique aux étudiants en médecine et odontologie ainsi qu'aux diverses filières de formation paramédicale.

Nous sommes persuadés que dans sa conception, cet atlas de poche aura sa place parmi les grands atlas et les médias électroniques, en particulier pour les exercices pratiques, et nous espérons comme par le passé un accueil très positif. Nous attendons volontiers des suggestions et propositions d'amélioration pour les prochaines éditions.

Innsbruck et Lübeck, juin 2013

*Helga Fritsch et Wolfgang Kühnel*

# Abréviations

A. = artère
Lig. = ligament
M. = muscle
Ln. = lymphonœud
N. = nerf
R. = rameau
V. = veine

# Sommaire

## Présentation générale des viscères ........................................ 2

Répartition fonctionnelle ....... 2
Répartition topographique ..... 2

## Appareil cardiocirculatoire (H. Fritsch) ............................... 5

**Présentation** ..................... 6

Circulations sanguine
et lymphatique ................. 6
Circulation fœtale .............. 8
Modifications périnatales
de la circulation ................ 8

**Cœur** ........................... 10

Configuration extérieure ........ 10
Cavités cardiaques ............. 14
Squelette fibreux du cœur ....... 18
Tuniques des parois du cœur .... 18
Tuniques des parois du cœur,
histologie et ultrastructure ..... 20
Valves cardiaques .............. 22
Vaisseaux du cœur ............. 24
Système de création
et de conduction de l'excitation
myocardique ................... 26
Innervation .................... 28
Péricarde ...................... 30
Situation du cœur et ses limites .. 32
Anatomie radiologique ......... 34
Auscultation ................... 34
Anatomie sectionnelle .......... 36
Échographie sectionnelle ....... 40
Fonctionnement du cœur ....... 42

**Systématisation des artères** ...... 44

Aorte .......................... 44
Artères de la tête et du cou ........ 46
A. carotide commune .......... 46
A. carotide externe ............. 46
A. maxillaire ................... 48
A. carotide interne ............. 50
A. subclavière .................. 52
Artères de l'épaule et du bras ...... 54
A. axillaire .................... 54
A. brachiale ................... 54
A. radiale ..................... 56
A. ulnaire ..................... 56

Artères du pelvis et du membre
inférieur ........................ 58
A. iliaque interne ............... 58
A. iliaque externe .............. 60
A. fémorale .................... 60
A. poplitée ..................... 62
Artères de la jambe et du pied ... 62

**Systématisation des veines** ....... 66

Système cave ................... 66
Système azygos ................. 66
Territoire des affluents de la veine
cave supérieure ................. 68
V. brachio-céphaliques .......... 68
V. jugulaires ................... 68
Sinus de la dure-mère .......... 70
Veines du membre supérieur .... 72
Territoire des affluents de la veine
cave inférieure ................. 74
V. iliaques ..................... 74
Veines du membre inférieur .... 76

**Systématisation des conduits
lymphatiques et des lymphonœuds** 78

Conduits lymphatiques ......... 78
Lymphonœuds régionaux
de la tête, du cou, et du membre
supérieur ...................... 80
Lymphonœuds régionaux
du thorax et de l'abdomen ....... 82
Lymphonœuds régionaux
du pelvis et du membre inférieur 84

**Structure et fonction des vaisseaux
sanguins et lymphatiques** ........ 86

Paroi vasculaire ................ 86
Différences régionales
dans la structure pariétale –
côté artériel ................... 88
Différences régionales
dans la structure pariétale –
côté veineux ................... 90

Sommaire IX

## Appareil respiratoire (H. Fritsch) ... 93

**Vue d'ensemble** ... 94
  Division anatomique ... 94
  Division clinique ... 94
**Nez** ... 96
  Partie externe du nez
  ou pyramide nasale ... 96
  Cavité nasale ... 98
  Sinus paranasaux ... 102
  Drainage des sinus paranasaux,
  méats nasaux ... 104
  Orifices nasaux postérieurs ... 106
  Nasopharynx ... 106
**Larynx** ... 108
  Squelette du larynx ... 108
  Moyens d'union des cartilages
  du larynx ... 110
  Muscles du larynx ... 112
  Cavité laryngée ... 114
  Glotte ... 116

**Trachée** ... 118
  Trachée et bronches principales
  extrapulmonaires ... 118
  Topographie de la trachée
  et du larynx ... 120
**Poumons** ... 122
  Surface des poumons ... 122
  Segmentation bronchique
  et segments broncho-
  pulmonaires ... 124
  Anatomie microscopique ... 126
  Système vasculaire
  et innervation ... 128
  Plèvre ... 130
  Anatomie sectionnelle ... 132
  Mécanique ventilatoire ... 136
**Médiastin** ... 136
  Médiastin, côté droit ... 136
  Médiastin, côté gauche ... 138

## Appareil digestif (H. Fritsch) ... 141

**Vue d'ensemble** ... 142
  Disposition générale et fonctions ... 142
**Cavité orale** ... 144
  Structure générale ... 144
  Palais ... 146
  Langue ... 148
  Muscles de la langue ... 150
  Plancher de la bouche ... 152
  Glandes salivaires ... 154
  Histologie des glandes salivaires ... 156
  Dents ... 158
  Constitution de la dent
  et de son appareil de fixation ... 160
  Dents déciduales ... 162
  Développement des dents ... 164
  Position des dents
  dans la mâchoire ... 166
**Pharynx** ... 168
  Division et constitution
  générale ... 168
  Déglutition ... 170

**Anatomie topographique I** ... 172
  Anatomie sectionnelle de la tête
  et du cou ... 172
**Œsophage** ... 176
  Division générale et structure
  microscopique ... 176
  Anatomie topographique
  et médiastin postérieur ... 178
  Vaisseaux, nerfs et drainage
  lymphatique ... 180
**Cavité abdominale** ... 182
  Vue d'ensemble ... 182
  Topographie de la cavité
  péritonéale ouverte ... 184
  Rapports du péritoine pariétal ... 188
**Estomac** ... 190
  Aspect macroscopique ... 190
  Structure pariétale ... 192
  Vaisseaux, nerfs et drainage
  lymphatique ... 194

# Sommaire

**Intestin grêle** .................... 196
   Aspect macroscopique .......... 196
   Structure pariétale .............. 198
   Vaisseaux, nerfs et drainage
   lymphatique .................... 200

**Côlon** ............................ 202
   Segments du colon, vue générale 202
   Cæcum et appendice vermiforme 202
   Segments coliques .............. 206
   Rectum et canal anal ........... 208

**Foie** .............................. 212
   Aspect macroscopique .......... 212
   Segmentation ................... 214

Structure microscopique ........ 214
Système porte ................... 216
Voies biliaires .................. 218

**Pancréas** .......................... 220
   Aspect macroscopique et
   structure microscopique ........ 220
   Topographie de la bourse
   omentale et du pancréas ........ 222

**Anatomie topographique II** ...... 224
   Anatomie sectionnelle
   du haut abdomen .............. 224
   Anatomie sectionnelle
   du haut et du bas abdomen ..... 226

## Appareil urinaire (H. Fritsch) ........................................... 229

**Vue d'ensemble** .................. 230
   Division et situation
   des organes urinaires .......... 230

**Reins** ............................ 232
   Aspect macroscopique .......... 232
   Structure microscopique ........ 234
   Topographie des reins .......... 238

**Voies excrétrices urinaires** ........ 240
   Pelvis rénal et uretère .......... 240
   Vessie urinaire ................. 242
   Urètre féminin ................. 244
   Topographie des voies
   excrétrices urinaires ........... 244

## Appareil génital masculin (H. Fritsch) ................................... 247

**Vue d'ensemble** .................. 248
   Division des organes génitaux .. 248

**Testicule et épididyme** ........... 250
   Aspect macroscopique .......... 250
   Structure microcospique ........ 252

**Voies séminales et glandes
accessoires** ...................... 256
   Conduit déférent ............... 256

Vésicules séminales ............. 258
Prostate ........................ 258

**Organes génitaux externes** ....... 260
   Pénis ........................... 260
   Urètre masculin ................ 262

**Anatomie topographique III** ...... 264
   Anatomie sectionnelle .......... 264

## Appareil génital féminin (H. Fritsch) ................................... 267

**Vue d'ensemble** .................. 268
   Division des organes génitaux .. 268

**Ovaire et trompe** ................. 270
   Aspect macroscopique
   de l'ovaire ...................... 270
   Structure microscopique
   de l'ovaire ...................... 270

Maturation folliculaire .......... 272
Aspect macroscopique
de la trompe utérine ........... 274
Structure microscopique
de la trompe utérine ........... 274

Sommaire **XI**

**Utérus** ............................ 276
Aspect macroscopique .......... 276
Structure microscopique........ 278
Vaisseaux, nerfs et drainage
lymphatique .................... 280
Rapports péritonéaux et appareil
de fixation de l'utérus .......... 280

**Vagin et organes génitaux
externes** ......................... 282
Aspect macroscopique .......... 282

Structure microscopique........ 282
Disposition des organes
génitaux externes .............. 284

**Anatomie topographique IV**...... 286
Anatomie sectionnelle .......... 286

**Anatomie comparée entre
les pelvis féminin et masculin**.... 288
Diaphragme des parties molles . 288

---

## Grossesse et développement humain ............................... 293

**Grossesse** (W. Kühnel)............ 294

Gamètes........................ 294
Fécondation.................... 296
Développement initial .......... 298
Gestation....................... 300
Placenta ....................... 302
Accouchement ................. 304

**Développement humain**
(H. Fritsch)........................ 310

Vue d'ensemble ................. 310
Période prénatale .............. 310
Développement des appareils
d'organes....................... 318
Le nouveau-né.................. 338
Périodes d'âge post-natales...... 340

---

## Système endocrinien (W. Kühnel) ...................................... 343

**Glandes**........................... 344
Vue d'ensemble ................. 344
Classification microscopique
des parties sécrétantes
des glandes exocrines .......... 346
Principes de fonctionnement
communs à toutes les glandes
endocrines .................... 348

**Système hypothalamo-
hypophysaire** .................... 350
Aspect macroscopique .......... 350
Structure microscopique
de l'hypophyse ................. 352
Relations hypothalamo-
hypophysaires ................... 354
Efférences de l'hypothalamus ... 354
Système hypothalamo-
neurohypophysaire ............. 356
Système hypothalamo-
adénohypophysaire ............. 356

**Glande pinéale** ................... 360
Aspect macroscopique .......... 360
Structure microscopique........ 360

**Glandes surrénales** .............. 362

Aspect macroscopique .......... 362
Structure microscopique
du cortex surrénal.............. 364
Structure microscopique
de la médullaire surrénale ...... 366

**Glande thyroïde**.................. 368
Aspect macroscopique .......... 368
Structure microscopique........ 370
Glandes parathyroïdes .......... 372

**Îlots pancréatiques** .............. 374
Structure microscopique........ 374

**Système des cellules endocrines
disséminées** ..................... 376
Fonction endocrine du testicule .. 376
Fonction endocrine de l'ovaire .. 378
Cycle ovarien................... 378
Fonction endocrine du placenta 380
Peptide atrial, hormones
cardiaques ..................... 382
Ganglions cardiaques .......... 382
Cellules endocrines disséminées
dans différents organes ........ 384

# Sommaire

## Système hémo-lymphatique (W. Kühnel) ... 391

**Sang** ... 392
  Composants du sang ... 392
  Hématopoïèse ... 396
**Systèmes de défense** ... 400
  Cellules du système
  immunitaire ... 402
**Organes lymphoïdes** ... 404
  Vue d'ensemble ... 404
  Thymus ... 406

Structure microscopique
du thymus ... 408
Lymphonœuds ... 410
Rate ... 412
Structure microscopique
de la rate ... 414
Tonsilles ... 416
Tissu lymphoïde associé
aux muqueuses ... 418

## Peau (W. Kühnel) ... 421

**Revêtement cutané** ... 422
  Structure générale et fonction ... 422
  Couleur de la peau ... 422
  Surface de la peau ... 424
  Couches de la peau ... 426
  Derme ... 428
  Hypoderme ... 428

**Annexes de la peau** ... 430
  Glandes de la peau ... 430
  Poils ... 432
  Ongles ... 434
  Fonction sensorielle de la peau ... 434
**Sein et glande mammaire** ... 436
  Aspect macroscopique ... 436
  Structure microscopique
  et fonction ... 438

## Bibliographie ... 440

## Sources des illustrations ... 446

## Index ... 447

# Présentation générale des viscères

On rassemble sous le nom de **viscères** les organes internes situés dans le cou, le thorax, l'abdomen et le pelvis. Ces organes permettent la vie de l'ensemble de l'organisme.

## Répartition fonctionnelle

Elle constitue la base de la division en chapitres de cet ouvrage.

On distingue : l'**appareil cardiovasculaire** : il comporte le *cœur*, les *vaisseaux sanguins* et *lymphatiques*. L'**appareil hémolymphatique** : il se compose des *cellules sanguines*, des *lymphocytes* et des *organes lymphatiques*. L'**appareil endocrinien** : il est composé de plusieurs *glandes endocrines* et de *cellules glandulaires disséminées*, dont les produits, les *hormones* spécifiques, sont libérés dans la circulation sanguine et lymphatique, et distribués dans le corps entier. L'**appareil respiratoire** : il faut distinguer ici les *voies aériennes* supérieures et inférieures, constituées de structures différentes, et les *surfaces d'échanges gazeux dans les poumons*. L'**appareil digestif** : ce système est divisé en *intestin céphalique* et *intestin tronculaire*. Les grandes glandes digestives, le *foie* et le *pancréas*, sont des éléments de l'intestin tronculaire. L'**appareil urinaire** : il se divise en *unités fonctionnelles du rein* qui préparent l'urine et en *voies excrétrices* urinaires. L'**appareil génital masculin** : il comporte les *testicules*, les *épididymes*, les *conduits déférents*, les *vésicules séminales*, le *pénis* et les *glandes génitales accessoires*. L'**appareil génital féminin** : il se compose des *organes génitaux internes* situés dans le petit bassin, ainsi que des *organes génitaux externes* situés sous le plancher pelvien.

## Répartition topographique

Les systèmes peuvent aussi être décrits selon leur situation dans les différentes régions du corps (**A**).

Au niveau de la **tête** et du **cou** se trouve **l'origine des organes respiratoires et digestifs**. Ils sont principalement logés dans les *cavités nasales* (**A1**) et *orale* (**A2**). Au niveau du cou se trouvent les parties de ces appareils assurant la liaison entre la tête et la cavité thoracique. Elles sont situées entre les feuillets moyen et profond de l'aponévrose cervicale (*voir* Tome 1, p. 330).

Au niveau du **tronc**, on distingue les **organes thoraciques**, **abdominaux** et **pelviens**. La **cavité thoracique** (*cavum thoracis*) (**A3**) est divisée en trois parties, les cavités pleurales droite et gauche, qui contiennent chacune un *poumon*, et l'espace celluloconjonctif situé au milieu entre les deux, le *médiastin* dans lequel est logé le *cœur* entouré du *péricarde*. La cavité abdominale est divisée en une **cavité abdominale** proprement dite (**A4**) recouverte par le péritoine, et un espace celluloconjonctif rétropéritonéal situé en arrière, **spatium retroperitoneale**. Sous la cavité abdominale se trouvent les organes pelviens dans l'**espace celluloconjonctif sous-péritonéal** du petit bassin (**A5**).

## Cavités séreuses et espaces celluloconjonctifs

Il existe deux possibilités différentes, par lesquelles les organes se disposent dans les régions du corps correspondantes : les organes qui sont soumis à d'importantes variations de volume par rapport aux organes adjacents sont situés dans des cavités séreuses. Une **cavité séreuse** est un *espace fermé de tous les côtés*, entouré d'une enveloppe transparente lisse, la séreuse, contenant un liquide séreux en quantité limitée. La **séreuse** se compose de deux feuillets. Le feuillet viscéral (*lamina visceralis*) est une membrane tissulaire qui adhère directement à l'organe. Le feuillet pariétal (*lamina parietalis*) tapisse la paroi de la cavité séreuse. Les feuillets viscéral et pariétal sont en continuité au niveau de *lignes de réflexion*. Les cavités séreuses sont les **cavités pleurales** recouvrant les poumons, la **cavité péricardique** autour du cœur et la **cavité péritonéale** (**C**) pour une grande partie des organes abdominaux.

Les organes et les parties d'organes non situés dans des cavités séreuses se trouvent le plus souvent dans des **espaces celluloconjonctifs**.

La description des petits espaces celluloconjonctifs (**B**) sera faite avec les organes voisins ; quant aux grands espaces, il s'agit du **médiastin**, des **espaces rétro-** et **sous-péritonéaux** (**D**).

Répartition fonctionnelle et topographique des viscères **3**

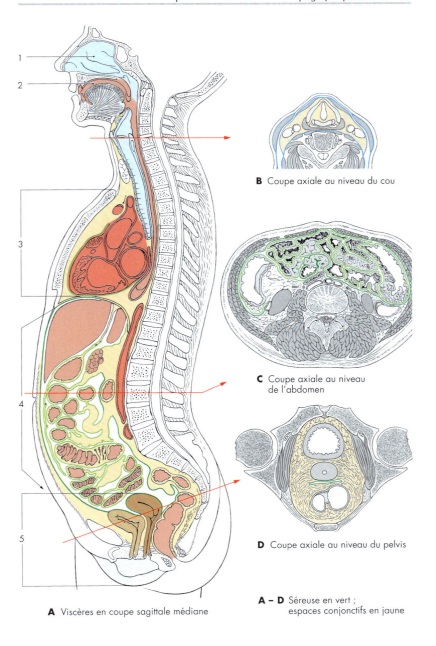

**A** Viscères en coupe sagittale médiane

**B** Coupe axiale au niveau du cou

**C** Coupe axiale au niveau de l'abdomen

**D** Coupe axiale au niveau du pelvis

**A – D** Séreuse en vert ; espaces conjonctifs en jaune

# Appareil cardiocirculatoire

Présentation  6
Cœur  10
Systématisation des artères  44
Systématisation des veines  66
Systématisation
    des conduits lymphatiques
    et des lymphonœuds  78
Structure et fonction
    des vaisseaux sanguins
    et lymphatiques  86

# Présentation

## Circulations sanguine et lymphatique

La circulation du sang se fait dans un **système tubulaire fermé composé de vaisseaux sanguins**, dans lequel le **cœur** agit comme **pompe centrale**. Le cœur est divisé en deux parties : une moitié *gauche* et une moitié *droite*. Chaque moitié se compose d'une antichambre, l'*atrium*, et d'une chambre, le *ventricule*. Quelle que soit la teneur en oxygène du sang, on considère comme **artères** tous les vaisseaux qui s'éloignent du cœur et comme **veines** tous les vaisseaux qui conduisent vers le cœur. L'organisation de la circulation sanguine chez l'homme a atteint un haut degré de différenciation. Après la naissance, on distingue la petite circulation ou **circulation pulmonaire**, et la grande circulation ou **circulation systémique**. Dans la grande circulation, les artères transportent un sang riche en oxygène et les veines un sang désaturé. Sur le plan fonctionnel, la circulation pulmonaire et la circulation systémique se succèdent. La circulation sanguine de l'homme après la naissance peut être schématiquement représentée comme un 8, à la croisée duquel le cœur agit comme pompe aspirante et refoulante (**A**). La force motrice de la circulation sanguine est la pression artérielle (selon la formule : pression artérielle = volume cardiaque minute × résistance vasculaire périphérique).

**Circulation pulmonaire.** Le sang désaturé en oxygène venant de la circulation systémique rejoint l'**atrium droit** (**A1**), puis le **ventricule droit** (**A2**) du cœur et gagne la circulation pulmonaire. Celle-ci commence par le **tronc pulmonaire** (**A3**) qui se divise en deux **A. pulmonaires** : **droite** (**A4**) et **gauche** (**A5**). À l'intérieur des poumons (**A6**), ces vaisseaux se divisent parallèlement à l'arbre bronchique jusqu'aux **capillaires**, qui entourent les segments terminaux des voies aériennes, les alvéoles. Là, le sang s'enrichit en oxygène et libère son gaz carbonique dans les voies aériennes. Le sang oxygéné sort des poumons par les **V. pulmonaires** (**A7**) et va à l'**atrium gauche** (**A8**).

**Circulation systémique.** Le sang réoxygéné dans le poumon quitte l'**atrium gauche** (**A8**) du cœur pour le **ventricule gauche** (**A9**). De là, il est éjecté à travers l'**aorte** (**A10**) dans la circulation systémique, dans laquelle on distingue, selon les organes et les régions du corps, de **nombreuses circulations segmentaires** (**A11-A14**).

De l'aorte prennent naissance plusieurs grosses artères destinées à des circulations segmentaires particulières, dans lesquelles elles se divisent de nombreuses fois, et se terminent en fin d'arborisation en **artérioles**. Celles-ci se jettent dans un nid de vaisseaux fins comme les cheveux, les **capillaires**, où se font les échanges gazeux et métaboliques. Au niveau capillaire, le réseau artériel de la grande circulation se jette dans le réseau veineux, par lequel le sang désaturé est conduit par des **veinules** qui s'unissent pour former des **veines** de plus en plus grandes vers le cœur. Le sang veineux des membres inférieurs et de la moitié inférieure du tronc est transporté par la **V. cave inférieure** (**A15**), celui de la tête, des membres supérieurs et de la moitié supérieure du tronc par la **V. cave supérieure** (**A16**). Celles-ci se jettent dans l'**atrium droit** (**A1**).

Une particularité de la circulation systémique est la circulation porte. Le sang veineux des organes abdominaux impairs (estomac, intestin, pancréas et rate) ne se jette pas directement dans la V. cave inférieure. Il contient les produits absorbés dans l'intestin, et est conduit par la **veine porte** (**A17**) dans un réseau capillaire situé dans le foie. Après les échanges métaboliques dans le foie, le sang passe par les **V. hépatiques** (**A18**) dans la V. cave inférieure.

**Circulation lymphatique.** Parallèlement au réseau veineux dans la grande circulation se trouve le système circulatoire lymphatique (vert) (*voir* p. 78). Il s'agit, au contraire de la circulation sanguine, d'un système circulatoire ouvert qui capte le liquide des espaces extracellulaires à la périphérie par des **capillaires lymphatiques** (**A19**), et le transporte à travers des **conduits lymphatiques** plus grands, puis les troncs principaux, le **conduit thoracique** (**A20**) et le **conduit lymphatique droit**, et à la fin vers la V. cave supérieure. Le long de ces conduits lymphatiques s'interposent des filtres biologiques, les **lymphonœuds** (**A21**) (*voir* p. 80-83, 410).

> **Remarques cliniques**. Le sang riche en oxygène est souvent appelé en langage clinique le sang artériel et le sang désaturé le sang veineux.

**A22** Citerne du chyle.

Circulations sanguine et lymphatique 7

Appareil cardiocirculatoire

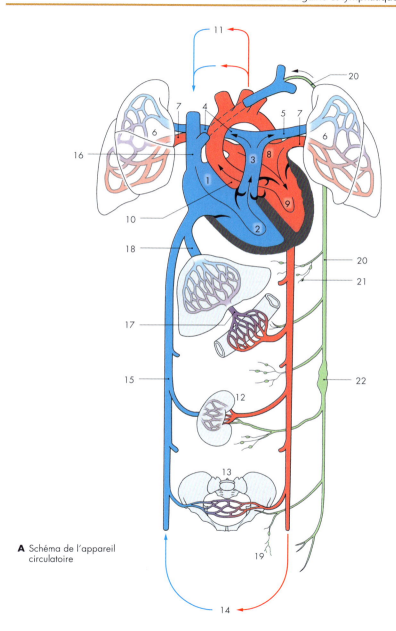

**A** Schéma de l'appareil circulatoire

**8 Appareil cardiocirculatoire** : présentation

## Circulation fœtale (A)

Avant la naissance, le fœtus (entre la 9e semaine et la naissance) reçoit oxygène et nutrition du sang maternel, et y libère de son côté gaz carbonique et produits de dégradation du métabolisme. L'organe d'échange intermédiaire entre la mère et le fœtus est le **placenta** (**A1**). Le sang enrichi en oxygène et en produits de nutrition gagne le fœtus à partir du placenta à travers la **V. ombilicale** (**A2**), qui se situe dans le cordon ombilical. Au niveau de l'ombilic (**A3**), la V. ombilicale pénètre dans la cavité abdominale du fœtus et gagne la face viscérale du foie (**A4**), où elle s'unit à la branche gauche de la *veine porte* (**A5**). Une partie du sang provenant de la V. ombilicale rejoint ainsi la circulation porte. Cependant, la plus grande partie quitte le foie par un court-circuit, le **conduit veineux** (**A6**), par lequel il gagne la **V. cave inférieure** (**A7**). Le sang qui sort du conduit veineux se mélange avec le sang désaturé de la V. cave inférieure et des *V. hépatiques* (**A8**). Il reste bien oxygéné malgré ce mélange relativement peu important avec du sang désaturé, et rejoint par la V. cave inférieure l'**atrium droit** (**A9**). Là, le sang est dirigé à travers une valvule (*valvula venae cavae inferioris*) vers le **foramen ovale** (**A10**), qui se trouve dans la cloison comprise entre les atria droit et gauche et qui le relie l'un à l'autre. La plus grande partie du sang rejoint l'**atrium gauche** (**A11**), puis le **ventricule gauche** (**A12**) et, par les **branches de l'arc aortique** (**A13**), rejoint le cœur, la tête et les membres supérieurs. Le sang désaturé provenant de la tête et des membres supérieurs du fœtus, qui gagne l'atrium droit par la **V. cave supérieure** (**A14**), rejoint le flux sanguin provenant de la V. cave inférieure, puis le **ventricule droit** (**A15**) et, de là, le **tronc pulmonaire** (**A16**). Seule une petite partie de ce sang gagne par les **artères pulmonaires** (**A17**) les poumons qui ne sont pas encore ventilés et de là, par les **veines pulmonaires** (**A18**), l'**atrium gauche** (**A11**). La plus grande partie du sang sortant du tronc pulmonaire est conduit dans l'**aorte** à travers un court-circuit qui relie directement le tronc pulmonaire et l'aorte, le **conduit artériel** (*ductus arteriosus*) (**A19**). Ainsi, les branches de l'aorte nées après l'abouchement du conduit artériel reçoivent un sang plus pauvre en oxygène que les branches destinées à la tête et aux membres supérieurs qui, elles, naissent en amont de cet abouchement. Une importante partie du sang de l'aorte fœtale rejoint le placenta par les deux **artères ombilicales** (**A20**).

## Modifications périnatales de la circulation (B)

À la naissance, se produit le passage de la circulation fœtale à la circulation postnatale. Au moment de la naissance, le premier cri du nouveau-né *déplisse et ventile les poumons* de telle sorte que la *résistance dans la circulation pulmonaire s'abaisse*, et qu'une quantité croissante de sang passe du tronc pulmonaire vers les artères pulmonaires. Le sang est oxygéné dans les poumons et conduit vers l'atrium gauche par les veines pulmonaires. *L'afflux du sang venant des poumons augmente la pression dans l'atrium gauche* et aboutit à une *occlusion mécanique du foramen ovale*, par simple juxtaposition des bords de cette communication. Le foramen ovale se transforme en une *fosse ovale*, le plus souvent complètement fermée. Les courts-circuits du *conduit veineux* et du *conduit artériel* se ferment par contraction de leur musculature pariétale. Le conduit veineux devient le **Lig. veineux** (**B21**), le conduit artériel le **Lig. artériel** (**B22**). La section du cordon ombilical interrompt la liaison avec les vaisseaux ombilicaux du placenta, ce qui conduit à une thrombose et le plus souvent à une sclérose de ces vaisseaux. La V. ombilicale devient le **Lig. rond du foie** (**B23**), les A. ombilicales deviennent la **corde de l'A. ombilicale** (**B24**).

**Remarques cliniques**. Les malformations cardiaques avec shunt droit-gauche par défaut du septum comportent une inversion de flux ; du sang veineux passe alors directement dans la grande circulation, réduisant la saturation artérielle en oxygène. Ces malformations sont cyanogènes.

# Circulation fœtale et modifications périnatales de la circulation

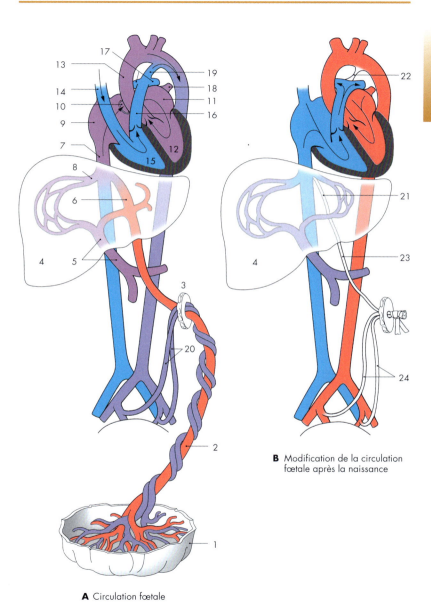

**A** Circulation fœtale

**B** Modification de la circulation fœtale après la naissance

# Cœur

Le **cœur** (**A1**) est un organe musculaire creux qui a une forme conique ou pyramidale à trois côtés. Incliné par rapport à l'axe du corps, il repose dans le thorax (**A**) de telle sorte que sa **pointe** (*apex cordis*) (**A-B2**) est orientée vers le bas, l'avant et la gauche, alors que sa **base** (*basis cordis*) (**A3**) regarde vers le haut, l'arrière et la droite. En raison de sa situation oblique dans le thorax, le cœur se trouve pour les deux tiers à gauche et un tiers à droite par rapport au plan sagittal médian. La taille du cœur dépend du sexe, de l'âge et de la condition physique de l'individu.

## Configuration extérieure

### Vue ventrale

**Architecture.** Si l'on observe le cœur après ouverture du péricarde dans sa disposition naturelle par l'avant, on voit la **face sterno-costale** (*facies sternocostalis*) (**B**). Elle est constituée par la paroi antérieure du **ventricule droit** (*ventriculus dexter*) (**B4**), de l'**atrium droit** (*atrium dextrum*) avec son auricule triangulaire, et seulement d'une étroite bande de la paroi du **ventricule gauche** (*ventriculus sinister*) (**B5**). Le ventricule gauche se prolonge sur la gauche par la **pointe du cœur** (*apex cordis*) (**B2**). La limite entre les deux ventricules est marquée par **le sillon interventriculaire antérieur** (*sulcus interventricularis anterior*) (**B6**). C'est là que courent, profondément enfouies dans la graisse, une branche de l'artère coronaire gauche (le rameau interventriculaire antérieur) et sa veine satellite (la veine interventriculaire antérieure). Ces vaisseaux remplissent le sillon interventriculaire antérieur de telle sorte que la surface ventrale du cœur apparaît lisse. Sur le bord droit, le contour du cœur est formé par l'**atrium droit** (**B7**) et par la V. cave supérieure (**B8**). La V. cave inférieure n'est pas visible dans cet axe. L'atrium droit possède une expansion, l'**auricule droit** (*auricula dextra*) (**B9**), qui remplit l'espace entre la V. cave supérieure et la racine de l'aorte (**B10**). L'atrium et l'auricule droits sont séparés du ventricule droit par le **sillon coronaire** (*sulcus coronarius*)

(**B11**). Ce sillon est également rempli par les vaisseaux coronaires et de la graisse. Le contour du bord gauche du cœur est formé par une petite partie de l'**auricule gauche** (*auricula sinistra*) (**B12**) et par le ventricule gauche. L'auricule gauche est adossé au tronc de l'artère pulmonaire, le tronc pulmonaire (**B13**).

**Vaisseaux limitrophes.** En observant la face sterno-costale du cœur, il apparaît nettement que le **tronc pulmonaire** (*truncus pulmonalis*) (**B13**) émerge du ventricule droit en avant de l'**aorte** (*aorta*) (**B10**) qui naît du ventricule gauche. L'aorte et le tronc pulmonaire sont enroulés l'un autour de l'autre en spirale. La partie initiale de l'aorte située d'abord en arrière, l'**aorte ascendante** (**B10a**), se dirige ventralement, surcroise le tronc pulmonaire en formant l'**arc aortique** (*arcus aortae*) (**B10b**), et cache ainsi en partie sa bifurcation en A. pulmonaire gauche (**B14**) et A. pulmonaire droite (non visible du côté ventral). Les sections des **V. pulmonaires gauches** (**B15**) apparaissent sous l'A. pulmonaire gauche. De l'arc aortique naissent les vaisseaux destinés à la tête et aux membres supérieurs : le tronc brachiocéphalique (*truncus brachiocephalicus*) (**B16**) avec l'A. subclavière droite (*A. subclavia dextra*) (**B17**) et l'A. carotide commune droite (*A. carotis communis dextra*) (**B18**), l'A. carotide commune gauche (*A. carotis communis sinistra*) (**B19**) et l'A. subclavière gauche (*A. subclavia sinistra*) (**B20**).

On reconnaît la ligne de réflexion du **péricarde** (**B21**) (*voir* p. 30) au niveau des gros vaisseaux : V. cave supérieure (**B8**), aorte ascendante (**B10a**) et tronc pulmonaire (**B13**). Entre la face inférieure de l'arc aortique et la face supérieure de la bifurcation pulmonaire se trouve un ligament court, le **ligament artériel** (*Lig. arteriosum*) (**B22**). Il constitue le vestige du conduit artériel fœtal (*voir* p. 8). La limite entre la face sterno-costale et la face diaphragmatique est marquée au ventricule droit par le **bord droit** (**B23**).

Le rendu des couleurs sur les figures représentant les structures externes et internes du cœur correspond autant que possible à la réalité in vivo.

Configuration extérieure du cœur 11

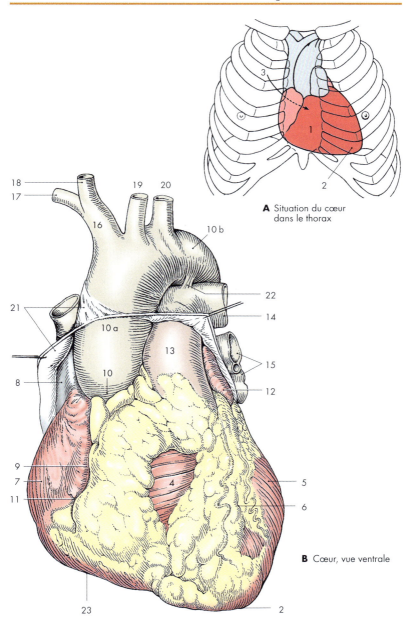

**A** Situation du cœur dans le thorax

**B** Cœur, vue ventrale

## Configuration extérieure (*suite*)

### Vue dorsale (A)

**Architecture et vaisseaux limitrophes.**
Si l'on observe le cœur après ouverture du péricarde dans sa disposition naturelle par l'arrière, on voit la **base du cœur (I)** et une partie de la face inférieure, la **face diaphragmatique** (*facies diaphragmatica*) (**II**). On aperçoit les abouchements de la **V. cave supérieure** (*V. cava superior*) (**A-B1**) et de la **V. cave inférieure** (*V. cava inferior*) (**A-B2**), presque verticalement dans l'**atrium droit** (**A-B3**). L'axe longitudinal des deux veines caves est légèrement incliné vers l'avant. Les veines caves sont séparées de la base de l'auricule droit par le **sillon terminal** (*sulcus terminalis*) (**A4**). Les **V. pulmonaires droites** (**A-B6**) et **gauches** (**A-B7**) se terminent dans l'**atrium gauche** (**A5**) disposé horizontalement. Sur la paroi postérieure de l'atrium gauche s'étend le cul-de-sac de réflexion du **péricarde** (**A8**). Au-dessus de l'atrium gauche le **tronc pulmonaire** se divise en une A. pulmonaire droite (**A9**) et une A. pulmonaire gauche (**A10**). La bifurcation du tronc pulmonaire est enjambée par l'**arc aortique** (**A11**) juste en aval de la naissance des trois branches principales : tronc brachio-céphalique (**A12**) avec l'A. subclavière droite (**A13**) et l'A. carotide commune droite (**A14**), A. carotide commune gauche (**A15**) et A. subclavière gauche (**A16**). Après avoir enjambé la bifurcation pulmonaire, l'aorte gagne sa **partie descendante** (**A17**).

### Vue caudale (B)

La **face diaphragmatique du cœur** (**II**) repose en grande partie sur le diaphragme, et ne peut être vue en totalité que si l'on regarde le cœur caudalement. On peut alors suivre l'axe des veines caves vers l'**atrium droit** (**A-B3**), en fait l'abouchement de la V. cave inférieure (**A-B2**) dans celui de la V. cave supérieure (**A-B1**). La face diaphragmatique du cœur est en grande partie occupée par le ventricule gauche (**B18**). Celui-ci est séparé de l'atrium gauche par le **sillon coronaire** (*sulcus coronarius*) (**B19**), dans lequel courent le sinus veineux coronaire (*sinus coronarius*) (**B20**) et une branche de l'A. coronaire gauche.

Le **sillon interventriculaire postérieur** (*sulcus interventricularis posterior*) (**B22**), contenant l'A. et la V. interventriculaires postérieures, sépare le ventricule gauche du ventricule droit (**B21**), dont on ne voit qu'une partie sur la vue postérieure.

**Remarques cliniques**. Dans le cas du diagnostic clinique, en particulier du **diagnostic d'infarctus du myocarde**, on distingue les parois du ventricule gauche en paroi antérieure et paroi postérieure. La **paroi antérieure** est représentée par la partie de la paroi du ventricule gauche formée par la face sterno-costale, et la **paroi postérieure** par celle qui appartient à la face diaphragmatique. Dans la paroi antérieure, on distingue les *infarctus antérobasal, antérolatéral, antéroseptal et apical*. Dans la paroi postérieure, on distingue les *infarctus postérobasal, postérolatéral et postéroseptal des infarctus postéro-inférieur ou diaphragmatique*. Le diagnostic d'infarctus du myocarde repose sur le tracé de l'**électrocardiogramme** (ECG). Les zones infarcies du myocarde du ventricule gauche peuvent apparaître à l'**échocardiographie** sous forme de régions akénétiques ou dyskinétiques. Les conséquences de l'infarctus sur la fonction motrice de pompe du ventricule gauche dépendent du pourcentage de perte de la substance contractile.

Configuration extérieure du cœur (*suite*) **13**

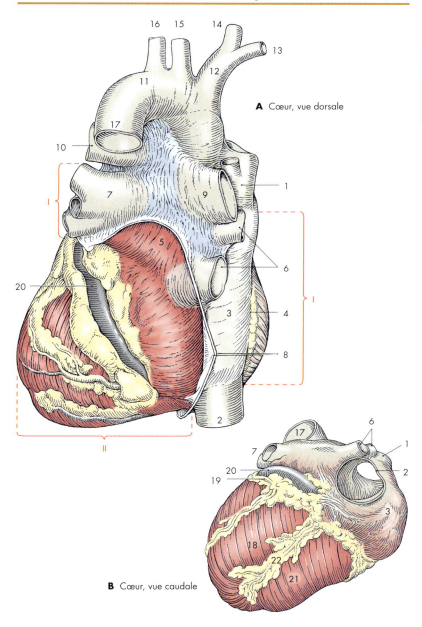

**A** Cœur, vue dorsale

**B** Cœur, vue caudale

**14** **Appareil cardiocirculatoire** : cœur

## Cavités cardiaques

La description successive des cavités cardiaques suit la direction du flux sanguin.

### Atrium droit

L'atrium droit (**A**) se divise en deux parties. Dans la partie postérieure se terminent les deux veines caves, la V. cave supérieure (**A**) et la V. cave inférieure (**A2**). Cette partie postérieure a une paroi lisse en raison de son origine embryologique ; on la décrit comme **sinus des veines caves** (*sinus venarum cavarum*). En avant se trouve l'**atrium proprement dit**, qui provient de l'atrium primitif embryonnaire. Dans cette portion, la musculature cardiaque frappe par sa disposition en reliefs, les **M. pectinés** (*M. pectinati*) (**A3**). L'atrium se prolonge ventralement par l'**auricule droit** (**A4**).

**Sinus des veines caves.** L'abouchement de **la V. cave supérieure** (**A1a**) est orienté en bas et en avant et ne comporte aucune valvule. La V. cave inférieure se jette au point le plus profond de l'atrium droit. L'**abouchement de la V. cave inférieure** (**A2a**) est fermé en avant par une valvule falciforme. Pendant la période fœtale, cette valvule est grande et dirige le flux sanguin depuis la V. cave inférieure directement vers l'atrium gauche à travers le foramen ovale creusé dans la **paroi septale** (**A6**) (*voir* p. 8). Après la naissance, on trouve à cet emplacement une dépression, la **fosse ovale** (*fossa ovalis*) (**A7**), entourée d'un bourrelet, le *limbe de la fosse ovale* (**A7a**). Médialement à la valvule de la V. cave inférieure, le sinus veineux coronaire (*sinus coronarius*) s'ouvre dans l'atrium droit. Il transporte la majeure partie du flux sanguin veineux désoxygéné provenant du cœur lui-même. Son **abouchement** (**A8**) est également occupé par un repli en forme de valvule. À différents niveaux de l'atrium droit arrivent également de très petites veines cardiaques avec de minuscules terminaisons (*foramina venarum minimarum*).

**Atrium proprement dit et auricule droits.** Cette région est séparée du sinus des veines caves à paroi lisse par la **crête terminale** (*crista terminalis*) (**A9**) où prennent naissance les M. pectinés.

À l'extérieur, une légère dépression, le sillon terminal (*sulcus terminalis*) (*voir* p. 12), correspond à la crête terminale.

### Ventricule droit

La cavité du ventricule droit (**B**) est divisée par deux reliefs musculaires, la crête supraventriculaire (*crista supraventricularis*) (**B10**) et la trabécule septomarginale (*trabecula septomarginalis*) (**B11**), en une **chambre de remplissage** postéro-inférieure (flèche) et une **chambre d'éjection** antéro-supérieure (flèche). La paroi musculaire du ventricule droit (**B12**) est fine.

**Chambre de remplissage.** De la paroi de la chambre de remplissage partent des reliefs musculaires, les **colonnes charnues** (*trabeculae carneae*) (**B13**), dirigés vers la cavité. Le sang sort de l'atrium droit à la jonction avec le ventricule, l'ostium atrioventriculaire, en passant par la **valve atrioventriculaire droite (tricuspide)** (*valva atrioventricularis dextra* [*tricuspidalis*]) (**A-B14**). La valve tricuspide est une *valve à trois cuspides* (*voir* p. 22), dont les valvules sont fixées aux **muscles papillaires** (*M. papillares*) (**B16-17**) par des cordages tendineux (**B15**). Les muscles papillaires sont une forme particulière des colonnes charnues. Le M. papillaire antérieur (**B16**) et le M. papillaire postérieur sont constants dans leur situation, alors que le siège du M. papillaire septal (**B17**) est variable.

**Chambre d'éjection.** Le **cône artériel** (*conus arteriosus*) (**B18**) (infundibulum) a une paroi lisse en forme d'entonnoir, et conduit le flux sanguin vers l'ostium de la valve pulmonaire. La **valve pulmonaire** (*valva trunci pulmonalis*) (**B19**) est à l'origine du tronc pulmonaire (**B20**), et se compose de trois valvules semi-lunaires (*valvulae semilunares*) (*voir* p. 22).

Au **septum interventriculaire**, qui présente une saillie arciforme vers la cavité ventriculaire, on peut distinguer une puissante *partie musculaire* d'environ 1,2 cm et près de l'atrium une petite *partie membranacée* conjonctive d'environ 1 mm d'épaisseur, d'où émerge la valvule septale de la valve tricuspide.

Cavités cardiaques

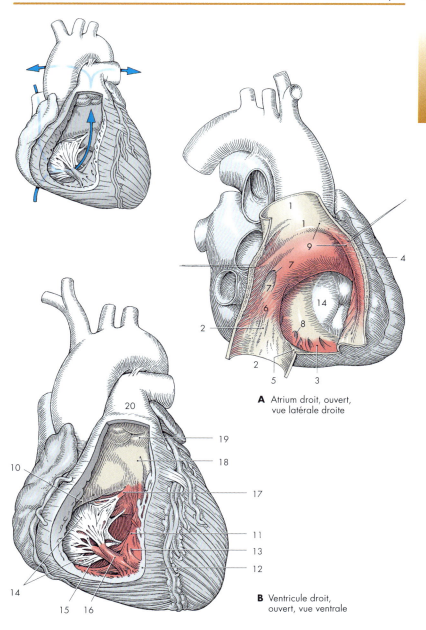

**A** Atrium droit, ouvert, vue latérale droite

**B** Ventricule droit, ouvert, vue ventrale

## Cavités cardiaques (*suite*)

### Atrium gauche

La cavité de l'atrium gauche (**A**), en majeure partie à paroi lisse, est plus petite que celle de l'atrium droit. Une grande partie de cette cavité est occupée par les **V. pulmonaires droites et gauches** (**A1-2**), qui s'incorporent pendant la période du développement ontogénétique dans l'atrium gauche. En règle, quatre V. pulmonaires, deux de chaque côté, se jettent dans la partie supérieure de l'atrium gauche. Il n'y a pas de valvules à l'**abouchement des V. pulmonaires** (*ostia venarum pulmonalium*). L'atrium gauche se prolonge ventralement par l'auricule gauche, dont la paroi est hérissée de petits M. pectinés. Sur la paroi de l'atrium gauche, il n'existe pas de limite apparente entre la partie lisse et la partie musculaire. Au niveau de la paroi séparant les deux atria, le **septum interatrial**, on peut trouver une **valvule du foramen ovale** (*valvula foraminis ovalis*) (**A3**), qui correspond à la fosse ovale de l'atrium droit.

### Ventricule gauche

La cavité du ventricule gauche est divisée, comme celle du ventricule droit, en une **chambre de remplissage** (flèche) hérissée de colonnes charnues (**B4**) et une **chambre d'éjection** dont la paroi est lisse (flèche). La paroi musculaire du ventricule gauche (**B5**) est à peu près trois fois plus épaisse que celle du ventricule droit.

**Chambre de remplissage.** La **valve atrioventriculaire gauche** (**mitrale**) (*valva atrio-ventricularis sinistra* [*mitralis*]) bicuspide (**B6**) est située à la jonction entre l'atrium et le ventricule gauches, l'ostium atrioventriculaire gauche, et transporte le sang depuis l'atrium gauche jusqu'à la chambre de remplissage du ventricule gauche. La valve mitrale comporte deux grandes valvules, les *cuspides antérieure* (**AB7**) et *postérieure* (**AB8**). Ces valvules sont fixées par d'épais et puissants cordages tendineux (**B9**) à des muscles papillaires bifides ou multifides, que l'on décrit en M. papillaire antérieur (**B10**) et M. papillaire postérieur (**B11**). Le M. papillaire antérieur prend naissance à la face sterno-costale du ventricule gauche, le M. papillaire postérieur sur la face diaphragmatique. La cuspide antérieure de la valve mitrale prend naissance près de la paroi aortique. Elle sépare la chambre de remplissage de la chambre d'éjection.

**Chambre d'éjection.** Elle a une paroi lisse et longe la paroi septale (**B12**) vers l'aorte, à la naissance de laquelle se trouve la **valve aortique** (*valva aortae*) (**B13**). Celle-ci se compose de trois solides valvules semi-lunaires. La plus grande partie de la paroi septale interventriculaire (**B12**) est constituée de musculature cardiaque (*pars muscularis*). Une plus petite partie située juste caudalement par rapport aux valvules aortiques droite et postérieure est membraneuse (*pars membranacea*) (*voir* p. 40). Sur la surface externe du cœur, les bords de la paroi septale correspondent aux sillons interventriculaires antérieur (**B14**) et postérieur.

> **Remarques cliniques.** Après une **inflammation des valves cardiaques**, des cicatrices peuvent se former au bord de ces valves. Le rétrécissement de l'orifice valvulaire ainsi provoqué s'appelle une **sténose**. Une **insuffisance** apparaît lorsque les bords valvulaires raccourcis par la cicatrisation ne peuvent plus totalement se juxtaposer lors de la fermeture de la valve.
>
> L'**échocardiographie** est la modalité de diagnostic des atteintes valvulaires cardiaques. Elle permet d'évaluer la gravité de l'atteinte valvulaire et de décider de la nécessité d'une cure chirurgicale.

Cavités cardiaques (*suite*) **17**

**Appareil cardiocirculatoire**

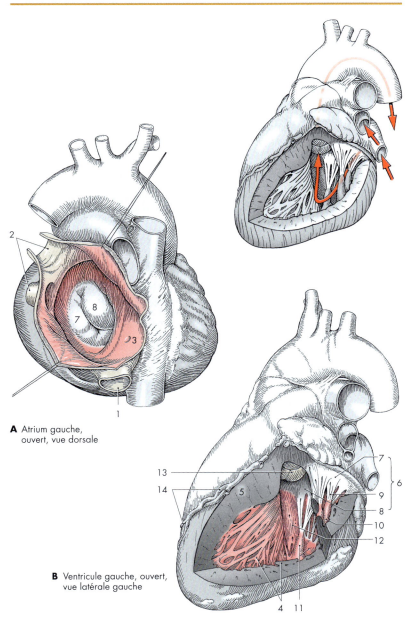

**A** Atrium gauche, ouvert, vue dorsale

**B** Ventricule gauche, ouvert, vue latérale gauche

# Appareil cardiocirculatoire : cœur

## Squelette fibreux du cœur

Toutes les valves cardiaques se trouvent à peu près dans un même plan, le **plan valvulaire**, qui apparaît lorsqu'on enlève les atria au-dessus du sillon coronaire et que l'on observe la base du cœur depuis la région crâniale (**A**). Dans cette zone valvulaire, le tissu conjonctif s'épaissit tout autour en un **squelette cardiaque** (**A, B**). Il sépare complètement la musculature des atria et des ventricules. L'épaississement le plus solide est formé par le tissu conjonctif qui unit les valves aortique (**A-B1**), tricuspide (**A-B2**) et mitrale (**A-B3**). Cette région est décrite comme le **trigone fibreux droit** (*trigonum fibrosum dextrum*) (**B4**) ou corps central fibreux. La région qui unit les valves aortique et mitrale est décrite comme le **trigone fibreux gauche** (*trigonum fibrosum sinistrum*) (**B5**). Les orifices des valves tricuspide et mitrale sont entourés de deux anneaux fibreux incomplets, l'**anneau fibreux droit** (*annulus fibrosus dexter*) (**B6**) et l'**anneau fibreux gauche** (*annulus fibrosus sinister*) (**B7**). Ces anneaux servent d'insertion aux valvules de ces valves. La valve pulmonaire (**A8**) n'est pas fixée au squelette fibreux du cœur. Des anneaux fibreux droit et gauche naît aussi la musculature active des atria et ventricules.

## Tuniques des parois du cœur

La paroi du cœur est constituée de trois tuniques différentes – l'**épicarde**, le **myocarde** et l'**endocarde** –, mais l'épaisseur de la paroi est plutôt déterminée par le muscle cardiaque, le myocarde. L'épaisseur de cette tunique myocardique dépend, dans chaque partie du cœur, de sa sollicitation : la paroi des atria est faiblement musculaire, et celle du ventricule droit est considérablement plus fine que celle du gauche.

## Myocarde

**Musculature des atria** (**C, D**). On peut distinguer une couche superficielle et une couche profonde. La **couche superficielle** s'étend sur les deux atria, et est plus développée ventralement (**C**) que dorsalement (**D**). La **couche profonde** est caractéristique de chaque atrium, elle contient des *faisceaux musculaires torsardés ou circulaires*, qui rejoignent l'orifice atrio-ventriculaire correspondant ou qui entourent la terminaison des veines.

**Musculature des ventricules** (**C-E**). La disposition dans l'espace du myocarde des parois ventriculaires est très complexe. On peut distinguer morphologiquement une couche subépicardique, une couche moyenne et une couche subendocardique. Dans la couche externe **subépicardique** (**C-E**), les faisceaux musculaires entourent la surface du ventricule droit en position horizontale, alors que ceux du ventricule gauche se dirigent presque longitudinalement vers la face diaphragmatique. Les faisceaux musculaires superficiels subépicardiques forment à la pointe des deux ventricules un tourbillon, *vortex cordis* (**E9**), et se recourbent vers la couche profonde subendocardique. Le ventricule gauche et la paroi septale possèdent une **couche musculaire moyenne** puissante, formée surtout de fibres circulaires, et qui n'existe pas dans la paroi du ventricule droit. La couche profonde **subendocardique** participe à la constitution des *colonnes charnues* et des *muscles papillaires*. Les sillons coronaire (**C-D10**), interventriculaire antérieur (**C-E11**) et interventriculaire postérieur (**D-E12**) sont nettement marqués sur les préparations myocardiques du cœur.

## Endocarde et épicarde

Le myocarde est recouvert en dedans par l'**endocarde**, qui apparaît comme le prolongement de la paroi endothéliale vasculaire (*voir* p. 86), et est constitué d'une *couche endothéliale* et d'une fine couche de *tissu conjonctif*. En dehors, le muscle cardiaque possède une couche lisse comme un miroir, l'**épicarde**, qui est formé d'un *mésothélium*, d'une fine couche de *tissu conjonctif* et d'une couche plus ou moins large de *tissu adipeux*, qui remplit les irrégularités de la surface du cœur.

> **Remarques cliniques**. Une atteinte inflammatoire de l'endocarde est désignée sous le terme d'**endocardite**. C'est une des affections les plus fréquentes du cœur. Les endocardites peuvent résulter directement d'un agent pathogène (endocardite infectieuse), mais aussi d'autres mécanismes (endocardite thrombotique ou rhumatismale). Dans les endocardites infectieuses, c'est essentiellement l'endocarde des valves cardiaques qui est touché.

**C13** auricule gauche, **C-D14** ventricule gauche, **C-D15** ventricule droit, **C-D16** atrium droit, **C17** auricule droit, **C-D18** V. cave supérieure, **D19** V. cave inférieure, **C-D20** V. pulmonaires, **D21** atrium gauche.

Squelette fibreux et tuniques des parois du cœur

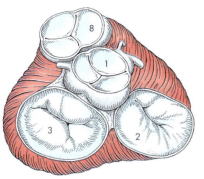

**A** Plan valvulaire, vue crâniale

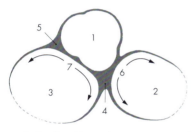

**B** Squelette fibreux du cœur, vue crâniale

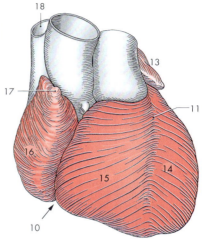

**C** Musculature du cœur, vue ventrale

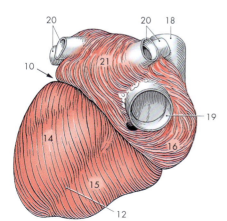

**D** Musculature du cœur, vue dorsale

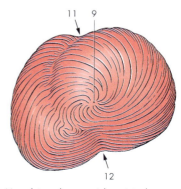

**E** Musculature du cœur, à la pointe du cœur

# 20 Appareil cardiocirculatoire : cœur

## Tuniques des parois du cœur, histologie et ultrastructure

### Myocarde fonctionnel

Le myocarde est composé de cellules musculaires isolées, reliées à des myofibrilles avec des **rayures horizontales**, semblables à celles de la musculature du squelette. Les protéines contractiles sont, comme pour la musculature squelettique, organisées en *sarcomères* (*voir* Tome 1, p. 18).

**Aspect en microscopie classique (A-B).** Les cellules musculaires cardiaques (cardiomyocytes) (**A-B1**) ont une longueur jusqu'à 120 μm et ont, chez l'adulte sain, un diamètre moyen de 12-15 μm. Elles sont *ramifiées*, établissent des *connexions termino-terminales* avec les cellules voisines, et se rassemblent en *faisceaux*. De cette façon, elles forment une **structure tridimensionnelle** complexe dans les interstices de laquelle se trouve un *tissu conjonctif lâche* (**A-B2**) avec un *réseau capillaire* épais. Le **noyau** (**A-B3**) d'une cellule musculaire cardiaque est central et entouré d'une **zone périnucléaire dépourvue de myofibrilles** (**A4**), riche en sarcoplasme et organelles, et dans laquelle peuvent se rassembler les granules de glycogène et les gouttelettes de lipofuscine. Les limites transversales entre deux cellules musculaires cardiaques juxtaposées sont décrites comme des bandes brillantes, les **disques intercalaires** (**A5**).

**Aspect en microscopie électronique (C).** On reconnaît que derrière un disque intercalaire se cache l'endroit des membranes juxtaposées, le **sarcolemme** (**C6**), par lesquelles les cellules musculaires cardiaques sont reliées l'une à l'autre de façon compliquée, et qui forment d'importants **contacts cellulaires** intervenant dans la propagation de l'excitation sous la forme de **desmosomes** (**C7**) et de **nœuds** (gap junctions ou *nexus*) (**C8**). Aux disques intercalaires se terminent les **filaments** *d'actine* (**C9**) d'une cellule en une **couche limitante** épaissie (*zonulae adhaerentes*) (**C10**), leur direction se prolonge cependant par les filaments d'actine de la cellule contiguë. Les cellules myocardiques sont riches en grandes **mitochondries** (**C11**), situées entre les myofibrilles. Elles assurent le besoin énergétique élevé pour la contraction des myofibrilles. Deux systèmes de canalicules intracellulaires entourés d'une membrane sont répartis sur les cellules musculaires cardiaques. Le système de tubules transverses ou **T-tubuli** (**C12**) est un dérivé spécial du sarcolemme, et le système de tubules longitudinaux ou **L-tubuli** (**C13**) est formé par le réticulum endoplasmatique des cellules myocardiques.

### Système excitoconducteur myocardique (D)

Les cellules qui en font partie (**D14**) (*voir* p. 26) ont souvent un *diamètre plus grand* que celles du tissu myocardique, et se situent le plus souvent directement sous l'endocarde (**D15**), enfouies dans le tissu conjonctif. Elles sont pauvres en fibrilles mais particulièrement riches en sarcoplasme et en *glycogène*. Dans ces cellules, un apport d'énergie anaérobie est également possible. Pour de plus amples informations, *voir* les livres d'histologie.

> **Remarques cliniques.** Les cellules myocardiques sont peu capables de régénération. Un défaut temporaire d'irrigation conduit à des lésions réversibles, alors qu'un manque d'alimentation durable, une **ischémie**, conduit à des lésions définitives sous la forme de nécrose, puis d'un remplacement par des cicatrices fibreuses.

# Tuniques des parois du cœur, histologie et ultrastructure

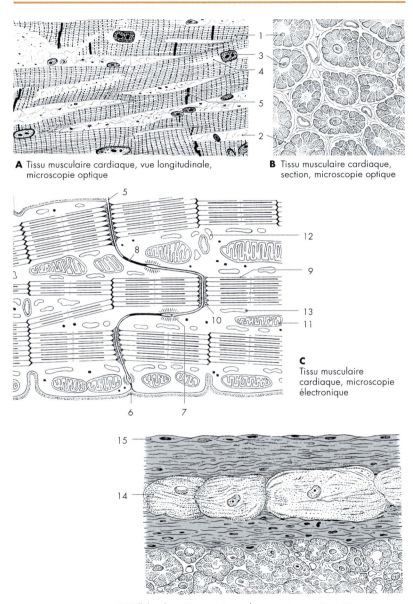

**A** Tissu musculaire cardiaque, vue longitudinale, microscopie optique

**B** Tissu musculaire cardiaque, section, microscopie optique

**C** Tissu musculaire cardiaque, microscopie électronique

**D** Cellules du système excitoconducteur, microscopie optique

# Valves cardiaques

## Valves atrio-ventriculaires

Les valves atrio-ventriculaires sont responsables de l'occlusion entre les atria et les ventricules durant la systole. Les valvules (cuspides) se composent d'une base de tissu conjonctif, recouverte des deux côtés par l'endocarde et ne contenant aucun vaisseau sanguin. La surface atriale de la valvule est lisse ; les cordages tendineux naissent de son bord libre et de sa face inférieure.

**Valve tricuspide.** Les trois valvules de cette valve se situent en avant, **cuspide antérieure** (**A-C1**) en arrière, **cuspide postérieure** (**A-C2**) et le long de la paroi septale, **cuspide septale** (**A-C3**). La cuspide antérieure (**A-C1**) est la plus grande ; ses cordages sont fixés au puissant *M. papillaire antérieur* (**C4**) qui se détache de la trabécule septomarginale. L'insertion de la cuspide septale (**C5**) se situe au niveau de la *partie membranacée* de la paroi septale, et divise celle-ci en une partie antérieure interventriculaire entre les deux ventricules et une partie postérieure atrio-ventriculaire entre l'atrium droit et le ventricule gauche. Entre les trois grandes valvules, il existe de petites **valvules de connexion** (**A-C6**), qui n'atteignent pas l'anneau fibreux.

**Valve bicuspide (mitrale).** La valve mitrale ferme l'ostium atrio-ventriculaire gauche, et comporte une valvule médiale antérieure, la **cuspide antérieure** (**A-B7**), et une valvule latérale postérieure, la **cuspide postérieure** (**A-B8**). Les cordages courts et puissants sont solidement fixés à un M. papillaire antérieur et un postérieur, de telle sorte que chaque M. papillaire soutient les parties adjacentes des deux cuspides. La cuspide antérieure a son origine septale dans la paroi de l'aorte (**A-B9**). En plus des deux grandes, la valve mitrale possède deux petites valvules, les **cuspides commissurales** (**A-B10**), qui ne vont pas jusqu'à l'anneau fibreux.

**Anatomie fonctionnelle.** Lors de la phase de remplissage, **diastole ventriculaire**, pendant laquelle le sang se déverse des atria vers les ventricules, les bords valvulaires s'éloignent les uns des autres et les valves s'ouvrent (**A**). Lors de la phase d'éjection, **systole ventriculaire,** le myocarde ventriculaire se contracte et le flux sanguin est chassé dans la chambre d'éjection (**B**). L'appareil complexe de fixation des valves empêche les valvules de repartir dans les atria.

## Valves artérielles

Les valves du tronc pulmonaire (**A-B11**) et de l'aorte (**A-B9**) sont constituées de trois valvules de taille à peu près semblable, les **valvules semi-lunaires**. Ce sont des **prolongements endocardiques**. L'insertion des valves artérielles est arciforme ; les parois artérielles sont fines et excavées au niveau des valves (**D**). Le bord libre de chaque valvule possède en son milieu un nodule fibreux (*nodulus valvulae semilunaris*) (**D12**). Des deux côtés de ce nodule s'étend, le long du bord valvulaire, un ourlet fin en demi-lune (*lunula valvulae semilunaris*) (**D13**).

**Valve pulmonaire.** Elle se trouve à la limite entre le cône artériel et le tronc pulmonaire, et se compose d'une **valvule semi-lunaire antérieure** (**A14**), d'une **valvule semi-lunaire droite** (**A15**) et d'une **valvule semi-lunaire gauche** (**A16**). La paroi du tronc pulmonaire est dilatée à la hauteur de la valve par un *sinus* (**A17**) peu profond.

**Valve aortique.** Elle se trouve à la limite entre le vestibule aortique et l'aorte, et se compose d'une **valvule semi-lunaire postérieure** (**A18**), d'une **valvule semi-lunaire droite** (**A19**) et d'une **valvule semi-lunaire gauche** (**A20**). La paroi artérielle est à la hauteur de la valve dilatée vers l'extérieur par un *sinus aortique* (**A21**), qui en agrandit le diamètre transversal (*bulbus aortae*). Dans le sinus aortique de la valvule gauche naît l'*A. coronaire gauche* (**A-D22**), et dans le sinus aortique de la valve droite naît l'*A. coronaire droite* (**A-D23**).

**Anatomie fonctionnelle.** Lors de la **diastole ventriculaire** (**A**), où le flux sanguin exerce une pression sur la paroi du tronc pulmonaire et de l'aorte, les valves se déplient et la soupape se ferme. Les nodules des bords valvulaires assurent la fermeture. Lors de la **systole ventriculaire** (**B**), les bords valvulaires sont maintenus éloignés l'un de l'autre par la plus forte pression régnant dans le ventricule, ils ne s'adossent pas complètement le long de la paroi artérielle à cause de la formation de turbulences.

Valves cardiaques **23**

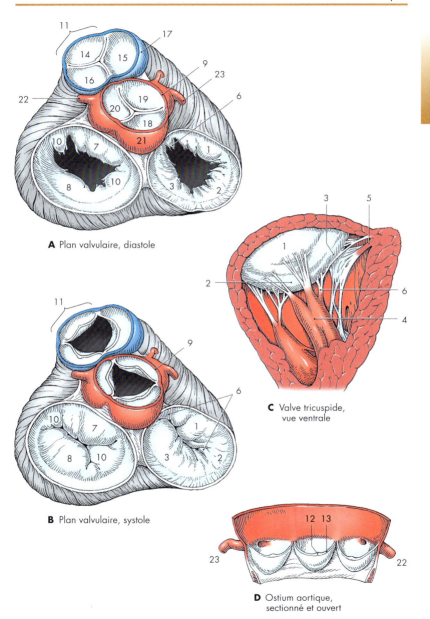

**A** Plan valvulaire, diastole

**B** Plan valvulaire, systole

**C** Valve tricuspide, vue ventrale

**D** Ostium aortique, sectionné et ouvert

Appareil cardiocirculatoire

# Appareil cardiocirculatoire : cœur

## Vaisseaux du cœur

Les **vasa privata**, ou vaisseaux nourriciers du cœur, sont les vaisseaux qui irriguent le cœur. Les **vasa publica** sont les grands vaisseaux de « fonction » de la base du cœur. En raison de la disposition de leur tronc dans le sillon coronaire, ces vasa privata sont décrits comme des **vaisseaux coronaires**. La courte **circulation coronaire** se compose des *artères coronaires* (les premières branches de l'aorte), d'un *réseau capillaire* profondément enfoui sous la surface myocardique, et des *veines coronaires* qui se réunissent en grande partie dans le sinus coronaire et se jettent dans l'atrium droit.

## Artères coronaires (A-C)

Les troncs vasculaires, **A. coronaires droite** (**A1**) et **gauche** (**A2**), prennent naissance dans le sinus aortique (*sinus aorta*) des valvules droite et gauche.

**A. coronaire droite (A1).** Elle rejoint le sillon coronaire (*sulcus coronarius*) (**A3**) du bord droit et se trouve ainsi recouverte par l'auricule droit. Après avoir donné des branches pour l'atrium droit, vers la face antérieure du ventricule droit et la naissance du **R. marginal droit** (**A5**), elle suit le sillon coronaire du côté dorsal jusqu'au sillon interventriculaire postérieur (**B6**), dans lequel elle donne le **R. ventriculaire postérieur** (**B7**). L'A. coronaire droite irrigue dans la plupart des cas (dans la **disposition dite « équilibrée »**) l'atrium droit, le système excitoconducteur, la majeure partie du ventricule droit, la partie dorsale de la paroi septale ventriculaire, et la face diaphragmatique avoisinante.

**A. coronaire gauche (A2).** Le tronc court passe entre le tronc pulmonaire (**A8**) et l'auricule gauche (**A9**), et se divise en un **R. interventriculaire antérieur** (**A10**) qui descend caudalement dans le sillon interventriculaire antérieur (**A11**), et en un **R. circonflexe** (**A12**) qui gagne la face dorsale dans le sillon coronaire. Alors que les troncs des artères coronaires siègent dans le tissu adipeux subépicardique des sillons, leurs branches sont souvent déjà entourées de myocarde ou de ponts myocardiques. En **disposition équilibrée**, l'A. coronaire gauche irrigue la plus grande partie du ventricule gauche, la partie ventrale de la paroi septale ventriculaire, une partie du ventricule droit sur sa face sterno-costale, et l'atrium gauche.

> **Remarques cliniques.** Les artères coronaires possèdent entre elles de petites anastomoses, qui cependant ne suffisent pas, en cas d'occlusion vasculaire, à constituer une circulation collatérale. Les artères coronaires sont de ce fait décrites comme des artères **fonctionnellement terminales.** Lors d'une occlusion vasculaire, le territoire myocardique correspondant ne peut plus être suffisamment irrigué, ce qui crée un **infarctus du myocarde.** L'infarctus aigu du myocarde résulte dans plus de 90 % des cas d'une thrombose coronaire sur le terrain d'une rupture de plaque d'athérome.

## Veines coronaires (A-B)

La plus grande partie du sang pauvre en oxygène provenant des parois du cœur s'écoule par des veines, qui accompagnent les artères, vers le **sinus coronaire** (**B13**), qui se trouve à la partie postérieure du sillon coronaire (**A-B3**). Les plus gros affluents du sinus coronaire sont la **V. interventriculaire antérieure** (**A14**), qui devient dans le sillon coronaire gauche la **grande veine du cœur** (*V. cardiaca magna*) (**B15**), la **veine moyenne du cœur** (*V. cardica media*) (**B16**) dans le sillon interventriculaire postérieur, et la **petite veine du cœur** (*V. cardiaca parva*) (**B17**) du bord droit. Alors qu'environ deux tiers du sang pauvre en oxygène rejoint l'atrium droit directement par des grandes veines et le sinus coronaire, de plus petites veines, les *V. ventriculaires droites*, se jettent directement dans l'atrium droit, et des veines encore plus petites, les *V. minimes du cœur*, se jettent directement dans les cavités cardiaques.

## Vaisseaux lymphatiques

L'épais réseau de vaisseaux lymphatiques du cœur se divise en un **réseau profond endocardique**, un **réseau moyen myocardique** et un **réseau superficiel épicardique**. Des troncs collecteurs plus gros accompagnent l'aorte et le tronc pulmonaire en épicardique. Les lymphonœuds régionaux appartiennent au groupe des **lymphonœuds médiastinaux antérieurs** (*voir* p. 82).

Vaisseaux du cœur

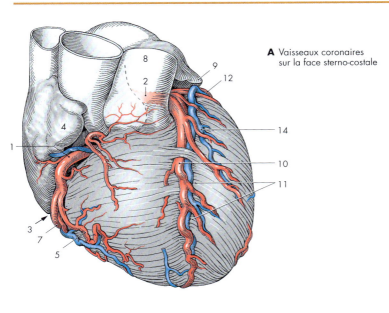

**A** Vaisseaux coronaires sur la face sterno-costale

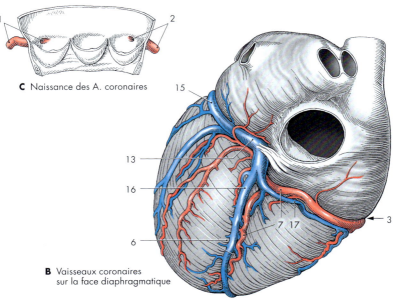

**C** Naissance des A. coronaires

**B** Vaisseaux coronaires sur la face diaphragmatique

# Appareil cardiocirculatoire : cœur

## Système de création et de conduction de l'excitation myocardique

Le cœur possède des cellules musculaires spécifiques qui sont responsables de la création et de la conduction de l'excitation spontanée et rythmée qui déclenche le battement cardiaque, et que l'on décrit dans son ensemble comme le système excitoconducteur : **complexe stimulateur du cœur** (*complexus stimulans cordis*) et **système de conduction du cœur** (*systema conducente cordis*). Ces cellules myocardiques spécifiques se distinguent histologiquement et fonctionnellement du reste de la musculature cardiaque, appelé myocarde fonctionnel. À deux endroits, elles se groupent en **formations nodulaires** que l'on décrit comme nœud sinu-atrial (*nodus sinuatrialis*) et nœud atrio-ventriculaire (*nodus atrioventricularis*). Dans leur plus grande partie, elles forment des **faisceaux** que l'on divise en un faisceau atrio-ventriculaire et en deux branches de conduction droite et gauche pour les ventricules droit et gauche. Le chemin qui conduit depuis la naissance de l'excitation jusqu'à sa délivrance aux cellules myocardiques sera décrit en suivant les structures morphologiques voisines (**A-B**). Le **nœud sinu-atrial** (**A1**) (nœud de Keith-Flack) se situe à proximité de l'abouchement de la V. cave supérieure (**A2**) subépicardique dans le sillon terminal, sur la face dorsale de l'atrium droit. Ce nœud fusiforme est décrit comme le **starter de l'automatisme cardiaque**, car il génère régulièrement environ 60 à 80 excitations par minute, et les transmet vers les autres parties du système de création et de conduction. La seconde partie du tissu myocardique spécifique est le **nœud atrio-ventriculaire** (**A3**) (nœud d'Aschoff-Tawara), proche de la jonction atrio-ventriculaire. Il se situe dans le *septum interatrial* (**A4**) entre l'abouchement du sinus coronaire (**A5**) et la valvule septale de la valve tricuspide (**A6**). L'excitation qui a pris naissance du nœud sinu-atrial est conduite à travers le myocarde de l'atrium droit vers le nœud atrio-ventriculaire. À ce niveau commencent les faisceaux de conduction. Ils forment le **faisceau atrio-ventriculaire** (*fasciculus atrioventricularis*) (**A7**) ou **faisceau de His**, dont le tronc (*truncus fasciculi atrioventricularis*) traverse le squelette fibreux du cœur en direction des ventricules. Le faisceau atrio-ventriculaire rejoint, du côté du ventricule droit, le bord supérieur de la paroi septale musculaire, et se divise en deux branches de conduction droite et gauche. Celles-ci se dirigent des deux côtés dans un plan subendocardique dans la paroi septale ventriculaire vers la pointe du cœur. Le **pilier droit** (*crus dextrum*) (**A8**) descend dans un plan arciforme dans la trabécule septomarginale (**A9**) pour gagner le muscle papillaire antérieur (**A10**). Les rameaux périphériques de ce pilier ou **rameaux subendocardiques** (**A11**) forment un plexus. Celui-ci se termine par des connexions fonctionnelles aux muscles papillaires ou au myocarde ventriculaire proche de la pointe du cœur, et rejoint ensuite, par des faisceaux récurrents dans les colonnes charnues, le myocarde de la base du cœur. Des cellules myocardiques spécifiques forment isolément de faux cordages, les **fibres de Purkinje**, qui gagnent les muscles papillaires.

Le **pilier gauche** (*crus sinistrum*) (**B12**) s'étale sur la paroi septale ventriculaire en éventail de faisceaux aplatis. Ces faisceaux sont le plus souvent ordonnés en deux troncs principaux. Ils gagnent la base des muscles papillaires, se ramifient en *réseaux subendocardiques*, établissent des connexions fonctionnelles avec le myocarde ventriculaire proche de la pointe du cœur, et rejoignent de façon récurrente le myocarde ventriculaire de la base du cœur.

**Anatomie fonctionnelle.** Toutes les parties du système excitoconducteur ont la possibilité de produire des excitations, mais la fréquence d'excitation du nœud sinu-atrial (environ 70 min.) est plus élevée que celle du nœud atrioventriculaire (50-60 min.) et celle des ventricules (25-45 min.). De ce fait il se produit en règle un rythme coordonné à partir du nœud sinu-atrial (rythme sinusal), et les centres sous-jacents restent muets.

**Remarques cliniques.** Dans des conditions pathologiques, il peut se produire des troubles de la formation ou de la conduction des excitations, qui peuvent être analysées par l'**électrocardiogramme** (**ECG**). Des troubles du rythme peuvent être diagnostiqués de façon précise à l'ECG par cathétérisme intracardiaque.

## Système de création et de conduction de l'excitation myocardique

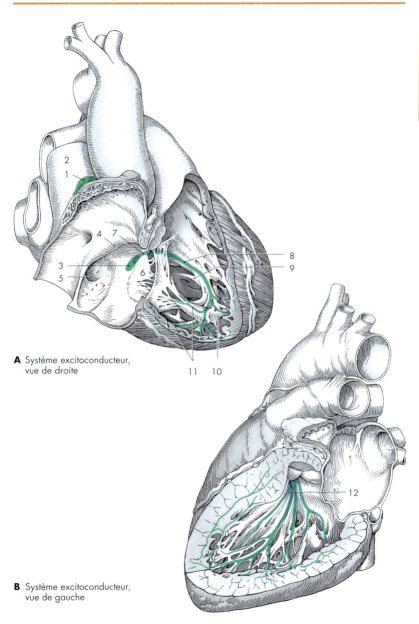

**A** Système excitoconducteur, vue de droite

**B** Système excitoconducteur, vue de gauche

**28  Appareil cardiocirculatoire :** *cœur*

## Innervation

Le rythme cardiaque induit par le nœud sinu-atrial est sous l'influence du système nerveux végétatif ou autonome (*voir* Tome 3, p. 292 sq.). L'innervation du cœur (**A**) provient autant de la partie **sympathique** que de la partie **parasympathique** du système nerveux autonome. Les nerfs du cœur conduisent des fibres *efférentes autonomes* ainsi que des fibres *afférentes viscérosensibles.*

**Innervation sympathique.** De la partie cervicale du système sympathique, à hauteur des ganglions cervicaux, prennent naissance trois nerfs cardiaques, le **N. cardiaque cervical supérieur** (**A1**), le **N. cardiaque cervical moyen** (**A2**) et le **N. cardiaque cervical inférieur** (**A3**). Ils partent dorsalement à partir du pédicule vasculo-nerveux du cou, et se dirigent caudalement vers le **plexus cardiaque** (**A4**). À partir des ganglions thoraciques supérieurs apparaissent également les *R. cardiaques thoraciques* (**A5**) qui vont au plexus cardiaque. Les nerfs cardiaques du sympathique contiennent des fibres autonomes post-ganglionnaires, dont les segments préganglionnaires naissent des métamères thoraciques Th1-Th4. Les nerfs cardiaques du sympathique contiennent également des fibres viscérosensibles, avant tout des fibres de la douleur, dont les péricaryons sont situés dans les ganglions spinaux cervicaux et thoraciques.

Une **stimulation des nerfs cardiaques sympathiques** produit une accélération de la fréquence cardiaque, une augmentation de la puissance de contraction et d'excitabilité, et une conduction accélérée vers le nœud atrio-ventriculaire.

**Innervation parasympathique.** Les nerfs cardiaques parasympathiques naissent du **N. vague** (**A6**). Ils se détachent à une hauteur variable de la partie cervicale du N. vague sous la forme de *R. cardiaques cervicaux supérieurs* (**A7**) et *inférieurs* (**A8**), et rejoignent le **plexus cardiaque.** Du N. vague thoracique s'épanouissent des *R. cardiaques thoraciques* (**A9**) vers le plexus cardiaque. Les nerfs cardiaques du N. vague contiennent surtout des fibres autonomes préganglionnaires, qui permutent en fibres post-ganglionnaires

dans les cellules nerveuses subépicardiques au niveau de la base du cœur. Les fibres viscérosensibles des R. cardiaques parasympathiques conduisent surtout des excitations des récepteurs à la pression et à l'étirement.

Une **stimulation des nerfs cardiaques parasympathiques** produit un ralentissement de la fréquence et une baisse de l'amplitude des battements cardiaques, une diminution de l'excitabilité, et un ralentissement de la conduction vers le nœud atrio-ventriculaire.

## Plexus cardiaque

Les N. cardiaques sympathiques et les R. cardiaques parasympathiques se ramifient au-dessus de l'arc aortique et rejoignent le **plexus cardiaque** (**A4**) à la base du cœur. Il est divisé sur le plan topographique en une partie superficielle (**A4a**) et une partie profonde (**A4b**). Dans le plexus, des cellules nerveuses sont disposées en petits amas macroscopiques formant des *ganglions cardiaques* (**A10**). La partie **superficielle** ou ventrale du plexus est située sous l'arc aortique devant l'A. pulmonaire droite, et est principalement pourvue par des fibres des nerfs cardiaques gauches. La partie **profonde** ou dorsale du plexus est située derrière l'arc aortique et ventrale par rapport à la bifurcation trachéale (**A11**). Elle contient des fibres des nerfs cardiaques des deux côtés. Les deux parties du plexus cardiaque sont reliées l'une à l'autre, et donnent finalement les branches cardiaques proprement dites, qui par des réseaux le long des A. coronaires et des atria gagnent toutes les régions du cœur.

**Innervation sensitive (afférente).** Les réseaux cardiaques contiennent également des fibres viscérosensibles, qui se terminent dans la moelle cervicale (C3-C4) et surtout thoracique (Th1-Th7). Cette projection de fibres dans les métamères cervicaux et thoraciques explique la projection des douleurs cardiaques, p. ex. lors d'un infarctus du myocarde dans la région cervico-scapulaire gauche et le côté ulnaire du membre supérieur gauche (Head-Zone).

**A12** Ganglion cervical supérieur, **A13** Ganglion cervical moyen, **A14** Ganglion cervico-thoracique (stellaire), **A15** Ganglions thoraciques, **A16** N. laryngé récurrent.

Innervation **29**

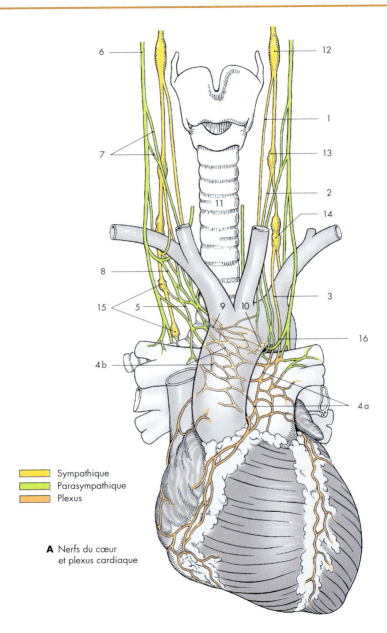

Sympathique
Parasympathique
Plexus

**A** Nerfs du cœur et plexus cardiaque

# Péricarde

Le cœur, comme tous les viscères soumis à d'importantes modifications de taille et à des déplacements par rapport aux organes voisins, est inclus dans une cavité séreuse, la **cavité péricardique** (B).

Le **péricarde** (*pericardium*) (**A-B1**) entoure le cœur et la partie des gros vaisseaux située près de la base du cœur. Il se compose de deux parties, le péricarde fibreux externe et le péricarde séreux interne. Le **péricarde fibreux** forme un sac conique de tissu collagène riche en fibres, qui entoure le cœur sans y être attaché. Le **péricarde séreux** est un système fermé à deux feuillets, situé dans le péricarde fibreux. Comme toute séreuse, il se compose d'un feuillet pariétal et d'un feuillet viscéral. La lame viscérale ou épicarde est adhérente à la surface du cœur et des troncs des gros vaisseaux, et se réfléchit sur la lame pariétale (**B2**) qui de son côté tapisse la face interne du péricarde fibreux (**B3**).

**Péricarde fibreux.** À plusieurs endroits, il est lié aux structures de voisinage, et maintient ainsi la position du cœur dans le thorax. Caudalement, il est soudé au centre tendineux du diaphragme. Ventralement, il est fixé au sternum par des *Lig. Sterno-péricardiques* de développement variable (**B4**). Dorsalement, il existe également des faisceaux de tissu conjonctif renforcés, destinés à la trachée et à la colonne vertébrale. Latéralement, le péricarde fibreux est séparé du feuillet pariétal de la plèvre par du tissu conjonctif lâche.

**Péricarde séreux.** La lame pariétale et la lame viscérale ne sont visibles que lorsque la cavité péricardique est ouverte. Elles entourent crânialement la V. cave supérieure (**A-C5**), l'aorte (**A-C6**) et le tronc pulmonaire (**A-C7**). Environ trois centimètres de l'aorte et du tronc pulmonaire sont à l'intérieur du péricarde. Les segments recouverts de péricarde de la paroi antérieure caudale de la V. cave inférieure (**B-C8**) ainsi que ceux des parois dorsales des V. pulmonaires (**B-C9**) sont plus courts. Les **lignes de réflexion** ont globalement la forme de deux culs-de-sac

complexes (C), qui l'un entoure l'aorte et le tronc pulmonaire formant la **porte artérielle** (*porta arteriosa*) (ligne rouge), et l'autre entoure les V. pulmonaires et les V. caves formant la **porte veineuse** (*porta venosa*) (ligne bleue). Entre le cul-de-sac de la porte artérielle et celui de la porte veineuse se trouve un chenal, le **sinus transverse du péricarde** (*sinus transversus pericardii*) (flèche en C). L'aorte et le tronc pulmonaire sont ventraux par rapport à ce passage, les grosses veines sont dorsales. La ligne de réflexion de la porte veineuse englobe plusieurs récessus, les **récessus péricardiques**. Entre les V. pulmonaires inférieures, la V. cave inférieure (**B-C8**) et la face dorsale de l'atrium gauche se trouve le gros **sinus oblique du péricarde** (*sinus obliquus pericardii*) (**B10**).

Le péricarde est entouré à droite et à gauche par la plèvre (**A11**). Entre la plèvre et le péricarde passe, de chaque côté, le N. phrénique (**A12**) accompagné de l'A. péricardiaco-phrénique (**A13**) et des veines du même nom.

**Vascularisation et innervation.** La vascularisation artérielle du péricarde se fait essentiellement par l'**A. péricardiaco-phrénique** (**A13**) provenant de l'A. thoracique interne. Le sang veineux gagne par la **V. péricardiaco-phrénique** (**A14**) la V. brachio-céphalique. L'innervation du péricarde se fait par des branches du **N. phrénique** (**A12**), du **N. vague** et du **tronc sympathique**.

---

**Remarques cliniques.** Dans des conditions pathologiques, la cavité péricardique peut, p. ex. en cas de péricardite, se remplir d'une grande quantité de liquide (**épanchement péricardique**). Suite à une **inflammation fibrineuse**, les lames du péricarde séreux peuvent se coller, ce qui limite considérablement les possibilités de mouvement du cœur. De plus ces accolements peuvent se calcifier et évoluer vers un tableau de **péricardite constrictive** avec de graves répercussions fonctionnelles sur la fonction cardiaque. Lors d'une rupture de la paroi aortique, un flux sanguin rapide peut remplir la cavité péricardique, conduisant à une **tamponnade péricardique**.

Péricarde **31**

Appareil cardiocirculatoire

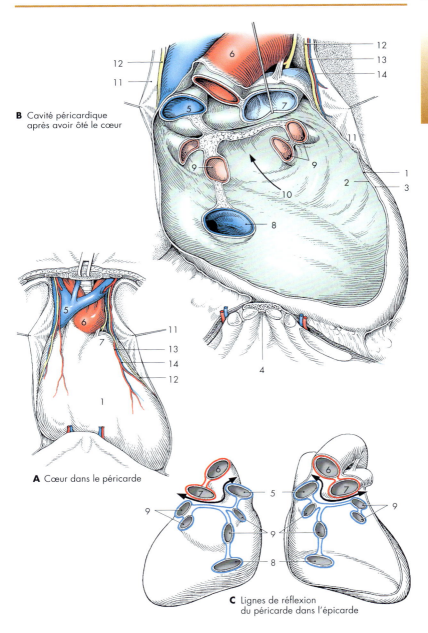

**B** Cavité péricardique après avoir ôté le cœur

**A** Cœur dans le péricarde

**C** Lignes de réflexion du péricarde dans l'épicarde

**Appareil cardiocirculatoire : cœur**

## Situation et limites du cœur

**Médiastin (A).** Le cœur et le péricarde sont situés dans le médiastin, espace de tissu conjonctif médian du thorax. **Crânialement**, le médiastin s'étend jusqu'à la hauteur de l'ouverture supérieure du thorax (**A1**), où il est en continuité avec l'espace viscéral du cou. **Caudalement**, le médiastin est limité par le diaphragme (**A2**). Dans le **plan sagittal**, il s'étend depuis la face postérieure du sternum (**A3**) jusqu'à la face antérieure de la colonne vertébrale (**A4**). Latéralement, le médiastin est limité de chaque côté par la plèvre médiastinale. Le médiastin se divise en un **médiastin supérieur** (A, rouge) et un **médiastin inférieur** (A, bleu). La limite entre médiastin supérieur et inférieur est constituée par un plan transversal passant par l'**angle du sternum** (**A5**). Le médiastin **supérieur** contient les voies de conduction et le thymus (*voir* p. 406), le médiastin **inférieur** est subdivisé par les parois antérieure et postérieure du péricarde en compartiments antérieur (*mediastinum anterius*) (bleu-vert), moyen (*mediastinum medium*) (bleu moyen) et postérieur (*mediastinum posterius*) (bleu foncé). Le médiastin antérieur est un espace étroit rempli de *tissu conjonctif* compris entre la face postérieure du corps du sternum et des cartilages costaux et la face antérieure du péricarde. Le médiastin moyen contient le *cœur* et le *péricarde*. Il s'élargit et se prolonge dans le médiastin supérieur, et ne contient pas seulement du tissu conjonctif lâche, mais aussi un corps adipeux déformable (*corpus adiposum retrosternale*), des vaisseaux lymphatiques de drainage des glandes mammaires, et des branches des vaisseaux thoraciques internes. Le médiastin postérieur s'étend entre la paroi postérieure du péricarde et la face ventrale de la colonne vertébrale (corps vertébraux Th5-Th12), et il contient de *grandes voies de conduction* et l'œsophage (*voir* p. 176).

**Limites du cœur (B).** Chez le sujet vivant, le cœur et le péricarde ne sont séparés que par un espace virtuel, de telle sorte que leurs contours coïncident largement. La description de leur disposition peut donc se limiter à celle du cœur.

Chez le sujet sain, les limites du cœur varient en fonction de l'âge, du sexe et de la corpulence. Les rapports représentés ici correspondent aux rapports standards chez un adulte. En situation normale, les deux tiers de la masse cardiaque sont situés à gauche de la ligne médiane. En **projection sur la paroi thoracique antérieure**, les limites du cœur forment un trapèze. Le **bord droit** s'étend de l'insertion sternale de la 3e côte à l'insertion de la 6e côte parallèlement au bord droit du sternum, éloigné d'environ 2 cm. Cette ligne correspond au profil latéral de l'atrium droit. Le prolongement de cette ligne dans le sens crânial correspond au bord droit de la V. cave supérieure, alors que le prolongement caudal correspond au bord droit de la V. cave inférieure. Le bord droit se prolonge de l'insertion de la 6e côte jusqu'à la pointe du cœur. Le **bord gauche** du cœur s'étend depuis la pointe du cœur, qui est située dans le 5e espace intercostal environ 2 cm en dedans de la ligne médioclaviculaire, le long d'un arc convexe vers la gauche, jusqu'à un point situé à 2 cm en dehors de l'insertion de la 3e côte.

Le cœur est en partie situé immédiatement derrière la paroi thoracique antérieure. La percussion dans cette région donne une matité, la **matité cardiaque absolue**. Des deux côtés, la cavité pleurale (rouge) se glisse devant le cœur et recouvre les parties latérales du cœur. Le tissu pulmonaire (bleu) se glisse plus ou moins dans la fente pleurale selon le stade de la respiration. La percussion devient alors plus sonore que la matité cardiaque absolue, mais pas aussi sonore qu'à travers le parenchyme pulmonaire voisin. On parle ici d'une **matité cardiaque relative**. Elle rend compte de la taille réelle du cœur, et son étendue correspond aux limites de la projection cardiaque sur la paroi thoracique.

Situation et limites du cœur   33

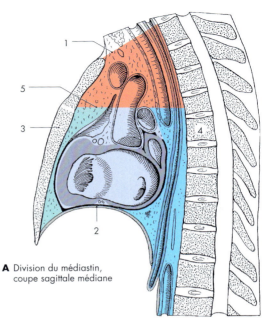

**A** Division du médiastin, coupe sagittale médiane

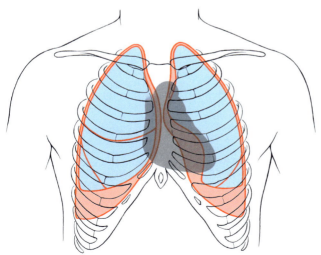

**B** Projection sur la cage thoracique du cœur, et des limites de la plèvre et des poumons

# Appareil cardiocirculatoire : cœur

## Anatomie radiologique

L'exploration radiologique conventionnelle du thorax fait partie de la séméiologie de base pour le diagnostic des maladies du cœur. La technique habituelle est la réalisation d'un **cliché standard en incidence parallèle, dorso-ventral** (**A**). Des clichés obliques et de profil complètent l'image dorso-ventrale.

### Cliché dorso-ventral

La plus grande partie du cœur est située dans l'**opacité médiastinale**, qui est essentiellement constituée par la colonne vertébrale, le sternum, le cœur et les gros vaisseaux. L'opacité médiastinale se continue en haut par celle du cou et en bas par celle du foie. De chaque côté de l'opacité médiastinale se trouvent les clartés des **champs pulmonaires**. Normalement, les contours du cœur et des vaisseaux se composent, dans l'opacité médiastinale, de **deux arcs à droite** et **quatre arcs à gauche**.

**Côté droit.** La comparaison de l'image radiologique avec la situation du cœur en projection sur la paroi thoracique antérieure (*voir* p. 33, **B**) montre que l'arc supérieur aplati est formé par la *V. cave supérieure* (**A1**) et que l'arc inférieur correspond à l'*atrium droit* (**A2**). En inspiration profonde, la V. cave inférieure peut également apparaître au bord droit inférieur.

**Côté gauche.** Le bord gauche de l'opacité cardiaque comprend quatre arcs. L'arc supérieur est formé par le segment distal de l'*arc aortique* (**A3**). Sous l'arc aortique, le *tronc pulmonaire* (**A4**) apparaît de façon variable. Au-dessous se trouve un arc plus petit, souvent difficile à distinguer, correspondant à l'*auricule gauche* (**A5**). L'arc inférieur, convexe vers la gauche, représente le bord du *ventricule gauche* (**A6**).

Caudalement, l'opacité cardiaque se confond avec celle du *diaphragme* (**A7**) et des viscères abdominaux supérieurs, de telle sorte que le bord caudal n'est pas nettement délimité.

## Auscultation

L'auscultation des bruits du cœur peut apporter des informations importantes sur l'état de fonctionnement de la pompe cardiaque (*voir* p. 42). Les bruits du cœur sont des vibrations qui prennent naissance du cœur et qui sont transmises sur la paroi thoracique. Le **premier bruit** du cœur est déclenché lors de la **phase de contraction de la systole** par des vibrations de la paroi ventriculaire ; le **deuxième bruit** du cœur est déclenché au **début de la diastole** par la fermeture des valvules des valves aortique et pulmonaire. Les **souffles** sont des bruits pathologiques déclenchés soit par une *sténose*, soit par une *insuffisance* d'une valve.

Les **points d'auscultation** optimaux des valves cardiaques (**B**) ne correspondent pas en règle à la projection des valves sur la paroi thoracique. Bruits et souffles sont perçus au mieux là où le flux sanguin traversant la valve s'approche le plus de la paroi. Ainsi, les points d'auscultation enseignés par l'usage sont un peu éloignés des valves correspondantes :

- **valve aortique** (**B8**) : parasternal dans le 2e espace intercostal droit ;
- **valve pulmonaire** (**B9**) : parasternal dans le 2e espace intercostal gauche ;
- **valve mitrale** (**B10**) : sur la ligne médioclaviculaire dans le 5e espace intercostal gauche, soit près de la pointe du cœur ;
- **valve tricuspide** (**B11**) : à l'extrémité caudale du corps du sternum à hauteur du 5e espace intercostal droit.

**Remarques cliniques**. Le point d'Erb, aussi désigné sous le terme de **Punctum quintum**, est au point d'auscultation centrale du cœur au 3e espace intercostal parasternal gauche. Presque tous les phénomènes sonores y sont perceptibles, en particulier les sons de haute fréquence lors des insuffisances aortique et pulmonaire.

Anatomie radiologique et auscultation   **35**

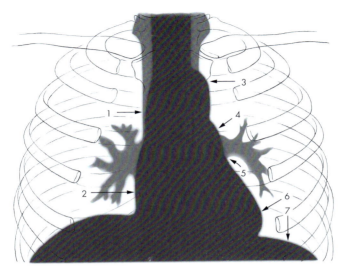

**A** Image radiologique schématique du cœur

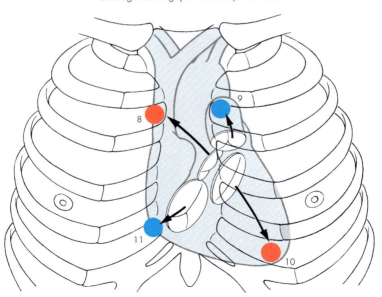

**B** Projection des valves cardiaques et des sites d'auscultation sur la paroi thoracique antérieure

**Appareil cardiocirculatoire** : cœur

## Anatomie sectionnelle

L'exploration radiologique conventionnelle du cœur est actuellement complétée par des **images en coupe**, que l'on peut obtenir par des appareils de tomodensitométrie (TDM), de résonance magnétique et d'échographie. Le plan habituel d'exploration est le **plan transversal**, que l'on décrit en clinique comme **plan axial**. L'examen des images sectionnelles se fait depuis le côté caudal, patient en décubitus dorsal. Les plans de coupe sont ainsi représentés avec la colonne vertébrale en bas et le squelette thoracique en haut. Par ailleurs, les structures anatomiques droites seront à gauche, et celles de gauche seront à droite. Nous allons par exemple décrire trois plans de coupes presque transversales passant par le cœur et les gros vaisseaux dans le sens cranio-caudal. Le niveau des plans de coupe par rapport au cœur et au thorax est repéré sur la silhouette cardiaque (**A**).

## Coupe transversale au niveau de la 6ᵉ vertèbre thoracique (B)

Le plan de coupe passe par la bifurcation du *tronc pulmonaire* (**B1**) en une *A. pulmonaire droite* (**B2**) et une *A. pulmonaire gauche* (**B3**). Ventralement par rapport au tronc pulmonaire se trouve le *tissu adipeux sub*épicardique (**B4**), qui se prolonge à droite jusqu'à l'*aorte ascendante* (**B5**). Ventralement par rapport à l'aorte et au tissu adipeux subépicardique se trouve la *cavité péricardique* (**B6**), un peu élargie par la section, et à laquelle jouxtent ventralement le tissu conjonctif et adipeux du *reliquat thymique* (**B7**) rétrosternal et le *sternum* (**B8**). À droite de l'aorte ascendante se trouve la *V. cave supérieure* (**B9**). Entre l'aorte et la V. cave supérieure s'insinue le *sinus transverse du péricarde* (**B10**). Dorsalement par rapport à la bifurcation du tronc pulmonaire se trouvent les sections des *bronches principales gauche* (**B11**) et *droite* (**B12**). Cette dernière est accompagnée lors de sa division dans le *poumon droit* (**B13**) par une branche de l'A. pulmonaire droite (**B2**), alors que la racine de la *V. pulmonaire droite* (**B14**) est un peu plus éloignée de la bronche. Accompagnant les divisions des bronches principales, on trouve des *lymphonœuds* broncho-pulmonaires (**B15**). Dorsalement par rapport aux bronches principales se trouve la section de l'œsophage (**B16**) qui est accompagnée, à droite dorsalement par la *V. azygos* (**B17**), à gauche dorsalement par l'*aorte descendante* (**B18**). L'aorte descendante, elle, est très proche du lobe inférieur du *poumon gauche* (**B19**).

**B20** Conduit thoracique.

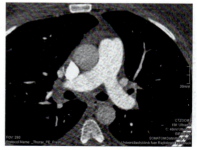

**Ad B** Coupe correspondante en TDM

Anatomie sectionnelle **37**

Appareil cardiocirculatoire

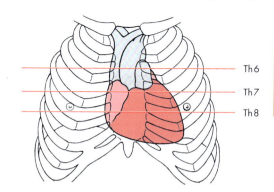

**A** Situation des plans de coupe transversaux

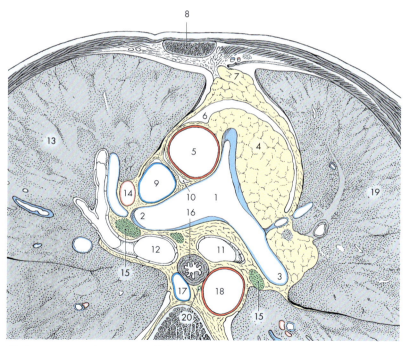

**B** Coupe transversale passant par Th6

## Anatomie sectionnelle (*suite*)

### Coupe transversale au niveau de la 7e vertèbre thoracique (A)

Le plan de coupe passe par l'aorte au niveau des *valves artérielles* (**A1**). Ventralement par rapport à l'aorte, on peut reconnaître le *cône d'éjection* du ventricule droit (**A2**). L'aorte est entourée à droite par l'*auricule* (**A3**) de l'atrium droit. Dans le *tissu adipeux subépicardique* (**A4**), on reconnaît sur le côté gauche proche de l'aorte un segment de l'*A. coronaire gauche* (**A5**) et de l'*auricule gauche* (**A6**). La partie dorsale du cœur est occupée par l'*atrium gauche* (**A7**), dont la paroi lisse reçoit l'abouchement des *V. pulmonaires inférieures* (**A8**). Dorsalement par rapport à l'atrium gauche, on trouve très proche la section de l'œsophage (**A9**).
A10 Branche de l'A. pulmonaire droite.
A11 Branche de l'A. pulmonaire gauche.
A12 Cavité péricardique.
A13 Cartilage costal.
A14 Poumon droit.
A15 V. pulmonaire inférieure droite.
A16 V. azygos.
A17 Aorte descendante.
A18 Poumon gauche.
A19 Bronche lobaire droite.
A20 Bronche lobaire gauche.
A31 Conduit thoracique.

### Coupe transversale au niveau de la 8e vertèbre thoracique (B)

Le plan de coupe passe par les quatre cavités cardiaques au niveau des chambres de remplissage des valves atrio-ventriculaires. La *pointe du cœur* (**B22**), formée par le *ventricule gauche* (**B21**), apparaît vers la droite et en haut en raison de la disposition de la coupe. Il est facile de faire la distinction entre la section des ventricules gauche et droit (**B23**) en raison de la différence d'épaisseur du myocarde correspondant. Dans le *tissu adipeux subépicardique* (**B4**), on reconnaît la section de l'*A. coronaire droite* (**B24**) et de l'*A. coronaire gauche* (**B5**). Dans la chambre de remplissage du ventricule droit se dessine la valvule antérieure de la *valve tricuspide* (**B25**), dans la chambre de remplissage du ventricule gauche lui correspond la valvule antérieure de la *valve mitrale* (**B26**). En outre, on trouve dans le ventricule gauche le puissant groupe antérieur de *muscles papillaires* (**B27**). Le *septum interatrial* (**B28**) fait la séparation entre les deux atria ; le *septum interventriculaire* (**B29**) sépare les deux ventricules. Le voisinage étroit entre l'atrium gauche et l'œsophage (**B9**) apparaît à nouveau. Près de l'œsophage, vers la gauche et dorsalement, se trouve l'*aorte descendante* (**B17**). La *V. azygos* (**B16**) est coupée immédiatement en avant du rachis.
B10 Branche de l'A. pulmonaire droite.
B11 Branche de l'A. pulmonaire gauche.
B12 Cavité péricardique (sinus oblique).
B14 Poumon droit.
B15 V. pulmonaire inférieure droite.
B17 Aorte descendante.
B18 Poumon gauche.
B19 Bronche lobaire droite.
B20 Bronche lobaire gauche.
B30 Atrium droit.
B31 Conduit thoracique.

> **Remarques cliniques.** En raison de la situation de proximité entre l'œsophage et l'atrium gauche, on peut recourir pour l'examen du cœur à l'échocardiographie transœsophagienne, comme variante en complément de l'échocardiographie transthoracique. Cette technique est particulièrement informative dans l'évaluation des atteintes valvulaires ou des défauts du septum, ainsi que pour le diagnostic des thrombi dans l'atrium.

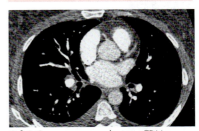

**Ad A** Coupe correspondante en TDM

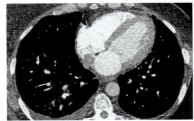

**Ad B** Coupe correspondante en TDM

Anatomie sectionnelle (*suite*) 39

**Appareil cardiocirculatoire**

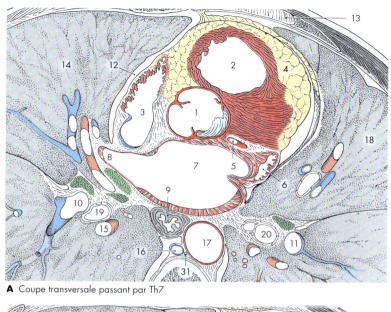

**A** Coupe transversale passant par Th7

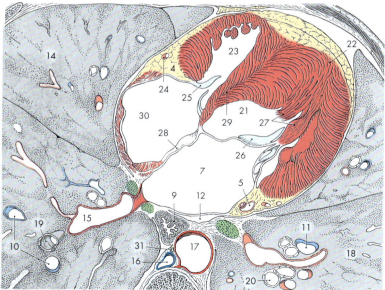

**B** Coupe transversale passant par Th8

## Échographie sectionnelle

Avec l'exploration échographique du cœur, ou échocardiographie, on recueille les signaux d'écho, dont le contenu en informations peut être diversement exploité et visualisé. À l'aide de l'échocardiographie bidimensionnelle, ou **échocardiographie 2D**, il est possible d'obtenir des images du cœur et des vaisseaux d'un patient selon différents plans à des instants précis et en temps réel. Comme les ondes ultrasonores traversent mal les os et pratiquement pas l'air, les voies d'accès ou fenêtres permettant une échographie sont rares en raison de la situation du cœur dans la cage thoracique osseuse. La majorité des explorations se fait par les **fenêtres parasternale** (**I**), **apicale** (**II**), **subcostale** (**III**) et **suprasternale** (**IV**). Comme dans une des fenêtres il est possible d'orienter la sonde d'échographie dans différentes directions, les plans de l'échographie bidimensionnelle varient considérablement par rapport aux plans transversaux utilisés dans les autres techniques sectionnelles.

**Coupe des quatre cavités** (**A**). On peut obtenir une coupe des quatre cavités en plaçant la sonde d'échographie en **apical** ou **subcostal**. Ce plan de coupe passe à peu près parallèlement aux parois antérieure et postérieure du cœur, par la chambre de remplissage des deux ventricules, de telle sorte que les quatre cavités sont abordées dans le même plan. L'*atrium gauche* (**A1**) et le *ventricule gauche* (**A2**) sont à droite de l'image, la *pointe du cœur* (**A3**) vers le haut, l'*atrium droit* (**A4**) et le *ventricule droit* (**A5**) sont à gauche de l'image. On peut également voir les *septa interatrial* (**A6**) et *interventriculaire* (**A7**), et les chambres de remplissage à travers la *valve mitrale* (**A8**) et la *valve tricuspide* (**A9**). Les ventricules peuvent être facilement différenciés car le myocarde ventriculaire est nettement plus épais à gauche qu'à droite. Dans le ventricule gauche, on distingue aussi nettement les *muscles papillaires antérieur* (**A10**) et *postérieur* (**A11**). L'un des aspects particuliers de ce plan de coupe est le rapport des valves mitrale et tricuspide à la partie membranacée du septum dans différentes positions. Dans le plan de coupe, la valve tricuspide est située plus haut, c'est-à-dire qu'elle apparaît plus près de la pointe du cœur que la valve mitrale. Ainsi, une partie du septum membraneux arrive entre l'atrium droit et le ventricule gauche, c'est le *septum atrio-ventriculaire* (**A12**).

**Remarques cliniques**. La coupe des quatre cavités est intéressante pour le **diagnostic des cardiopathies congénitales**, mais aussi pour l'étude de la valve mitrale, en particulier sa cuspide postérieure.

**Coupe apicale longitudinale** (**B**). On peut obtenir ce plan de coupe en plaçant la sonde d'échographie dans la **fenêtre apicale**. Elle concerne la région de la pointe du cœur, région apicale, du **ventricule gauche** (**B2**) orientée à gauche et vers le haut. De même, apparaissent la **chambre de remplissage de l'atrium gauche** (**B1**) à travers la valve mitrale (**B8**) jusqu'à la pointe du cœur, mais aussi la chambre d'éjection depuis la pointe du cœur jusqu'à la **valve aortique** (**B13**). Devant l'aorte (**B15**) se trouve la **chambre d'éjection du ventricule droit** (**B5**). Dans le ventricule gauche, on reconnaît la **cuspide antérieure** de la valve mitrale (**B14**). En position fermée, les **valvules semi-lunaires aortiques** (**B13**) sont aussi visibles. Le plan de coupe montre comment la cuspide antérieure de la valve mitrale sépare les chambres de remplissage et d'éjection du ventricule gauche.

**Remarques cliniques**. L'intérêt de ce plan apical longitudinal réside dans la possibilité d'étudier la **fonction de la région apicale**, en particulier après un infarctus du myocarde.

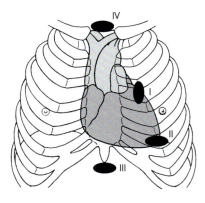

Échographie sectionnelle **41**

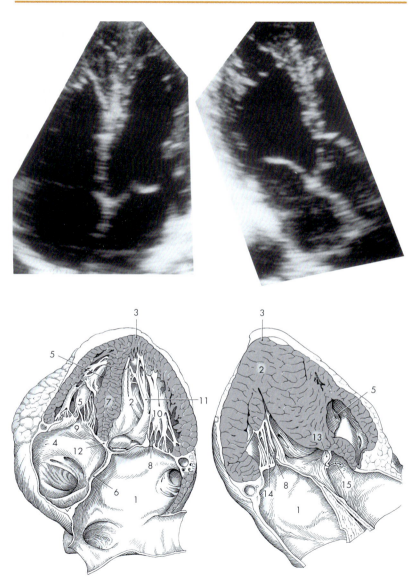

**A** Coupe anatomique correspondant à une coupe des quatre cavités en échocardiographie

**B** Coupe anatomique correspondant à une coupe apicale longitudinale en échocardiographie

## Fonctions du cœur

### Action cardiaque

Toute la vie durant, l'action cardiaque se reproduit selon un **cycle cardiaque à deux phases**, la systole et la diastole. Les ventricules conduisent ainsi le sang par saccades vers l'aorte et le tronc pulmonaire. Lors de la **systole**, les ventricules se raccourcissent en longueur et en largeur, le plan de soupape est déplacé vers la pointe du cœur et les atria s'élargissent de façon correspondante (**A**). Lors de la **diastole**, les ventricules vont se rallonger et s'élargir, le plan de soupape est déplacé vers la base du cœur et les atria se contractent (**B**). Le volume sanguin qui est chassé respectivement des ventricules droit et gauche est appelé le **volume d'éjection**, et correspond à environ 70 ml. Le fonctionnement de la pompe cardiaque est lié à un couplage intact entre les systèmes de création et de conduction de l'automatisme cardiaque et le myocarde fonctionnel (*voir*, pour des informations complémentaires, les ouvrages de physiologie).

**Systole.** Au début de la systole, la contraction du myocarde produit une rapide montée de la pression dans les ventricules. Comme les valves atrio-ventriculaires ainsi que les valves artérielles sont d'abord fermées, le volume sanguin dans les ventricules demeure inchangé, c'est la **contraction isovolumétrique** (**C**). Lorsque la pression dans les ventricules devient plus élevée que dans l'aorte et le tronc pulmonaire, les valves artérielles s'ouvrent et la **phase d'éjection** (**D**) commence, pendant laquelle une partie du sang – le *volume d'éjection* – est évacuée depuis les ventricules vers les artères. Lors de la phase d'éjection, le *plan de soupape* (**D1**) est déplacé avec les valves atrioventriculaires *en direction de la pointe du cœur* (**D2**). Il en résulte une augmentation de volume des atria et un phénomène d'aspiration du sang veineux à partir des veines caves.

**Diastole.** Après l'issue du sang lors de la phase d'éjection, le myocarde ventriculaire se détend, ce qui conduit à une brutale chute de pression, inférieure à celle de l'aorte et de l'artère pulmonaire, de sorte que ces valves se ferment ; c'est la **phase de relaxation isovolumétrique** (**E**). Le *plan de soupape* (**E1**) retourne à sa position initiale. Lorque la pression dans les ventricules descend en dessous de celle des atria, les valves atrio-ventriculaires s'ouvrent et le sang pénètre de façon passive depuis les atria vers les ventricules ; c'est la **phase de remplissage passive** (**F**). La musculature atriale se contracte encore lors de la diastole ventriculaire, ce qui fait qu'à la fin du remplissage ventriculaire, une petite partie du sang atrial est encore poussée dans les ventricules.

Puisque les artères coronaires sont fortement comprimées lors de la systole par l'expansion de la musculature ventriculaire, l'irrigation sanguine du myocarde ne peut se faire, surtout dans le ventricule gauche, que lors de la diastole. Lors de la systole au contraire, les veines coronaires sont vidées.

### Fonction endocrine du cœur

Les atria sensibles à l'étirement, en particulier l'*auricule droit*, contiennent des *cellules myocardiques endocrines* particulièrement différenciées productrices d'*hormone*, le **peptide atrial natriurétique (PAN ou cardiodilatine)** (*voir* p. 382). Cette hormone contrôle le degré de contraction des parois vasculaires et les échanges de sodium et d'eau dans les reins. La dilatation des atria est un déclencheur de la sécrétion de cette hormone.

> **Remarques cliniques**. Un indicateur précoce de la faiblesse de la fonction cardiaque (**insuffisance cardiaque**) est un taux élevé de PNB sanguin. PNB correspond à peptide natriurétique type B, et est une hormone produite lors de l'insuffisance cardiaque par les cellules myoendocrines du ventricule gauche.

Fonctions du cœur 43

Appareil cardiocirculatoire

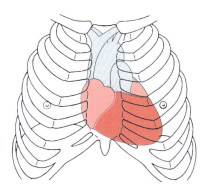

**A** Situation du cœur dans le thorax lors de la systole

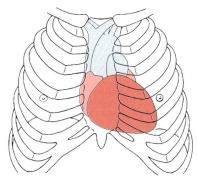

**B** Situation du cœur dans le thorax lors de la diastole

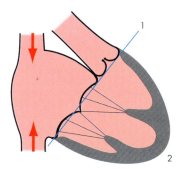

**C** Systole, phase d'expansion

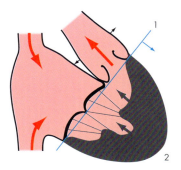

**D** Systole, phase d'éjection

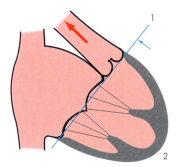

**E** Diastole, phase de relaxation

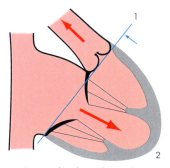

**F** Diastole, phase de remplissage

# Systématisation des artères

## Aorte

L'aorte sort du ventricule gauche du cœur et monte derrière le tronc pulmonaire vers la droite. L'**aorte ascendante** (**I**) s'infléchit en un **arc aortique** (**II**) dirigé dorsalement au-dessus du pédicule pulmonaire gauche, puis caudalement à la hauteur de Th4 devant le rachis en **aorte descendante** (**III**).

L'aorte donne naissance à toutes les artères de la circulation systémique, directement et indirectement. Ses branches directes sont :

**Aorte ascendante.** Elle donne les premières branches, les **A. coronaires droite** et **gauche** (*voir* p. 24).

**Arc aortique.** Il donne les gros vaisseaux destinés à la tête, au cou et aux membres supérieurs. Du côté droit prend d'abord naissance un tronc artériel long de 2 à 3 cm, le **tronc artériel brachio-céphalique** (**A1**) qui monte obliquement vers la droite devant la trachée, et se divise en *A. subclavière droite* (**A2**) pour l'épaule et le membre supérieur droits et *A. carotide commune droite* (**A3**) pour la moitié droite de la tête et du cou. À gauche près du plan médian naissent de l'arc aortique l'*A. carotide commune gauche* (**A4**) pour la moitié gauche de la tête et du cou, et l'*A. subclavière gauche* (**A5**) pour l'épaule et le membre supérieur gauches.

## Aorte descendante

Distalement par rapport à l'origine de l'A. subclavière gauche, l'aorte se rétrécit légèrement au niveau de l'*isthme* (**A6**) où commence l'aorte descendante. Celle-ci se divise en une **partie thoracique** (**IIIa**), qui descend jusqu'à la traversée du diaphragme, et en une **partie abdominale** (**IIIb**), qui s'étend de la traversée diaphragmatique à la bifurcation de l'aorte à la hauteur de la 4e vertèbre lombale.

**Aorte thoracique.** Parmi les **branches pariétales**, elle donne de façon segmentaire les **A. intercostales postérieures** (**A7**) qui gagnent les espaces intercostaux 3 à 11 et qui distribuent plusieurs branches destinées à la paroi du tronc, la moelle spinale et les téguments correspondants. L'**A. subcostale** passe sous la 12e côte et sera décrite séparément.

> **Remarques cliniques.** Les artères intercostales cheminent le long du bord inférieur des côtes. De ce fait, les ponctions pleurales doivent être pratiquées au bord supérieur des côtes.

Il existe de **petites branches viscérales**, les *rameaux bronchiques*, qui se détachent à hauteur de la bifurcation trachéale, et des *rameaux œsophagiens*, qui naissent plus distalement. Des *rameaux médiastinaux* gagnent le médiastin postérieur, et des *rameaux péricardiques* vont à la face dorsale du péricarde. De la partie inférieure de l'aorte thoracique, les **A. phréniques supérieures** gagnent le diaphragme.

**Aorte abdominale.** Les **branches pariétales** sont l'**A. phrénique inférieure** (**A8**), qui naît de l'aorte immédiatement sous le diaphragme et donne les *A. surrénales supérieures* (**A9**), les **A. lombales** (**A10**) qui forment quatre paires d'A. segmentaires en continuité avec les A. intercostales, et l'**A. sacrale médiane** (**A11**) impaire, un fin petit vaisseau qui prolonge caudalement l'axe du tronc de l'aorte.

Parmi les **branches viscérales** il y a le **tronc cœliaque** (**A12**) qui forme à la hauteur de Th12 un tronc commun donnant l'**A. gastrique gauche** (**A13**), l'**A. hépatique commune** (**A14**) et l'**A. splénique** (**A15**). Environ 1 cm distalement par rapport au tronc cœliaque naît un autre tronc vasculaire impair, l'**A. mésentérique supérieure** (**A16**) ; l'**A. mésentérique inférieure** (**A17**) naît un peu plus loin à la hauteur de L3-L4. Parmi les branches viscérales paires, quittent l'aorte dans l'ordre suivant : les **A. surrénales moyennes**, les **A. rénales** (**A18**) et les **A. ovariques** ou **testiculaires** (**A19**).

À la hauteur de la 4e vertèbre lombale, l'aorte se divise – **bifurcation aortique** (**A20**) – en deux *A. iliaques communes* (**A21**) qui, à leur tour, se divisent à la hauteur des articulations sacro-iliaques respectivement en *A. iliaque externe* (**A22**) et *A. iliaque interne* (**A23**).

> **Remarques cliniques.** Phylogénétiquement, il peut exister au niveau de l'arc aortique de nombreuses variantes, p. ex. l'A. subclavière droite peut naître à l'extrémité de l'arc aortique et rejoindre le côté droit en passant derrière l'œsophage, c'est l'**arteria lusoria**. Dans 10 % des cas, une artère destinée à la glande thyroïde naît de l'arc aortique, c'est l'**A. thyroïdienne ima**.

Aorte **45**

**Appareil cardiocirculatoire**

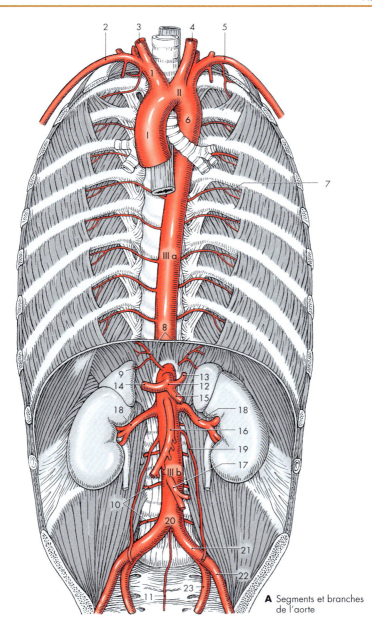

**A** Segments et branches de l'aorte

# Appareil cardiocirculatoire : artères de la tête et du cou

# Artères de la tête et du cou

## A. carotide commune

L'A. carotide commune (**A1**) naît à droite du tronc brachio-céphalique (**A2**), à gauche directement de l'arc aortique, et monte des deux côtés de la trachée et du larynx sans donner aucune branche.

L'A. carotide commune forme avec la V. jugulaire interne et le N. vague le pédicule vasculo-nerveux du cou, qui est entouré d'une gaine de tissu conjonctif propre et est recouvert à sa partie basse par le M. sterno-cléido-mastoïdien. À la partie moyenne de sa paroi antérieure, l'A. carotide commune atteint un triangle dépourvu de muscles, le **trigone carotidien** (*voir* Tome I, p. 362), où elle est uniquement recouverte de peau, du platysma et du fascia cervical superficiel. À hauteur de la 6e vertèbre cervicale, l'A. carotide commune peut être pressée contre le **tubercule antérieur** (*tuberculum caroticum*) (**A3**) particulièrement développé et être ainsi comprimée.

À la hauteur de C4, l'A. carotide commune se divise en **A. carotide externe** (**A4**) et **A. carotide interne** (**A5**). La zone de bifurcation (**B**) est élargie en **sinus carotidien** (**B6**) et contient un champ de récepteurs enregistrant les variations de la pression artérielle. Au niveau de la bifurcation on trouve par ailleurs un organe chémorécepteur de la taille d'un pois, le *glomus carotidien* (**B7**), sensible au contenu en oxygène du sang. Alors que l'A. carotide interne monte dans la cavité crânienne sans aucune branche, l'A. carotide externe se distribue par des branches pour le cou, la face et le crâne.

## A. carotide externe

### Branches antérieures

**A. thyroïdienne supérieure (A-C8).** Elle naît comme 1re branche antérieure à hauteur de l'os hyoïde, et descend en arc de cercle vers la face antérieure de la glande thyroïde. L'A. thyroïdienne supérieure irrigue non seulement une partie de la thyroïde, mais également une partie du larynx par une branche, l'*A. laryngée supérieure* (**A-C9**), qui traverse la membrane thyro-hyoïdienne. En outre, elle participe à l'irrigation des muscles de la région par de petites branches le R. sterno-cléido-mastoïdien et le R. crico-thyroïdien.

**A. linguale (A-C10).** Deuxième branche antérieure, elle naît au voisinage de la grande corne de l'os hyoïde. Recouverte par le M. hyoglosse, elle rejoint la langue, où elle donne vers le bas et vers l'avant l'*A. sublinguale* (**C11**), et rejoint la pointe de la langue par sa branche terminale l'*A. profonde de la langue* (**C12**).

**A. faciale (A-C13).** Elle naît immédiatement au-dessus de l'A. linguale. D'abord située médialement par rapport à la mandibule, elle croise ensuite le bord inférieur de la mandibule en avant de l'insertion du M. masséter. À ce niveau, on peut palper le pouls de l'A. faciale et y comprimer l'artère. Puis l'A. faciale monte tortueuse vers l'angle médial de l'œil qu'elle atteint par sa branche terminale, l'*A. angulaire* (**A14**). D'autres branches de l'A. faciale sont l'*A. palatine ascendante* (**A15**), l'*A. submentale* (**A16**), l'*A. labiale inférieure* (**A17**) et l'*A. labiale supérieure* (**A18**). Par l'intermédiaire de sa branche terminale, l'A. faciale s'anastomose avec l'*A. ophtalmique* (*voir* p. 50).

### Branches médiales et postérieures, branches terminales

**A. pharyngienne ascendante (A19).** Elle quitte l'A. carotide externe au-dessus de l'A. thyroïdienne supérieure en direction médiale et se dirige le long de la paroi latérale du pharynx vers la base du crâne. Ses principales branches sont l'*A. méningée postérieure* et l'*artère tympanique inférieure*.

**A. occipitale (A20).** Branche postérieure de l'A. carotide externe, elle passe médialement par rapport au processus mastoïde (**A21**) et chemine dans le sillon de l'artère occipitale vers l'occiput.

**A. auriculaire postérieure (A22).** C'est la branche postérieure naissant le plus haut. Elle se situe entre le processus mastoïde et l'auricule, et donne comme branches essentielles l'*A. stylomastoïdienne* et l'*A. tympanique postérieure*.

**Branches terminales.** Les branches terminales sont l'**A. temporale superficielle** (**A23**) qui se divise dans la région de la tempe en *R. frontal* (**A24**) et *R. pariétal* (**A25**), et donne comme plus grosses branches l'*A. transverse de la face* (**A26**) et l'*A. zygomato-orbitaire* (**A27**), ainsi que l'**A. maxillaire** (**A28**) qui est la branche la plus importante destinée aux régions profondes de la face (*voir* p. 48).

A. carotide commune, A. carotide externe  **47**

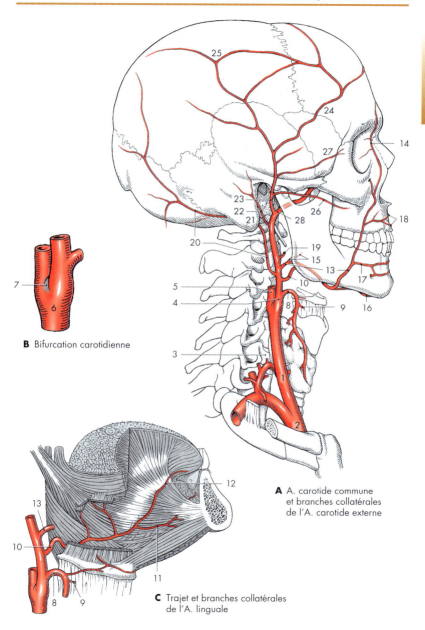

**B** Bifurcation carotidienne

**A** A. carotide commune et branches collatérales de l'A. carotide externe

**C** Trajet et branches collatérales de l'A. linguale

# 48 **Appareil cardiocirculatoire :** artères de la tête et du cou

## A. maxillaire

Sous l'articulation temporo-mandibulaire, l'A. maxillaire (**A-C1**) forme la plus grosse branche terminale de l'A. carotide externe (**A2**), et se dirige derrière le col de la mandibule (**A3**) vers la région profonde de la face. Elle se situe alors entre les muscles masticateurs, et se dirige vers le haut en direction de la fosse ptérygo-palatine (**A4**).

Le trajet de l'A. maxillaire comporte trois portions :

- la 1<sup>re</sup> partie ou **partie mandibulaire** (**I**) de l'artère se dirige horizontalement et correspond au trajet derrière le col de la mandibule ;
- la 2<sup>e</sup> partie ou **partie ptérygoïdienne** (**II**) monte obliquement en situation variable par rapport aux muscles masticateurs, en particulier le M. ptérygoïdien latéral ;
- la 3<sup>e</sup> partie ou **partie ptérygo-maxillaire** (**III**) se prolonge vers le haut et traverse la fissure ptérygo-maxillaire vers la fosse ptérygo-palatine.

Les branches de l'A. maxillaire prennent naissance en trois groupes correspondant à ces trois parties.

**Groupe mandibulaire.** De ce premier segment naissent l'**A. auriculaire profonde** (**A5**) vers l'articulation temporo-mandibulaire, le méat acoustique externe et la membrane tympanique, ainsi que l'**A. tympanique antérieure** (**A6**) qui va par la fissure pétro-tympanique à la cavité tympanique. Caudalement naît l'importante **A. alvéolaire inférieure** (**A7**), qui donne un *R. mylo-hyoïdien* (**A9**) avant de pénétrer dans le canal mandibulaire (**A8**). Elle se termine par un R. mentonnier (**A10**), qui sort par le foramen mentonnier et va à la peau du menton.

La première portion de l'A. maxillaire donne une branche ascendante d'assez gros calibre, l'**A. méningée moyenne** (**A11**). Elle passe par le foramen épineux et entre dans la fosse crânienne moyenne où elle se divise en *R. frontal* (**A11a**) et *R. pariétal* (**A11b**). L'A. méningée moyenne est la principale artère vascularisant la dure-mère. Elle donne plusieurs branches plus petites, p. ex. une *A. tympanique supérieure* pour la cavité tympanique.

**Groupe ptérygoïdien.** De la deuxième partie naissent les **artères destinées aux muscles masticateurs**. Ce sont l'*A. massétérique* (**A12**), les *A. temporales profondes antérieure* (**A13**) et *postérieure* (**A14**), et les *R. ptérygoïdiens*. L'*A. buccale* (**A15**) va à la muqueuse de la joue et s'anastomose avec l'A. faciale.

**Groupe ptérygo-maxillaire.** Au niveau de cette troisième partie naissent des branches dans toutes les directions. L'*A. alvéolaire supérieure et postérieure* (**A16**) pénètre dans l'os maxillaire et le sinus maxillaire et se termine par des *R. dentaires* et péridentaires pour les dents postérieures et de fines branches pour le nez, la paupière inférieure et la lèvre. l'*A. infra-orbitaire* (**A17**) se dirige en avant vers l'orbite à travers la fissure orbitaire inférieure, où elle longe le plancher dans le canal infra-orbitaire et rejoint la face à travers le foramen infra-orbitaire (**A18**). Dans son trajet, elle donne des *A. alvéolaires supérieures antérieures* (**A19**) pour les dents antérieures, qui se divisent en *R. dentaires* et péridentaires. En direction caudale naît l'**A. palatine descendante** (**A-C20**) qui se dirige vers l'avant au palais dur comme *A. grande palatine* (**B22**) à travers le canal grand palatin (**B21**). Les *A. petites palatines* pour le palais mou prennent directement naissance de l'A. palatine descendante. Une *A. du canal ptérygoïdien* se dirige à travers le canal ptérygoïdien en arrière vers la trompe auditive et le pharynx. L'**A. sphéno-palatine** (**A-C23**) peut être considérée comme branche terminale de l'A. maxillaire. Elle traverse le foramen sphéno-palatin vers la cavité nasale, où elle se divise en *A. nasales postérieures latérales* (**B24**) et *R. septaux postérieurs* (**C25**).

Pour la topographie et les variantes de l'A. maxillaire, *voir* Tome 1, p. 343.

A. maxillaire 49

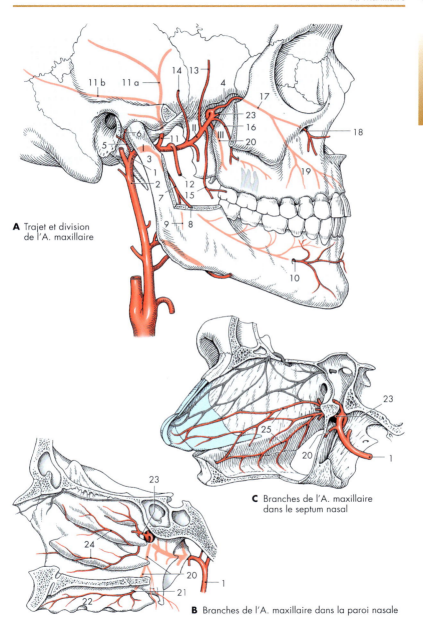

**A** Trajet et division de l'A. maxillaire

**C** Branches de l'A. maxillaire dans le septum nasal

**B** Branches de l'A. maxillaire dans la paroi nasale

Appareil cardiocirculatoire

**50** **Appareil cardiocirculatoire :** artères de la tête et du cou

## A. carotide interne

L'A. carotide interne vascularise la majeure partie de l'encéphale, l'hypophyse, le contenu de l'orbite, le front, les parties de la face jouxtant l'orbite, ainsi que la muqueuse des cellules ethmoïdales, du sinus frontal et d'une partie de la cavité nasale.

En raison de son trajet (**A**), on divise l'A. carotide interne en quatre segments :

**Partie cervicale (I).** Ce segment commence à la *bifurcation carotidienne* (**A1**) et monte, en général sans donner de branche, le long de la paroi dorso-latérale du pharynx, accompagné par le *N. vague* et la *V. jugulaire interne* jusqu'à la base exocrânienne, où l'artère s'engage dans l'ostium externe du canal carotidien.

**Partie pétreuse (II).** Le segment de l'A. carotide interne compris dans le canal osseux est appelé *pars petrosa*. L'artère se dirige d'abord en direction crâniale, puis s'infléchit en antéro-médial (appelé genou carotidien), et monte ensuite dans la cavité crânienne. La pars petrosa donne les **A. carotico-tympaniques** pour la cavité tympanique.

**Partie caverneuse (III).** C'est le segment de l'artère situé dans le sinus caverneux ; il comprend le plus souvent deux coudes. Le coude situé près du processus clinoïde antérieur, très convexe en avant, est désigné avec la portion initiale de la partie cérébrale sous le terme de **siphon carotidien** (**A2**). Les branches de la partie caverneuse vascularisent la dure-mère voisine, le ganglion trigéminal, et par l'**A. hypophysaire inférieure** la neurohypophyse.

**Partie cérébrale (IV).** L'A. carotide interne gagne sa partie cérébrale en perforant la dure-mère médialement par rapport au processus clinoïde antérieur. La première branche est l'**A. ophtalmique** (**B3**) qui, accompagnée par le N. optique, gagne l'orbite, où elle se divise en branches pour le bulbe oculaire, les muscles extrinsèques de l'œil et les annexes (*voir* Tome 3, p. 346). Dans la plupart des cas, la partie cérébrale de l'A. carotide interne donne dorsalement l'**A. communicante postérieure** (**B4**) par

laquelle elle s'anastomose au réseau de l'*A. vertébrale* (**B5**) (*voir* plus bas). Immédiatement après naît l'**A. choroïdienne antérieure.** L'A. carotide interne se divise en deux grosses branches terminales, l'**A. cérébrale antérieure** (**B6**) et l'**A. cérébrale moyenne** (**B7**), qui vascularisent des territoires plus ou moins importants de l'encéphale (pour les divisions et les territoires de vascularisation de ces vaisseaux, *voir* Tome 3, p. 272).

### Cercle artériel du cerveau

Les deux **A. cérébrales antérieures** sont reliées entre elles par une **A. communicante antérieure** (**B8**). Par l'**A. communicante postérieure** (**B4**) le territoire vasculaire de l'A. carotide interne est relié de chaque côté au territoire vasculaire de l'A. vertébrale (**B5**), de telle sorte qu'il existe à la base du crâne, autour de la selle turcique, un cercle artériel fermé, le **cercle artériel du cerveau** (de **Willis**), qui vascularise l'encéphale.

Le segment postérieur de ce cercle artériel alimenté par l'A. vertébrale est constitué comme suit : de chaque côté, une **A. vertébrale** qui prend naissance de l'A. subclavière (*voir* p. 52) pénètre dans la cavité crânienne par le foramen magnum. Les deux artères se réunissent pour former un gros tronc artériel, l'**A. basilaire** (**B9**), d'où partent des artères destinées à l'oreille interne, au cervelet, et l'*A. cérébrale postérieure* (**B10**) (pour les divisions et les territoires de vascularisation de ces vaisseaux, *voir* Tome 3, p. 270.

### Branches de l'A. vertébrale :
**B11** A. spinale postérieure.
**B12** A. spinale antérieure.
**B13** A. cérébelleuse postérieure inférieure.

### Branches de l'A. basilaire :
**B14** A. cérébelleuse antérieure inférieure.
**B15** A. labyrinthique.
**B16** A. cérébelleuse supérieure.

A. carotide interne 51

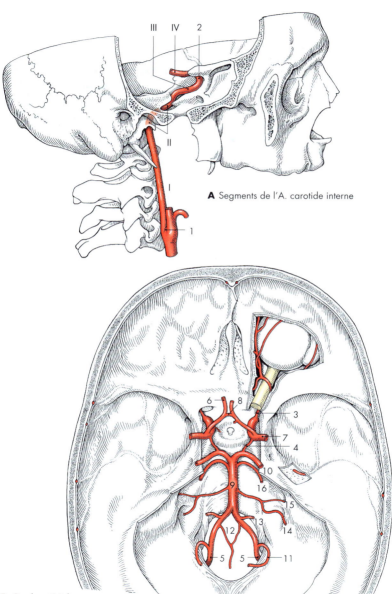

**A** Segments de l'A. carotide interne

**B** Cercle artériel

**52** **Appareil cardiocirculatoire :** artères de la tête et du cou

## A. subclavière

De chaque côté l'A. subclavière vascularise une partie du cou, la paroi thoracique antérieure, la ceinture scapulaire et le membre supérieur. Elle vascularise aussi la partie occipitale de l'encéphale et la moelle cervicale.

À **droite**, l'A. subclavière (**A1**) naît du tronc brachio-céphalique, à **gauche** directement de l'arc aortique. Son trajet peut être divisé en trois segments. La structure de référence est le *M. scalène antérieur* (**A2**) : le **premier segment** (**I**) s'étend depuis l'origine du vaisseau jusqu'au bord médial du muscle ; le **deuxième segment** (**II**) se situe derrière le muscle ; le **troisième segment** (**III**) va du bord latéral du M. scalène antérieur jusqu'au bord inférieur de la première côte. À partir de là, l'artère est décrite comme *A. axillaire*.

L'A. subclavière donne les grosses branches suivantes :

**A. vertébrale** (**A3**). Elle se dirige en arrière et en haut et, le plus souvent à partir de la 6e vertèbre cervicale, elle passe dans les foramina transversaires. Au-dessus de l'arc de l'atlas, elle s'oriente médialement et pénètre dans la cavité crânienne par le foramen magnum, où elle s'unit avec le vaisseau homonyme de l'autre côté pour former l'*A. basilaire*. Selon son trajet l'A. vertébrale comporte une *partie prévertébrale* (**A3a**), une *partie transversaire* (**A3b**), une *partie atloïdienne* (**A3c**), et une *partie intracrânienne* (**A3d**) (*voir* p. 50 et tome 3, p. 272).

**A. thoracique interne** (**A-B4**). Elle naît de la concavité de la première partie de l'A. subclavière, et se dirige caudalement et en avant à la face postérieure du premier cartilage costal, et descend à environ 1 cm et parallèlement au bord latéral du sternum en direction du diaphragme, après avoir donné naissance aux **R. intercostaux antérieurs** (**A5**). Par ses branches, elle vascularise les structures voisines, et donne entre autres l'**A. péricardiaco-phrénique** pour le péricarde et le diaphragme, et d'autre part l'**A. musculo-phrénique** pour le diaphragme. La branche terminale, dans la continuité de l'A. thoracique interne (**B**)

et l'**A. épigastrique supérieure** qui, après la traversée du diaphragme, gagne la gaine du M. droit de l'abdomen, vascularise les muscles abdominaux et s'anastomose avec l'*A. épigastrique inférieure* branche de l'A. iliaque externe.

**Tronc thyrocervical** (**A6**). Il se dirige le plus souvent vers l'avant et le haut comme tronc commun de trois gros vaisseaux. L'**A. thyroïdienne inférieure** (**A7**) se dirige d'abord vers le haut puis médialement à la face postérieure de la glande thyroïde, et vascularise celle-ci ainsi que le pharynx, l'œsophage, la trachée et une partie du larynx (par l'*A. laryngée inférieure*). L'*A. cervicale ascendante* (**A8**), un petit vaisseau ascendant naît le plus souvent de l'A. thyroïdienne inférieure.

L'**A. suprascapulaire** (**A9**) se dirige dorsalement et latéralement pour gagner la fosse supra-épineuse au-dessus du lig. transverse de la scapula. Plus loin lors de son trajet autour du col de la scapula, elle s'anastomose le plus souvent avec l'*A. circonflexe de la scapula*, branche de l'A. subscapulaire (*voir* p. 54).

L'**A. transverse du cou** (**A10**) traverse le cou à travers les faisceaux du plexus brachial ; son calibre, son trajet et sa division sont très variables.

L'**A. dorsale de la scapula** (**A11**) prend naissance soit comme branche directe de l'A. subclavière, soit comme *R. profond de l'A. transverse du cou*, et gagne le M. élévateur de la scapula.

**Tronc costo-cervical** (**A12**). C'est un tronc vasculaire dirigé en arc en direction dorsale et caudale, qui donne ventralement l'**A. intercostale suprême** (**A13**) branche commune aux deux premières A. intercostales, et dorsalement l'**A. cervicale profonde** (**A14**) destinée aux muscles de la nuque.

**Remarques cliniques**. Une côte cervicale très développée peut comprimer l'A. subclavière dans le triangle des scalènes, et compromettre le flux vasculaire lors de certains mouvements, provoquant des troubles dans la région scapulo-brachiale ; c'est le *syndrome des scalènes*.

A. subclavière  **53**

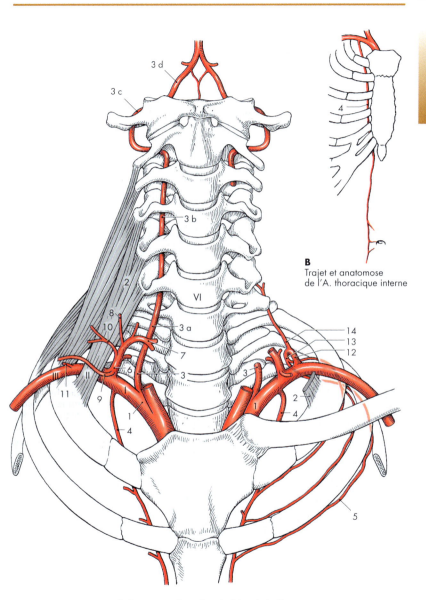

**B** Trajet et anatomose de l'A. thoracique interne

**A** Segments et branches de l'A. subclavière

# Artères de l'épaule et du membre supérieur

## A. axillaire

L'A. axillaire (**A1**) est le *prolongement de l'A. subclavière*. Principale artère du bras, elle s'étend depuis le bord inférieur de la première côte gauche jusqu'au bord inférieur du M. grand pectoral ou au tendon du M. grand dorsal (**A2a**). Elle est recouverte ventralement par le M. petit pectoral (**2Ab**) et par le M. grand pectoral.

Du premier segment de l'A. axillaire naît l'**A. thoracique supérieure** (**A3**) variable, pour les muscles du 1$^{er}$ et 2$^{e}$ espace intercostal et les M. pectoraux, subclavier et dentelé antérieur (digitations supérieures). Plus distalement naît un tronc court, l'**A. thoraco-acromiale** (**A4**). Elle se divise en plusieurs branches qui se dirigent dans toutes les directions, et forment ainsi le réseau acromial, réseau artériel situé autour de l'acromion.

L'**A. thoracique latérale** (**A5**) descend sur la paroi latérale du thorax sur le M. dentelé antérieur. Elle est plus fortement développée chez la femme, car elle participe à la vascularisation de la glande mammaire.

L'**A. subscapulaire** (**A6**) est un vaisseau assez gros, naissant au bord latéral du M. subscapulaire, et se divisant essentiellement en une *A. circonflexe de la scapula* (**A7**), qui gagne la fosse infra-épineuse par l'espace axillaire médial, et s'anastomose avec l'A. suprascapulaire (*voir* p. 52, et Tome 1, p. 374), et en une *A. thoraco-dorsale* (**A8**) qui rejoint le M. grand dorsal (**A2a**) accompagné du nerf homonyme.

L'**A. circonflexe humérale antérieure** (**A9**) naît latéralement de l'A. axillaire et se dirige ventralement autour du col chirurgical.

L'**A. circonflexe humérale postérieure** (**A10**), plus volumineuse, se dirige dorsalement à travers l'espace axillaire latéral (*voir* Tome 1, p. 374), et vascularise l'articulation de l'épaule et les muscles voisins.

## A. brachiale

L'**A. brachiale** (**A11**) est le prolongement de l'A. axillaire depuis le bord inférieur du M. grand pectoral jusqu'à sa division en artères de l'avant-bras (**branches terminales** : *A. ulnaire* et *A. interosseuse*

*commune*). Elle descend dans le sillon bicipital médial, où l'on peut palper son pouls, et où elle peut en cas d'urgence être comprimée contre l'humérus. Les branches de l'A. brachiale irriguent surtout l'humérus et participent à la constitution d'un réseau vasculaire autour de l'articulation du coude, le **réseau articulaire du coude** (*rete articulare cubiti*).

L'**A. profonde du bras** (**A12**) naît au bord inférieur du M. grand rond et se dirige dorsalement vers la diaphyse humérale. Elle donne entre autres une *A. collatérale moyenne* et une *A. collatérale radiale* pour le réseau articulaire du coude.

Distalement par rapport à la naissance de l'A. profonde du bras naît l'**A. collatérale ulnaire supérieure** (**A13**). Elle suit le N. ulnaire.

L'**A. collatérale ulnaire inférieure** (**A14**) naît plus distalement près du pli du coude, au dessus de l'épicondyle médial.

L'A. axillaire et l'A. brachiale présentent fréquemment des variantes.

## Réseau articulaire du coude

Autour de l'articulation du coude existe un réseau vasculaire formé par des anastomoses entre plusieurs artères.

Ce réseau vasculaire est constitué de **branches descendantes** qui naissent de l'*A. profonde du bras* et de l'*A. brachiale* : *A. collatérale ulnaire supérieure* (**A13**), *A. collatérale ulnaire inférieure* (**A14**), *A. collatérale radiale* (**A15**), *A. collatérale moyenne* (**A16**). Par ailleurs, il y a des **branches ascendantes** (*voir* p. 56) qui naissent des artères de l'avant-bras, l'*A. radiale* (**A17**) et l'*A. ulnaire* (**A18**), et remontent vers le réseau vasculaire : *A. récurrente radiale* (**A19**), *A. récurrente ulnaire* (**A20**), *A. interosseuse récurrente* (**A21**).

> **Remarques cliniques**. En raison de ce réseau vasculaire, l'A. brachiale peut être ligaturée distalement par rapport à la naissance de l'A. profonde du bras. En outre, la perméabilité du réseau articulaire du coude permet de prélever un transplant d'une artère de l'avant-bras (p. ex. de l'A. radiale), car une circulation collatérale peut se développer par les vaisseaux récurrents vers la seconde grosse artère de l'avant-bras (A. ulnaire).

A. axillaire, A. brachiale **55**

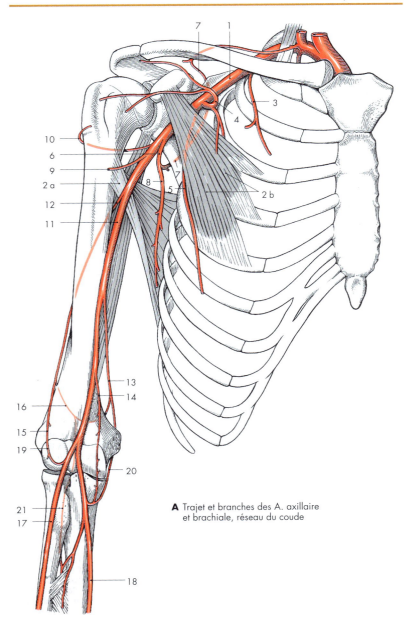

**A** Trajet et branches des A. axillaire et brachiale, réseau du coude

**56** **Appareil cardiocirculatoire :** artères de l'épaule et du membre supérieur

## A. radiale

La direction du trajet de l'A. radiale (**A2**) est dans le prolongement de l'A. brachiale (**A1**). Cette artère longe le radius, et passe en proximal entre le M. rond pronateur et le M. brachio-radial, en distal entre les tendons du M. brachio-radial et du M. fléchisseur radial du carpe, où l'on peut palper son pouls. Elle s'oriente dorsalement et rejoint la paume de la main entre les deux premiers métacarpiens (*voir* plus bas).

Les principales branches de l'A. radiale sont :

L'**A. récurrente radiale** (**A3**) a un trajet récurrent vers le réseau articulaire du coude (*voir* p. 54).

Le **rameau palmaire superficiel** (**A4**) gagne l'arcade palmaire superficielle (**A5**) (*voir* plus bas).

Le **rameau carpien palmaire** (**A6a**) gagne le réseau carpien palmaire, un réseau vasculaire situé sur la face palmaire des os du carpe.

Le **rameau carpien dorsal** (**B7a**) gagne le réseau carpien dorsal, un réseau vasculaire situé sur la face dorsale des os du carpe.

L'**A. principale du pouce** (**A8**) naît du trajet de l'A. radiale à travers le M. interosseux dorsal I et gagne la face de flexion du pouce.

L'**A. radiale de l'index** (**A9**) naît soit directement de l'A. radiale soit de l'A. principale du pouce et gagne le bord radial de l'index.

L'**arcade palmaire profonde** (**A10**) constitue le prolongement de l'A. radiale et se situe sous les tendons des longs fléchisseurs (*voir* Tome 1, p. 390) sur la base des métacarpiens. Elle forme une anastomose avec le *R. profond de l'A. ulnaire* (*voir* plus bas).

## A. ulnaire

L'A. ulnaire (**A11**) est la plus grosse des deux artères de l'avant-bras. Elle passe d'abord sous le M. rond pronateur en direction ulnaire, puis accompagne le M. fléchisseur ulnaire du carpe.

Elle donne les branches suivantes :

L'**A. récurrente ulnaire** (**A12**) a un trajet récurrent vers le réseau articulaire du coude.

L'**A. interosseuse commune** (**A13**) est phylogénétiquement l'une des branches terminales de l'A. brachiale, qui se divise en une *A. interosseuse postérieure* (**A14**), une *A. interosseuse récurrente* (**A15**) et une *A. interosseuse antérieure* (**A16**).

Un **rameau carpien palmaire** (**A6b**) se détache distalement et va au réseau carpien palmaire.

Un **rameau carpien dorsal** (**A-B7b**) gagne le réseau carpien dorsal.

Un **rameau palmaire profond** (**A17**) gagne l'arcade palmaire profonde.

L'**arcade palmaire superficielle** (**A5**) est la terminaison réelle de l'A. ulnaire. Elle se situe entre l'aponévrose palmaire et les tendons longs fléchisseurs, et s'anastomose avec le *R. palmaire superficiel de l'A. radiale* (**A4**).

### Arcades vasculaires de la main

**Arcade palmaire profonde.** Elle se compose de la **branche terminale de l'A. radiale** et du **rameau palmaire profond de l'A. ulnaire**, et est surtout alimentée par l'A. radiale. Elle donne 3 à 4 fines *A. métacarpiennes palmaires* (**A18**) destinées aux espaces interdigitaux, et des *R. perforants* pour le dos de la main.

**Arcade palmaire superficielle.** Elle se compose de la **branche terminale de l'A. ulnaire** et du **rameau palmaire superficiel de l'A. radiale**. Elle est surtout alimentée par l'A. ulnaire, et donne trois *A. digitales palmaires communes* (**A19**), chacune envoyant deux *A. digitales palmaires propres* (**A-C20**) pour les faces de flexion ulnaire et radiale des doigts.

**Réseau carpien dorsal** (**B**). Le dos de la main est vascularisé par le **rameau carpien dorsal de l'A. radiale** (**B7a**), qui forme avec le **rameau carpien dorsal de l'A. ulnaire** (**B7b**) un réseau vasculaire duquel naissent quatre *A. métacarpiennes dorsales* (**B21**), chacune donnant deux *A. digitales dorsales* (**B-C22**) pour les doigts.

A. radiale, A. ulnaire **57**

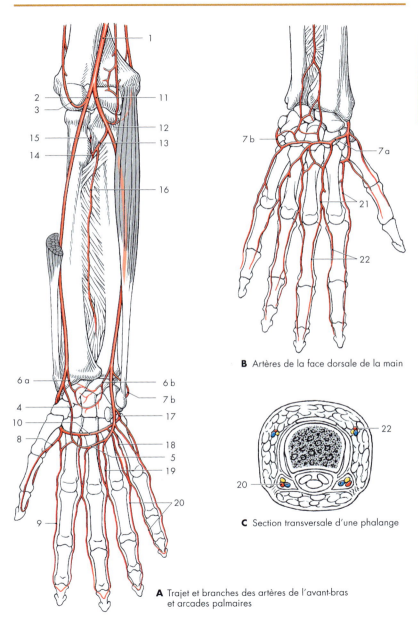

**B** Artères de la face dorsale de la main

**C** Section transversale d'une phalange

**A** Trajet et branches des artères de l'avant-bras et arcades palmaires

# Artères du pelvis et du membre inférieur

Devant la 4ᵉ vertèbre lombale, l'aorte (**A1**) se divise en deux gros troncs, les **A. iliaques communes** (**A2**) qui se dirigent de chaque côté vers l'entrée du pelvis, sans donner de collatérale essentielle, et se divisent devant l'articulation sacro-iliaque en **A. iliaque interne** (**A-C3**) et **A. iliaque externe** (**A-C4**).

## A. iliaque interne

L'A. iliaque interne entre dans le petit bassin au niveau de la ligne terminale, et se divise à la hauteur du grand foramen ischiatique le plus souvent en deux troncs vasculaires, qui par des branches pariétales vascularisent la paroi du petit bassin, et par des branches viscérales les organes pelviens. Les branches de l'A. iliaque interne sont très variables. Il faut essentiellement décrire les branches suivantes :

### Branches pariétales

L'**A. iliolombale** (**A5**) passe sous le M. grand psoas dans la fosse iliaque et établit, par un *rameau iliaque,* une anastomose avec l'*A. circonflexe iliaque profonde* de l'A. iliaque externe.

Les **A. sacrales latérales** (**A6**) rejoignent le sacrum de chaque côté distalement et donnent des *R. spinaux* pour le canal sacral.

L'**A. obturatrice** (**A7**) se dirige vers l'avant le long de la paroi latérale du petit bassin, quitte le pelvis à travers le canal obturateur et rejoint, par un *rameau antérieur,* les adducteurs de la cuisse. Par un *rameau pubien,* elle s'anastomose avec l'*A. épigastrique inférieure* (**A24**). Un *rameau acétabulaire* gagne la tête fémorale le long du Lig. de la tête fémorale ; un *rameau postérieur* va aux muscles profonds externes de la hanche.

L'**A. glutéale supérieure** (**A-B8**) est la plus grosse branche de l'A. iliaque interne. Elle gagne au-dessus du M. piriforme (foramen suprapiriforme) la musculature fessière, qu'elle irrigue par un *rameau superficiel* et un *rameau profond.*

L'**A. glutéale inférieure** (**A-B9**) gagne sous le M. piriforme (foramen infrapiriforme) les muscles voisins. Elle donne une *A. satellite du N. ischiatique* (*A. comitans n. ischiadici*) (**B10**), qui accompagne le N. ischiatique.

Ce vaisseau est phylogénétiquement la principale artère du membre inférieur et peut dans de rares cas fonctionner comme telle.

### Branches viscérales

L'**A. ombilicale** (**A11**) se dirige vers le placenta lors de la vie fœtale (*voir* p. 8). Après la naissance, elle se divise en un segment proximal perméable (*pars patens*) (**A11a**) et un segment oblitéré (*pars occlusa*) (**A11b**) qui devient la corde de l'A. ombilicale. De la partie perméable naissent les *A. vésicales supérieures* (**A12**) destinées à la partie supérieure de la vessie, les *R. urétériques* et, chez l'homme, l'*A. du conduit déférent.*

L'**A. utérine** (**A13**) correspond à l'A. du conduit déférent, mais naît le plus souvent directement de l'A. iliaque interne. Elle vascularise l'utérus et, par des collatérales, le vagin, l'ovaire et la trompe utérine.

L'**A. vésicale inférieure** (**A14**) va à la partie inférieure de la vessie et donne des *R. vaginaux* pour le vagin ou des *R. prostatiques* pour la prostate et la vésicule séminale.

L'**A. vaginale** (**A15**) souvent dédoublée ou triple gagne le vagin.

L'**A. rectale moyenne** (**A16**) variable, gagne sur le plancher pelvien la paroi rectale et irrigue la musculature rectale.

L'**A. pudendale interne** (**A-B17**) naît le plus souvent de l'A. iliaque interne, plus rarement de l'*A. glutéale inférieure.* Elle traverse le foramen infrapiriforme, contourne l'épine ischiatique, puis à travers le petit foramen ischiatique rejoint la paroi latérale de la fosse ischio-anale. Ses branches sont l'*A. rectale inférieure* (**A18**), l'*A. périnéale* (**A19**), des *R. labiaux postérieurs* ou *scrotaux,* l'*A. urétrale* (**A20**), l'*A. du bulbe vestibulaire* ou *du bulbe pénien* (**A21**), l'*A. profonde du clitoris* ou *du pénis* (**A22**), et l'*A. dorsale du clitoris* ou *du bulbe pénien* (**A23**).

> **Remarques cliniques (C)**. Lorsque l'anastomose entre les branches de l'*A. obturatrice* (**A-C7**) et l'*A. épigastrique inférieure* (**A-C24**) est fortement développée, ou quand l'A. obturatrice naît de l'A. épigastrique inférieure, une blessure opératoire dans la région inguinale peut conduire à des lésions de cette anastomose avec issue fatale (hémorragie). C'est pourquoi on l'appelle **corona mortis (C25)**.

A. iliaque interne 59

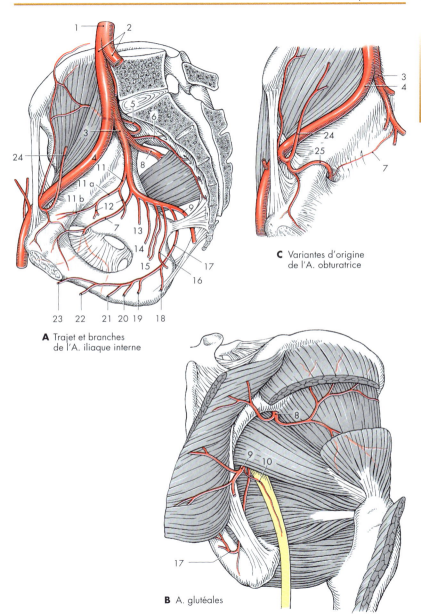

**A** Trajet et branches de l'A. iliaque interne

**C** Variantes d'origine de l'A. obturatrice

**B** A. glutéales

**60 Appareil cardiocirculatoire :** artères du pelvis et du membre inférieur

## A. iliaque externe

La *seconde branche de l'A. iliaque commune* (**A-C1**), l'A. iliaque externe (**A-C2**), a un diamètre plus grand que l'A. iliaque interne (**A-C3**) et gagne la lacune vasculaire (*voir* Tome 1, p. 424) parallèlement à la ligne terminale et médialement par rapport au M. iliopsoas. Après le passage dans ce canal, elle devient l'*A. fémorale* (**A-C4**).

Lors de son **trajet**, l'A. iliaque externe ne donne, à part de petites artères musculaires, aucune branche.

De sa **terminaison** (**A-B**), juste avant sa sortie de la lacune vasculaire, naît l'*A.* épigastrique *inférieure* (**A-B5**) au-dessus du ligament inguinal. Elle trace un arc ascendant sur la face dorsale du M. droit de l'abdomen, et soulève sur la face interne de la paroi abdominale antérieure le pli ombilical latéral. L'A. épigastrique inférieure s'anastomose à la hauteur de l'ombilic avec l'A. épigastrique supérieure (*voir* p. 52). Elle donne le *R. pubien* qui donne un *R. obturateur*. Celui-ci établit une anastomose avec le *R. pubien* de l'*A. obturatrice*. L'A. épigastrique inférieure donne par ailleurs l'*A. crémastérique* ou l'*A. du ligament rond utérin* qui accompagne le ligament rond à travers le canal inguinal dans la grande lèvre.

L'**A. circonflexe iliaque profonde** (**A-B6**) naît de l'face de l'A. épigastrique inférieure au bord latéral de l'A. iliaque externe, suit un trajet arciforme derrière le ligament inguinal en direction latérale vers l'épine iliaque antérieure et supérieure. Une de ses branches s'anastomose avec le *territoire vasculaire de l'A. iliolombale*.

## A. fémorale

L'A. fémorale (**A-C4**) est le *prolongement de l'A. iliaque externe* à partir du ligament inguinal, immédiatement après la sortie de la lacune vasculaire. Elle descend médialement et en avant de l'articulation de la hanche vers la fosse iliopectinée, où elle n'est recouverte que par la peau et le fascia de la cuisse. Derrière le M. sartorius, elle gagne le canal des adducteurs, par lequel elle rejoint la face dorsale de la cuisse puis la fosse poplitée. Elle devient alors l'*A. poplitée*.

L'A. fémorale donne les collatérales suivantes :

L'**A. épigastrique superficielle** (**A-B7**) naît distalement par rapport au ligament inguinal, et monte vers la peau de la paroi abdominale antérieure.

L'**A. circonflexe iliaque superficielle** (**A-B8**) se dirige vers l'épine iliaque antérieure et supérieure.

Les **A. pudendales externes** (**B9**) se dirigent médialement et donnent des *R. scrotaux* ou *labiaux antérieurs* et des *R. inguinaux*.

L'**A. descendante du genou** (**C10**) se détache dans le canal des adducteurs et se divise en un *R. saphène* pour la jambe et un *R. articulaire* pour le réseau articulaire du genou (*voir* plus bas).

L'**A. fémorale profonde** (**C11**) est la plus grosse branche de l'A. fémorale, et naît en dorso-latéral environ 3 à 6 cm sous le ligament inguinal. Ses branches et leurs collatérales sont très variables. En général, on distingue : l'*A. circonflexe médiale de la cuisse* (**C12**) qui se dirige médialement et en arrière, et participe par ses collatérales à la vascularisation de la musculature environnante et de l'articulation de la hanche. l'*A. circonflexe latérale de la cuisse* (**C13**) se dirige latéralement. Le plus souvent, l'une de ses branches forme avec l'A. circonflexe médiale de la cuisse une boucle vasculaire autour du col du fémur. Les *A. perforantes* (**C14**) sont des branches terminales (le plus souvent trois, jusqu'à cinq). Elles traversent les adducteurs près de l'os pour se rendre à la face dorsale de la cuisse qu'elles vascularisent par leurs collatérales.

> **Remarques cliniques**. Vu la situation superficielle de l'A. fémorale en dessous du ligament inguinal, elle peut être ponctionnée dans un but diagnostique ou thérapeutique. À partir de là un cathéter peut être introduit dans les grosses artères et dans les cavités cardiaques gauches.
> En urgence, l'A. fémorale peut être comprimée contre le bord de la paroi pelvienne.

A. iliaque externe, A. fémorale **61**

Appareil cardiocirculatoire

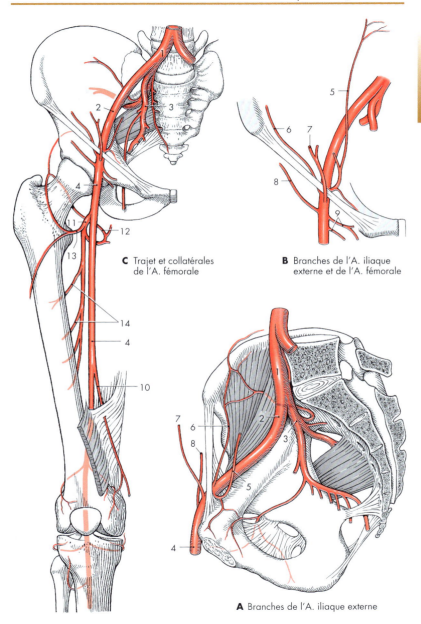

**C** Trajet et collatérales de l'A. fémorale

**B** Branches de l'A. iliaque externe et de l'A. fémorale

**A** Branches de l'A. iliaque externe

**Appareil cardiocirculatoire** : artères du pelvis et du membre inférieur

## A. poplitée

On appelle A. poplitée (**A1**) le segment du tronc vasculaire principal compris entre la fin du canal des adducteurs et sa division au bord inférieur du M. poplité. Elle se situe dans la profondeur de la fosse poplitée au voisinage de la capsule articulaire du genou, et se divise en deux artères de la jambe, l'**A. tibiale antérieure** (**A-B2**) et l'**A. tibiale postérieure** (**A3**).

L'A. poplitée envoie les collatérales suivantes aux structures voisines :
L'**A. supérieure latérale du genou** (**A4**) et l'**A. supérieure médiale du genou** (**A5**) se dirigent latéralement et médialement en avant vers le réseau articulaire du genou, un réseau artériel situé sur la face antérieure de l'articulation du genou.
L'**A. moyenne du genou** (**A6**) se dirige dorsalement vers la capsule articulaire et les ligaments croisés.
Les **A. surales** (**A7**) sont des branches destinées à la vascularisation des muscles du mollet, ainsi que de la peau et des fascias de la jambe.
L'**A. inférieure latérale du genou** (**A8**) et l'**A. inférieure médiale du genou** (**A9**) vont vers l'avant au réseau articulaire du genou, en passant sous les chefs latéral et médial du M. gastrocnémien.

### Réseau articulaire du genou

Ce réseau artériel se compose de nombreux plus petits affluents (*voir* plus haut) qui, lors d'une ligature de l'A. poplitée, n'assurent le plus souvent pas une circulation collatérale suffisante.

Les **vaisseaux descendants** vers le réseau articulaire du genou sont : l'*A. supérieure latérale du genou* (**A4**), l'*A. supérieure médiale du genou* (**A5**) et le *R. saphène* de l'*A. descendante du genou*. Les **branches ascendantes** sont : l'*A. inférieure latérale du genou* (**A8**), l'*A. inférieure médiale du genou* (**A9**), l'*A. récurrente tibiale antérieure* (**A-B10**) et le *R. circonflexe fibulaire* venant de l'*A. tibiale postérieure* (*voir* p. 64).

> **Remarques cliniques**. L'A. poplitée ne doit pas être ligaturée, car le réseau circulatoire collatéral par les artères de l'articulation du genou est insuffisant.

## Artères de la jambe et du pied

**A. tibiale antérieure** (**A-B2**). Elle traverse au bord inférieur du M. poplité la membrane interosseuse vers la face antérieure de la jambe, où elle rejoint, entre les extenseurs, le dos du pied. En dehors de *R. musculaires*, elle donne essentiellement les branches suivantes :

L'**A. récurrente tibiale postérieure** est un vaisseau inconstant pour la fosse poplitée.
L'**A. récurrente tibiale antérieure** (**A-B10**) remonte vers le *réseau articulaire du genou*.
L'**A. malléolaire antéro-latérale** (**B11**) et l'**A. malléolaire antéro-médiale** (**B12**) sont des branches destinées aux réseaux vasculaires respectifs des malléoles, le *réseau malléolaire latéral* et le *réseau malléolaire médial*.

**A. dorsale du pied** (**B13**). C'est le prolongement de l'*A. tibiale antérieure* sur le dos du pied (limite : interligne de l'articulation de la cheville). Le vaisseau est superficiel, et son pouls peut être palpé entre les tendons du M. long extenseur de l'hallux et du M. long extenseur des orteils (pouls pédieux). Les collatérales suivantes naissent de l'A. dorsale du pied :
L'**A. tarsienne latérale** (**B14**) et les **A. tarsiennes médiales** (**B15**) vascularisent le territoire dorso-latéral et dorso-médial du tarse.
L'**A. plantaire profonde** (**B16**) va en profondeur vers la plante du pied et participe à l'**arcade plantaire profonde**.

Une **A. arquée** (**B17**) est inconstamment formée à la base des métatarsiens. Elle s'anastomose avec l'*A. tarsienne latérale*. De cette A. arquée naissent les *A. métatarsiennes dorsales* (**B18**) pour les espaces intermétatarsiens. Celles-ci se divisent distalement en *A. digitales dorsales* (**B19**) destinées aux orteils.

> **Remarques cliniques**. Des compressions ou hémorragies de l'A. tibiale antérieure à la suite d'un traumatisme contondant peuvent entraîner des nécroses musculaires (*syndrome du compartiment de la loge des extenseurs*).

A. poplitée, artères de la jambe et du pied  **63**

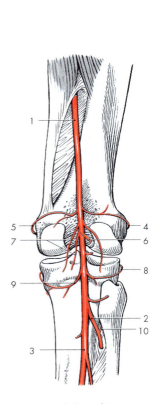

**A** A. poplitée

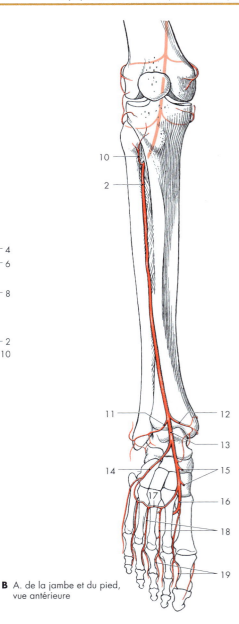

**B** A. de la jambe et du pied, vue antérieure

**Appareil cardiocirculatoire :** artères du pelvis et du membre inférieur

## Artères de la jambe et du pied (*suite*)

**A. tibiale postérieure (A1).** Elle prolonge la direction de l'A. poplitée et, sous l'arcade tendineuse du M. soléaire, elle passe sous le groupe superficiel des fléchisseurs. Distalement, elle passe derrière la malléole médiale, à 2 cm en avant du bord médial du tendon d'Achille, où l'on peut palper son pouls, pour rejoindre la plante du pied. Elle donne les collatérales suivantes : Un **rameau circonflexe fibulaire (A2)** traverse le M. soléaire, contourne la fibula vers l'avant pour le *réseau articulaire du genou* (*voir* p. 62).

L'**A. fibulaire (A3)** naît à angle aigu de l'A. tibiale postérieure, et longe la fibula, recouverte par le M. long fléchisseur de l'hallux au-dessus de la malléole latérale vers le calcaneus. Elle donne essentiellement une *A. nourricière de la fibula* (**A4**) pour la diaphyse fibulaire, un *R. perforant* (**A5**) pour le dos du pied, un *R. communiquant fibulaire* (**A6**) en liaison avec l'A. tibiale postérieure, et des *R. malléolaires latéraux* (**A7**) pour la malléole latérale. Par ses branches, elle participe à la constitution du *réseau malléolaire latéral* (**A8**) et du *réseau calcanéen* (**A9**).

L'**A. nourricière du tibia (A10)** naît distalement et médialement par rapport à l'origine de l'A. fibulaire ; elle gagne la diaphyse tibiale.

Des **rameaux malléolaires médiaux (A11)** passent derrière la malléole médiale pour constituer le *réseau malléolaire médial* (**A12**).

Des **rameaux calcanéens (A13)** gagnent la face médiale du calcaneus et forment, avec les branches de l'A. fibulaire, le *réseau calcanéen* sur sa face dorsale.

Après avoir franchi la malléole médiale, l'A. tibiale postérieure se divise sous le M. abducteur de l'hallux en ses deux branches terminales : l'**A. plantaire médiale (B14)** et l'**A. plantaire latérale (B15)**.

**A. plantaire médiale.** La branche terminale médiale, le plus souvent plus fine, passe le long du bord médial de la plante du pied entre le M. abducteur de l'hallux et le M. court fléchisseur des orteils. Elle se divise en un **rameau superficiel (B16)** qui gagne le gros orteil, et un **rameau profond (B17)** qui se termine le plus souvent dans l'*arcade plantaire profonde* (**B18**).

**A. plantaire latérale.** La plus forte branche terminale de l'A. tibiale postérieure passe en courbe entre le M. court fléchisseur des orteils et le M. carré plantaire vers la face latérale de la plante du pied, où elle constitue sous les métatarsiens l'*arcade plantaire profonde* (**B18**).

### Arcades vasculaires du pied

**Arcade plantaire profonde.** L'arcade plantaire profonde correspond à l'arcade palmaire profonde. Elle donne quatre **A. métatarsiennes plantaires (B19)** dans les espaces intermétatarsiens. Celles-ci donnent des *rameaux perforants* (**B20**) pour le dos du pied, et deviennent des **A. digitales plantaires communes (B21)** qui se divisent en *A. digitales plantaires propres* (**B22**).

Une *arcade plantaire superficielle,* qui correspond à l'arcade palmaire superficielle, n'est généralement pas développée.

---

**Remarques cliniques**. Des hémorragies des vaisseaux tibiaux postérieurs et des vaisseaux fibulaires peuvent aboutir au *syndrome du compartiment de la loge des fléchisseurs*. Les muscles atteints sont les fléchisseurs profonds.

Artères de la jambe et du pied (*suite*)   65

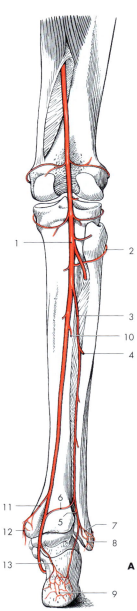

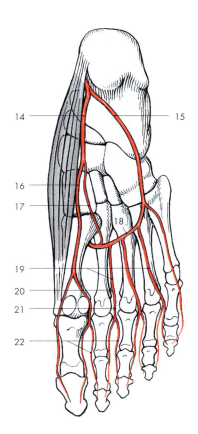

**B** Artères de la plante du pied

**A** Artères de la jambe, vue postérieure

**66 Appareil cardiocirculatoire :** systématisation des veines

*Appareil cardiocirculatoire*

# Systématisation des veines

Le système veineux se divise en un **système pulmonaire** de la petite circulation (*voir* p. 6), un **système cave** de la grande circulation et un **système porte** pour le foie (*voir* p. 216).

Les veines du système de la grande circulation ne sont pas toujours parallèles aux artères. Il faut distinguer un **réseau veineux superficiel sous-cutané**, situé entre la peau et le fascia (épifascial) non accompagné d'artères, et un **réseau veineux profond subfascial**, qui est le plus souvent identique au schéma vasculaire artériel. Les réseaux veineux superficiel et profond communiquent généralement par des **veines perforantes.**

Les **principaux troncs veineux de la grande circulation** (**A**) sont la *V. cave supérieure* (**A1**) et la *V. cave inférieure* (**A2**) (**système cave**). En outre, l'aorte est accompagnée dans le thorax par la *V. azygos* (**A3**) et la *V. hémi-azygos* (**A4**), qui sont à considérer comme des vestiges de troncs vasculaires longitudinaux pairs du développement embryonnaire (**système azygos**).

Les liaisons et les voies de contournement entre les systèmes caves supérieur et inférieur sont décrites comme **anastomoses cavo-caves**, celles entre la veine porte et les veines caves comme **anastomoses porto-caves.**

## Système cave

**V. cave supérieure.** Elle naît de la confluence des **V. brachio-céphaliques droite** (**A5**) et **gauche** (**A6**), qui drainent vers le cœur le sang d'une part de la tête et du cou par les *V. jugulaires internes* (**A7**) et d'autre part des membres supérieurs par les *V. subclavières* (**A8**). Au carrefour où se réunissent la V. subclavière et la V. jugulaire interne, l'*angle veineux*, s'abouche le principal tronc lymphatique, à droite le *conduit lymphatique droit* (**A9**), à gauche le *conduit thoracique* (**A10**).

**V. cave inférieure.** Elle naît de la confluence des **V. iliaques communes** (**A11**), qui reçoivent de chaque côté le sang du pelvis par la *V. iliaque interne* (**A12**) et celui du membre inférieur par la *V. iliaque externe* (**A13**). Les autres affluents sont la *V. sacrale médiane* (**A14**) impaire, la *V. testiculaire ou ovarique* (**A15**) à droite, les *V. lombales* (**A16**) des deux côtés, la *V. rénale* (**A17**) des deux côtés, et la *V. suprarénale droite* (**A18**). Juste sous le diaphragme s'abouchent les *V. hépatiques* (**A19**) et les *V. phréniques inférieures* (**A20**).

## Système azygos

**V. azygos** (**A3**). La V. azygos située à droite commence dans la cavité abdominale par la **V. lombale ascendante** (**A21**), et s'abouche dans la V. cave supérieure à hauteur de la 4e ou 5e vertèbre thoracique par l'*arc veineux azygos* (**A22**). Les affluents dans le thorax sont : la *V. intercostale supérieure droite* (**A23**) venant des 2e et 3e espaces intercostaux, la *V. hémi-azygos* (**A4**) (*voir* plus bas), la *V. hémi-azygos accessoire* (**A24**) variable, qui collecte le sang des V. intercostales gauches IV-VIII (**A25**), ainsi que les *V. œsophagiennes, V. bronchiques, V. péricardiques, V. médiastinales, V. phréniques supérieures.* La V. lombale ascendante (**A21**) qui doit être considérée comme le **segment abdominal** de la V. azygos, reçoit les *V. lombales* (**A16**), la *V. subcostale* et les *V. intercostales postérieures droites.*

**V. hémi-azygos** (**A4**). La V. hémi-azygos qui monte à gauche naît de la même façon d'une **V. lombale ascendante gauche**, et a ses affluents des territoires correspondants. Elle s'abouche dans la V. azygos à hauteur de la 7e ou 8e vertèbre thoracique.

> **Remarques cliniques.** Les veines du système azygos, qui drainent par des veines segmentaires le sang de la paroi thoracique et abdominale, permettent une circulation collatérale entre les V. caves supérieure et inférieure. Le système azygos développe une circulation collatérale vers la V. cave supérieure en cas d'occlusion de la V. porte.

### Veines de la colonne vertébrale

La colonne vertébrale comprend des réseaux veineux puissamment constitués, que l'on peut diviser en deux groupes, un **externe** et un **interne** (**B**).

Le **plexus veineux vertébral externe antérieur** (**B26**) entoure la face ventrale des corps vertébraux. Le **plexus veineux vertébral externe postérieur** (**B27**) est situé dorsalement autour des arcs vertébraux et de l'appareil ligamentaire. Les plexus veineux vertébraux externes s'anastomosent avec les plexus internes, et s'évacuent par les *V. vertébrales*, les *V. intercostales postérieures* ou les *V. lombales*. Les **plexus veineux vertébraux internes** (antérieur **B28**, postérieur **B29**) siègent en épidural et sont beaucoup plus développés que les plexus externes. Les plexus veineux internes communiquent avec les plexus externes par des **V. basivertébrales.**

Système cave, système azygos **67**

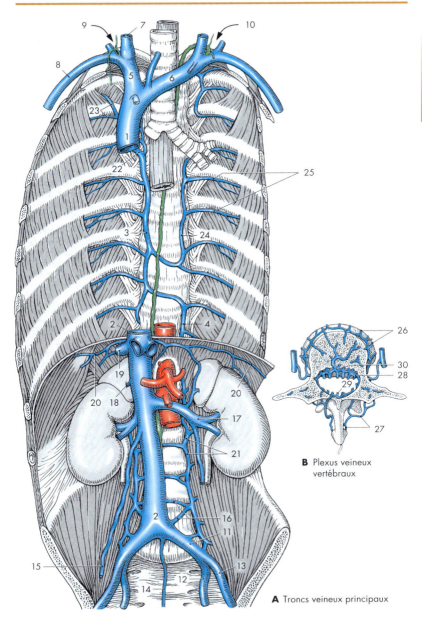

**B** Plexus veineux vertébraux

**A** Troncs veineux principaux

# Territoire des affluents de la veine cave supérieure

Le tronc de la **V. cave supérieure** (**A-B1**) résulte de la confluence entre les **V. brachio-céphaliques droite** (**A-B2**) et **gauche** (**A-B3**). La V. brachio-céphalique gauche est plus longue que la droite, et descend obliquement au-dessus de l'arc aortique (**A4**) et de ses branches.

## V. brachio-céphaliques

Elles résultent de chaque côté de la confluence entre la **V. jugulaire interne** (**A-B5**) et la **V. subclavière** (**A-B6**). Dans la V. brachio-céphalique s'abouchent le plus souvent :

- les **V. thyroïdiennes inférieures** (**A7**) par le **plexus thyroïdien impair** (**A8**) dans la V. brachio-céphalique gauche ;
- de **petites veines venant des structures voisines**, c'est-à-dire le thymus, le péricarde, les bronches, la trachée et l'œsophage ;
- la **V. vertébrale** (**A-B9**) qui communique avec les veines de la cavité crânienne et les plexus veineux vertébraux ;
- le **plexus veineux suboccipital**, un réseau veineux entre l'os occipital et l'atlas ;
- la **V. cervicale profonde** ;
- les **V. thoraciques internes** (**A10**), veines paires accompagnant l'A. thoracique interne ;
- la **V. intercostale suprême** et la **veine intercostale supérieure gauche**.

## V. jugulaires

**V. jugulaire interne.** C'est la veine principale du cou, qui forme avec l'A. carotide commune et le N. vague le *pédicule vasculonerveux* du cou, compris dans une gaine conjonctive commune. La V. jugulaire interne commence au foramen jugulaire par une dilatation, le **bulbe supérieur de la veine jugulaire** (**B11**), et se termine à l'angle veineux. Peu avant sa confluence avec la V. subclavière, elle présente à nouveau une dilatation, le **bulbe inférieur de la V. jugulaire** (**B12**). Elle transporte le sang venant de la cavité crânienne, de la tête et d'une grande partie du cou. Ses affluents hors du crâne sont :

- les **V. pharyngiennes** venant du plexus pharyngien situé sur la paroi latérale du pharynx ;
- les **V. méningées**, petites veines de la dure-mère ;
- la **V. linguale** (**B13**) dont le trajet et le territoire correspondent largement à ceux de l'artère correspondante ;
- la **V. thyroïdienne supérieure** (**B14**), qui reçoit la V. laryngée supérieure ;
- les **V. thyroïdiennes moyennes** ;
- la **V. sterno-cléido-mastoïdienne** ;
- la **V. faciale** (**B15**) qui commence à l'angle médial de l'œil comme *V. angulaire* (**B16**) et s'anastomose par celle-ci avec la *V. ophtalmique*. La V. faciale reçoit des affluents venant des régions superficielle et profonde de la face. Comme gros tronc, elle reçoit la *V. rétromandibulaire* (**B17**) qui elle-même draine les *V. temporales superficielles* (**B18**) venant de la voûte crânienne, et le *plexus ptérygoïdien* (**B19**). Ce dernier se situe entre les muscles masticateurs dans le territoire de l'A. maxillaire.

**V. jugulaire externe** (**A-B20**). Elle résulte de la confluence de la *V. occipitale* (**B21**) et de la *V. auriculaire postérieure*, et constitue l'un des troncs veineux superficiels du cou, reposant sur le fascia. Elle surcroise le M. sterno-cléido-mastoïdien et s'abouche au niveau de l'angle veineux soit dans la *V. jugulaire interne* soit dans la *V. subclavière*.

Dans la V. jugulaire externe s'abouche souvent le second tronc veineux superficiel du cou, la *V. jugulaire antérieure* (**A-B22**). Celle-ci commence à hauteur de l'os hyoïde, et peut être reliée obliquement à son homologue controlatérale juste au-dessus du sternum, l'*arc veineux jugulaire* (**A23**). Les **V. transverses du cou** et la **V. suprascapulaire** s'abouchent aussi le plus souvent dans la V. jugulaire externe.

**B24** Sinus sagittal supérieur, **B25** Sinus sagittal inférieur, **B26** Sinus droit, **B27** Sinus transverse, **B28** Sinus sigmoïde, **B29** Sinus caverneux.

V. brachio-céphaliques, V. jugulaires **69**

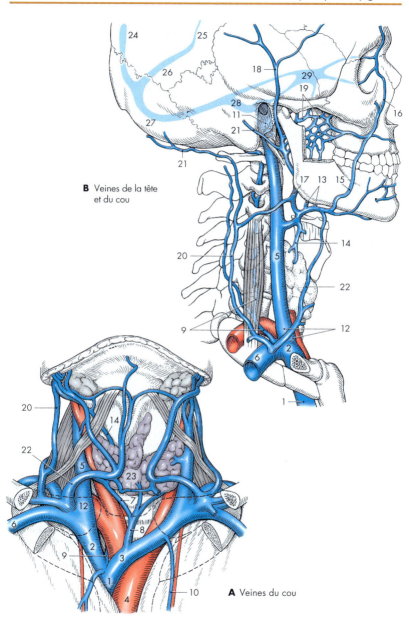

**B** Veines de la tête et du cou

**A** Veines du cou

## Sinus de la dure-mère

La V. jugulaire interne est la voie du drainage veineux des méninges par les sinus de la dure-mère (*sinus durae matris*), affluents de l'intérieur du crâne. La paroi dure de ces voies veineuses est constituée du *périoste crânien* et de la *dure-mère*. À l'intérieur, les sinus sont recouverts d'*endothélium* ; ils ne possèdent pas de valvule.

À la hauteur de la protubérance occipitale interne, quelques-uns des gros sinus de la dure-mère se réunissent au **confluent des sinus (A-B1)**.

Au confluent des sinus commence le **sinus transverse (A-B2)** qui se continue latéralement par le **sinus sigmoïde (A-B3)**. Celui-ci court sur la face postérieure de la pyramide pétreuse en forme de S vers le foramen jugulaire où prend naissance la *V. jugulaire interne*.

Le **sinus marginal (A-B4)** entoure le foramen magnum, et forme la liaison avec les *plexus veineux vertébraux*.

Au foramen magnum commence le **sinus occipital (A-B5)** impair, qui passe dans la racine de la faux du cervelet et relie le *sinus marginal* au *confluent des sinus*.

Le **plexus basilaire (A-B6)** est situé sur le clivus, entre le *sinus marginal* et le *sinus caverneux*.

Le **sinus caverneux (A-B7)** est situé de chaque côté de la selle turcique et de l'hypophyse **(B8)**. Le sinus caverneux est traversé par l'*A. carotide interne* et le *N. abducens* ; dans sa paroi latérale passent le *N. oculomoteur*, le *N. trochléaire*, le *N. ophtalmique* et le *N. maxillaire*.

À l'espace veineux du **sinus caverneux** sont reliés :

– la *V. angulaire* (*V. faciale*) par la *V. ophtalmique supérieure* **(A9)** ;
– le *sinus sagittal supérieur* par le *sinus sphénopariétal* **(A-B10)**, qui longe de chaque côté le bord de la petite aile du sphénoïde ;
– le *sinus caverneux controlatéral par les sinus intercaverneux* **(A-B11)** ;
– la *V. jugulaire interne* par le *sinus pétreux inférieur* **(A-B12)**, qui suit le bord inférieur de la pyramide pétreuse, et reçoit les V. labyrinthiques provenant de l'oreille interne ;
– le *sinus sigmoïde* par le *sinus pétreux supérieur* **(A-B13)**.

À l'origine de la faux du cerveau **(A-B14)**, une grosse voie veineuse conduit jusqu'au *confluent des sinus* **(A-B1)**, le **sinus sagittal supérieur (A15)**.

Au bord inférieur de la faux du cerveau se trouve le **sinus sagittal inférieur (A16)**. Il se termine par le **sinus droit (A17)** dans le *confluent des sinus*. Le sinus droit est situé à la jonction entre la faux du cerveau et la tente du cervelet **(A18)**, et reçoit la *grande veine cérébrale* **(A19)**.

## Autres voies de drainage intra- et extracrâniennes

**Veines cérébrales.** Parmi les veines du cerveau on distingue les **V. cérébrales superficielles** qui se jettent directement dans les sinus de la dure-mère, et les **V. cérébrales profondes** qui se jettent dans les sinus de la dure-mère par l'intermédiaire de la grande veine cérébrale (pour la description et les territoires des veines cérébrales, *voir* Tome 3, p. 276 et suivantes).

**Veines diploïques.** Elles sont situées dans le diploé (spongieux) des os du crâne, et communiquent aussi bien avec les *sinus de la dure-mère* qu'avec les *veines superficielles de la tête*. Elles drainent le sang de la dure-mère et de la voûte crânienne. On distingue la *V. diploïque frontale*, la *V. diploïque temporale antérieure*, la *V. diploïque temporale postérieure* et la *V. diploïque occipitale*.

**Veines émissaires.** Elles passent à travers des orifices crâniens préformés et établissent des connexions directes entre les sinus veineux cérébraux et les veines extracrâniennes. On distingue :

– la **V. émissaire pariétale** (sinus sagittal supérieur – V. temporale superficielle) ;
– la *V. émissaire mastoïdienne* (sinus sigmoïde – V. occipitale) ;
– la *V. émissaire condylaire* (sinus sigmoïde – plexus veineux vertébral externe) ;
– la *V. émissaire occipitale* (confluent des sinus – V. occipitale) ;
– le *plexus veineux du canal de l'hypoglosse*, le *plexus veineux du foramen ovale*, le *plexus veineux carotidien interne* et les *V. portes hypophysaires*.

Sinus de la dure-mère **71**

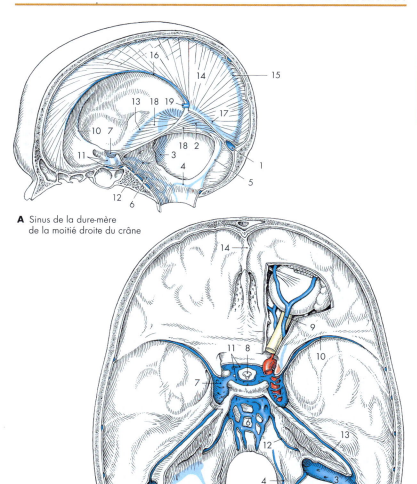

**A** Sinus de la dure-mère de la moitié droite du crâne

**B** Sinus de la dure-mère de la base du crâne

**72** **Appareil cardiocirculatoire :** territoire des affluents de la veine cave supérieure

## Veines du membre supérieur

**Veine subclavière (A1).** *Prolongement de la V. axillaire* (**A2**), elle conduit le sang du membre supérieur vers l'angle veineux. Elle se situe entre le M. sterno-cléido-mastoïdien et le M. scalène antérieur, et se réunit avec la *V. jugulaire interne* derrière l'articulation sterno-claviculaire pour donner la *V. brachio-céphalique.* Dans la V. subclavière se jettent des **V. pectorales**, la **V. dorsale de la scapula** (occasionnellement) et la **V. thoraco-acromiale** (occasionnellement).

**V. axillaire (A-C2).** Elle passe dans la fosse axillaire, accompagnant l'*A. axillaire*, et reçoit le sang de son territoire vasculaire par les **affluents** suivants : *V. subscapulaire, V. circonflexe de la scapula, V. thoraco-dorsale, V. circonflexe postérieure humérale, V. circonflexe antérieure humérale, V. thoracique latérale, V. thoraco-épigastriques, plexus veineux aréolaire autour de l'aréole mamelonnaire.*

> **Remarques cliniques.** Comme les veines profondes, la V. jugulaire interne et la V. subclavière sont relativement constantes dans leur situation, elles sont souvent utilisées pour le **cathétérisme veineux central.** On choisit le plus souvent la V. jugulaire interne comme voie d'abord, car elle est assez facile à repérer pour les praticiens non exercés et les complications sont assez rares. La V. subclavière est utilisée comme deuxième voie d'accès. Elle peut être ponctionnée en supra- ou infraclaviculaire, où peuvent survenir des blessures du plexus brachial, de l'A. subclavière, ou même de la plèvre avec comme conséquence un pneumothorax.

**Veines profondes du membre supérieur.** Les veines profondes du bras sont des veines *paires* satellites des artères. Il faut distinguer :

- des **V. brachiales** (**A3**) qui accompagnent l'A. brachiale et se réunissent en proximal dans la V. axillaire ;
- des **V. ulnaires** (**A4**) dans le pédicule vasculo-nerveux ulnaire ;
- des **V. radiales** (**A5**) satellites de l'A. radiale ;

- des **V. interosseuses antérieures** (**A6**) et des **V. interosseuses postérieures** (**A7**), satellites des artères le long de la membrane interosseuse ;
- l'**arcade veineuse palmaire profonde** (**A8**) et les *V. métacarpiennes* palmaires (**A9**) dans la paume de la main.

**Veines superficielles du membre supérieur.** Les veines superficielles siègent en sous-cutané au-dessus du fascia musculaire (épifascial) et forment un *réseau veineux étendu.* Celui-ci prend naissance principalement à partir du **réseau veineux** très développé **du dos de la main** (**B10**) (*rete venosum dorsale manus*), qui reçoit aussi du sang de l'*arcade veineuse palmaire superficielle* (**C11**), plus faiblement développée.

Du réseau veineux superficiel du dos de la main (**B**) prend naissance la *V. céphalique* (**B-C12**), qui gagne la face de flexion, monte du côté radial de l'avant-bras en direction proximale, et gagne le *sillon bicipital latéral* (**C**) au bras. Dans le *trigone clavi-pectoral,* elle perfore les fascia et s'abouche dans la *V. axillaire* (*voir* Tome 1, p. 370).

On décrit comme *V. basilique* (**C13**) la veine épifasciale qui naît devant la partie distale de l'ulna, et monte du *côté ulnaire* de l'avant-bras. À la hauteur de la partie moyenne du bras, elle perfore le fascia musculaire, rejoint le *sillon bicipital médial* et s'abouche dans l'une des deux *V. brachiales.*

La V. céphalique et la V. basilique sont le plus souvent reliées à la hauteur du pli du coude par une **V. médiane du coude** (**C14**), qui se dirige de dehors en dedans et de bas en haut. En outre, les veines cutanées sont, au pli du coude, reliées aux veines profondes. Le développement des veines superficielles est soumis à d'importantes variantes (*voir* Tome 1, p. 382).

> **Remarques cliniques.** Les veines épifasciales du dos de la main et du pli du coude sont souvent utilisées pour les **injections intraveineuses** ou les **prélèvements sanguins.**

Veines du membre supérieur 73

Appareil cardiocirculatoire

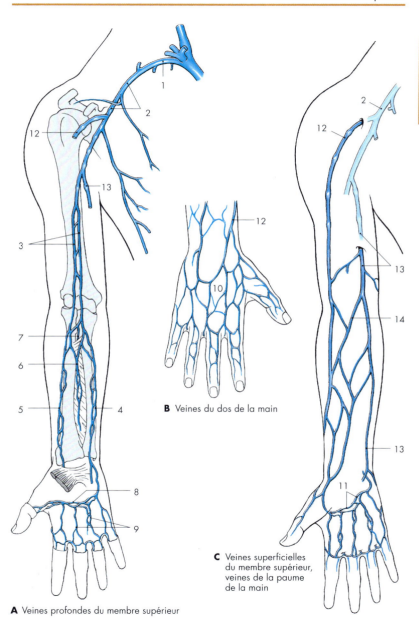

**B** Veines du dos de la main

**C** Veines superficielles du membre supérieur, veines de la paume de la main

**A** Veines profondes du membre supérieur

# Territoire des affluents de la veine cave inférieure

## V. iliaques

### V. iliaque commune

La veine cave inférieure (**B1**) résulte de la confluence entre les V. iliaques communes droite et gauche (**A-B2**) qui s'étendent de la 4e à 5e vertèbre lombale jusqu'à l'articulation sacro-iliaque, et qui proviennent elles-mêmes de la réunion des **V. iliaques externe et interne.** Dans la V. iliaque commune s'abouchent de chaque côté la **V. ilio-lombale** et à gauche la **V. sacrale médiane** (**A-B3**).

### V. iliaque interne

La V. iliaque interne (**A-B4**), sans valvule, est un tronc vasculaire court qui reçoit les veines des viscères pelviens, de la paroi pelvienne et du périnée.

### Veines de la paroi du tronc

Les **V. glutéales supérieures** (**A-B5**) venant de la région fessière sont satellites de l'*A. glutéale supérieure*, entrent dans le pelvis par le foramen suprapiriforme, et se rassemblent en un tronc qui s'abouche dans la V. iliaque interne.

Les **V. glutéales inférieures** (**A-B6**), venant de la région fessière, suivent le trajet de l'*A. glutéale inférieure* par le foramen infrapiriforme.

Les **V. obturatrices** (**B7**) drainant le sang des adducteurs de la cuisse rejoignent le pelvis par le foramen obturé.

Les **V. sacrales latérales** (**B8**) collectent le sang venant du *plexus veineux sacral* (**B9**), plexus veineux situé devant le sacrum. Autour des organes du petit bassin existent d'assez gros plexus veineux : le **plexus veineux rectal** (**A-B10**) se draine largement par les *V. rectales moyennes* (**A-B11**), et communique avec la *V. rectale supérieure.*

### Branches viscérales

Le **plexus veineux vésical** (**A-B12**) reçoit le plexus veineux prostatique ou le *plexus veineux vaginal* (**B13**), ainsi que la *V. dorsale profonde du pénis* ou la *V. dorsale profonde du clitoris.* Le *plexus veineux utérin* (**A-B14**) s'évacue par les *V. utérines.* Les plexus veineux des organes urogénitaux communiquent entre eux.

Le sang veineux du plancher pelvien et du périnée est collecté par la **V. pudendale interne** (**B15**). En détail, les vaisseaux suivants la rejoignent :

– les *V. profondes du pénis ou du clitoris* (**B16**) ;
– les *V. rectales inférieures* ;
– les *V. scrotales postérieures ou labiales postérieures* ;
– la *V. bulbaire du pénis ou du vestibule.*

### V. iliaque externe

La V. iliaque externe (**A-B17**) est le prolongement proximal de la V. fémorale (**A-B18**) au niveau de la lacune vasculaire. Dans son trajet entre le ligament inguinal et sa confluence avec l'A. iliaque interne, elle reçoit le sang de trois affluents :

La **V. épigastrique inférieure** (**A-B19**) passe sur la face dorsale de la paroi abdominale antérieure avec l'*A. épigastrique inférieure.*

Le **R. pubien** (**B20**) établit une connexion avec la *V. obturatrice*, et peut dans de rares cas la remplacer (*V. obturatrice accessoire*). La **V. circonflexe iliaque profonde** (**B21**) est une veine satellite de l'artère homonyme.

V. iliaques **75**

Appareil cardiocirculatoire

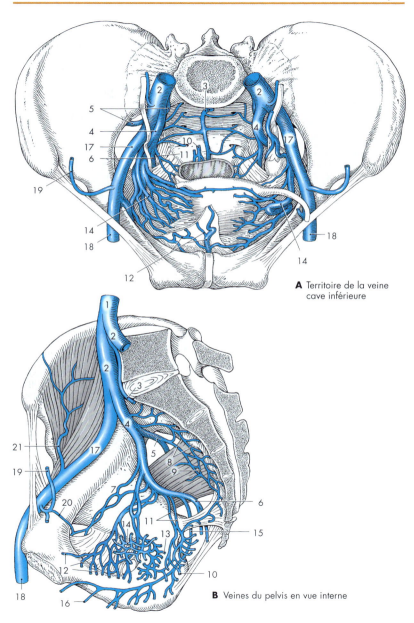

**A** Territoire de la veine cave inférieure

**B** Veines du pelvis en vue interne

# Veines du membre inférieur

## Veines profondes du membre inférieur

**V. fémorale (A1).** C'est le tronc des veines profondes du membre inférieur à la cuisse, et elle accompagne l'*A. fémorale* depuis l'hiatus tendineux du canal des adducteurs jusqu'au ligament inguinal. La V. fémorale reçoit dans la région du hiatus saphène (*voir* Tome 1, p. 416) directement ou par l'intermédiaire de la *V. grande saphène* (**A-B-D-E2**) des veines cutanées venant de différentes régions :

Les **V. pudendales externes (A-B3)** apportent des affluents venant des organes génitaux externes par des *V. dorsales superficielles du pénis ou du clitoris* et des *V. scrotales ou labiales antérieures*.

La **V. circonflexe iliaque superficielle** (**A-B4**) est la veine satellite de l'artère homonyme dans la région inguinale.

La **V. épigastrique superficielle** (**A-B5**) longe la paroi abdominale antérieure (**B**) et donne des anastomoses avec la *V. thoraco-épigastrique* (**B6**) et les *V. para-ombilicales* (**B7**). La V. épigastrique superficielle établit ainsi une connexion entre le territoire de la V. cave inférieure et celui de la V. cave supérieure, donc une **anastomose cavo-cave**. Par les V. para-ombilicales elle a une connexion avec le système porte (*voir* p. 216), donc une **anastomose porto-cave**.

La V. fémorale draine un autre territoire important par la **V. fémorale profonde** (**A8**), qui accompagne l'artère homonyme et reçoit :

– les *V. circonflexes fémorales médiales* (**A9**) et *latérales* (**A10** venant de la région de l'articulation de la hanche ;

– les *V. perforantes* de la face dorsale de la cuisse.

**V. poplitée (A-C11).** C'est la veine satellite de l'*A. poplitée*, et elle rejoint des *V. surales* de la jambe et des *V. du genou*. Elle résulte de la confluence des **V. tibiales antérieures** (**A-C12**) paires et des **V. tibiales postérieures** (**A-C13**) qui accompagnent les artères homonymes de la jambe. Dans les V. tibiales postérieures s'abouchent les *V. fibulaires* (**A-C14**).

Les veines profondes de la jambe sont reliées avec les principaux troncs des veines cutanées épifasciales par des *V. perforantes* (**C15**), et reçoivent des affluents venant des plexus veineux du dos et de la plante du pied.

## Veines superficielles du membre inférieur

**V. grande saphène (A-B-D-E2).** La V. grande saphène est la plus grosse des veines épifasciales du membre inférieur. Elle débute au bord médial du pied, monte médialement et s'abouche par le hiatus saphène dans la *V. fémorale*. Elle reçoit la **V. saphène accessoire** (**A16**), qui peut être une connexion avec la *V. petite saphène* (**A-C-E17**). Par ailleurs, elle est reliée aux veines profondes par des **V. perforantes** (**C15**), et reçoit au hiatus saphène les **V. pudendales externes**, la **V. circonflexe iliaque superficielle** et la **V. épigastrique superficielle** dans le cas où celle-ci ne s'abouche pas directement dans la V. fémorale (*voir* plus haut).

**V. petite saphène (A-C-E17).** Elle naît au bord latéral du pied et monte sur la face dorsale de la jambe jusqu'à la *V. poplitée*. Dans la V. petite saphène (mais parfois aussi dans la V. grande saphène ou les V. tibiales) s'abouchent :

– le **réseau veineux dorsal du pied** (**D18**) et l'**arcade veineuse du dos du pied** (**D19**) qui proviennent des *V. digitales dorsales* (**D20**) et de *V. métatarsiennes dorsales* ;

– le **réseau veineux plantaire** (**E21**) et l'**arcade veineuse plantaire** (**E22**) qui proviennent des *V. digitales plantaires* (**E23**) et des *V. métatarsiennes plantaires* (**E24**).

Les arcades veineuses de la plante et du dos du pied sont reliées par des *V. intercapitales*. La **V. marginale latérale** (**E25**) établit la connexion avec la *V. petite saphène* ; la **V. marginale médiale** (**E26**) la connexion avec la *V. grande saphène*.

---

**Remarques cliniques.** Les V. grande et petite saphène peuvent se dilater et devenir tortueuses, ce sont les **varices**. Les valvules veineuses deviennent insuffisantes et n'assurent plus la remontée du flux sanguin vers le cœur.

Veines du membre inférieur 77

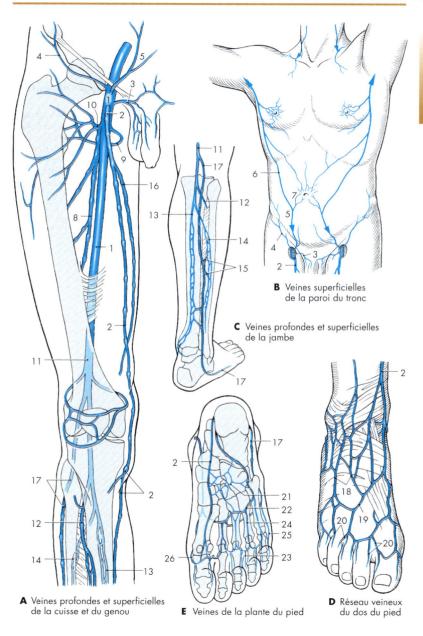

**B** Veines superficielles de la paroi du tronc

**C** Veines profondes et superficielles de la jambe

**A** Veines profondes et superficielles de la cuisse et du genou

**E** Veines de la plante du pied

**D** Réseau veineux du dos du pied

# Systématisation des conduits lymphatiques et des lymphonœuds

## Conduits lymphatiques

On classe les conduits lymphatiques par principe selon les segments suivants :
- les **capillaires lymphatiques** (*vasa lymphocapillaria*) ;
- les **collecteurs lymphatiques** (*vasa lymphatica*) ;
- les **troncs lymphatiques** (*trunci lymphatici*).

**Système des conduits lymphatiques.** Il commence en périphérie par les **capillaires lymphatiques** borgnes, sans valvule, qui captent la lymphe. La **lymphe** est un liquide clair qui se constitue dans l'*interstitium* à partir de la filtration du sang de la partie artérielle des capillaires. Elle est transportée à travers le système lymphatique vers l'angle veineux où elle retourne dans le système vasculaire sanguin. Près de leur début les capillaires lymphatiques forment un **réseau lymphocapillaire** (*rete lymphocapillare*). De la réunion de ces capillaires lymphatiques naissent les **conduits lymphatiques** proprement dits, à paroi fine, qui s'anastomosent de nombreuses fois entre eux. Ils possèdent des *valvules* et conduisent le flux lymphatique vers des **lymphonœuds**, qui s'interposent régulièrement sur le trajet des voies lymphatiques. En fonction de leur situation par rapport au fascia musculaire, on distingue des *collecteurs lymphatiques superficiels et profonds*. La lymphe de tous les conduits lymphatiques se réunit finalement en deux gros troncs, le **conduit thoracique** à gauche et le **conduit lymphatique droit**.

### Principaux troncs lymphatiques

**Conduit thoracique (A-B1).** Le conduit thoracique est le tronc principal du système lymphatique. Il prend naissance sous le diaphragme (**A2**) d'une constante dilatation fusiforme la **citerne du chyle** (**A-B3**), située à droite de l'aorte (**A4**). Il a une longueur d'environ 40 cm et se divise en segments suivants (**B**) : une courte **partie abdominale** (**I**) devant la 1$^{re}$ vertèbre lombale, une longue **partie thoracique** (**II**), une courte **partie cervicale** (**III**) devant la 7$^e$ vertèbre cervicale, et un **arc du conduit thoracique** (**IV**) segment arciforme avant la dilatation ampullaire de son abouchement dans l'*angle veineux gauche* (**A-B5**).

**A6** V. azygos, **A7** tronc sympathique droit, **A8** tronc cœliaque, **A9** A. mésentérique supérieure, **A10** A. rénale droite.

Le conduit thoracique transporte la lymphe de *toute la moitié inférieure du corps et de la partie supérieure gauche*. Il reçoit en particulier les affluents suivants :
Le **tronc lombal droit** (**B11**) et **gauche** (**B12**) transportent au lieu de jonction de la citerne du chyle la lymphe provenant des *membres inférieurs*, des *viscères pelviens*, de la *paroi du pelvis*, d'une partie des *viscères abdominaux* et de la *paroi abdominale*.
Les **troncs intestinaux** (**B13**) conduisent la lymphe de l'*intestin* et des *autres viscères abdominaux impairs* vers le conduit thoracique. Les troncs intestinaux se réunissent avec les troncs lombaux pour former le conduit thoracique.
Le **tronc broncho-médiastinal gauche** (**B14**) collecte la lymphe du *thorax*. À gauche, il peut résulter de la confluence de plusieurs troncs lymphatiques et s'aboucher directement dans le conduit thoracique.
Le **tronc subclavier gauche** (**B15**) apporte au conduit thoracique la lymphe du *membre supérieur gauche* et des *parties molles de la moitié gauche du thorax*.
Le **tronc jugulaire gauche** (**B16**) conduit la lymphe de la *tête et du cou* soit au conduit thoracique soit directement à l'une des deux grosses veines de l'angle veineux.

**Conduit lymphatique droit** (**B17**). Il collecte la lymphe de la *région supérieure droite du corps*, et s'abouche dans l'angle veineux droit. Il reçoit le **tronc broncho-médiastinal droit** (**B18**), le **tronc subclavier droit** (**B19**) et le **tronc jugulaire droit** (**B20**), dont les territoires correspondent à ceux du côté gauche.

Conduits lymphatiques 79

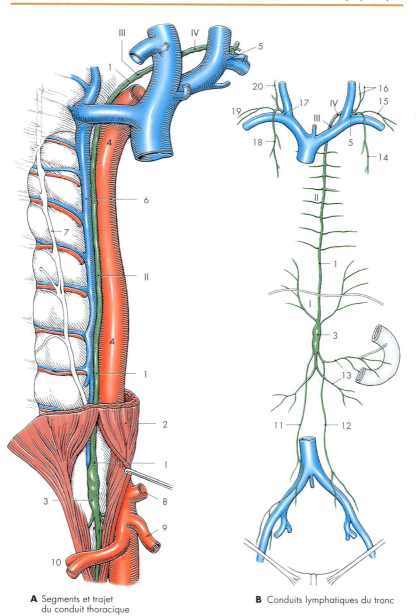

**A** Segments et trajet du conduit thoracique

**B** Conduits lymphatiques du tronc

**80 Appareil cardiocirculatoire :** système lymphatique

## Lymphonœuds régionaux de la tête, du cou et du membre supérieur

Les groupes de lymphonœuds (= Ln.) attribués à une région ou à un organe sont les **lymphonœuds régionaux**, que l'on classe en **relais centraux** ou **confluents**.

**Tête.** Les **Ln. occipitaux** (**A1**) le long du bord du trapèze drainent la lymphe de la *région occipitale* et de la *nuque*.
Les **Ln. mastoïdiens** (**A2**) sur le processus mastoïde drainent la lymphe d'une *partie de l'auricule* et du *cuir chevelu*.
Les **Ln. parotidiens superficiels** (**A3**) sur le fascia parotidien et les **Ln. parotidiens profonds** (**A4**) sous le fascia parotidien, drainent la lymphe de la *glande parotide*, d'une partie des *paupières*, du *méat acoustique externe* et de l'*aile du nez*. Les lymphonœuds profonds du cou sont la voie de drainage commune de ces trois groupes de lymphonœuds.
Les **Ln. faciaux** (**A5**) sont inconstants, ils drainent la lymphe des *paupières*, du *nez*, du *palais* et du *gosier*. Les **Ln. lingaux** (**B6**) drainent en grande partie la lymphe de la *langue*, les **Ln. submentaux** (**B7**) celle du *plancher buccal*, de la *pointe de la langue* et de la *lèvre inférieure*. Ces trois groupes de lymphonœuds se drainent surtout par les **Ln. submandibulaires** (**B8**), qui sont situés entre la mandibule et la glande submandibulaire et qui fonctionnent comme premier et deuxième relais de filtration. Ils reçoivent des affluents directs de l'*angle interne de l'œil*, de la *joue*, du *nez*, des *lèvres*, de la *gencive* et d'une *partie de la langue*. Ils s'évacuent vers les lymphonœuds profonds du cou.

**Cou.** Les **Ln. cervicaux antérieurs** se divisent en un **groupe superficiel** (**A9**) le long de la V. jugulaire antérieure, et un **groupe profond** (**B10**) qu'il faut subdiviser en différents sous-groupes correspondant aux organes du cou. Tous les lymphonœuds antérieurs se drainent finalement dans les *Ln. profonds du cou*.
Les **Ln. cervicaux latéraux** sont situés latéralement dans le cou, et se divisent de la même façon en un **groupe superficiel** (**A11**) le long de la V. jugulaire externe,

collectant la lymphe de l'auricule et de la partie inférieure de la glande parotide, et un **groupe profond.** Celui-ci est le plus souvent subdivisé en *Ln. profonds supérieurs* (**B12**), 2ᵉ relais lymphatique pour presque tous les lymphonœuds de la tête, et *Ln. profonds inférieurs* (**B13**), 2ᵉ relais lymphatique pour presque tous les lymphonœuds du cou, et dernier relais pour les lymphonœuds de la tête. Les Ln. profonds se drainent dans le *tronc jugulaire* correspondant.

**Membre supérieur.** La lymphe de la main et de l'avant-bras se draine d'abord vers le pli du coude où se trouvent les Ln. superficiels et profonds **du coude** (**C14**). Médialement par rapport à la V. brachiale se trouvent 1 ou 2 **Ln. supratrochléaires** (**C15**). Des lymphonœuds isolés peuvent se situer le long du trajet des vaisseaux brachiaux, ce sont les **Ln. brachiaux** (**C16**). Les principaux relais lymphatiques du membre supérieur et de la paroi thoracique antérieure sont situés dans la fosse axillaire, ce sont les **Ln. axillaires** (**C17**). Ils sont reliés entre eux par des conduits lymphatiques et forment dans le tissu adipeux de la fosse axillaire un réseau, le **plexus lymphatique axillaire.** Les lymphonœuds axillaires sont classés en différents groupes ; cette classification est extrêmement variable dans la littérature. Selon la nomenclature anatomique on distingue : les *Ln. apicaux* (**C18**) au bord supérieur du M. petit pectoral, les *Ln. brachiaux* (**C16**) le long de l'A. brachiale puis axillaire, les *Ln. subscapulaires* (**C19**), les *Ln. pectoraux* (**C20**) au bord inférieur du M. petit pectoral, les *Ln. centraux* (**C21**), les *Ln. interpectoraux* (**C22**) entre les M. grand et petit pectoral, et les *Ln. delto-pectoraux* (**C23**) dans le sillon delto-pectoral. Les lymphonœuds axillaires sont les **lymphonœuds régionaux de la glande mammaire**, très importants en clinique.

**C24** Ln. parasternaux sur la face interne de la paroi thoracique (*voir* p. 82).

Lymphonœuds régionaux de la tête, du cou et du membre supérieur 81

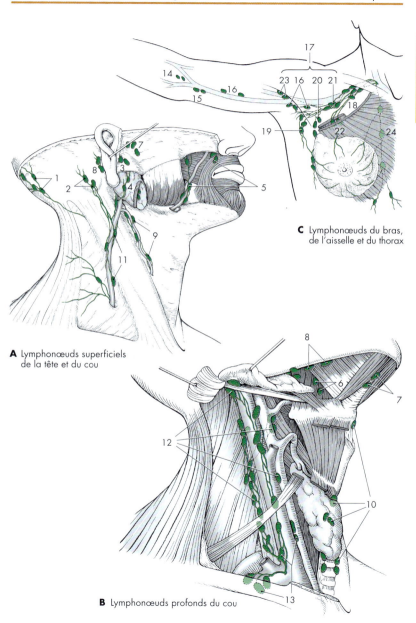

**C** Lymphonœuds du bras, de l'aisselle et du thorax

**A** Lymphonœuds superficiels de la tête et du cou

**B** Lymphonœuds profonds du cou

**82** **Appareil cardiocirculatoire :** système lymphatique

# Lymphonœuds régionaux du thorax et de l'abdomen

Dans les cavités du tronc, il faut faire une distinction de principe entre les lymphonœuds **pariétaux** et **viscéraux**.

## Thorax

En dehors du thorax, les **Ln. paramammaires** sont situés au bord latéral de la glande mammaire.

Sur la face interne de la paroi thoracique se trouvent les **Ln. parasternaux** (*voir* p. 80), qui siègent le long des vaisseaux thoraciques internes et drainent la lymphe provenant de la *glande mammaire*, des *espaces intercostaux*, de la *plèvre* et d'une partie du *foie* et du *diaphragme.*

Les **Ln. intercostaux** (**A1**) situés dans la partie dorsale des espaces intercostaux drainent la lymphe de la *plèvre* et des *espaces intercostaux.*

Les **Ln. prévertébraux** (**A-C2**) sont situés entre l'œsophage et la colonne vertébrale et drainent la lymphe du voisinage.

Les **Ln. phréniques supérieurs** (**A3**) se trouvent le long des principaux orifices de traversée diaphragmatique et drainent le *diaphragme* et le *foie.*

Les **Ln. prépéricardiques** (**B4**) entre le sternum et le péricarde et les **Ln. péricardiques latéraux** (**B5**) entre la plèvre médiastinale et le péricarde drainent la lymphe de leur voisinage respectif.

Le groupe des **Ln. médiastinaux antérieurs** (**B6**) est situé devant l'arc aortique et draine la lymphe des structures adjacentes.

Les **Ln. médiastinaux postérieurs** (**C7**) sont situés dans le médiastin postérieur. En fonction des organes voisins, on distingue des sous-groupes dont les *Ln. trachéo-bronchiques* et *paratrachéaux* autour de la trachée. Ces Ln. médiastinaux postérieurs reçoivent le drainage des *poumons*, des *bronches*, de la *trachée*, de l'œsophage, du *péricarde*, du *diaphragme* et du *foie.*

## Abdomen

**Lymphonœuds pariétaux.** Parmi ceux-ci, on compte les **Ln. lombaux gauches** (**D8**) situés le long de l'aorte abdominale et

les **Ln. lombaux droits** (**D9**) le long de la V. cave inférieure. Ces lymphonœuds sont classés en sous-groupes respectifs drainant la lymphe des *surrénales*, des *reins*, des *urètères*, des *testicules* et *ovaires*, ainsi que du *fundus utérin* et de la *paroi abdominale.* Entre ces groupes se trouvent les **Ln. lombaux intermédiaires** (**D10**), qui ont les mêmes territoires de drainage.

Les **Ln. phréniques inférieurs** (**D11**) sont à la face inférieure du diaphragme et drainent la lymphe de ce niveau.

Les **Ln. épigastriques inférieurs** se trouvent à la face interne de la paroi abdominale le long de l'A. épigastrique inférieure.

**Lymphonœuds viscéraux.** Les **Ln. cœliaques** (**D-E12**) entourent le tronc cœliaque et constituent le second relais de filtration des organes de l'abdomen supérieur.

Les **Ln. gastriques** (droits/gauches) (**E13**) longent la petite courbure de l'estomac, les **Ln. gastro-omentaux** (droits/gauches) (**E14**) la grande courbure. Les **Ln. pyloriques** (**E15**) sont pour la plupart situés derrière le pylore.

Les **Ln. pancréatiques** (**D-E16**) sont alignés le long des bords supérieur et inférieur du pancréas. Les **Ln. spléniques** (**D-E17**) sont au hile de la rate. Les **Ln. pancréatico-duodénaux** (**E18**) sont entre le pancréas et le duodénum.

Les **Ln. hépatiques** (**E19**) se situent à la porte du foie.

Les **Ln. mésentériques** (**E-F20**) forment avec 100 à 150 nœuds le grand groupe des lymphonœuds mésentériques le long de la racine du mésentère, et se drainent dans les Ln. cœliaques.

Les **Ln. iléocoliques** (**F21**) accompagnent l'A. iléocolique.

Les **Ln. précæcaux** (**F22**) et les **Ln. rétrocæcaux** sont localisés devant et derrière le cæcum. Les **Ln. appendiculaires** (**F23**) sont autour de l'A. appendiculaire.

Les **Ln. mésocoliques** (**F24**) sont alignés le long du mésocolon et drainent en groupes la lymphe du côlon. Les **Ln. mésentériques inférieurs** (**F25**) sont situés le long de l'A. mésentérique inférieure et drainent la lymphe du côlon descendant, du côlon sigmoïde et du rectum.

Lymphonœuds régionaux du thorax et de l'abdomen 83

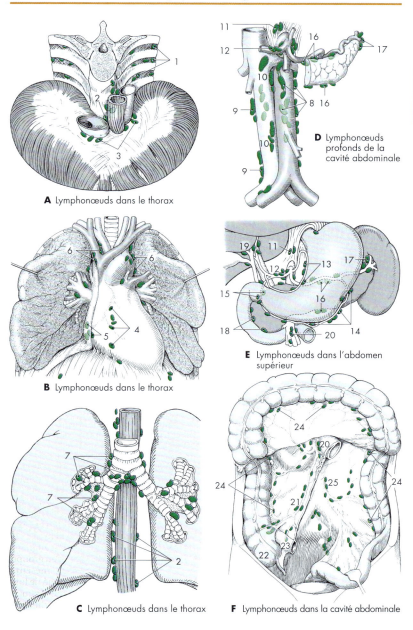

A Lymphonœuds dans le thorax

B Lymphonœuds dans le thorax

C Lymphonœuds dans le thorax

D Lymphonœuds profonds de la cavité abdominale

E Lymphonœuds dans l'abdomen supérieur

F Lymphonœuds dans la cavité abdominale

Appareil cardiocirculatoire

# Lymphonœuds régionaux du pelvis et du membre inférieur

## Pelvis

Dans le pelvis (A), il faut également distinguer des groupes de lymphonœuds **pariétaux** et **viscéraux**.

**Groupes pariétaux.** Le long des vaisseaux iliaques communs se trouvent, de chaque côté, plusieurs groupes de lymphonœuds pariétaux que l'on rassemble sous le terme de **Ln. iliaques communs** (**A1**). Ils constituent le second relais de filtration de la lymphe provenant de la plupart des *organes pelviens*, de la *paroi abdominale profonde*, et des *muscles de la hanche et de la fesse*. Ils se drainent vers les troncs lombaux.

Autour des vaisseaux iliaques externes se trouvent quelques groupes de lymphonœuds, qui sont décrits globalement comme **Ln. iliaques externes** (**A2**). Ils servent de second filtre pour les lymphonœuds inguinaux, de premier filtre pour des parties de la vessie et du vagin.

Accompagnant les vaisseaux iliaques internes se trouvent les **Ln. iliaques internes** (**B3**) qui drainent la lymphe des *organes pelviens*, du *périnée* et des *parois pelviennes profonde et externe*.

**Groupes viscéraux.** Ils sont situés à proximité des organes pelviens correspondants :

Les **Ln. paravésicaux** (**B4**) sont disposés en différents groupes autour de la *vessie*, et drainent cet organe et la *prostate*.

Les **Ln. para-utérins** (**B5**) se trouvent à côté de l'utérus, et drainent principalement la lymphe du *col utérin*.

Les **Ln. paravaginaux** (**B6**) sont à côté du *vagin*, et drainent en partie la lymphe de cet organe.

Les **Ln. pararectaux** (**B7**) sont dans le tissu conjonctif situé latéralement et dorsalement par rapport au rectum, et drainent la lymphe du *rectum*. Celle-ci est dirigée vers les *Ln. mésentériques inférieurs*.

Les **Ln. ano-rectaux** (**B8**) ne doivent pas, contrairement à la nomenclature anatomique, être considérés comme synonymes des précédents. Ces lymphonœuds drainent en fait la lymphe du *canal anal*, et

se drainent eux-mêmes vers les *Ln. inguinaux superficiels*.

## Membre inférieur

Les **Ln. inguinaux superficiels** (**C9**) sont des relais lymphatiques essentiels à la limite entre le membre inférieur et le tronc. Ils sont situés dans le tissu cellulaire sous-cutané de la région inguinale, et sont donc facilement perceptibles lorsqu'ils augmentent de volume. Ils drainent la *lymphe superficielle du membre inférieur* ainsi que la lymphe de l'*anus*, du *périnée* et des *organes génitaux externes*, et se drainent ensuite dans les *Ln. iliaques externes*.

Les **Ln. inguinaux profonds** (**C10**) sont situés sous le fascia de la cuisse et reçoivent la *lymphe profonde du membre inférieur*. Le lymphonœud le plus crânial de ce groupe peut être très gros, et apparaître dans le canal fémoral, c'est le *lymphonœud de Rosenmüller*.

Au membre inférieur, on trouve régulièrement des lymphonœuds dans la fosse poplitée, où l'on distingue des **Ln. poplités superficiels** (**D11**) à l'extrémité proximale de la V. petite saphène, et des **Ln. poplités profonds** (**D12**) près de l'A. poplitée. Ce sont des filtres pour la lympe du pied et de la *jambe*, où l'on trouve occasionnellement un *nœud tibial antérieur*, un *nœud tibial postérieur* ou un *nœud fibulaire*.

---

**Remarques cliniques.** La connaissance exacte des lymphonœuds régionaux d'un organe est d'une grande importance dans la **chirurgie des tumeurs**. Le plus souvent, il ne faut pas se contenter de faire l'ablation de la tumeur maligne, mais aussi de ses lymphonœuds (adénopathies) qui peuvent être envahis par une métastase. Toutes les tumeurs malignes ne métastasent cependant pas par voie lymphatique. Lors de l'évaluation séparément de chaque organe il sera fait référence, en raison de leur importance clinique, aux lymphonœuds régionaux correspondants.

Lymphonœuds régionaux du pelvis et du membre inférieur

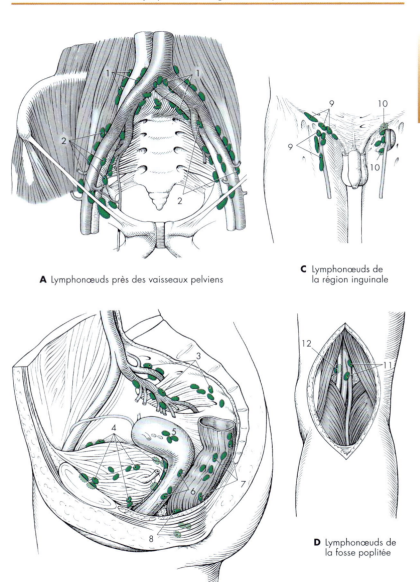

**A** Lymphonœuds près des vaisseaux pelviens

**C** Lymphonœuds de la région inguinale

**B** Lymphonœuds du pelvis féminin

**D** Lymphonœuds de la fosse poplitée

# Structure et fonction des vaisseaux sanguins et lymphatiques

Dans la paroi des vaisseaux sanguins et lymphatiques, le plan structural est globalement le même. En fonction du segment du trajet vasculaire, c'est-à-dire selon la sollicitation et la fonction, la paroi vasculaire présente des différences caractéristiques.

## Paroi vasculaire

On distingue fondamentalement **trois tuniques** :
- la **tunique interne** (**A1**) ou intima ;
- la **tunique moyenne** (**A2**) ou média ;
- la **tunique externe** (**A3**) ou adventice.

**Tunique interne.** Elle se compose d'une couche de **cellules endothéliales** (**A1a**) basses, orientées dans l'axe longitudinal du vaisseau, qui reposent essentiellement sur une *membrane basale* et sur une faible épaisseur de tissu conjonctif, le **stratum subendothélial** (**A1b**). Dans les artères se trouve une membrane élastique fenêtrée, la **membrane élastique interne** (**A1c**). La tunique interne sert aux échanges d'oxygène, de liquides et de gaz à travers la paroi vasculaire et se trouve directement soumise à la pression du courant sanguin.

Les cellules endothéliales de tous les vaisseaux sanguins sont reliées entre elles par des **contacts cellulaires** (*voir* les ouvrages d'histologie). Ceux-ci sont plus ou moins nombreux et denses selon le segment vasculaire et l'organe. Dans les artères, les contacts intercellulaires des cellules endothéliales sont en règle denses, dans les capillaires et les veinules post-capillaires plus perméables. Dans les capillaires de quelques organes, ils forment en revanche une barrière particulièrement épaisse (*barrière hémato-encéphalique, barrière hémato-thymique, barrière hémato-testiculaire*, etc.).

**Tunique moyenne.** Elle se compose de **cellules musculaires lisses** (**A2a**) presque annulaires, c'est-à-dire agencées en tours de vis plats, et de **réseaux élastiques**. Dans les artères, la tunique moyenne est particulièrement développée, alors que dans la plupart des veines elle est moins solide. La tunique moyenne doit résister à la dilatation de la paroi vasculaire par la pression sanguine, et peut modifier la lumière vasculaire par l'état de tension de ses cellules musculaires lisses.

La **membrane élastique externe** (**A3a**) fait partie de la tunique moyenne. Elle forme la limite avec la tunique externe (adventice).

**Tunique externe** (**A3**). Elle se compose de **tissu conjonctif** (**A3b**), qui dans la paroi des veines est mélangé avec des **cellules musculaires lisses**. Les cellules et les réseaux fibreux de la tunique externe sont alignés dans l'axe du vaisseau.

La tunique externe sert à l'**adaptation des vaisseaux à leur environnement**, et doit résister aux forces extérieures, p. ex. à l'élongation. C'est pourquoi la tunique externe est particulièrement développée dans les veines. Dans les régions où il n'y a pas d'élongation des vaisseaux, comme dans l'encéphale, la tunique externe est peu ou pas développée.

Dans les gros vaisseaux on rencontre des vaisseaux nourriciers, les **vasa vasorum** (**A3c**), qui traversent la tunique externe et abordent les couches externes de la paroi vasculaire. Les couches internes sont irriguées par le flux sanguin. Les **fibres nerveuses végétatives** innervant la musculature vasculaire traversent également la tunique externe.

**Organisation des vaisseaux dans l'appareil locomoteur.** Les artères sont en règle accompagnées de veines sur la **face de flexion des articulations** (**B**). Elles ne sont ni étirées ni comprimées par la flexion de l'articulation. Le risque d'écrasement est écarté par le fait que les vaisseaux ainsi que les nerfs satellites sont incorporés dans un corps adipeux déformable. Celui-ci permet aux vaisseaux en cas de forte flexion (**C**) de réduire leur tension longitudinale et donc de diminuer leur longueur totale, et de se retirer de la zone à risque.

## Artères de formes particulières

Des artères, pour la plupart petites, qui peuvent de façon active réduire ou interrompre le flux vasculaire destiné à la microcirculation, sont appelées **artères de blocage**. Leur média est particulièrement épaisse, avec des faisceaux musculaires longitudinaux internes bien évidents, et sans membrane élastique interne. De petites artères primitivement tortueuses en tire-bouchon sont appelées **artères hélicines**. Elles se rencontrent au pénis et à l'utérus.

Paroi vasculaire **87**

Appareil cardiocirculatoire

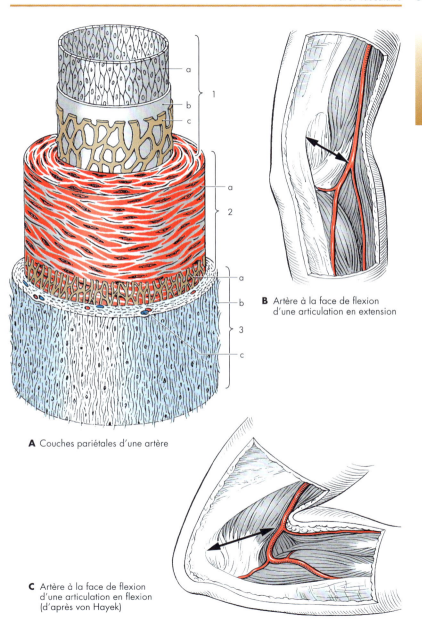

**A** Couches pariétales d'une artère

**B** Artère à la face de flexion d'une articulation en extension

**C** Artère à la face de flexion d'une articulation en flexion (d'après von Hayek)

# Différences régionales dans la structure pariétale – côté artériel

La constitution de la paroi artérielle varie selon sa fonction et son éloignement du cœur.

**L'aorte et les grosses artères proches du cœur** sont des artères du **type élastique.** Elles ont une constitution en trois couches distinctes. La *tunique interne* (**A1**) est épaisse en raison de son stratum subendothélial bien développé. Dans la *tunique moyenne* (**A2**) prédominent d'épaisses lamelles élastiques agencées de façon à peu près concentrique, qui apparaissent à la coupe comme des membranes fenêtrées. Les cellules musculaires lisses de la média s'insèrent sur ces membranes, et peuvent bloquer et réguler leur tension. La *tunique externe* (**A3**) héberge dans son tissu conjonctif des vasa vasorum et des nerfs végétatifs.

**Anatomie fonctionnelle.** L'aorte et les artères proches du cœur sont directement exposées à l'éjection discontinue du sang à partir du cœur. Une partie du volume d'éjection est accumulée pendant la systole (**B**) par expansion des membranes élastiques de la paroi vasculaire. Lors de la diastole (**C**), elles rendent l'énergie emmagasinée au sang et le propulsent vers la périphérie, faisant « **caisse de résonance** ».

**Les artères éloignées du cœur** sont les grandes artères de la périphérie (**D**), ainsi que les moyennes et plus petites artères de la grande circulation (**E**). Elles comptent parmi les artères de **type musculaire.** Souvent, la tunique interne se compose seulement d'un endothélium et de peu de tissu conjonctif subendothélial. Une *membrane élastique interne* (**D4**) entre l'intima et la média, constituée de réseaux de fibres élastiques, apparaît distinctement. Plus on s'éloigne du cœur, moins il y a de fibres élastiques dans la tunique moyenne et plus les cellules musculaires lisses deviennent prédominantes. La tunique externe est la mieux développée dans les artères de taille moyenne, et peut souvent être séparée de la média par une *membrane élastique externe* (**D5**).

**Les artérioles** (**F**) sont des artères précapillaires (branches terminales des artères), dont le diamètre ne dépasse pas 20-40 μm. Leur tunique interne se compose d'endothélium et d'une membrane élastique interne en partie incomplète. Les cellules musculaires lisses de la tunique moyenne sont disposées en 1 à 2 couches de forme annulaire. Les artérioles agissent ainsi comme des **sphincters précapillaires** : par la modification de leur lumière, elles règlent la pression sanguine et simultanément la perfusion du territoire capillaire en aval.

**Capillaires (G).** Par division, les artérioles se terminent en capillaires, avec perte de la musculature, et diamètre réduit à 5 à 15 μm. Les capillaires forment souvent des **réseaux** alimentés par plusieurs artères. La paroi capillaire est à considérer comme un tuyau de cellules endothéliales (**H**). Les *cellules endothéliales* (**H6**) sont complétées par une *membrane basale* (**H7**) visible au microscope électronique, et par des péricytes situés en dehors. Selon la fonction de l'organe considéré, il faut distinguer **différents types de structure** de la paroi capillaire : il existe des endothéliums fermés sans fenêtrage avec une membrane basale continue (**I**), des endothéliums avec fenêtrage intracellulaire à travers un diaphragme (**II**), ou avec des pores intracellulaires (**III**), et respectivement une membrane basale continue, ainsi que des endothéliums avec des lacunes intercellulaires et une membrane basale interrompue (**IV**). Exemples : **I** à la musculature squelettique, **II** au tractus gastro-intestinal, **III** aux glomérules du rein, **IV** aux sinus du foie.

Pour certains organes comme le foie, la moelle osseuse, la rate et quelques organes endocrines, les capillaires larges sont caractéristiques. On les décrit comme des capillaires sinusoïdes ou des **sinusoïdes.**

Entre les artérioles et les veinules post-capillaires (*voir* p. 90) il peut exister des liaisons de court-circuit, que l'on décrit comme des **anastomoses artérioveineuses**, et que l'on trouve principalement dans les extrémités (nez, extrémités digitales, etc.) et les corps caverneux.

## Différences régionales dans la structure pariétale – côté artériel

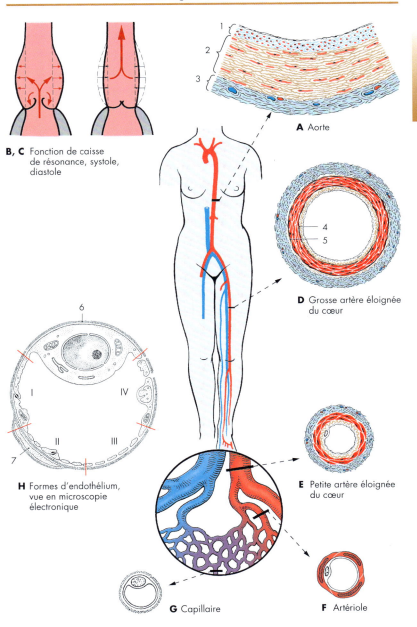

**B, C** Fonction de caisse de résonance, systole, diastole

**A** Aorte

**D** Grosse artère éloignée du cœur

**H** Formes d'endothélium, vue en microscopie électronique

**E** Petite artère éloignée du cœur

**G** Capillaire

**F** Artériole

# Appareil cardiocirculatoire : structure et fonction des vaisseaux

## Différences régionales dans la structure pariétale – côté veineux

**Veinules (B).** Le côté veineux du lit capillaire rejoint des veinules, parmi lesquelles il faut distinguer principalement trois types successifs : les **veinules post-capillaires** ont un diamètre jusqu'à 30 μm et ne possèdent pas encore de cellules musculaires lisses dans leur paroi. Les **veinules collectrices** ont un diamètre jusqu'à 50 μm et comportent déjà une tunique moyenne formée de fibrocytes et de cellules contractiles. Elles se continuent par des **veinules musculaires** (**B**) qui ont un diamètre allant jusqu'à 100 μm et possèdent dans la tunique moyenne de leur fine paroi des cellules musculaires lisses groupées de façon irrégulière. Celles-ci permettent de modifier la lumière vasculaire de ces veinules. Dans certains organes, les veinules sont visiblement des réservoirs sanguins dilatés, appelés sinusoïdes veineux ou **sinus veineux**.

**Veines éloignées du cœur (C).** Les veinules conduisent le sang dans de **petites veines éloignées du cœur**. La structure de leur paroi diffère essentiellement en fonction de la taille du vaisseau et de la région du corps considérée. En général, la paroi veineuse est plus fine que celle de l'artère correspondante, et la division en trois couches manque souvent.
Dans les petites veines, la *tunique interne* (**C1**) n'est que faiblement développée aux dépens du tissu conjonctif subendothélial. La fine *tunique moyenne* (**C2**) est composée de cellules musculaires lisses, organisées en tours de spire aplatis et accompagnées de tissu conjonctif. La tunique moyenne se continue progressivement dans la *tunique externe* (**C3**), qui est constituée de fibres collagènes, de réseaux élastiques et, lorsque le calibre de la veine augmente, de faisceaux de cellules musculaires lisses. Les petites veines forment les racines de **grosses veines éloignées du cœur** (**D**) qui, en règle, sont constituées de façon semblable aux petites. La quantité de cellules musculaires lisses de la tunique externe augmente avec l'accroissement du calibre des veines. À l'intérieur des veines de la paroi du tronc et des membres existent des **valvules veineuses** (**D-E**). Elles sont formées à partir de la tunique interne, c'est-à-dire à partir de tissu conjonctif, et tapissées sur tous les côtés d'endothélium. D'après leur forme elles constituent des clapets doubles.

**Anatomie fonctionnelle.** Alors que dans certains organes il n'existe pas de valvules veineuses (p. ex. encéphale, reins, foie), elles sont très nombreuses dans la moitié inférieure du corps. Au membre inférieur, la paroi des veines est comprimée par la contraction des muscles du squelette, et le contenu veineux est dirigé vers le cœur par les valvules, c'est la « **pompe musculaire** ». Le retour sanguin veineux au cœur est ainsi activé par le **couplage artério-veineux** (**F**). Les deux veines satellites accompagnant habituellement les artères moyennes et plus petites sont couplées à la paroi artérielle par du tissu conjonctif qui rétrécit la lumière veineuse par l'effet du pouls artériel ; et pousse vers le cœur le volume sanguin contenu dans la veine.

**Grosses veines proches du cœur.** Dans la moitié supérieure du corps, leurs parois ont peu de faisceaux de cellules musculaires lisses. Au contraire, le tronc principal de la moitié inférieure du corps, la *V. cave inférieure* (**G**), comporte une grande quantité de cellules musculaires lisses : dans le tissu conjonctif subendothélial de la *tunique interne* (**G1**) se trouvent des faisceaux musculaires longitudinaux, la mince *tunique moyenne* (**G2**) en comporte quelques paquets circulaires, et la très large *tunique externe* (**G3**) est riche en faisceaux de cellules musculaires longitudinales.
Au total, les veines peuvent accepter une grande quantité de sang avec peu de modifications de la pression ; ce sont des « **vaisseaux capacitants** ».

> **Remarques cliniques.** Une dilatation exagérée des veines (le plus souvent au membre inférieur) peut rendre les valvules veineuses insuffisantes, ce qui conduit à des ectasies de la paroi veineuse, ou **varices**.

**Vaisseaux lymphatiques.** La constitution de la paroi des conduits lymphatiques et des troncs lymphatiques ressemble à celle des veines. Les capillaires lymphatiques se composent d'une couche de cellules endothéliales, et n'ont souvent pas de membrane basale.

Différences régionales dans la structure pariétale – côté veineux

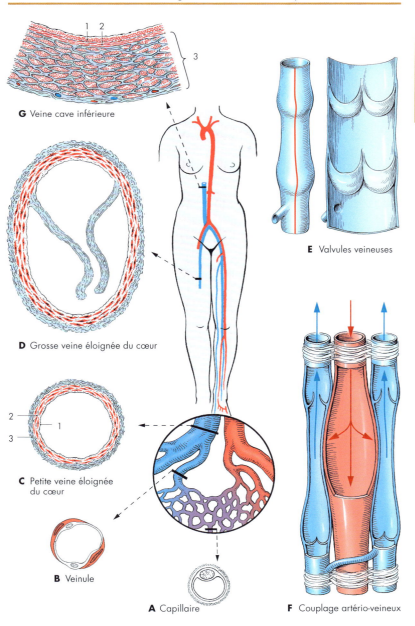

**G** Veine cave inférieure

**D** Grosse veine éloignée du cœur

**C** Petite veine éloignée du cœur

**B** Veinule

**A** Capillaire

**E** Valvules veineuses

**F** Couplage artério-veineux

Appareil cardiocirculatoire

# Appareil respiratoire

Vue d'ensemble  *94*
Nez  *96*
Larynx  *108*
Trachée  *118*
Poumons  *122*
Médiastin  *136*

# Vue d'ensemble

## Division anatomique

Le premier rôle des organes du **système respiratoire** (*apparatus respiratorius*) est constitué par la « **respiration externe** ». À travers les organes respiratoires, l'oxygène est capté de l'air ambiant et le gaz carbonique du sang y est rejeté. Dans ce but, le système respiratoire se compose de surfaces d'échanges gazeux et de voies de conduction aériennes. Les **surfaces d'échanges gazeux** sont très étendues avec une surface globale d'environ 200 m², et se trouvent aux alvéoles pulmonaires qui se terminent en cul-de-sac et constituent une grande partie des *poumons* (**A1**). L'air inspiré arrive aux alvéoles pulmonaires à travers les **voies aériennes** : *nez et cavité nasale* (**A2**), *pharynx* (**A3**), *larynx* (**A4**), *trachée* (**A5**), et l'*arbre bronchique* (**A6**) divisé en de nombreuses ramifications. Alors que les bronches principales sont situées en dehors des poumons, la plus grande partie de l'arborisation bronchique se situe dans les poumons. Pendant son trajet à travers les voies aériennes vers les alvéoles pulmonaires, l'air inspiré est de plusieurs façons purifié, humidifié et réchauffé.

En plus de leur rôle d'**échanges gazeux**, les organes respiratoires possèdent d'autres fonctions. On peut citer la fonction de **purification** et de **protection** à travers l'ensemble de l'appareil des voies aériennes, la **formation des sons et de la voix** par le larynx et les structures voisines, ainsi que la **perception des odeurs** par l'organe de l'olfaction localisé dans le nez.

## Division clinique

À côté de la division fonctionnelle, les organes respiratoires peuvent être classés selon des considérations cliniques en voies aériennes supérieures et inférieures. Les **voies aériennes supérieures** sont essentiellement situées dans la *tête*. Il s'agit de toutes les structures situées au-dessus du larynx. Ce sont les **cavités nasales** avec les **sinus paranasaux**, et le **pharynx**. Les sinus paranasaux sont des cavités pneumatiques creusées dans les os du crâne et reliées aux cavités nasales. Dans le pharynx se croisent les voies aérienne et digestive. Les **voies aériennes inférieures** se situent dans le *cou* et le *thorax*, et se composent du **larynx**, de la **trachée** et de la ramification de l'**arbre bronchique** jusqu'aux surfaces d'échanges gazeux des **alvéoles**. Les poumons sont dans le thorax dans les *cavités pleurales* séreuses (**A7**) qui sont limitées médialement par le médiastin.

Les organes respiratoires sont des dérivés de l'entoblaste céphalique, provenant du feuillet interne, l'**entoderme** (*voir* p. 324).

**Attention :** pour pouvoir apprendre plus facilement la situation topographique complexe des cavités nasales et des sinus paranasaux, il est recommandé de revoir l'étude du viscérocrâne et des différents os qui le composent. À la formation des cavités nasales et sinus paranasaux participent : le cornet nasal inférieur, le maxillaire, l'ethmoïde, l'os nasal, le palatin, le sphénoïde et le vomer.

Division anatomique et division clinique du système respiratoire

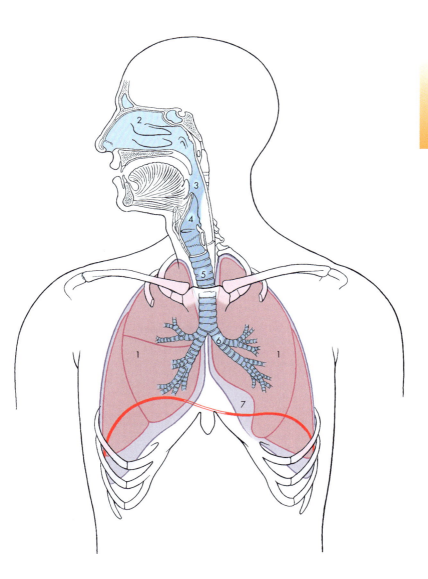

**A** Organes du système respiratoire

# Nez

## Partie externe du nez ou pyramide nasale

La **partie externe du nez** (**A**), proéminente sur le visage, avec ses os propres et son architecture cartilagineuse, n'existe que chez l'humain et lui donne son profil caractéristique. Au niveau de la **racine du nez** (**A1**), la charpente est osseuse (**B**). Elle se compose de deux *os nasaux* (**B2**) et des *processus frontaux des maxillaires* (**B3**) (*voir* Tome 1, p. 292) qui entourent en avant l'orifice nasal (*apertura piriformis*) (**B4**). Celui-ci est complété par des lames et des boucles de cartilage hyalin (**C**). La plaque de cartilage paire et triangulaire du *processus latéral* (**C5**) forme la base de la **paroi latérale** et du **dos du nez** (**A-C6**), et se courbe en dedans vers le cartilage du *septum nasal* (*voir* p. 100). La charpente de l'**aile du nez** (**A-C7**) est formée respectivement par un grand cartilage recourbé en crochet, le *grand cartilage alaire* (**C8**), et 3-4 *petits cartilages*. Le grand cartilage alaire entoure l'**orifice nasal** (**C9**) par un *pilier latéral* (**C8a**) et par un *pilier médial* (**C8b**) situé du côté septal. Au niveau de la **pointe du nez** (*apex nasi*) (**A-D10**), il existe un petit sillon entre les deux grands cartilages alaires recourbés. Les cartilages nasaux sont liés entre eux et aux os voisins par du tissu conjonctif riche en fibres. Ils donnent à la pyramide nasale une certaine rigidité et permettent aux orifices nasaux et narines de rester ouverts.

Sous la peau au niveau du nez se trouvent certains **muscles de la mimique** (*voir* Tome 1, p. 320), dont les faisceaux s'insèrent en grande partie dans la peau de l'aile du nez et du sillon naso-labial (**A11**). Ces muscles ont non seulement un rôle dans la mimique nasale, mais servent aussi à l'élargissement et au rétrécissement des narines. La **peau** de la pyramide nasale est fixe, elle n'est épaisse qu'au-dessus des ailes et de la pointe du nez. Elle contient de nombreuses grandes glandes sébacées.

Les **narines** (**D**), le plus souvent ellipsoïdales, constituent l'entrée vers les **cavités nasales** droite et gauche, précédées de chaque côté par un *vestibule nasal* (**D12**). La lumière du vestibule nasal est tapissée de peau, et munie de poils courts et hérissés, les *vibrisses* (**D13**), qui empêchent la pénétration de grosses particules dans l'air inspiré. L'ouverture des cavités nasales se situe dans un plan presque transversal.

## Vaisseaux, nerfs et lymphatiques

La pyramide nasale est vascularisée par l'**A. angulaire** venant de l'A. faciale, par l'**A. dorsale du nez** venant de l'A. ophtalmique, et par l'**A. infra-orbitaire** venant de l'A. maxillaire. Le drainage veineux se fait par la **V. faciale** et la **V. ophtalmique supérieure** (*voir* Tome 1, p. 336).

L'innervation sensitive de la peau de la pyramide nasale provient des branches du **N. ophtalmique** et du **N. maxillaire** (*voir* Tome 1, p. 336). L'innervation motrice des muscles de la mimique de la région nasale se fait par les R. buccaux du **N. facial.**

Le drainage lymphatique se fait en commun avec celui des lèvres supérieure et inférieure et de la joue vers les *Ln. submandibulaires.*

> **Remarques cliniques.** Entre l'angle palpébral médial et la racine du nez se trouvent des anastomoses veineuses entre les territoires de la V. faciale et de la V. ophtalmique. Par ce trajet, des inflammations de la partie latérale de la face et de la pyramide nasale peuvent diffuser des germes aux sinus veineux profonds de la cavité crânienne, et être à l'origine de **thromboses des sinus veineux.**

Partie externe du nez ou pyramide nasale 97

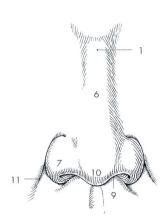

**A** Pyramide nasale

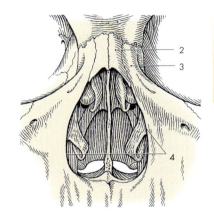

**B** Squelette osseux du nez

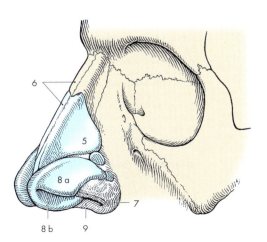

**C** Cartilages du nez

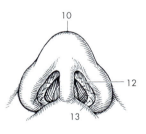

**D** Orifices nasaux

# Cavité nasale

La **cavité nasale** est séparée en une *moitié droite* et une *moitié gauche* par le **septum nasal**. La cavité nasale paire s'ouvre en avant vers le bas et l'extérieur par les deux *orifices nasaux externes*, en arrière vers la partie supérieure du pharynx par les orifices internes ou *choanes*. Chaque moitié de la cavité nasale comporte un **plancher**, une **voûte**, une **paroi latérale** et une **paroi médiale**. La cavité nasale est large à son plancher ; au niveau de la voûte, elle se résume à un étroit sillon.

# Paroi latérale

**Architecture osseuse (A).** La paroi osseuse latérale de la cavité nasale est formée en avant par le **maxillaire** (**A1**), en arrière par la **lame perpendiculaire de l'os palatin** (**A2**) et en haut par l'ethmoïde (**A3**). L'os ethmoïde comporte de nombreuses *cellules ethmoïdales* de taille variable, et forme la limite osseuse entre la cavité nasale et l'orbite. Les deux fines lamelles osseuses du **cornet nasal supérieur** (**A-B4**) et du **cornet nasal moyen** (**A-B5**) appartiennent également à l'ethmoïde. Le **cornet nasal inférieur** (**A-B6**) est un os indépendant. Chaque cornet nasal recouvre un **méat nasal** homonyme dans lesquels s'ouvrent les sinus paranasaux et le canal lacrymo-nasal (*voir* p. 104). Le petit cornet supérieur recouvre le **méat nasal supérieur** où s'abouchent les cellules ethmoïdales postérieures. Entre le cornet supérieur, le corps de l'os sphénoïde voisin (**A7**) et le septum nasal se trouve l'étroit **récessus sphéno-ethmoïdal** (**A8**), dans lequel s'abouche le sinus sphénoïdal. Un peu caudalement de là se trouve l'**incisure sphéno-palatine** (**A9**) qui donne accès à la **fosse ptérygo-palatine**. Le cornet moyen est grand et recouvre le **méat nasal moyen** où s'abouchent le sinus frontal, le sinus maxillaire et les cellules ethmoïdales antérieures. Dans le méat moyen fait saillie la partie inférieure de l'ethmoïde, le *processus unciné*, qui recouvre l'abouchement du sinus maxillaire. Au-dessus de ce processus bombe la grande cellule ethmoïdale antérieure, la *bulle ethmoïdale* (*voir* p. 104). Le fin cornet inférieur recouvre le **méat nasal**

**inférieur** dans lequel s'abouche le canal lacrymo-nasal.

**Relief muqueux (B).** On distingue trois parties : le vestibule nasal en avant, la partie respiratoire et la partie olfactive. Le **vestibule nasal** forme l'entrée dans la cavité nasale. Il est situé dans les narines et est recouvert par la peau externe (épithélium pavimenteux stratifié kératinisé). Le vestibule nasal est séparé de la partie respiratoire par un rebord arciforme (*limen nasi*) (**B10**). La **partie respiratoire** reflète le relief osseux de la paroi nasale latérale, en particulier la saillie des cornets nasaux. Sa muqueuse est recouverte par deux rangées d'épithélium cilié et contient de nombreuses glandes mixtes (*glandulae nasales*). La **partie olfactive** est restreinte sur la paroi latérale à la région située au-dessus du cornet nasal supérieur (**A-B4**).

**Vaisseaux et nerfs (C).** La paroi nasale latérale est vascularisée en avant et en haut par des branches des **A. ethmoïdales antérieures** (**C11**) et **postérieures** (**C12**) venant de l'A. ophtalmique, en bas et en arrière par des branches de l'**A. sphéno-palatine** (**C13**) venant de l'A. maxillaire. Le drainage veineux se fait le long des artères par les **V. ethmoïdales** dans la V. ophtalmique, par l'incisure sphéno-palatine vers le **plexus veineux ptérygoïdien**, et du vestibule nasal par la **V. faciale**. La muqueuse nasale est innervée en avant et en haut par des rameaux sensitifs venant du **N. ophtalmique**, en arrière et en bas par des rameaux du **N. maxillaire**. Les nerfs accompagnent les artères et leur sont homonymes. L'innervation des glandes nasales est identique à celle des glandes lacrymales (*voir* Tome 3, p. 128).

**Remarques cliniques.** À la transition entre le vestibule nasal et la cavité nasale proprement dite se trouve une zone muqueuse d'environ 1,5 cm, surtout sur le septum nasal, avec un réseau capillaire très développé, c'est la *tâche de Kiesselbach*, lieu privilégié des épistaxis.

Cavité nasale 99

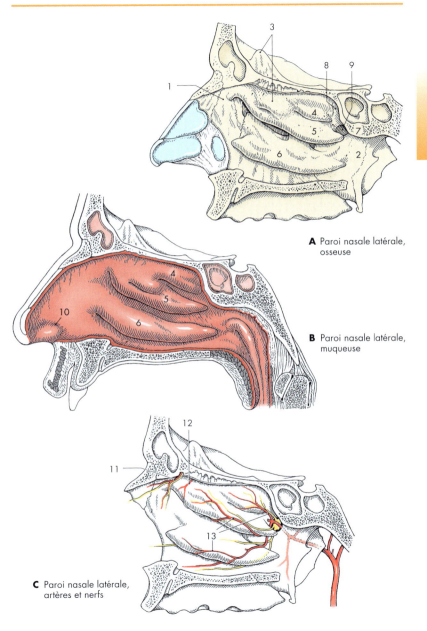

**A** Paroi nasale latérale, osseuse

**B** Paroi nasale latérale, muqueuse

**C** Paroi nasale latérale, artères et nerfs

# Cavité nasale (*suite*)

## Paroi médiale

Le **septum nasal** (**A**) s'avance en partie de la cavité nasale dans la pyramide nasale externe. Il est constitué en bas et en arrière par une **partie osseuse**, en avant par du tissu cartilagineux et conjonctif, la **partie cartilagineuse** et la **partie membranacée**.

**Partie osseuse** (**A**). Dans sa partie supérieure, elle est formée par la **lame perpendiculaire de l'ethmoïde** (**A1**). Cette lamelle osseuse sagittale est encastrée dans la voûte osseuse de la cavité nasale, formée en avant par l'**os nasal** (**A2**) et la **partie nasale de l'os frontal** (**A3**), au centre par la **lame criblée de l'ethmoïde** (**A4**) et en arrière par le **corps de l'os sphénoïde** (**A5**). Sur la lame perpendiculaire de l'ethmoïde s'articule vers l'avant et vers le bas le **vomer** (**A6**). Cet os impair est encastré caudalement dans le plancher osseux de la cavité nasale, formé par le **processus palatin du maxillaire** (**A7**) et la **lame horizontale de l'os palatin** (**A8**). En arrière et en haut le vomer s'articule à l'os sphénoïde. Le bord postérieur libre du vomer forme la limite médiale de la choane (**A9**).

**Partie cartilagineuse et membranacée** (**A**). Entre les deux fines lames osseuses du septum nasal, il reste en avant une solution de continuité dans laquelle est disposé le **cartilage du septum nasal** (**A10**). Son *processus postérieur* (**A11**), développé de façon variable, se glisse entre les deux lames osseuses. Au dos du nez, le cartilage septal se prolonge en T par le processus latéral de la partie externe du nez (*voir* p. 96). Vers le bas, le *pilier médial* (**A12**) du cartilage alaire s'articule au septum nasal cartilagineux. Entre les parties cartilagineuse et osseuse du septum nasal se trouve une épaisse bande cartilagineuse (*cartilago vomeronasalis*). Chez l'adulte, le septum est le plus souvent dévié à ce niveau (*déviation septale*), de sorte que la dimension de la cavité nasale diffère nettement de chaque côté.

**Relief muqueux** (**B**). La portion de muqueuse située en face des cornets moyen et inférieur appartient à la **partie respiratoire**. Elle contient des plexus veineux caverneux bien développés, dont la partie la plus antérieure apparaît souvent comme un épaississement muqueux et représente l'endroit le plus fréquent des épistaxis. La **partie olfactive** se situe au haut du septum près de la lame criblée.

**Vaisseaux, nerfs et lymphatiques** (**C**). Le septum nasal est vascularisé, comme la paroi latérale, en haut et en avant par des branches des **A. ethmoïdales antérieure** (**C13a**) et **postérieure** (**C13b**) venant de l'A. ophtalmique, à l'arrière par des branches de l'**A. sphéno-palatine** (**C14**) venant de l'A. maxillaire. À travers le canal incisif (**C15**) dans le palais osseux, l'A. sphéno-palatine s'anastomose avec l'A. grande palatine. Le drainage veineux du septum nasal correspond à peu près à celui de la paroi latérale. L'innervation sensitive passe par des branches du **N. ophtalmique** et du **N. maxillaire**. Un rameau terminal du N. maxillaire au septum devient le *N. naso-palatin* (**C16**) et traverse le canal incisif vers la face inférieure du palais. La lymphe du territoire **antérieur** du nez est drainée vers les *Ln. submandibulaires et cervicaux superficiels*, celle du **territoire postérieur** vers les *Ln. rétropharyngés et cervicaux profonds*.

**Histologie de la muqueuse nasale.** La muqueuse de la **partie respiratoire** est recouverte par un épithélium cilié à deux rangées, dont les cils battent en direction du pharynx et répartissent à la surface le mucus produit par des cellules caliciformes et de petites glandes nasales. Dans la muqueuse se trouvent des veines qui forment des plexus caverneux, surtout dans la paroi des cornets (*plexus cavernosi concharum*). L'épithélium de la **partie olfactive** se compose de **cellules réceptrices, de soutien et basales** et, avec une épaisseur de 400-500 µm, est plus épais que celui de la partie respiratoire (*voir* Tome 3, p. 334).

> **Remarques cliniques.** En cas d'une importante **déviation du septum nasal** d'un côté, la respiration peut être gênée de façon significative de ce côté.

Cavité nasale (*suite*) **101**

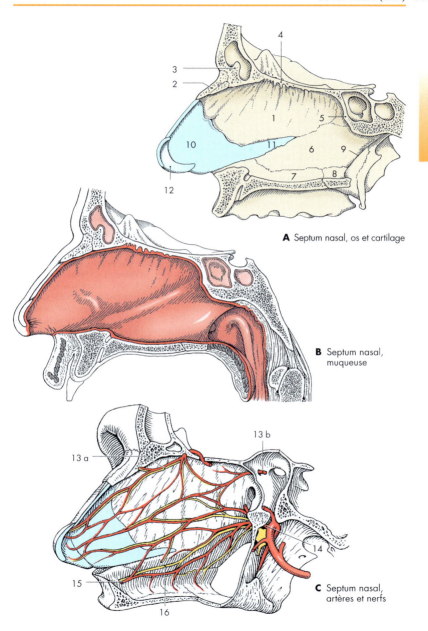

**A** Septum nasal, os et cartilage

**B** Septum nasal, muqueuse

**C** Septum nasal, artères et nerfs

## Sinus paranasaux

Les **sinus paranasaux** (A-C) sont des cavités pneumatiques paires, recouvertes de muqueuse, creusées dans les os voisins de la cavité nasale. Ils communiquent avec la cavité nasale par de fins orifices creusés dans la paroi nasale latérale, par lesquels l'épithélium respiratoire se continue dans les sinus paranasaux. Il y est cependant plus fin et moins bien vascularisé. Les ébauches des sinus paranasaux existent dès la naissance, mais leurs volume et forme définitifs ne sont atteints qu'après l'éruption des dents permanentes.

**Sinus frontal (A-B1).** Le sinus frontal est situé de chaque côté derrière l'*arcade sourcilière* (A-B2) de l'os frontal. Un **septum** (A3) sépare les sinus frontaux droit et gauche, développés de façon variable et le plus souvent asymétriques. Ce septum est souvent dévié de la ligne médiane. Le **toit** et la **paroi postérieure** du sinus frontal limitent la *fosse crânienne antérieure* ; au **plancher** une lame osseuse souvent fine sépare le sinus frontal de l'orbite (A4). Le drainage des sécrétions du sinus frontal se fait par le *méat nasal moyen.*

**Sinus ethmoïdal (A-B5).** Les cellules ethmoïdales sont de nombreuses cavités creusées dans l'os ethmoïde, incomplètement séparées par une paroi fine, et formant ensemble le labyrinthe ethmoïdal. De chaque côté, on distingue un **groupe antérieur, moyen et postérieur de cavités ou cellules ethmoïdales.** Leur développement est très variable. La plus grande cellule ethmoïdale, la **bulle ethmoïdale**, se situe à la paroi nasale latérale au-dessus du hiatus semi-lunaire. **Médialement**, les cellules ethmoïdales jouxtent la partie supérieure de la *cavité nasale* (A6), **latéralement** l'orbite dont elles ne sont séparées que par une fine lame osseuse papyracée. **Crânialement**, elles sont proches de la fosse crânienne antérieure, **caudalement** du sinus maxillaire. Les groupes de cellules ethmoïdales se drainent selon leur situation dans le *méat moyen ou supérieur.*

**Sinus maxillaire (A-C7).** Le sinus maxillaire est le plus grand, et remplit le corps du maxillaire. Le **toit** est également le plancher de l'orbite. **Ventralement** et latéralement, le sinus maxillaire est limité par la face faciale du maxillaire, dorsalement il cintre la *tubérosité maxillaire* (B8), **médialement** il jouxte la cavité nasale. Le **plancher** du sinus maxillaire se développe dans le *processus alvéolaire* du maxillaire, la partie la plus profonde étant située au niveau des prémolaires et la première molaire. L'ostium du sinus maxillaire se situe à sa partie supérieure et débouche dans le méat nasal moyen.

**Sinus sphénoïdal (B-C9).** Le sinus sphénoïdal pair est situé dans le corps de l'os sphénoïde en arrière de la cavité nasale, à partir de laquelle il s'est initialement développé. Un **septum** sépare les deux cavités sinusiennes développées de façon variable ; il peut être déplacé d'un côté de façon asymétrique. Le sinus sphénoïdal est en rapport **en avant** avec les *cellules ethmoïdales*, en avant et en haut avec le *canal optique*, **en arrière** et en haut avec la *fosse hypophysaire* (B10) où se trouve l'*hypophyse* (C11), **latéralement** avec le sillon carotidien en connexion avec l'*A. carotide interne* (C12), et avec le *sinus caverneux* (C13). Le sinus sphénoïdal s'abouche dans le *récessus sphéno-ethmoïdal.*

**Vaisseaux, nerfs et lymphatiques.** La vascularisation artérielle, le drainage veineux et lymphatique des sinus paranasaux correspondent à ceux de la cavité nasale.

---

**Remarques cliniques.** En raison de la communication ouverte entre la cavité nasale et les sinus paranasaux, des infections de la muqueuse nasale peuvent s'y propager (**sinusite**). Une plus mauvaise vascularisation et des orifices de drainage placés de façon défavorable sont souvent la cause d'un mauvais drainage des sécrétions à partir des sinus paranasaux, favorisant des **inflammations chroniques.** Des inflammations des cellules ethmoïdales peuvent passer dans l'orbite à travers la fine lame orbitaire de l'ethmoïde. La cavité nasale et le sinus sphénoïdal sont utilisés comme voie d'abord chirurgicale vers l'hypophyse (C).

Sinus paranasaux **103**

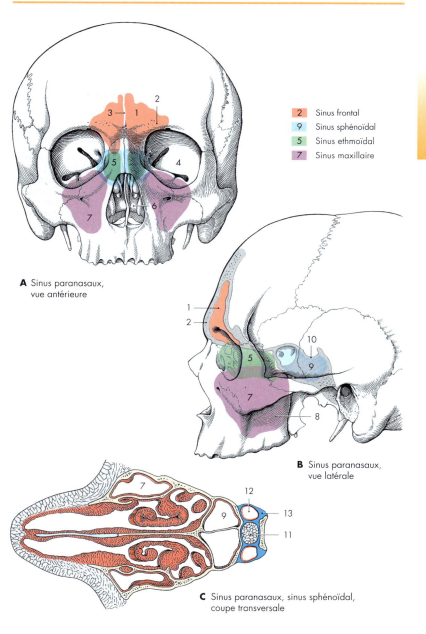

**A** Sinus paranasaux, vue antérieure

| 2 | Sinus frontal |
| 9 | Sinus sphénoïdal |
| 5 | Sinus ethmoïdal |
| 7 | Sinus maxillaire |

**B** Sinus paranasaux, vue latérale

**C** Sinus paranasaux, sinus sphénoïdal, coupe transversale

Appareil respiratoire

## Drainage des sinus paranasaux, méats nasaux

Entre le bord postérieur du cornet nasal supérieur (**A-C1**) et le bord antérieur du corps du sphénoïde se situe le **récessus sphéno-ethmoïdal** (**A2**) dans lequel s'abouche le **sinus sphénoïdal** (**A-B3**). Le renflement des *cellules ethmoïdales postérieures* (**A4**) cache cet orifice souvent difficilement accessible.

Les **cellules ethmoïdales postérieures** s'abouchent par un ou deux orifices dans le *méat nasal supérieur* (**A-C5**) placé sous le cornet nasal supérieur.

Les rapports complexes du **méat nasal moyen** (**A-C7**) situé sous le cornet nasal moyen (**B-C6**) ne deviennent apparents qu'après ablation du cornet moyen. Dans le méat moyen se trouve une fente arciforme, le **hiatus semi-lunaire** (**A-B8**), qui est limité en bas par un repli muqueux recouvrant le *processus unciné* (**A9**), et en haut par le renflement de la *bulle ethmoïdale* (**A10**). Par le hiatus semi-lunaire s'abouchent en avant et en haut le **sinus frontal** (**A-B11**), derrière lui les **cellules ethmoïdales antérieures**, et au point le plus bas le **sinus maxillaire** (**C12**). Au-dessus de la bulle ethmoïdale ouverte vers le haut se situe l'orifice des **cellules ethmoïdales moyennes**.

À la partie antérieure du **méat nasal inférieur** (**A-C14**) situé sous le cornet nasal inférieur (**A-C13**) se termine le **conduit naso-lacrymal** (**A15**). Son ouverture est rétrécie par un repli muqueux.

La région comprise entre le bord postérieur des cornets nasaux et les choanes est décrite comme le **méat naso-pharyngé** (**A16**). C'est là que se situe le **foramen sphéno-palatin** (**A17**) à la hauteur du cornet moyen.

### Coupes frontales par la cavité nasale (C)

En coupe frontale **entre le tiers antérieur et le tiers moyen** de la cavité nasale, sur la paroi nasale latérale on retrouve seulement les *cornets nasaux moyen* (**C6**) et *inférieur* (**C13**), et le *processus unciné*

(**C9**). À ce niveau, le *septum nasal* (**C18**) est constitué de parties cartilagineuses et osseuses. Parmi les sinus, seul le *sinus maxillaire* (**C12**) et son *abouchement dans le méat moyen* sont apparents.

En coupe frontale par le **tiers postérieur** de la cavité nasale, on retrouve *tous les cornets* sur la paroi latérale. Le *septum* est exclusivement osseux. Parmi les sinus paranasaux, on reconnaît la partie postérieure du *sinus maxillaire* et les *cellules ethmoïdales postérieures*.

**C19** Cellules ethmoïdales

Les plexus veineux très développés des cornets nasaux ont un intérêt pratique, car ils fonctionnent comme des corps caverneux. Au niveau des orifices des cavités sinusiennes ces corps caverneux forment un rembourrage, qui selon la stimulation peut aussi bien élargir ou rétrécir les étroites ouvertures.

> **Remarques cliniques.** Le méat moyen est la voie d'accès en chirurgie endoscopique pour le traitement des sinusites chroniques frontales, maxillaires et ethmoïdales antérieures.

Drainage des sinus paranasaux, méats nasaux  **105**

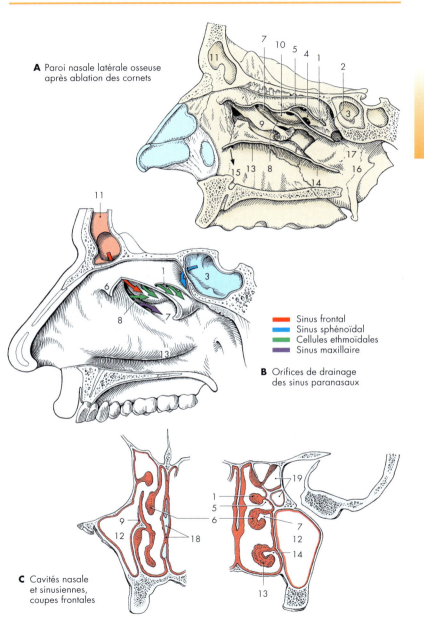

**A** Paroi nasale latérale osseuse après ablation des cornets

■ Sinus frontal
■ Sinus sphénoïdal
■ Cellules ethmoïdales
■ Sinus maxillaire

**B** Orifices de drainage des sinus paranasaux

**C** Cavités nasale et sinusiennes, coupes frontales

Appareil respiratoire

# 106 Appareil respiratoire : nez

## Orifices nasaux postérieurs

Chaque cavité nasale se termine par un orifice postérieur ou **choane** débouchant dans l'étage supérieur du pharynx (*pars nasalis pharyngis*), aussi appelé nasopharynx ou épipharynx.

**Limites osseuses (A).** La limite **crâniale** est constituée par le *corps de l'os sphénoïde* (**A-C1**), qui se prolonge crânialement et latéralement dans la racine de la *lame médiale du processus ptérygoïde* (**A2**). Celui-ci est perforé par le *canal ptérygoïdien* (**A3**). La paroi médiale est formée par la lame osseuse sagittale du *vomer* (**A4**), qui s'emboîte par l'*aile du vomer* (**A5**) dans le toit de la choane. **Caudalement**, le vomer se prolonge par l'épine nasale postérieure (**A6**) de l'os palatin. Celui-ci forme par sa *lame horizontale* (**A7**) la limite inférieure de la choane. La bordure **latérale** est formée par la *lame perpendiculaire de l'os palatin*, qui se rattache plus loin en dehors à la *lame médiale du processus ptérygoïde*. En observant les choanes par l'arrière, on peut distinguer les *cornets nasaux inférieur* (**A8**) et *moyen* (**A9**), ainsi que la *bulle ethmoïdale* (**A10**) et le *processus unciné* (**A11**).

**A12** Partie basilaire de l'os occipital, **A13** Partie pétreuse de l'os temporal.

**Relief muqueux (B).** Celui-ci est dessiné par les structures osseuses ainsi que par les muscles et les tendons du palais mou, qui entourent les choanes.

**B-C14** Plan de coupe de la paroi postérieure du pharynx, **B-C15** Uvule, **B16** Racine de la langue, **B17** Palais mou.

## Nasopharynx

Le pharynx sera étudié avec l'appareil digestif. Ici ne sera traitée que la partie muqueuse constituant la voie aérienne, soit la **partie nasale du pharynx (C).**

La partie nasale du pharynx fait suite aux choanes, et continue les voies aériennes supérieures. Elle est limitée **en haut** par la *base du crâne*, **latéralement et en arrière** par la *paroi pharyngée*. Vers le **bas**, le *palais mou* (**B-C17**) (*voir* p. 146) forme la limite avec l'étage moyen du pharynx (oropharynx). Dans la concavité de la

**voûte pharyngée** (*fornix pharyngis*) (**C18**) ainsi que dans la partie supérieure des parois dorsale et latérales du nasopharynx se trouve du tissu lymphoïde, qui dans son ensemble forme la *tonsille pharyngée* (**C19**) (*voir* p. 416). Dans la paroi latérale, à environ 1 à 1,5 cm en arrière du bord postérieur du cornet inférieur, se situe l'**ostium de la trompe auditive** (**C20**). Cet ostium conduit dans la *trompe auditive* qui relie le nasopharynx à la cavité tympanique. L'orifice tubaire est entouré par le cartilage tubaire, qui fait saillir la muqueuse en avant, au-dessus et en arrière de l'ostium, c'est le *torus tubaire* (**C21**). En arrière du torus tubaire se trouve le **récessus pharyngé** (**C22**). Sous l'ostium tubaire se trouve une saillie muqueuse moins proéminente, le **torus de l'élévateur** (*torus levatorius*) (**C23**), qui est soulevé par un muscle du palais mou, le *M. élévateur du voile du palais*. Lorsque le tissu lymphoïde est fortement développé, la tonsille pharyngée se prolonge autour de l'ostium tubaire et forme une *tonsille tubaire* (*voir* p. 416).

> **Remarques cliniques.** Une augmentation de volume de la tonsille pharyngée peut survenir chez les enfants et obstruer les choanes, gênant la respiration nasale. L'ostium tubaire peut de même être obstrué, gênant l'aération de la trompe auditive. L'ostium tubaire peut être cathétérisé par la voie du méat inférieur. Les renflements tubaires servent de repères.

Orifices nasaux postérieurs et nasopharynx **107**

Appareil respiratoire

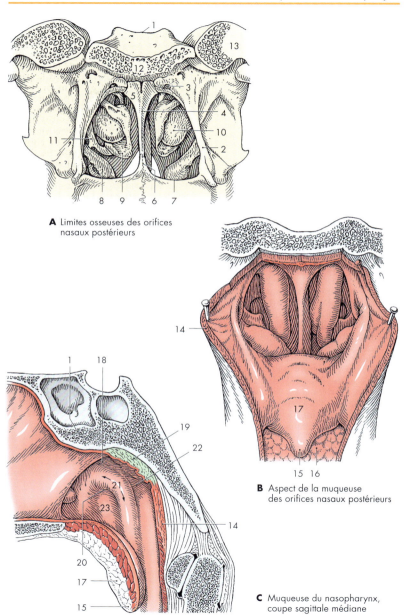

**A** Limites osseuses des orifices nasaux postérieurs

**B** Aspect de la muqueuse des orifices nasaux postérieurs

**C** Muqueuse du nasopharynx, coupe sagittale médiane

# Larynx

Le **larynx** est un **organe de la conduction aérienne**, qui s'étend du *laryngopharynx* à la *trachée* (**A**). Le larynx a le rôle important de *fermer les voies respiratoires inférieures* contre le pharynx. En outre, il permet la formation et la régulation de la voix, la *phonation*. Chez l'homme adulte, le larynx se projette à la hauteur des 3e à 6e vertèbres cervicales ; chez la femme et l'enfant, il est situé plus haut.

L'armature, ou **squelette du larynx**, est composée de cartilages qui sont reliés entre eux par des ligaments et des membranes, et peuvent être mobilisés par des muscles.

## Squelette du larynx

**Cartilage thyroïde (B).** Le cartilage thyroïde hyalin a deux lames quadrangulaires, les **lames droite** (**B1**) et **gauche** (**B2**), dont les moitiés inférieures se rejoignent en coin en avant sur la ligne médiane. En raison de la forme des lames, la partie supérieure de leur jonction est la plus en relief vers l'avant, surtout chez l'homme, formant la **proéminence laryngée** (**B3**), ou « pomme d'Adam », visible et palpable. L'encoche du bord supérieur constitue l'**incisure thyroïdienne supérieure** (**B4**). Vers l'arrière, les lames s'écartent l'une de l'autre. Leur bord postérieur se prolonge vers le haut et le bas par de fines cornes, la **corne supérieure** (**B5**) et la **corne inférieure** (**B6**). Cette dernière porte une *surface articulaire cricoïdienne* (**B7**) qui la relie au cartilage cricoïde. Sur la face externe, chaque lame est parcourue par une **ligne oblique** (**B8**) qui la divise en une facette antérieure et une facette postérieure. Sur la facette antérieure s'insère le *M. thyro-hyoïdien*, sur la facette postérieure les *M. sterno-thyroïdien* et *constricteur inférieur du pharynx*.

**Cartilage cricoïde (C).** Le cartilage cricoïde hyalin forme un anneau fermé autour de la voie aérienne. Il a la forme d'une chevalière avec une lame située dorsalement, la **lame du cartilage cricoïde** (**C9**), et un arc ventral, l'**arc du cartilage cricoïde** (**C10**). À la jonction entre la lame et l'arc se trouve de chaque côté caudalement une surface articulaire pour la corne inférieure du cartilage thyroïde, la *surface articulaire thyroïdienne* (**C11**). Le bord supérieur du cartilage cricoïde porte une *surface articulaire* pour chacun des deux *cartilages aryténoïdes* (**C12**). Chez l'adulte, le cartilage cricoïde se situe à la hauteur de la 6e vertèbre cervicale.

**Cartilages aryténoïdes (D).** Les deux cartilages aryténoïdes à prédominance hyaline ont une forme pyramidale. Ils ont **trois faces** – antérolatérale, médiale et postérieure – et **trois bords**, également une pointe, une base et deux prolongements. La **pointe** (**D13**) est inclinée médialement et dorsalement, et porte le *cartilage corniculé* (**D14**). La **base** (**D15**) de chaque cartilage aryténoïde porte la *surface articulaire* (**D16**) avec la lame du cartilage cricoïde. La base se prolonge par **deux processus** : le *processus musculaire* (**D17**) orienté latéralement et dorsalement, servant à l'insertion de deux muscles laryngés ; le *processus vocal* (**D18**) orienté vers l'avant et auquel est fixé le ligament vocal.

**Cartilage épiglottique (E).** Le cartilage épiglottique élastique a la forme d'une feuille, et est fixé à la face interne du cartilage thyroïde par une tige, le **pétiole** (**E19**) (*voir* A). La **face antérieure** (**E20**) dirigée vers le pharynx est convexe et recouverte par un épithélium pavimenteux stratifié non kératinisé. La **face postérieure** orientée vers le vestibule laryngé est concave et recouverte d'un épithélium respiratoire. La lame cartilagineuse de l'épiglotte est criblée de trous comme une écumoire. Dans ces orifices passent des *vaisseaux* et des *paquets glandulaires*.

À la fin de la puberté, les cartilages hyalins du larynx se calcifient ; cette **ossification** survient plus tôt et plus complètement chez les hommes que chez les femmes. Dans le cartilage épiglottique élastique surviennent des modifications régressives, qui ne conduisent cependant pas à une calcification.

**Remarques cliniques.** Après des traumatismes et de la radiothérapie peuvent se développer des inflammations des cartilages et du périchondre : *périchondrite* et *périostite*. Les fractures du squelette laryngé aboutissent à de la dysphonie et à de l'œdème obstructif sévère avec risque de dyspnée aiguë.

Squelette du larynx **109**

Appareil respiratoire

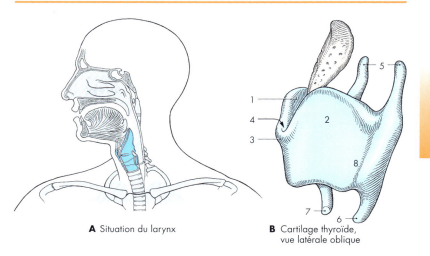

**A** Situation du larynx

**B** Cartilage thyroïde, vue latérale oblique

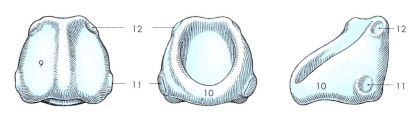

**C** Cartilage cricoïde, vues dorsale, ventrale et latérale

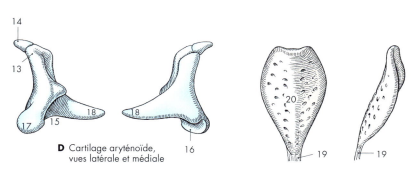

**D** Cartilage aryténoïde, vues latérale et médiale

**E** Cartilage épiglottique, vues ventrale et latérale

**110 Appareil respiratoire : larynx**

## Moyens d'union des cartilages du larynx

Les cartilages du larynx sont reliés entre eux, avec l'os hyoïde et la trachée, par des ligaments, des articulations et des membranes.

### Ligaments du larynx (A-C)

Entre le *bord supérieur du cartilage thyroïde* (**A1**) et l'*os hyoïde* (**A2**) s'étend la **membrane thyro-hyoïdienne (A-B3)**. Un renforcement de faisceaux de fibres de la membrane, tendus entre l'incisure thyroïdienne supérieure (**A4**) et le corps de l'os hyoïde (**A5**) forment le **Lig. thyrohyoïdien médian (A6)**. La partie de la membrane située plus latéralement est plus fine et traversée par des orifices pour les *vaisseaux laryngés supérieurs* et pour le *R. interne du N. laryngé supérieur* (**A7**). Entre la corne supérieure du cartilage thyroïde (**A8**) et l'extrémité postérieure de la grande corne de l'os hyoïde (**A-B9**), la membrane est également renforcée, c'est le **Lig. thyro-hyoïdien latéral (A-C10)**. Dans ce ligament est inclus un petit cartilage, le *cartilage triticé* (**A-C11**). Le *bord inférieur du cartilage thyroïde* est relié en avant à l'*arc du cartilage cricoïde* par le **Lig. crico-thyroïdien médian (A-C12)**, qui est surtout constitué de fibres élastiques. Ce ligament fait partie du **cône élastique (A-C13)**. Le *cartilage cricoïde* est relié caudalement au *premier anneau trachéal* par le **Lig. crico-trachéal (A-C14)**. Le *pétiole de l'épiglotte* est fixé à la *face interne de la charnière du cartilage thyroïde* par le **Lig. thyro-épiglottique (B-C15)**. En avant et en haut, l'épiglotte est reliée au *corps de l'os hyoïde* par le **Lig. hyo-épiglottique (C16)**.

### Articulations du larynx (A-C)

Entre la *corne inférieure du cartilage thyroïde* et la *facette latérale postérieure de la lame du cartilage cricoïde*, il existe de chaque côté une **articulation crico-thyroïdienne (A-C17)**. Le cartilage cricoïde peut basculer contre le cartilage thyroïde autour d'un axe transversal passant par les deux articulations. Par cette **bascule**, la distance entre la face interne de la charnière du cartilage thyroïde et les processus vocaux peut être modifiée.

Entre les surfaces articulaires de la *base du cartilage aryténoïde* et du *bord supérieur de la lame du cartilage cricoïde* se trouve de chaque côté une **articulation crico-aryténoïdienne (B-C18)**. L'articulation est entourée d'une capsule lâche, qui est renforcée dorsalement par le *Lig. crico-aryténoïdien* (**C19**). Ces articulations permettent deux mouvements différents. Les cartilages aryténoïdes font un **mouvement de rotation et de glissement**, par lequel le processus vocal se déplace médialement ou latéralement. Lors du mouvement de rotation, les aryténoïdes font simultanément un **mouvement de bascule**. Lors du **mouvement de glissement** les aryténoïdes peuvent se rapprocher ou s'éloigner l'un de l'autre. Les mouvements élémentaires se combinent entre eux, donnant aux processus vocaux une grande amplitude de mouvement.

> **Remarques cliniques.** Chez le sujet âgé apparaissent des modifications dégénératives (arthrose) dans l'articulation crico-aryténoïdienne.

### Membranes du larynx (C-D)

Le tissu conjonctif situé sous la muqueuse du larynx est riche en fibres élastiques, et est décrit dans son ensemble comme la **membrane fibro-élastique du larynx.** La **partie supérieure** se trouve sous la muqueuse laryngée jusqu'aux plis vestibulaires (*voir* p. 114), et se compose de la **membrane quadrangulaire (D20)** faiblement développée. Le bord libre inférieur de cette membrane forme le *Lig. vestibulaire* (**D21**). La **partie inférieure** de la membrane fibro-élastique du larynx est plus puissante et forme le **cône élastique (D13)**. Il prend naissance de la face interne du cartilage cricoïde et se prolonge dans le pli vocal, où il forme de chaque côté par son extrémité épaissie, le *Lig. vocal* (**C-D22**). La partie antérieure du cône élastique est compacte et forme le *Lig. crico-thyroïdien médian* (**A-C12**) entre les cartilages cricoïde et thyroïde.

> **Remarques cliniques.** Le lig. cricothyroïdien médian étant situé sous la glotte, il est possible lors d'une fermeture de la glotte avec risque vital de procéder à une incision ou ponction à travers ce ligament pour rétablir une voie aérienne, c'est la *coniotomie*.

Moyens d'union des cartilages du larynx 111

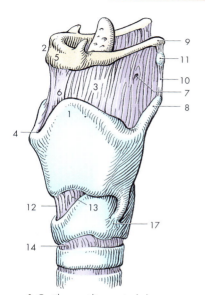

**A** Cartilages et ligaments du larynx, vue latérale oblique

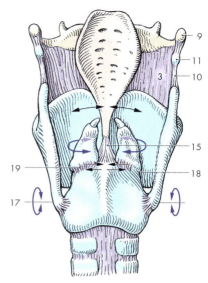

**B** Cartilages et ligaments du larynx, vue dorsale

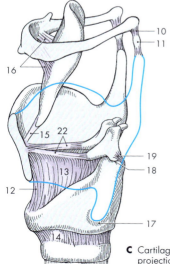

**C** Cartilages et ligaments du larynx, projection transparente en vue latérale oblique

**D** Larynx, coupe frontale

Appareil respiratoire

# Muscles du larynx

Les muscles propres du larynx assurent les *mouvements des cartilages les uns par rapport aux autres*, et influent sur la *position* et le *degré de tension des plis vocaux* (= cordes vocales). En fonction de leur situation et de leur origine, on les distingue en **muscles extrinsèques et intrinsèques**. En outre, il y a des muscles qui mobilisent le larynx en totalité (M. infrahyoïdiens [*voir* Tome 1, p. 326] et M. suprahyoïdiens ; M. constricteur inférieur du pharynx [*voir* p. 168]).

## Muscles extrinsèques du larynx

Le **M. crico-thyroïdien (A1)** est le seul muscle extrinsèque. Il prend naissance de chaque côté en avant sur l'arc du cartilage cricoïde, et va en deux parties, la **partie droite** (*pars recta*) **(A1a)** et la **partie oblique** (*pars obliqua*) **(A1b)**, au bord inférieur du cartilage thyroïde et à la face interne de la corne inférieure de ce cartilage. Lorsque le cartilage thyroïde est fixe, ce muscle fait basculer le cartilage cricoïde vers l'arrière contre le cartilage thyroïde et tend ainsi le pli vocal.

Le M. crico-thyroïdien est le seul muscle du larynx à être innervé par le *R. externe du N. laryngé supérieur*.

Les *M. constricteur inférieur du pharynx* et *thyro-hyoïdien* appartiennent fonctionnellement aux muscles extrinsèques du larynx.

## Muscles intrinsèques du larynx

Le groupe des muscles intrinsèques du larynx est innervé par le N. laryngé récurrent venant du nerf vague, et comporte les muscles suivants :

**M. crico-aryténoïdien postérieur (B-D2).** Il naît de chaque côté de la face dorsale de la *lame du cartilage cricoïde* et se dirige vers la face latérale du *processus musculaire du cartilage aryténoïde* (**B3**). Ce muscle attire le processus musculaire vers l'arrière. Le processus vocal est ainsi déplacé en dehors et la glotte s'élargit. Ce muscle est le seul **dilatateur global de la glotte** à l'inspiration.

**M. crico-aryténoïdien latéral (B-D4).** Il naît du *bord supérieur* et de la *face externe*

*de l'arc du cartilage cricoïde*, et se dirige vers le *processus musculaire de l'aryténoïde*, qu'il attire vers l'avant. Le processus vocal est ainsi déplacé en dedans, et la glotte se ferme.

**M. vocal (B5).** Il naît de chaque côté de la *face dorsale du cartilage thyroïde* et rejoint le *processus vocal de l'aryténoïde*. Ce muscle rapproche le cartilage thyroïde du processus vocal et ferme complètement la glotte en s'épaississant par sa contraction. La contraction parfaitement uniforme de ce muscle sert à la tension et au réglage fin du pli vocal. Le muscle vocal se prolonge latéralement par la large mais fine lame musculaire du *M. thyro-aryténoïdien*.

**M. thyro-aryténoïdien (C-D6).** Il naît de la *face interne du cartilage thyroïde* et va à la *face latérale de l'aryténoïde*. La contraction du muscle attire l'aryténoïde vers l'avant, raccourcit le pli vocal, et ferme la partie antérieure de la glotte (*pars intermembranacea*). Une partie des faisceaux de ce muscle va à l'épiglotte, et est décrite comme la **partie thyro-épiglottique (D6a)**. Ce faisceau musculaire contribue au rétrécissement du vestibule laryngé.

**M. aryténoïdien transverse (C7).** C'est un muscle unique impair, qui s'étend de la *face postérieure d'un cartilage aryténoïde* à celui du *côté opposé*. Ce muscle rapproche les aryténoïdes l'un de l'autre et ferme la partie postérieure de la glotte (*pars intercartilaginea*). Il agit ainsi comme tenseur du pli vocal.

**M. aryténoïdien oblique (C8).** Il est en superficie du M. aryténoïdien transverse, et naît de la *face dorsale du processus musculaire de l'aryténoïde d'un côté* pour se rendre à l'*apex de l'aryténoïde du côté opposé*. Le M. aryténoïdien oblique contribue au rétrécissement du vestibule laryngé en rapprochant les *plis ary-épiglottiques* (**D9**). D'autres fibres agissent de la même façon, en se détachant du M. aryténoïdien oblique et prolongent le parcours, c'est la **partie ary-épiglottique** formant le support du pli muqueux ary-épiglottique.

Muscles du larynx 113

Appareil respiratoire

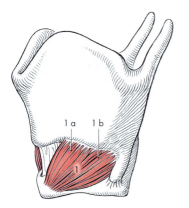

**A** M. crico-thyroïdien

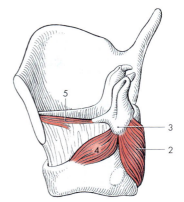

**B** M. crico-aryténoïdiens postérieur et latéral

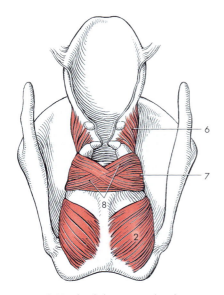

**C** Muscles du larynx, vue dorsale

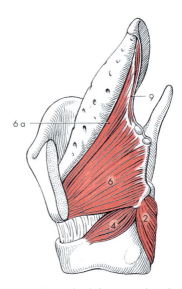

**D** Muscles du larynx, vue latérale

**114 Appareil respiratoire :** larynx

## Cavité laryngée

On décrit comme **cavité laryngée (A-B)** l'espace recouvert de muqueuse compris entre l'*entrée du larynx* et le *bord inférieur du cartilage cricoïde*. La cavité laryngée est divisée par deux paires de plis latéraux situés l'un au-dessus de l'autre en un étage supérieur, un étage moyen et un étage inférieur.

**Étage supérieur.** L'entrée du larynx, ou **margelle laryngée** (*aditus laryngis*) (**A1**), située dans un plan oblique, conduit au **vestibule laryngé** (**I**) qui va jusqu'aux **plis vestibulaires** (**A-B2**). La margelle laryngée est limitée par l'**épiglotte** (**A3**) et deux **plis muqueux ary-épiglottiques** (**A4**) qui s'étendent des bords latéraux de l'épiglotte jusqu'aux *cartilages corniculés* situés à la pointe des cartilages aryténoïdes. Dans le pli ary-épiglottique se trouve de chaque côté encore un autre petit cartilage, le *cartilage cunéiforme*. Ces cartilages soulèvent dans le pli ary-épiglottique le *tubercule corniculé* (**A5**) et le *tubercule cunéiforme* (**A6**). Entre les deux cartilages aryténoïdes, on trouve dorsalement un sillon dans la muqueuse, l'*incisure interaryténoïdienne*. De chaque côté de la margelle laryngée, c'est-à-dire du pli épiglottique, se trouve l'étage inférieur du pharynx avec un sillon muqueux, le *récessus piriforme* (**A7**) (*voir* p. 168), par lequel le liquide est écarté de la margelle laryngée pour s'engager dans l'œsophage.

La **paroi antérieure** du vestibule laryngé est formée par l'épiglotte, qui est reliée à la racine de la langue par des plis muqueux, et a une hauteur d'environ 4-5 cm. La **paroi postérieure** plane au niveau de l'incisure interaryténoïdienne se situe près du niveau des plis vestibulaires.

**Étage moyen.** C'est le plus petit, s'étendant depuis les **plis vestibulaires** (**A-B2**) jusqu'aux **plis vocaux** (**A-B8**), et est décrit comme **cavité laryngée intermédiaire** (**II**). De chaque côté cet étage s'élargit en un **ventricule laryngé** (**B-C9**), limité en haut par le pli vestibulaire, en bas par le pli vocal, et se termine en avant et en haut par un cul-de-sac borgne, le *saccule du larynx* (**C10**).

**Étage inférieur.** Il s'étend depuis les **plis vocaux** jusqu'au **bord inférieur du cartilage cricoïde**, et s'appelle la **cavité infraglottique (sous-glotte)** (**III**). Cet espace s'élargit dans le sens cranio-caudal et se prolonge en continuité par la trachée. La paroi de la cavité infraglottique recouverte de muqueuse est presque exclusivement formée par le **cône élastique** (**C11**).

**Histologie.** La muqueuse de la cavité laryngée est formée d'un **épithélium respiratoire cilié**, à l'exception des plis vocaux, et contient au niveau du vestibule laryngé et des plis vestibulaires de nombreuses **glandes mixtes.**

## Plis vestibulaires, plis vocaux (C)

**Plis vestibulaires** (**A2**) (fausses cordes vocales). Ils contiennent le **ligament vestibulaire** qui correspond au bord inférieur libre de la *membrane quadrangulaire* (**C12**), ainsi que de nombreuses **glandes** (**C13**). Les plis vestibulaires sont moins proéminents dans la cavité laryngée que les plis vocaux, de sorte que l'espace compris entre les plis vestibulaires des deux côtés (*rima vestibuli*) (**C14**) est plus large que celui qui sépare les deux plis vocaux sous-jacents (*rima glottidis*) (**C15**).

**Plis vocaux.** Les plis vocaux (**A-B8**) contiennent le **Lig. vocal** (**C16**) et le **M. vocal** (**C17**), et délimitent la partie antérieure de la fente glottique (*rima glottidis*).

**Histologie.** Les plis vocaux sont recouverts d'un **épithélium malpighien pluristratifié non kératinisé**, qui est lié de façon fixe avec le Lig. vocal sous-jacent. Les plis vocaux apparaissent **blancs** en raison de l'absence de sous-muqueuse et de vaisseaux sanguins, et contrastent de façon frappante avec l'aspect rosé du reste de la muqueuse.

> **Remarques cliniques.** Le tissu conjonctif lâche dans la muqueuse du vestibule laryngé permet de notables rétentions liquidiennes à partir du système vasculaire, de sorte qu'en cas d'inflammation ou de piqûre d'insecte il peut se produire un **œdème laryngé** sévère avec risque vital, le plus souvent faussement qualifié d'œdème glottique.

Cavité laryngée 115

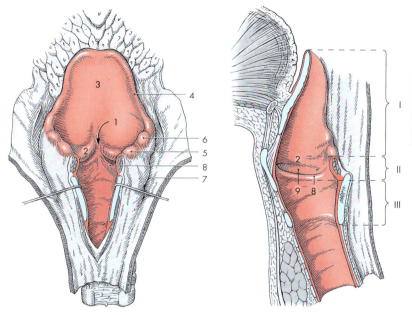

**A** Cavité laryngée, vue dorsale

**B** Cavité laryngée, coupe sagittale médiane

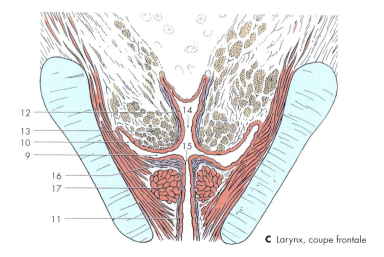

**C** Larynx, coupe frontale

# Glotte

Le terme glotte (**A**) désigne la **partie du larynx formant la voix**, comprise entre les deux **plis vocaux** et leurs **structures pariétales**. Chaque pli vocal contient dans sa longue partie antérieure le *Lig. vocal* (**A1**) et le *M. vocal* (**A2**). Dans sa partie postérieure plus courte se situe le *cartilage aryténoïde* (**A3**) avec le *processus vocal* (**A4**). La **fente glottique** (*rima glottidis*) (**A-D5**) peut également être divisée en une longue partie antérieure et une plus courte partie postérieure. La partie antérieure est la *partie intermembranacée* (**A6**) délimitée par le Lig. vocal de chaque côté. La partie postérieure comprise entre les cartilages aryténoïdes est la *partie intercartilagineuse* (**A7**). Les deux segments de la fente glottique peuvent s'ouvrir de façon variable.

> **Remarques cliniques.** Pour examiner le larynx, on introduit un miroir laryngé dans l'oropharynx ; c'est la **laryngoscopie indirecte** (**B**). On obtient une image inversée. La partie antérieure du vestibule laryngé sera en haut, la partie postérieure en bas.

## Anatomie fonctionnelle

La **forme de la fente glottique** se modifie selon la fonction. Lors de la *respiration calme* et de la *voix chuchotée*, la partie intermembranacée est fermée et la partie intercartilagineuse s'ouvre en triangle (**C**). En *respiration plus profonde* la partie antérieure s'ouvre également, c'est la position de respiration moyenne (**D**). En *inspiration profonde* la fente glottique s'élargit au maximum (**E**). Une telle ouverture de la fente glottique s'observe aussi de façon explosive lors de la toux par l'expiration saccadée. Pour produire le son, la **phonation**, la fente glottique est d'abord fermée (**F**), et les plis vocaux sont tendus. Puis la fente glottique s'ouvre par un flux aérien expiratoire, et les plis vocaux sont soumis à des oscillations qui créent des ondes sonores. La *puissance du son* dépend de la *force du flux aérien ; la hauteur du son* dépend de la *fréquence d'oscillation* qui elle-même est fonction de la longueur, de l'épaisseur et de la tension des plis vocaux. Lors de la pénétration de corps étrangers il se produit d'abord une fermeture réflexe de la fente glottique, qui s'ouvre ensuite par une toux réflexe explosive.

**D8** Épiglotte, **D9** Pli vocal, **D10** Pli aryépiglottique, **D11** Tubercule cunéiforme, **D12** Tubercule corniculé, **C13** Incisure interaryténoïdienne.

## Vascularisation, innervation et drainage lymphatique

Sur le plan artériel, le larynx et toutes ses structures sont vascularisés par l'**A. laryngée supérieure**, branche de l'*A. thyroïdienne supérieure*, et par l'**A. laryngée inférieure**, branche de l'*A. thyroïdienne inférieure*. Le drainage veineux se fait par les veines satellites homonymes qui aboutissent à la *V. jugulaire interne*.

La muqueuse laryngée jusqu'à la fente glottique est innervée par le *R. interne* du **N. laryngé supérieur**, purement sensitif, provenant du **N. laryngé récurrent** branche du N. vague. Les muscles intrinsèques du larynx sont tous innervés par le **N. laryngé récurrent**. Le seul muscle extrinsèque du larynx, le M. cricothyroïdien, est innervé par le *R. externe* du N. laryngé supérieur.

> **Remarques cliniques.** En cas d'atteinte unilatérale du **N. laryngé récurrent**, tous les muscles intrinsèques du larynx sont paralysés et le pli vocal du côté atteint va se trouver en adduction paramédiane. En cas d'atteinte aiguë bilatérale du N. laryngé récurrent, la position d'adduction des deux plis vocaux paralysés au niveau de la fente glottique provoque un stridor et de la dyspnée pouvant nécessiter une trachéotomie (*voir* p. 120).

Le drainage lymphatique de la partie supérieure du larynx jusqu'à la fente glottique se fait par le groupe **supérieur** des *Ln. cervicaux profonds* ; de la partie inférieure en dessous de la fente glottique par les groupes **moyen** et **inférieur** des *Ln. cervicaux profonds* et vers les *Ln. pré- et paratrachéaux*.

> **Remarques cliniques.** Les vaisseaux lymphatiques forment dans la muqueuse du larynx un réseau superficiel de capillaires lymphatiques, qui se draine dans des collecteurs lymphatiques qui se trouvent dans la profondeur de la lamina propria. Dans le carcinome laryngé évolué, les *lymphonœuds latéro-cervicaux profonds supérieurs* sont le plus souvent atteints.

Glotte **117**

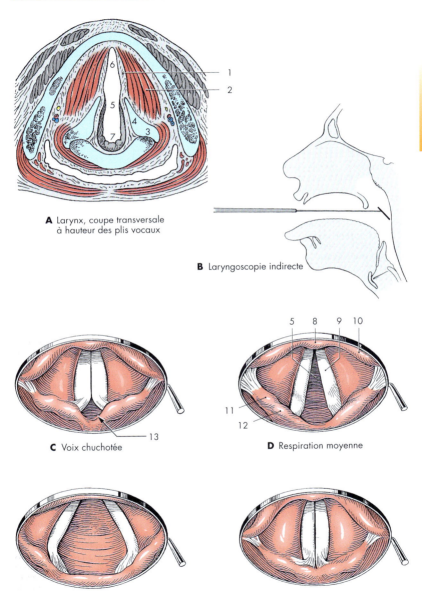

**A** Larynx, coupe transversale à hauteur des plis vocaux

**B** Laryngoscopie indirecte

**C** Voix chuchotée

**D** Respiration moyenne

**E** Respiration profonde

**F** Position de phonation

Appareil respiratoire

**118 Appareil respiratoire : trachée**

# Trachée

## Trachée et bronches principales extrapulmonaires

La **trachée** (A) est un tube flexible, long de 10 à 12 cm, qui s'étend depuis le *cartilage cricoïde* jusqu'à la *bifurcation trachéale*, et se divise en une **partie cervicale** (I) et une **partie thoracique** (II). La partie cervicale s'étend de la 6e à la 7e vertèbre cervicale, la partie thoracique plus longue va de la 1re à la 4e vertèbre thoracique.

La **paroi** de la trachée (B) se compose de 16 à 20 cartilages hyalins en forme de fer à cheval, les **cartilages trachéaux** (B1), qui renforcent les parois antérieure et latérales de la trachée, et sont unis entre eux par des ligaments, les **Lig. annulaires** (B2). Sur la paroi postérieure (C) les cartilages trachéaux sont fermés en anneaux par une **membrane de tissu conjonctif** (*paries membranacea*) (C3) qui contient de la musculature lisse. Au niveau de la **bifurcation trachéale** (B-C4), disposée de façon asymétrique, la trachée se divise en **bronches principales droite** (B-C5) et **gauche** (B-C6). La bronche principale droite est plus courte et plus large que la bronche principale gauche. Elle n'est déviée par rapport à la trachée que de 20° et prolonge donc pratiquement sa direction. La bronche principale gauche est plus longue et plus étroite, déviée de l'axe trachéal d'environ 35°.

Au niveau de la **bifurcation trachéale** (D), un éperon sagittal soulevé par du cartilage, la **carina trachéale** (D7), fait saillie dans la lumière. Elle sépare le flux aérien lors de l'inspiration. Le diamètre transversal de la trachée est plus grand que son diamètre sagittal.

**Histologie.** La trachée et les bronches principales (E) ont une structure pariétale à peu près identique en trois couches : une **tunique muqueuse** (E8) interne, avec un épithélium respiratoire pluristratifié et des *glandes trachéales* mixtes ; une **tunique fibro-musculo-cartilagineuse** moyenne qui se compose en avant et latéralement des *cartilages trachéaux* et des *Lig. annulaires*, et en arrière du *tissu conjonctif*

avec le *M. trachéal* (E9) constitué de muscle lisse ; une couche externe de protection, la **tunique adventitielle** (E10). Le tissu conjonctif de la paroi trachéale, en particulier des Lig. annulaires, est riche en réseaux de fibres élastiques. Les fibres collagènes et élastiques sont disposées de telle façon dans la paroi de la trachée que les cartilages trachéaux sont soumis à une tension transversale et longitudinale.

**Vaisseaux, nerfs et drainage lymphatique.** La trachée est vascularisée par des R. trachéaux de l'**A. thyroïdienne inférieure**, les bronches principales par des **R. bronchiques**. Le drainage veineux se fait par des veines homonymes. Le M. trachéal lisse est innervé par le **N. laryngé récurrent** branche du N. vague, qui assure également l'innervation sensitive et sécrétoire. Le drainage lymphatique se fait par les **Ln. paratrachéaux**, le long de la tunique adventitielle de la trachée, et par les **Ln. trachéo-bronchiques supérieurs et inférieurs** au niveau de la bifurcation trachéale.

> **Remarques cliniques.** En raison de l'orientation différente des deux bronches principales, les **corps étrangers aspirés**, en particulier chez l'enfant, tombent plus souvent dans la bronche principale droite plus verticale et gagnent le poumon droit, et peuvent aboutir à des *pneumonies par aspiration*.

L'épithélium respiratoire pluristratifié comporte en surface des cils vibratiles dont les battements expulsent les particules et germes inhalés, et forme ainsi un élément important du système de défense non spécifique. Chez les grands fumeurs, l'épithélium respiratoire se transforme en épithélium pavimenteux stratifié (*métaplasie malpighienne de la trachée*). Le tabagisme entraîne en outre un engluage et une immobilisation des cils de sorte que l'évacuation des substances nocives (*clearance mucociliaire*) n'est plus assurée. Un trouble de la clearance mucociliaire chez les patients atteints de mucoviscidose aboutit aussi à des infections récidivantes des voies respiratoires.

Trachée et bronches principales extrapulmonaires

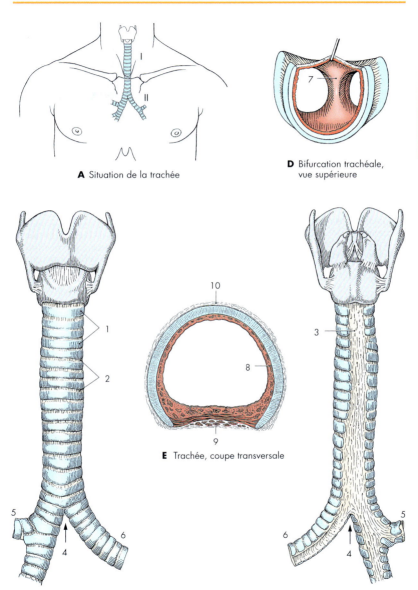

**A** Situation de la trachée

**D** Bifurcation trachéale, vue supérieure

**B** Larynx, trachée et bronches principales, vue ventrale

**E** Trachée, coupe transversale

**C** Larynx, trachée et bronches principales, vue dorsale

# Topographie du larynx et de la trachée

Le **larynx** et la **partie cervicale de la trachée** sont des éléments de l'**axe viscéral du cou**, et se situent dans la partie médiane de la région cervicale antérieure (**A**). Le contour superficiel de cette région est repéré par la *proéminence laryngée* (**A1**) d'importance variable selon les individus car, au niveau du *cartilage thyroïde* (**A2**), le larynx est situé directement sous la peau. La proéminence laryngée, le cartilage thyroïde ainsi que le *Lig. crico-thyroïdien* (**A3**) sont ainsi palpables sous la peau. Distalement en direction de l'ouverture supérieure du thorax, l'axe viscéral du cou s'éloigne progressivement de la surface. Il adapte ainsi son trajet aux courbures de la colonne vertébrale.

L'axe viscéral du cou est situé dans l'**espace conjonctif du cou** (**B**), qui se trouve entre les feuillets moyen et profond du fascia cervical, c'est-à-dire les **lame prétrachéale** (**A-B4**) et **lame prévertébrale** (**A-B5**) du **fascia cervical**, et passe de l'espace conjonctif du cou à celui du thorax. Le larynx est directement recouvert en avant par le feuillet moyen du fascia cervical, auquel est accolé le feuillet superficiel ou **lame superficielle** (**B6**). Dorsalement par rapport au larynx se situe la *partie laryngée du pharynx* (**A7**). La trachée est séparée de la *glande thyroïde* (**A-C8**) par les feuillets moyen et superficiel du fascia cervical. Dorsalement par rapport à la trachée se trouve l'œsophage.

**Anatomie fonctionnelle.** Les viscères du cou sont incorporés dans leur environnement de telle sorte qu'ils peuvent être soulevés et abaissés, et glisser l'un contre l'autre. Le larynx est suspendu à l'os hyoïde et fixé indirectement à la base du crâne, et maintenu à la cage thoracique par la traction des structures élastiques de la trachée et de l'arbre bronchique. Le **larynx est mobilisé dans l'axe longitudinal du corps** lors de la *déglutition* (élévation d'environ 2 à 3 cm), lors de la *phonation* et lors de la *respiration profonde*. Lors de l'*extension* de la tête et de la colonne cervicale, le larynx monte crânialement de plus d'une hauteur vertébrale ; lors de la *flexion* de la tête et de la colonne cervicale, le cartilage cricoïde (**A10**) descend jusque dans l'ouverture supérieure du thorax. La longueur totale de la course va jusqu'à 4 cm.

**Remarques cliniques.** En cas de fermeture de la glotte avec risque vital, p. ex. par œdème de la muqueuse, la voie aérienne peut être réouverte artificiellement soit par une section du Lig. crico-thyroïdien médian – **coniotomie** (flèche rouge) – soit par une section de la trachée au-dessus ou en dessous de l'isthme thyroïdien – **trachéotomie haute** (flèche noire) ou **trachéotomie basse** (flèche bleue).

## Topographie des nerfs du larynx

L'innervation du larynx et de la trachée se fait par des branches du **N. vague** (**B-C11**). Le **N. laryngé supérieur** (**C12**) se sépare du tronc du N. vague sous le ganglion inférieur, et se dirige médialement par rapport à l'*A. carotide interne* (**B-C13**) et aux branches de l'*A. carotide externe* (**C14**). Environ à la hauteur de l'os hyoïde (**A-C9**), il se divise en un **rameau externe moteur** (**C12a**) pour les *M. crico-thyroïdien* (**C15**) et constricteur inférieur du pharynx (**C16**), et un **rameau interne sensitif** (**C12b**) qui traverse la membrane thyro-hyoïdienne (**C17**) et aboutit sous la muqueuse du récessus piriforme où il peut s'anastomoser avec le *N. laryngé récurrent* (**C18**). Le rameau interne innerve la muqueuse du larynx jusqu'à la fente glottique. Le **N. laryngé récurrent** (**C19**) se sépare du N. vague dans le thorax. À **gauche**, il s'enroule autour de l'arc aortique puis remonte vers le larynx en donnant des branches dans le sillon entre l'œsophage et la trachée. À **droite**, il s'enroule autour de l'A. subclavière (**C20**) puis remonte sur la face latérale de la trachée. Dans son trajet vers le larynx, le N. laryngé récurrent passe en arrière de la glande thyroïde (**A-C8**). Sa **branche terminale** (**B-C18**) gagne l'intérieur du larynx au bord caudal du M. constricteur inférieur du pharynx (**C16**). Il se divise en **branches antérieure et postérieure**, et apporte l'innervation *motrice* à tous les muscles du larynx à l'exception du M. crico-thyroïdien, et l'innervation *sensitive* de la muqueuse sous la fente glottique.

**Remarques cliniques.** Lors des opérations sur la glande thyroïde, le N. laryngé récurrent peut être étiré ou blessé (*voir* aussi p. 116).

**B21** A. vertébrale.

Topographie du larynx et de la trachée **121**

**Appareil respiratoire**

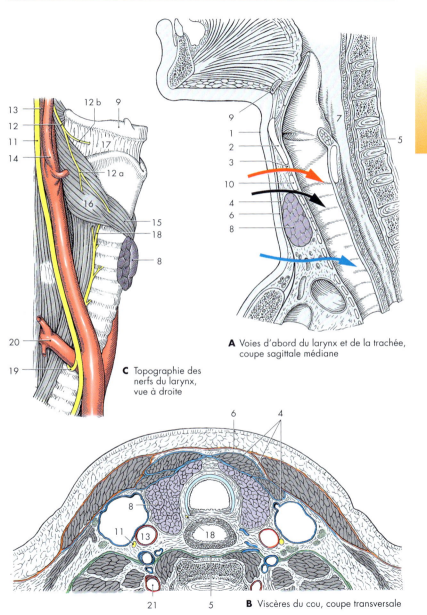

**A** Voies d'abord du larynx et de la trachée, coupe sagittale médiane

**C** Topographie des nerfs du larynx, vue à droite

**B** Viscères du cou, coupe transversale

**122  Appareil respiratoire :** poumons

# Poumons

Les **poumons**, organes pairs, sont situés de chaque côté du *médiastin* dans une *cavité* séreuse *pleurale* (pour la situation *voir* p. 94).

## Surface des poumons

La forme d'un poumon ressemble à un demi-cône. Chez l'enfant, la surface des poumons est rose pâle ; avec l'âge elle devient gris ardoise par les impuretés de l'air.

**Surface externe.** Elle reçoit l'empreinte des structures voisines de la paroi thoracique, du diaphragme et du médiastin, ce qui est nettement reconnaissable sur le poumon fixé in situ. Chaque poumon a un sommet cupuliforme, l'**apex pulmonaire (A-B1)**, qui dépasse de quelques centimètres l'ouverture ventrale supérieure du thorax. La **base pulmonaire (A-C2)** ou **face diaphragmatique (A-C3)** est *concave*, et repose sur le diaphragme. La surface pulmonaire externe orientée vers les côtes est *convexe* et s'appelle la **face costale (A et B)**. La surface orientée médialement, la **face médiastinale (C et D)** est divisée par le *hile pulmonaire* (**C-D4**) en une *face médiastinale* (**C-D5**) située en avant et une *partie vertébrale* (**C-D6**) en arrière. Les deux faces médiastinales présentent une dépression par la surface voisine du cœur, c'est l'*empreinte cardiaque* (**C-D7**). Sur la face médiale du poumon droit il y a en outre les empreintes de l'*A. subclavière droite* (**C8a**), de la *V. azygos* et de l'œsophage (**C9**). À gauche, l'*arc aortique* (**D10a**), l'*aorte thoracique* (**D10b**) et l'*A. subclavière gauche* (**D8b**) dessinent des sillons visibles.

**Hile pulmonaire. La racine du poumon** (*radix pulmonis*) désigne l'ensemble des vaisseaux et des bronches entrant et sortant du milieu de la face pulmonaire médiale, qui établissent des rapports avec le cœur et la trachée, et qui sont, pour l'essentiel, ordonnés de façon similaire des deux côtés.

Les **veines pulmonaires** sont en avant, les **bronches** en arrière, et les **artères pulmonaires** au milieu. Dans la direction craniocaudale on distingue la disposition suivante :

à droite se trouve la section de la **bronche lobaire supérieure (C11)** juste au-dessus de celle de l'**A. pulmonaire (C12a)** (*situation épi-artérielle*), en dessous suivent les sections de la **bronche principale droite** (**C13a**) (*situation hypo-artérielle*) et des **V. pulmonaires inférieures (C14a)**. À gauche, la section la plus crâniale est celle de l'**A. pulmonaire (D12b)**, puis suivent les sections de la **bronche principale gauche (D13b)** (*situation hypo-artérielle*) et des **V. pulmonaires inférieures (D14b)**.

Les formations entrantes et sortantes du hile pulmonaire sont entourées d'un **pli de réflexion de la plèvre**, qui se prolonge caudalement en avant de l'empreinte cardiaque, de telle sorte que les plis de réflexion antérieur et postérieur se rejoignent presque, formant le **Lig. pulmonaire (C-D15)**. Grâce à ces plis de réflexion, les formations du hile pulmonaire sont séparées de la cavité pleurale. Le hile situé en extrapleural et ses voies de conduction sont en relation directe avec le tissu conjonctif médiastinal.

**Bords des poumons.** Les surfaces pulmonaires sont délimitées en avant et en bas par des bords fins et tranchants. La face costale et la face médiastinale se rejoignent au **bord antérieur (A-D16)** aigu. Au poumon gauche, ce bord comporte une échancrure, l'*incisure cardiaque* (**B-D17**) due à l'empreinte cardiaque. Entre la face costale et la face diaphragmatique se trouve le **bord inférieur (A-D18)**.

**Lobes et fissures pulmonaires.** Chaque poumon est divisé en lobes par de profondes fissures. Le **poumon droit** a en règle un **lobe supérieur (A19)**, un **lobe moyen (A20)** et un **lobe inférieur (A21)**. Les lobes supérieur et inférieur sont séparés par la **fissure oblique (A22)** allant d'en haut et en arrière à en bas et en avant. Les lobes supérieur et moyen sont séparés par la **fissure horizontale (A23)** à situation antérieure et latérale. Le **poumon gauche** plus petit ne comporte qu'un **lobe supérieur (B19)** et un **lobe inférieur (B21)**, séparés comme à droite par la **fissure oblique (B22)**. L'extrémité ventro-caudale du lobe supérieur gauche a le plus souvent une expansion en forme de langue, la *lingula* (**B24**). Les surfaces des poumons entre les lobes pulmonaires sont appelées *faces interlobaires*.

Surface des poumons **123**

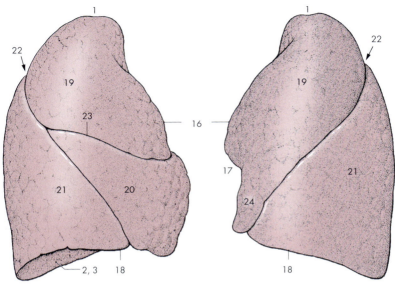

**A** Poumon droit, vue latérale

**B** Poumon gauche, vue latérale

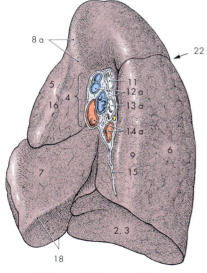

**C** Poumon droit, vue médiale

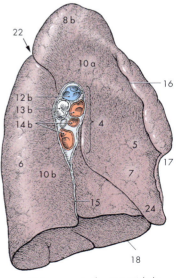

**D** Poumon gauche, vue médiale

Appareil respiratoire

## Segmentation bronchique et segments broncho-pulmonaires

Les **bronches principales** droite et gauche se divisent (en fonction du nombre de lobes pulmonaires), à droite en trois **bronches lobaires** et à gauche en deux (*voir* plus bas), dont le diamètre est compris entre 8 et 12 mm. Leur division à partir de la bronche principale se fait à droite pour la *bronche lobaire supérieure* à 1-2,5 cm de la bifurcation trachéale, pour les *bronches lobaires moyenne et inférieure* à environ 5 cm. À **gauche**, la bronche principale se divise également en *bronches lobaires supérieure et inférieure* à environ 5 cm de la bifurcation trachéale. Les bronches lobaires se divisent en **bronches segmentaires** : 10 à droite, 9 à gauche. À **droite**, la bronche lobaire supérieure se divise en *bronches segmentaires 1-3*, la bronche lobaire moyenne en *bronches segmentaires 4-5*, la bronche lobaire inférieure en *bronches segmentaires 6-10*. À **gauche**, la bronche lobaire supérieure se divise en *bronches segmentaires 1-2* ainsi que *3-5*, la bronche lobaire inférieure en *bronches segmentaires 6-10*.

### Segments et lobules pulmonaires

**Segments broncho-pulmonaires.** Les segments pulmonaires sont des *sous-unités des lobes pulmonaires*, dont le principe de constitution correspond au mode de division de l'arbre bronchique. Les segments pulmonaires correspondent à des **unités broncho-artérielles**, car une **bronche segmentaire** passe avec une **branche de l'A. pulmonaire** au centre d'un segment (donc intrasegmentaire). La division ultérieure d'une bronche segmentaire reste limitée au segment correspondant.
Les **branches des veines pulmonaires** cheminent dans le tissu conjonctif à la surface d'un segment (donc intersegmentaire), et marquent les **limites d'un segment.** Les branches veineuses se rassemblent vers le hile en de grandes *V. pulmonaires.* En vue tridimensionnelle, les segments pulmonaires constituent des unités de construction en forme de coin ou de pyramide, dont les sommets sont dirigés vers le hile.

**Lobules pulmonaires.** Les bronches segmentaires se divisent successivement en **bronches moyennes et petites** qui donnent des **bronchioles.** Chaque bronchiole pourvoit un **lobule**

pulmonaire. Les lobules pulmonaires sont les *sous-unités des segments pulmonaires.*

Les lobules pulmonaires ne sont pas développés partout dans le poumon, mais se trouvent surtout dans la région de la *surface pulmonaire.* Ils apparaissent comme des *polygones*, de hauteur entre 0,5 et 3 cm, car ils sont entourés de tissu conjonctif dans lequel peuvent se déposer des particules inhalées. Celles-ci font apparaître les limites des lobules en bleu, voire en noir.

La bronchiole se divise 3 à 4 fois dans un lobule pulmonaire, et se termine par la division extrême de l'arbre bronchique en alvéoles. Ces divisions finales comportent plusieurs ordres de **bronchioles respiratoires** et **conduits alvéolaires** dont les parois forment les **alvéoles pulmonaires** où se font les échanges gazeux.

Le tissu conjonctif des poumons se compose de deux systèmes différents. Le **tissu conjonctif péribronchique ou péri-artériel** accompagne les divisions de l'arbre bronchique et de l'A. pulmonaire jusqu'aux bronchioles respiratoires, et sert à la mobilité de ces structures par rapport aux membranes alvéolo-capillaires qui les entourent. Le second système, externe, se compose d'un **tissu conjonctif sous-pleural,** qui tapisse la surface des lobes pulmonaires, et à partir duquel partent des septa cloisonnant les segments et lobules pulmonaires. Cet ensemble conjonctif sert de couche de glissement, mais aussi de protection contre l'étirement excessif.

**Bleu** : lobe supérieur, **Vert** : lobe moyen, **Rouge** : lobe inférieur.
**I** Bronche lobaire supérieure droite, **II** Bronche lobaire moyenne droite, **III** Bronche lobaire inférieure droite, **IV** Bronche lobaire supérieure gauche, **V** Bronche lobaire inférieure gauche, **1** Segment apical et bronche segmentaire apicale (poumon droit seulement), **2** Segment postérieur et bronche segmentaire postérieure (poumon droit seulement), **1+2** Segment apico-postérieur et bronche segmentaire apico-postérieure (poumon gauche seulement), **3** Segment antérieur et bronche segmentaire antérieure, **4** Segment latéral et bronche segmentaire latérale, **5** Segment médial et bronche segmentaire médiale, **6** Segment supérieur et bronche supérieure, **7** Segment basal médial et bronche basale médiale, **8** Segment basal antérieur et bronche basale antérieure, **9** Segment basal latéral et bronche basale latérale, **10** Segment basal postérieur et bronche basale postérieure, **11** Bifurcation trachéale, **12** Bronche principale droite, **13** Bronche principale gauche.

Segmentation bronchique et segments broncho-pulmonaires **125**

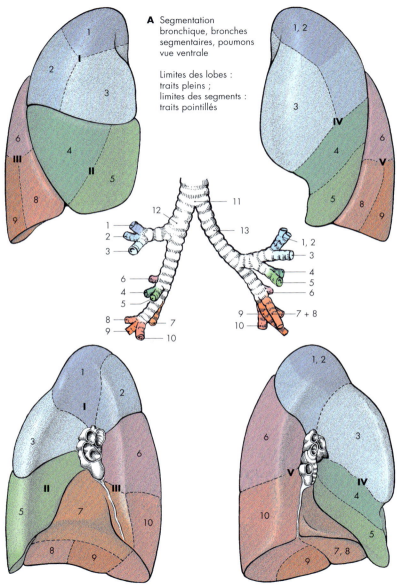

**A** Segmentation bronchique, bronches segmentaires, poumons vue ventrale

Limites des lobes : traits pleins ; limites des segments : traits pointillés

**B** Segmentation bronchique, bronches segmentaires, poumons vue médiale

Appareil respiratoire

## Anatomie microscopique

Le **tissu pulmonaire** se compose de la partie de l'arbre bronchique responsable de la *conduction de l'air* et des échanges gazeux, des *vaisseaux pulmonaires*, de *tissu conjonctif* et d'une *musculature lisse*. Au fur et à mesure de la division de l'arbre bronchique et des vaisseaux, l'architecture microscopique se modifie. Le diamètre global de l'arbre bronchique s'agrandit à chaque division.

## Portion conductrice de l'air

**Bronches intrapulmonaires (A).** La paroi des **bronches lobaires et segmentaires** se compose de trois couches : tunique muqueuse (**A1**), tunique musculo-cartilagineuse (**A2**) et tunique adventitielle (**A3**). La **tunique muqueuse** est tapissée d'un épithélium cilié respiratoire (**A1a**) qui repose sur une *lamina propria* (**A1b**) de tissu conjonctif riche en fibres élastiques. Dans la **tunique musculo-cartilagineuse**, on trouve, au contraire des bronches extrapulmonaires, une couche pratiquement fermée faite de cellules musculaires lisses spiralées (*musculus spiralis*) (**A2a**). Les *fragments cartilagineux* de la paroi bronchique (**A2b**) sont irrégulièrement constitués. Ils forment des lames ou des boucles et se composent, dans les bronches les plus grosses, de cartilage hyalin, qui est progressivement remplacé dans les bronches plus petites par du cartilage élastique. Entre les fragments cartilagineux se trouvent des *glandes bronchiques* séro-muqueuses mixtes (**A2c**). En outre, dans le tissu conjonctif de la tunique musculo-cartilagineuse se trouve un plexus veineux. Une mince **tunique adventitielle** (**A3**) conjonctive forme le rapport de la paroi bronchique avec l'environnement, et apporte les *R. bronchiques* (**A3a**) nourriciers pour la bronche. Au niveau des divisions bronchiques se trouvent souvent des lymphonœuds, les *Ln. bronchopulmonaires* (**A3b**). Une branche de l'A. pulmonaire accompagne toujours une bronche.

**Bronchioles (B).** Les bronchioles qui prennent naissance de la division des petites bronches ont un diamètre de 0,3 à 0,5 mm. Leur paroi est dépourvue de cartilage et se compose d'une **tunique muqueuse**, d'une **tunique musculaire** et d'une **tunique adventitielle**. La paroi des bronchioles possède un système riche en fibres élastiques, qui empêche le collapsus de la paroi dépourvue de cartilage lors du relâchement de la musculature (**B**). Les bronchioles se divisent en **bronchioles terminales** (**B4**). Elles sont accompagnées de petites branches de l'A. pulmonaire.

Jusqu'aux bronchioles les plus petites, l'arbre bronchique ne sert que de voie de conduction aérienne et appartient donc à l'**espace mort anatomique**. Il intervient dans la purification, la saturation en vapeur d'eau et le réchauffement de l'air.

## Portion des échanges gazeux

**Bronchioles respiratoires et conduits alvéolaires (B).** La division des bronchioles terminales donne naissance à des **bronchioles respiratoires** (**B5**), qui sont considérées comme éléments intermédiaires faisant communiquer la partie conductrice avec la partie des échanges gazeux du poumon. Leur diamètre moyen est de 0,4 mm, leur paroi est recouverte d'un épithélium cubique et contient encore de la *musculature lisse*. Par endroits, la paroi est interrompue par des dilatations à paroi fine, les *alvéoles pulmonaires*. Les bronchioles respiratoires sont accompagnées par des *artérioles* issues de l'A. pulmonaire, et se divisent 3 à 6 fois. Elles se continuent par les **conduits alvéolaires** (**B6**) dont les parois ne sont constituées que d'*alvéoles* (**B7**), et qui se divisent en culs-de-sac terminaux borgnes (*sacculi alveolares*). Accompagnant les conduits alvéolaires, ce sont les précapillaires, autour des alvéoles les *capillaires*.

**Alvéoles.** C'est dans les alvéoles que se font les échanges gazeux. Leur nombre dans un poumon est d'environ 300 millions, avec une surface globale de 140 m². Deux alvéoles voisines possèdent une fine paroi commune, le **septum interalvéolaire**, qui contient du tissu conjonctif et des capillaires, et est tapissé de chaque côté par un épithélium plat. L'épithélium alvéolaire se compose de deux types de cellules. Les *pneumocytes de type I* forment plus de 90 % des cellules épithéliales et sont les cellules de soutien des alvéoles. Les 10 % restants appartiennent au groupe des *pneumocytes de type II*, qui produisent le *surfactant* (facteur de tension et de relâchement de surface) et sont les *cellules souches des cellules du type I*. On appelle **membrane alvéolo-capillaire** l'espace que doivent parcourir les gaz entre la lumière alvéolaire et la lumière capillaire. Son épaisseur est de 0,3-0,7 μm, et elle se compose de l'épithélium alvéolaire, des *membranes basales fusionnées* et de l'*endothélium capillaire*.

> **Remarques cliniques.** Dans le tissu conjonctif des bronches et dans les septa alvéolaires il y a aussi des mastocytes, qui jouent un important rôle dans la pathologie allergique des voies respiratoires (*asthme bronchique*). Une diminution ou destruction des alvéoles et des septa interalvéolaires aboutit à l'*emphysème pulmonaire*, avec nette réduction de la capacité respiratoire. Une augmentation du tissu conjonctif dans les septa alvéolaires aboutit au contraire à une *fibrose pulmonaire* avec troubles des échanges gazeux.

Anatomie microscopique du poumon 127

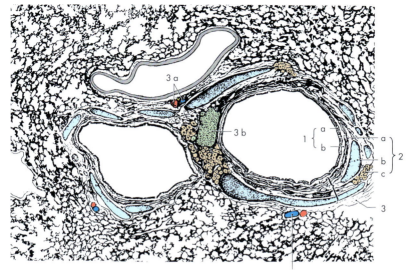

**A** Tissu pulmonaire : bronches, microscopie optique

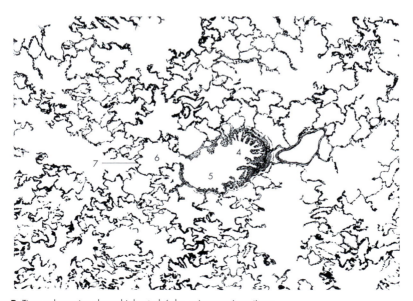

**B** Tissu pulmonaire : bronchiole et alvéoles, microscopie optique

# 128 Appareil respiratoire : poumons

## Système vasculaire et innervation

Les poumons possèdent des vaisseaux fonctionnels, les **vaisseaux pulmonaires** (**vasa publica**), qui appartiennent à la petite circulation, et des vaisseaux nourriciers, les **vaisseaux bronchiques** (**vasa privata**), qui naissent de la grande circulation.

**Vaisseaux pulmonaires** (*vasa publica*) (**A**). Un peu sous la bifurcation trachéale (**A1**), le **tronc pulmonaire** (**A2**) se divise en deux **A. pulmonaires**, qui transportent le sang désaturé vers les alvéoles pulmonaires. L'*A. pulmonaire droite* (**A3**) est plus longue et plus large que l'*A. pulmonaire gauche* (**A4**). Les deux A. pulmonaires sont situées ventralement par rapport aux bronches principales (**A5**), et se divisent avant d'arriver au hile en leurs branches qui continuent à se ramifier parallèlement à l'arbre bronchique. Les **branches des A. pulmonaires** sont en relation étroite, le plus souvent dorso-latérale, avec le rameau correspondant de l'arbre bronchique au centre du segment pulmonaire. Les A. pulmonaires et leurs grosses branches sont des artères de *type élastique*. Les rameaux artériels plus petits accompagnant les petites bronches et bronchioles sont des vaisseaux de *type musculaire*.
L'évacuation du sang oxygéné à partir des poumons se fait par des **veines interlobulaires** et **intersegmentaires**, qui se dirigent vers le hile et se réunissent en **V. pulmonaires droites et gauches** (**A6** et **A7**). Dans la région du hile, les V. pulmonaires sont situées ventralement et caudalement par rapport aux artères. Elles n'ont pas de valvules.

**Système des conduits lymphatiques et lymphonœuds régionaux.** Le système lymphatique des poumons est divisé en deux, en fonction de l'architecture conjonctive. Le **système lymphatique profond** ou **péribronchique** (**B8**) s'étend le long du tissu conjonctif péribronchique. Il comprend des relais lymphatiques au niveau des divisions des bronches lobaires et segmentaires, ce sont les *Ln. broncho-pulmonaires* (**B9**). Les relais suivants sont les *Ln. trachéo-bronchiques inférieurs* (**A10**) et *supérieurs* (**A11**), situés près des bronches principales et de la bifurcation. Le deuxième **système lymphatique superficiel** ou **segmentaire** (**B12**) commence par des *capillaires lymphatiques* dans le *tissu conjonctif lâche subpleural*, ainsi que les *cloisons*

conjonctives interlobulaires et intersegmentaires, qui se réunissent en pédicules lymphatiques autour des V. pulmonaires. Les premiers relais lymphatiques sont les *Ln. trachéo-bronchiques* qui sont en rapport avec les *Ln. paratrachéaux* le long de la trachée.

> **Remarques cliniques.** On appelle **lymphonœuds hilaires** ceux situés dans la région du cratère hilaire. Il s'agit essentiellement des Ln. broncho-pulmonaires aux divisions bronchiques et vasculaires. Les lymphonoeuds hilaires et paratrachéaux sont les plus importants relais dans la *tuberculose* et le *carcinome bronchique*.

**Vaisseaux bronchiques** (*vasa privata*) (**C**). La vascularistion du parenchyme pulmonaire se fait par les **R. bronchiques** de l'*aorte thoracique* (**C13**). Pour le poumon gauche, le plus souvent deux R. bronchiques (**C14**) naissent directement de l'aorte ; pour le poumon droit, un R. bronchique (**C15**) prend naissance de la 3e ou 4e *A. intercostale postérieure*. Les R. bronchiques passent dans le tissu conjonctif péribronchique, et vascularisent les parois de l'arbre bronchique et celles des artères satellites. Le drainage veineux se fait par des **V. bronchiques** qui rejoignent la *V. azygos*, la *V. hémi-azygos* et en partie aussi les *V. pulmonaires*.

**Innervation.** Le *N. vague* et le *tronc sympathique* forment sur les bronches principales un plexus, le **plexus pulmonaire** (*voir* Tome 3, p. 116), qui suit les bronches et les vaisseaux, et innerve ces éléments ainsi que la plèvre viscérale.
Les **efférences** du N. vague provoquent la contraction, les efférences du sympathique au contraire la dilatation de la musculature bronchique et un rétrécissement des vaisseaux dans le poumon. Les fibres **afférentes** du N. vague conduisent l'influx venant des récepteurs sensibles à l'extension qui se trouvent dans la trachée, les bronches, les bronchioles et la plèvre viscérale. Les fibres afférentes du sympathique sont en majorité des fibres de la douleur.

> **Remarques cliniques.** Lors d'un *asthme bronchique*, l'innervation fonctionnellement défaillante de la musculature lisse des petites bronches et des bronchioles conduit à une contraction et donc à un rétrécissement de la lumière à la phase expiratoire.

Système vasculaire et innervation des poumons

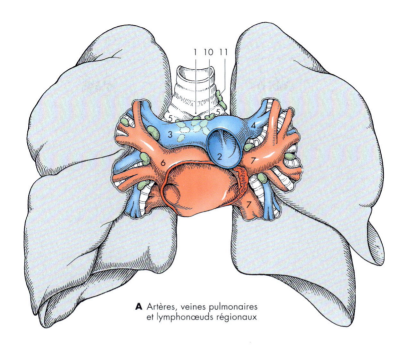

**A** Artères, veines pulmonaires et lymphonœuds régionaux

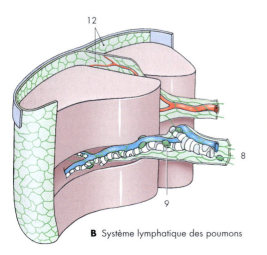

**B** Système lymphatique des poumons

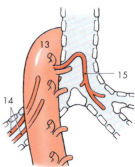

**C** Origine des R. bronchiques

# Appareil respiratoire : poumons

## Plèvre

La séreuse des poumons s'appelle la **plèvre (A-B)**. Elle se compose de la **plèvre viscérale** (aussi appelée **plèvre pulmonaire**) **(A1)** et de la **plèvre pariétale (A2)**, qui tapisse des deux côtés de la cavité thoracique l'espace occupé par le poumon correspondant. La plèvre viscérale et la plèvre pariétale sont en continuité l'une de l'autre au niveau du hile pulmonaire. Entre les deux feuillets pleuraux se trouve un espace virtuel capillaire, la **cavité pleurale**, qui contient quelques millilitres d'un liquide séreux et permet, en tant qu'espace de glissement, les mouvements des poumons lors de la respiration.

**Plèvre viscérale.** Elle est inséparable de la *surface pulmonaire* et l'entoure presque partout. Elle passe également dans les *espaces interlobulaires*, mais épargne les régions qui sont entourées par le pli de réflexion de la plèvre viscérale sur la plèvre pariétale, c'est-à-dire le hile et la partie du poumon située entre le Lig. pulmonaire.

**Plèvre pariétale.** Elle forme la paroi périphérique de la cavité pleurale, et est décrite différemment selon la région. La **plèvre costale (A-B3)** est accolée à la paroi thoracique osseuse, la **plèvre diaphragmatique (A-B4)** au diaphragme, et la **plèvre médiastinale (A-B5)** à l'espace conjonctif médiastinal. Le **dôme pleural (A-B6)** est le prolongement de la plèvre costale qui dépasse l'ouverture crâniale du thorax en avant, atteint en arrière la tête de la 1re côte, et est rempli par l'apex pulmonaire. Entre la plèvre pariétale et la paroi thoracique il existe une couche de glissement conjonctive, le **fascia endothoracique.** Au niveau du dôme pleural, il est renforcé en une *membrane suprapleurale* et fixé au dôme pleural.

**Récessus pleuraux.** Les récessus pleuraux sont des espaces complémentaires qui se situent à la transition des différents secteurs de la plèvre. Entre la partie plongeante de la coupole diaphragmatique et la paroi thoracique, les *plèvres costale et diaphragmatique* limitent de chaque côté un cul-de-sac, le **récessus costodiaphragmatique (A-B7)**, dans lequel le poumon peut s'insinuer lors de l'inspiration profonde. Une autre expansion pleurale se trouve ventralement entre la paroi thoracique et le médiastin. Elle est limitée par les *plèvres costale et médiastinale*, c'est le **récessus costo-médiastinal (A-B8)**, large à gauche au niveau de l'incisure cardiaque, nettement plus étroit à droite.

**Vaisseaux et nerfs.** La plèvre viscérale est partie intégrante du poumon, et est vascularisée comme lui. La plèvre pariétale est vascularisée par les **artères** voisines **de la paroi thoracique**, en particulier par des branches des *A. intercostales postérieures*, de l'*A. thoracique interne* et de l'*A. musculophrénique*. Le drainage veineux se fait par les **veines** correspondantes **de la paroi thoracique**. La plèvre pariétale très sensible à la douleur est innervée par des **N. intercostaux** et par le **N. phrénique.**

**Projections des plèvres et des poumons.** Pour l'examen clinique, il est nécessaire de connaître les lignes de projection des limites pulmonaires et pleurales sur la paroi thoracique externe **(A)**. Alors que les limites de la plèvre sont constantes, celles des poumons sont fonction du stade de la respiration. En respiration moyenne, les limites inférieures des deux poumons se situent 1 à 2 espaces intercostaux au-dessus des limites pleurales (*voir* Tableau).

**Remarques cliniques.** Le liquide séreux de la cavité pleurale peut devenir plus abondant en cas d'**inflammations**, contenir de l'albumine et aboutir à des adhérences des feuillets pleuraux, ce qui a pour conséquence de réduire l'expansion pulmonaire.

| Ligne | Sternale | Médio-claviculaire | Axillaire | Scapulaire | Paravertébrale |
|---|---|---|---|---|---|
| Limites des poumons | 6e | 6e | 8e | 10e côte | Épineuse Th10 |
| Limites de la plèvre | 6e | 7e | 9e | 11e côte | Épineuse Th11 |

Plèvre **131**

Appareil respiratoire

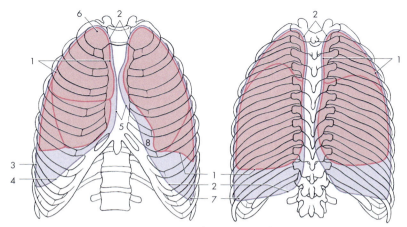

**A** Projections des poumons et plèvres

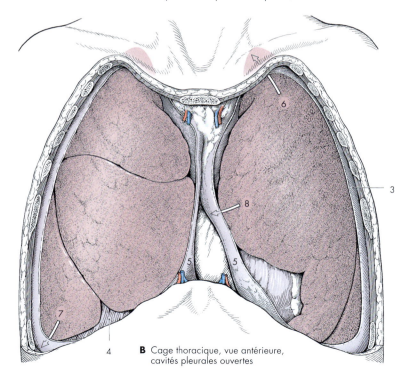

**B** Cage thoracique, vue antérieure, cavités pleurales ouvertes

## Anatomie sectionnelle

Sur les coupes axiales de l'imagerie moderne et les préparations anatomiques sectionnelles, on peut suivre sans difficulté le trajet et la division des bronches et vaisseaux de grand et moyen calibres dans le parenchyme pulmonaire. Pour la compréhension de l'anatomie topographique des coupes passant par la région du **dôme pleural (A)** et à la hauteur de la **division des bronches principales et des artères (B)** sont utiles. La situation des plans de coupe à peu près transversaux est indiquée ci-dessous.

### Plan transversal au niveau de la jonction des 1re et 2e vertèbres thoraciques (A)

Ce plan de coupe passe par l'*apex pulmonaire* (**A1**) et le *dôme pleural* (**A2**). Latéralement au dôme pleural se trouve la section de la *1re côte* (**A3**) et plus latéralement le *M. scalène moyen* (**A4**). Entre ce muscle et le *M. scalène antérieur* (**A5**) situé plus en avant se trouve le *défilé des scalènes* (*voir* Tome 1, p. 366) par lequel passent l'*A. subclavière* (**A6**) et le *plexus brachial* (**A7**). Le rapport très étroit entre l'A. subclavière et l'apex pulmonaire explique que l'artère dessine une empreinte sur la surface ventro-médiale d'un poumon fixé. La *V. subclavière* (**A8**) se situe en avant de l'artère et repose sur la plèvre et l'apex pulmonaire. En arrière et en dedans de la section pulmonaire se situe le *tronc sympathique* (**A9**).

A10 Trachée.
A11 Œsophage.
A12 Tronc brachio-céphalique.
A13 V. jugulaire interne.
A14 Glande thyroïde.
A15 N. vague.
A16 A. carotide commune.
A17 Conduit thoracique.
A18 N. laryngé récurrent.

### Plan transversal passant à la hauteur de la 5e vertèbre thoracique (B)

Ce plan de coupe se situe sous la bifurcation trachéale. Les deux hiles sont visibles. Du côté droit, on reconnaît le trajet de l'*A. pulmonaire droite* (**B19**) vers le hile du poumon droit. Devant l'artère se trouve une section d'une *V. pulmonaire* (**B20**). En arrière de l'artère, on reconnaît la *bronche principale droite* (**B21**) qui plus crânialement a déjà donné la bronche lobaire supérieure. Des branches de division de cette bronche sont dans le parenchyme du *lobe supérieur droit* (**B22**). La bronche principale droite est entourée de *Ln. trachéo-bronchiques inférieurs* (**B23**). Du côté gauche on aperçoit la division de la *bronche principale gauche* (**B24**). En avant se trouve la section d'une *V. pulmonaire gauche* (**B25**), dont on peut suivre les afférences jusque dans le *lobe supérieur gauche* (**B26**). Dorsalement, accompagnant la bronche, l'*A. pulmonaire gauche* (**B27**) est sectionnée quand elle se divise en ses branches. Les plus gros lymphonœuds situés dans la région du hile pulmonaire gauche sont les *Ln. trachéo-bronchiques inférieurs* (**B23**) ; le lymphonœud plus petit situé dorso-médialement par rapport à l'artère, près du *lobe inférieur gauche* (**B28**), est un *Ln. broncho-pulmonaire* (**B29**).

B30 V. cave supérieure.
B31 Aorte ascendante.
B32 Tissu adipeux subépicardique.
B33 Tronc pulmonaire.
B34 Aorte descendante.
B35 V. azygos.
B11 Œsophage.

> **Remarques cliniques.** L'apex pulmonaire, dont la ventilation est faible en raison de l'architecture relativement rigide du dôme pleural (A2), peut être percuté et ausculté dans la fosse supraclaviculaire. En cas de processus pathologiques de l'apex pulmonaire, toutes les structures voisines peuvent être impliquées. Des processus tumoraux infiltrants de l'apex pulmonaire, p. ex. la *tumeur de Pancoast* (carcinome), peuvent infiltrer le plexus brachial (A7) et provoquer de violentes douleurs dans le membre supérieur.

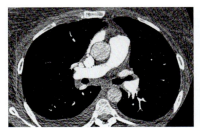

**Ad B** Coupe correspondante en TDM.

Anatomie sectionnelle **133**

**Appareil respiratoire**

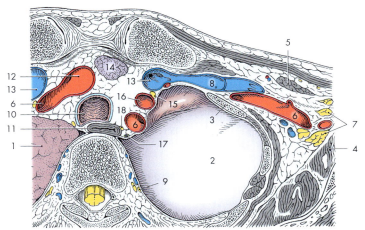

**A** Plan transversal à la hauteur de Th2

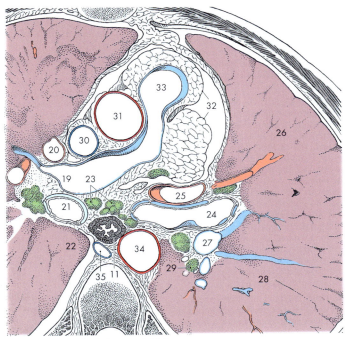

**B** Plan transversal à la hauteur de Th5

# Mécanique ventilatoire

La condition favorable pour les échanges gazeux entre les alvéoles pulmonaires et l'air ambiant, mais aussi pour une ventilation optimale des alvéoles, réside dans les **modifications de pression dans le thorax** qui sont obtenues par des forces actives et passives.

Les **bases osseuses de la paroi thoracique** sont les côtes, la colonne thoracique et le sternum. Les côtes sont variables en forme, en longueur et en disposition (*voir* Tome 1, p. 64) et possèdent une importante élasticité. Les **muscles mobilisant le thorax osseux** sont principalement les *M. intercostaux* (*voir* Tome 1, p. 82) et les *M. scalènes* (*voir* Tome 1, p. 80). Le M. diaphragme (*voir* Tome 1, p. 102) séparant le thorax de l'abdomen est aussi un important muscle respiratoire. Lors de l'inspiration et de l'expiration, le volume pulmonaire est augmenté ou diminué en corrélation avec l'élargissement ou le rétrécissement de la capacité thoracique (*voir* plus bas). Pour cela, la surface pulmonaire suit obligatoirement la course du thorax par adhérence, bien que le poumon, en raison de sa propre élasticité, ait tendance à se rétracter vers le hile.

**Inspiration (A).** Lors de cette phase, la cavité thoracique et le volume pulmonaire s'agrandissent. Les côtes se soulèvent, ce qui augmente le thorax dans son diamètre transversal (**A1**) ainsi que sagittal (**A2**), et l'angle épigastrique (**A3**) s'agrandit. L'activité musculaire des *M. scalènes* et/ou des *M. intercostaux externes* est ici requise. La **contraction du diaphragme** (**A4**) conduit à un abaissement du centre tendineux, à un aplatissement des coupoles diaphragmatiques et à un agrandissement du thorax en direction caudale (**A5**). Plus l'inspiration est profonde, plus le *récessus costo-diaphragmatique* s'aplatit, et plus le bord inférieur du poumon descend dans cet espace complémentaire.

**Expiration (B).** Lors de cette phase, la cavité thoracique et le volume pulmonaire se rétrécissent à nouveau. Lors d'une respiration calme, la cage thoracique élastique retourne de façon passive à son point de départ, la position de repos respiratoire. Les diamètres transversal (**B1**) et sagittal (**B2**) se raccourcissent, ce qui conduit à une diminution de l'angle épigastrique (**B3**). Une contraction des M. intercostaux internes agissant comme expiratoires peut soutenir cette action. Les coupoles diaphragmatiques (**B4**) se soulèvent, ce qui rétrécit essentiellement la partie inférieure de la cage thoracique (**B5**). Une expiration plus forte est assurée par la pression abdominale qui dépend surtout de la participation des *M. transverses de l'abdomen*.

## Respiration costale et abdominale

Comme il apparaît dans la description précédente, deux mécanismes ventilatoires se combinent chez l'adulte sain.

La **mécanique ventilatoire costale** modifie le volume thoracique par un mouvement des côtes (**1-3**). La **mécanique ventilatoire diaphragmatique** fait varier le volume thoracique en fonction des déplacements du plancher de la cavité thoracique (**4-5**).

Les nourrissons, en raison de la position horizontale de leurs côtes, ont une respiration à prédominance abdominale. Il en va de même chez les personnes âgées où la perte de l'élasticité réduit la mobilité du thorax.

> **Remarques cliniques.** L'intégrité de la cavité pleurale est la condition d'une respiration normale. Si de l'air pénètre de l'extérieur ou de l'intérieur dans la cavité pleurale, la pression négative disparaît et il se constitue un **pneumothorax**. En raison de la faiblesse capillaire, les poumons ne suivent plus les mouvements de la paroi thoracique. Le poumon élastique, du fait de sa force de rétraction, se collabe à 1/3 de son volume initial.

Mécanique ventilatoire

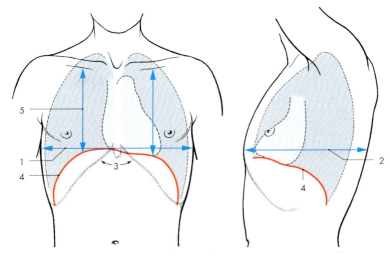

**A** Position d'inspiration

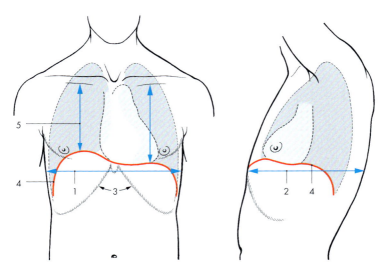

**B** Position d'expiration

**A, B** Positions respiratoires de la cage thoracique et du diaphragme, surprojection photographie et radiographie

## Médiastin

Le médiastin est l'**espace de tissu conjonctif médian du thorax**, situé entre les deux cavités pleurales (subdivision, *voir* p. 32). La paroi latérale du médiastin est formée de chaque côté par la *plèvre médiastinale*. Si l'on enlève le poumon d'un côté et que l'on décolle la plèvre médiastinale, on peut accéder à toutes les structures du médiastin, en particulier celle du pédicule pulmonaire in situ.

### Médiastin côté droit

Si l'on regarde le médiastin par la droite après avoir enlevé le poumon droit, il apparaît que le médiastin occupe un espace continu s'étendant dans le sens cranio-caudal. Les limites (*voir* p. 32) entre le médiastin supérieur et inférieur ainsi qu'entre les parties du médiastin inférieur sont purement descriptives. Elles servent cependant de ligne directrice à la description suivante de la topographie du médiastin.

**Médiastin supérieur.** Dans la partie du médiastin au-dessus du cœur, apparaissent dorsalement l'*œsophage* (**A1**) et la *trachée* (**A2**). Ils sont accompagnés par le *N. vague droit* (**A3**) et les *Ln. paratrachéaux* (**A4**). En avant de ces organes se situe la *V. cave supérieure* (**A5**), qui résulte de la confluence des *V. brachio-céphaliques droite* (**A6**) et *gauche*. La V. brachio-céphalique droite recouvre le *tronc brachio-céphalique* (**A7**) issu de l'arc aortique, et qui donne l'*A. subclavière droite* (**A8**). Celle-ci est entourée par le *N. laryngé récurrent* (**A9**) venant du N. vague. En avant de la V. cave supérieure se trouve le segment intrapéricardique de l'*aorte ascendante* (**A10**). Les gros vaisseaux sont recouverts ventralement par les *vestiges du thymus* qui n'apparaissent plus dans le champ de vision de la figure A, car la *plèvre médiastinale* (**A11**) qui les recouvre n'a pas été totalement enlevée.

Si l'on regarde le médiastin par la droite, la limite entre le médiastin supérieur et inférieur est repérée par le trajet de la *V. azygos* (**A12**). Elle forme un arc passant au-dessus des structures du pédicule pulmonaire droit.

**Médiastin inférieur.** Le **médiastin postéro-inférieur** contient le *conduit thoracique* (**A13**), l'*œsophage* (**A1**), le *N. vague droit* (**A3**) et le *N. grand splanchnique* (**A14**). Le large **médiastin moyen** contient le *péricarde* (**A15**) et le *cœur*, ainsi que la partie intrapéricardique des *gros vaisseaux*. Entre le péricarde et la plèvre médiastinale enlevée chemine le *N. phrénique* (**A16**) en compagnie des *vaisseaux péricardiaco-phréniques* (**A17**). Le médiastin moyen abrite en outre la *bronche principale droite* et sa division (**A18**), l'*A. pulmonaire droite* (**A19**), les *V. pulmonaires droites* (**A20**) ainsi que les *Ln. trachéo-bronchiques* (**A21**).

Dans le **médiastin antérieur**, compris entre le sternum et le péricarde, on ne trouve que du *tissu conjonctif lâche*, quelques *lymphonœuds* et des branches des *vaisseaux thoraciques internes*.

La surface médiale du poumon droit est en rapport étroit avec l'œsophage et les branches du nerf vague qui l'accompagnent.

**Paroi thoracique dorsale.** Sur la paroi thoracique dorsale, le *tronc sympathique* (**A22**) est en partie visible sur la figure A en paravertébral. Au bord inférieur des côtes cheminent les *N. intercostaux* (**A23**) accompagnés par les *vaisseaux intercostaux* (**A24**). Ces structures sont situées dans et sous le *fascia endothoracique*, et ne doivent de ce fait plus être considérées comme structures du médiastin. Le fascia endothoracique fusionne avec la *plèvre pariétale* sur la paroi thoracique dorsale.

**Remarques cliniques.** En clinique, on ne parle souvent que d'un *médiastin antérieur* et un *postérieur*, la trachée constituant la limite entre les deux.

Médiastin côté droit **137**

Appareil respiratoire

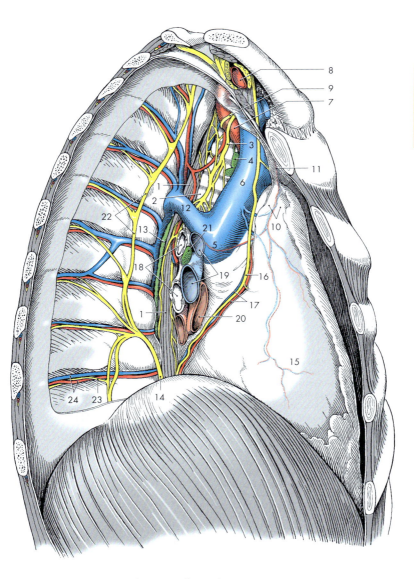

**A** Médiastin, vue du côté droit

# Médiastin, côté gauche

**Médiastin supérieur.** Après ablation du poumon gauche, on voit surtout la proéminence de l'*arc aortique* (**A1**) qui donne l'*A. carotide commune gauche* (**A2**) et l'*A. subclavière gauche* (**A3**). En avant de l'arc aortique se trouvent les parties superficielles du *plexus cardiaque* (**A4**) végétatif et le *N. vague gauche* (**A5**) d'où prend naissance le *N. laryngé récurrent gauche* (**A6**). Ce nerf se dirige dorsalement autour de l'arc aortique et du *Lig. artériel* (**A7**). En avant de l'arc aortique, on voit la *V. brachio-céphalique gauche* (**A8**) disparaître du plan de la figure. En arrière de l'arc aortique apparaissent l'*œsophage* (**A9**) et le *conduit thoracique* (**A10**).

**Médiastin inférieur.** Dans la **partie postérieure** du médiastin inférieur, l'*œsophage* (**A9**) est accompagné par l'*aorte descendante* (**A11**). Entre eux, le plexus du *N. vague gauche* se dirige caudalement. Le plus loin dorsalement, on trouve dans le médiastin inférieur du côté gauche la *V. hémi-azygos* (**A12**) et la *V. hémi-azygos accessoire* (**A13**). La **partie moyenne** du médiastin inférieur est largement occupée par le *péricarde* (**A14**) et le *cœur*. Sur le péricarde, le *N. phrénique gauche* (**A15**) descend, accompagné par les *vaisseaux péricardiaco-phréniques* (**A16**). Les structures du pédicule pulmonaire qui sont situées à la partie supérieure du médiastin moyen sont entourées par l'arc aortique et la partie thoracique de l'aorte. Dans la courbure de l'arc aortique s'insinue l'*A. pulmonaire gauche* (**A17**), d'où se détache le *Lig. artériel* (**A7**) qui rejoint la face inférieure de l'arc aortique. Sous l'A. pulmonaire se trouvent la *bronche principale gauche* (**A18**) et les *V. pulmonaires gauches* (**A19**).

Les rares structures de la **partie antérieure** du médiastin inférieur ne peuvent pas être différenciées individuellement dans la figure A.

Sur la *surface médiale du poumon gauche* ce sont surtout l'*arc aortique* et l'*aorte descendante* qui laissent des empreintes marquées.

**Remarques cliniques.** Des inflammations des espaces conjonctifs du cou peuvent s'étendre sans obstacle vers le médiastin. Le diagnostic des **processus médiastinaux** est considérablement facilité par les procédés d'imagerie moderne TDM et IRM par rapport à la radiographie conventionnelle.

Sous le terme de **tumeur médiastinale** on regroupe un grand nombre de processus expansifs d'origine tissulaire variée. En fonction de leur localisation, on distingue dans le médiastin supérieur : le goître rétrosternal, les thymomes, les lymphomes, les hémangiomes, les kystes dermoïdes et les tératomes chez l'enfant ; dans le médiastin antérieur : les lipomes ; dans le médiastin moyen : les tumeurs hilaires, les adénopathies métastatiques hilaires, les kystes bronchogéniques et les kystes péricardiques ; dans le médiastin postérieur : les tumeurs de l'œsophage, les lymphomes, les neurinomes, les fibrosarcomes et les ganglioneuromes. La **médiastinoscopie** permet une visualisation directe du médiastin antéro-supérieur et donc des régions paratrachéale et trachéobronchique du médiastin.

Médiastin, côté gauche **139**

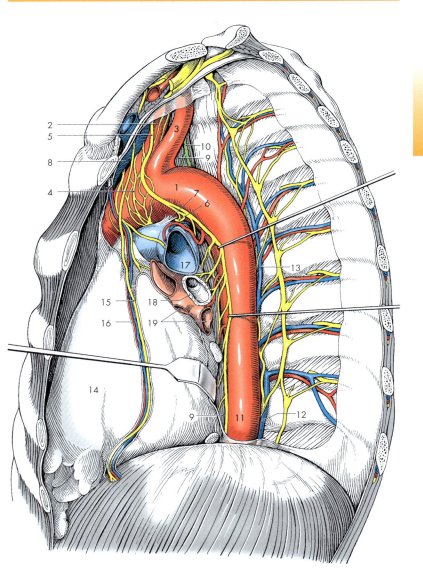

**A** Médiastin, vue du côté gauche

# Appareil digestif

Vue d'ensemble  *142*
Cavité orale  *144*
Pharynx  *168*
Anatomie topographique I  *172*
Œsophage  *176*
Cavité abdominale  *182*
Estomac  *190*
Instestin grêle  *196*
Côlon  *202*
Foie et voies biliaires  *212*
Pancréas  *220*
Anatomie topographique II  *224*

# Vue d'ensemble

## Disposition générale et fonctions

Le **système digestif** sert en première ligne à la prise de nourriture, à son fractionnement, à sa dégradation enzymatique et à son utilisation. Les aliments apportent à l'organisme l'énergie qui se compose principalement de protides, de lipides et de glucides. Ils contiennent également des oligoéléments essentiels à la vie, p. ex. les vitamines.

En fonction de leur rôle respectif, on peut diviser le système digestif en deux parties, la **partie céphalique** qui comporte des dispositifs pour la prise alimentaire et sa fragmentation, et la **partie tronculaire** dans laquelle les produits de l'alimentation sont extraits par des enzymes, dégradés chimiquement en constituants nutritionnels et absorbés. Les constituants non utilisables des aliments sont ensuite éliminés.

**Partie céphalique (A).** À cette partie appartiennent la **cavité orale (A1)** avec ses grandes et petites **glandes salivaires** associées, et l'intestin branchial, **parties moyenne et inférieure du pharynx (A2)**. Dans l'intestin céphalique, les aliments sont pris et broyés à l'aide des *lèvres* (**A3**), des *dents* (**A4**) et de la *langue* (**A5**). Ils sont lubrifiés par la salive, et déglutis en bouchées successives, c'est-à-dire transportés dans le pharynx.

**Partie tronculaire.** Elle commence par l'œsophage (**A6**) et se continue par le tractus gastro-intestinal, auquel sont annexés les grandes glandes digestives, le **foie (A7)** et le **pancréas (A8)**. Dans l'œsophage, le bol alimentaire est transporté en direction de l'**estomac (A9)**. Dans l'estomac commence la destruction enzymatique en produits de dégradation alimentaire, qui se termine dans l'**intestin grêle (A10)**. Ici sont absorbées les bases des constituants nutritionnels qui ont été préparées par les sécrétions de plusieurs glandes. Le rôle principal du **gros intestin (A11)** est l'absorption de l'eau et des électrolytes du contenu intestinal, qui par fermentation et putréfaction est transformé en selles transportées jusqu'au **rectum (A12)**.

## Architecture de la paroi des organes digestifs

Le système digestif comporte en majeure partie un **conduit musculaire revêtu d'un épithélium**, dont la structure est adaptée selon la fonction de chaque région. La plus grande partie de ce tube épithélial provient du feuillet interne de l'entoblaste, l'entoderme (*voir* p. 326).

**Organes de l'intestin céphalique.** Ils ont différentes fonctions et sont structurés de façon correspondante. Ainsi la langue est surtout composée d'une musculature striée recouverte d'un épithélium très différencié. Les dents, également situées dans la cavité orale, se composent de différentes substances dures.

**Organes de l'intestin tronculaire.** Ils ont surtout un rôle d'absorption et se composent d'une **structure pariétale pluristratifiée (B)** formée d'une tunique muqueuse (**B13**), d'une couche submuqueuse (**B14**), d'une tunique musculeuse (**B15**) et d'une tunique séreuse avec couche submuqueuse formant la tunique adventielle (**B16**). La **tunique muqueuse** a trois couches. Elle se compose d'une lame épithéliale différente selon la région en fonction de son rôle, d'une lame de tissu conjonctif (*lamina propria*), et d'une couche musculo-muqueuse (*lamina muscularis mucosae*). La **couche submuqueuse** est une couche conjonctive de glissement. La **tunique musculeuse** se compose de deux couches de musculature lisse, l'une circulaire l'autre longitudinale. Vers le dehors le tube intestinal est soit recouvert par une enveloppe péritonéale, la **tunique séreuse**, soit séparé de son voisinage par le tissu conjonctif de la **tunique adventitielle**.

L'ensemble du tube intestinal est innervé par le système **végétatif**. Dans la couche submuqueuse et entre les deux couches de la tunique musculaire se trouvent les plexus intramuraux : **plexus submuqueux** (plexus de Meissner) et **plexus myentérique** (plexus d'Auerbach) (*voir* Tome 3, p. 302). Ils forment le système nerveux entérique **intrinsèque**, et sont en relation étroite avec le système nerveux végétatif **extrinsèque** situé hors du tube intestinal.

Disposition générale et fonctions de l'appareil digestif **143**

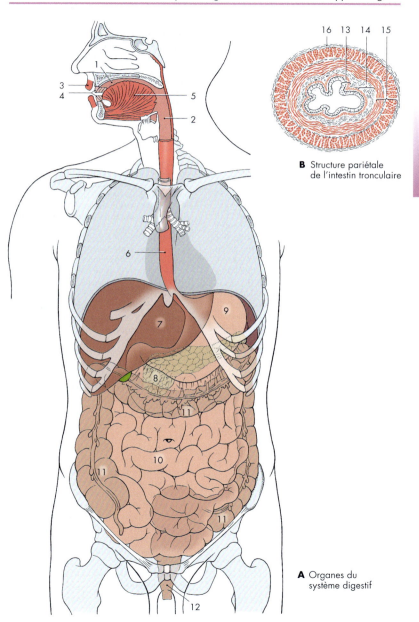

**B** Structure pariétale de l'intestin tronculaire

**A** Organes du système digestif

**144 Appareil digestif :** cavité orale

# Cavité orale

## Structure générale

La **cavité orale** est un espace recouvert de muqueuse, la **tunique muqueuse orale.** On distingue trois parties situées l'une derrière l'autre : le **vestibule** (**A1**), la **cavité orale proprement dite** (**A2**), ainsi que le **gosier** qui communique avec le pharynx par l'**isthme du gosier** (**A3**).

**Vestibule oral.** Il est limité **en avant** par les *lèvres* (**A4**), **latéralement** par les *joues* (**A5**) et **en dedans** par les *dents* (**A6**) et les *processus alvéolaires* (**A7**) des maxillaires et de la mandibule. La *gencive* (**C-D8**) est la muqueuse tapissant les processus alvéolaires. Elle est étroitement fixée à l'os et se rabat sur les lèvres et les joues en formant une voûte, le *fornix* (**C9**), où la muqueuse est très mobile. Les lèvres sont fixées au milieu à la gencive par une petite bande muqueuse respectivement aux maxillaires par le *frein de la lèvre supérieure* (**A10**) et à la mandibule par le *frein de la lèvre inférieure* (**A11**). Dans le vestibule s'abouchent de nombreuses *petites glandes salivaires* ainsi que le conduit excréteur de la *glande parotide* (*voir* p. 154). En position d'occlusion, il existe uniquement des passages vers la cavité orale proprement dite derrière la 3e molaire et par les espaces interdentaires.

**Cavité orale proprement dite.** Les limites **antérieure et latérales** sont les *processus alvéolaires*, les *dents* et la *gencive*. **En arrière,** la cavité orale communique avec le pharynx par l'isthme du gosier. Le **toit** est formé par le *palais dur* (**A12**) et le *palais mou* (**A13**), et constitue la séparation avec la cavité nasale. Le **plancher** est formé par les muscles du *pancher oral* (*diaphragma oris*) (*voir* p. 152), sur lesquels repose la *langue* (**A-C-D14**).

**A15** Arc palato-glosse, **A16** Arc palato-pharyngien, **A17** Tonsille palatine, **A18** Uvule palatine.

À la face, la limite entre la joue et la lèvre est marquée de chaque côté par le *sillon naso-labial* (**B19**).

**Lèvres.** La lèvre supérieure va jusqu'à la base de la pyramide nasale, la lèvre inférieure jusqu'au *sillon mento-labial* (**B20**). La **lèvre supérieure** (**B21**) et la **lèvre inférieure** (**B22**) se rejoignent latéralement à l'**angle de la bouche** (**B23**), formant la commissure labiale et fermant la fente orale (*rima oris*) (**B24**). C'est là que la peau du visage externe et la muqueuse orale interne se rejoignent, au niveau du **limbe.** Celui-ci est épaissi au milieu de la lèvre supérieure par un tubercule. À partir de celui-ci monte vers le nez une dépression cutanée, le *philtrum* (**B25**).

Histologie. Les lèvres sont des **replis cutanéo-muqueux** dont la base est formée par le **M. orbiculaire de la bouche** (**C26**). À l'**extérieur,** elles sont recouvertes d'un épiderme avec des poils, des glandes sudoripares et sébacées. La **zone de transition,** le *limbe* (**C27**), est caractérisée par un épithélium faiblement kératinisé, où le muscle orbiculaire forme un crochet vers l'extérieur. Le limbe se continue **vers l'intérieur** progressivement vers la muqueuse de la cavité orale formée d'un *épithélium malpighien pluristratifié non kératinisé*, contenant des *glandes labiales* (**C28**) séromuqueuses.

**Joues (D).** La base est constituée par une couche musculaire formée par le **M. buccinateur** (**D29**), couvert en dedans par la muqueuse orale avec de petites glandes salivaires, les *glandes buccales*. En dehors s'accole le *corps adipeux de la joue* (boule graisseuse de Bichat) (**D30**), suivi du M. masséter (**D31**).

**Vaisseaux, nerfs et drainage lymphatique.** Les joues et lèvres sont vascularisées par l'**A. faciale** ; le drainage veineux se fait par la **V. faciale.** La lèvre supérieure reçoit l'innervation **sensitive** par le *N. infra-orbitaire* (branche du N. maxillaire), la lèvre inférieure par le *N. mentonnier* (branche du N. mandibulaire) et la muqueuse jugale par le *N. buccal* (branche du N. mandibulaire). La **lymphe** de la lèvre supérieure gagne les Ln. submandibulaires et cervicaux supérieurs, celle de la partie latérale de la lèvre inférieure les Ln. submandibulaires, et celle du milieu de la lèvre inférieure les Ln. submentaux.

**D32** Platysma, **D33** M. géniohyoïdien, **D34** M. mylohyoïdien.

Structure générale de la cavité orale **145**

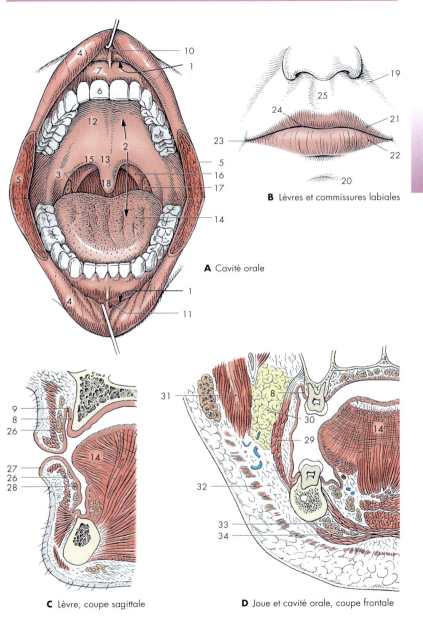

**A** Cavité orale

**B** Lèvres et commissures labiales

**C** Lèvre, coupe sagittale

**D** Joue et cavité orale, coupe frontale

# Palais

**Palais osseux (A).** Le palais osseux forme les deux tiers antérieurs du toit de la cavité orale. L'**armature osseuse** est formée par les processus palatins des os maxillaires et les lames horizontales des os palatins (*voir* Tome 1, p. 294). L'os est recouvert par le **périoste** et par une **muqueuse épaisse** qui est fixée sans mobilité possible au périoste et se continue en avant dans la gencive. Au milieu, la muqueuse se soulève en bande formant le **raphé du palais** (**A1**), qui est relié à la suture osseuse par du tissu conjonctif, et se termine en avant par une petite crête, la *papille incisive* (**A2**). De chaque côté du raphé, la muqueuse forme de petites bandes plates transversales, les **plis palatins transverses** (**A3**). La langue comprime les aliments contre la région des plis et des sillons palatins. À droite et à gauche de la ligne médiane, on trouve à la partie postérieure de la muqueuse du palais osseux des groupes de petites glandes salivaires muqueuses, les **glandes palatines** (**A4**), qui produisent un fluide de glissement pour les aliments.

**Palais mou (B).** Au tiers postérieur, le toit de la cavité orale est constitué par le palais mou, c'est-à-dire le **voile du palais**, formé d'une plaque musculo-tendineuse. Il s'étend en forme de voile obliquement vers le bas et l'arrière à partir du palais osseux. Le bord postérieur est soulevé au milieu par l'**uvule palatine** (**A-B-C5**), à partir de laquelle divergent latéralement deux plis, les **arcs palatins**. Les arcs palatins d'un côté entourent une fosse dans laquelle se loge la **tonsile palatine** (**B6**). L'arc palatin antérieur ou **arc palato-glosse** (**B7**) rejoint le bord latéral de la langue, l'arc postérieur ou **arc palato-pharyngien** (**B8**) rejoint la paroi du gosier. L'**isthme du gosier** compris entre les arcs palatins constitue l'entrée musculo-rétractile du pharynx. La muqueuse et les glandes du palais osseux se continuent sur le palais mou.

## Muscles du palais

Les muscles du palais irradient dans une épaisse aponévrose conjonctive, l'**aponévrose palatine** (**C9**), qui est un prolongement du périoste, et forme l'armature du voile du palais.

**M. tenseur du voile du palais (C10).** Le M. tenseur du voile du palais prend naissance d'une fine lame triangulaire à la *base du crâne* et à la *trompe auditive*. Il descend et se termine par un tendon qui se réfléchit autour du hamulus ptérygoïdien (**C11**) et irradie horizontalement dans l'*aponévrose palatine*. Le muscle soulève et tend le voile du palais jusqu'à l'horizontale, et ouvre ainsi l'entrée dans la trompe auditive. Il est innervé par une branche du *N. mandibulaire*.

**M. élévateur du voile du palais (C12).** Il naît à la *base du crâne*, dorsalement et médialement au M. tenseur du voile du palais, et du *bourrelet tubaire*, se dirige obliquement vers l'avant, le bas et médialement, et s'insère dans l'aponévrose palatine. Il soulève le voile du palais et le tire en arrière. Le muscle est innervé par le *plexus pharyngien* (N. vague et N. glosso-pharyngien).

En complément du M. constricteur supérieur du pharynx, les M. tenseur et élévateur du voile du palais contribuent à la formation de la paroi latérale du pharynx.

**M. palato-glosse (B13).** Il est situé dans l'arc palatin antérieur, naît de l'*aponévrose palatine* et irradie dans le *bord latéral de la racine de la langue*. Il sert à rétrécir l'isthme du gosier en soulevant la racine de la langue ou en abaissant le voile du palais. Il est innervé par le *N. glosso-pharyngien*.

**M. palato-pharyngien (B14).** Il est situé dans l'arc palatin postérieur, et naît également de l'*aponévrose palatine*. Il fait partie des élévateurs du pharynx, et est innervé par le *N. glosso-pharyngien*.

**M. uvulaire (B15).** Il naît de façon paire de l'aponévrose palatine, dans certains cas du *palais osseux*, et s'étend derrière le M. élévateur du voile du palais dans l'aponévrose de l'uvule. Il raccourcit l'uvule, et est innervé par le *plexus pharyngien*.

> **Remarques cliniques.** En cas de fente palatine, la fonction du palais mou est perturbée et de ce fait l'aération de l'oreille moyenne par la trompe auditive se trouve compromise.

Palais **147**

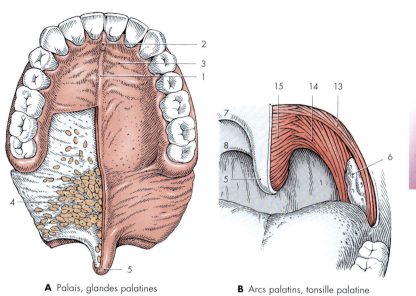

**A** Palais, glandes palatines

**B** Arcs palatins, tonsille palatine

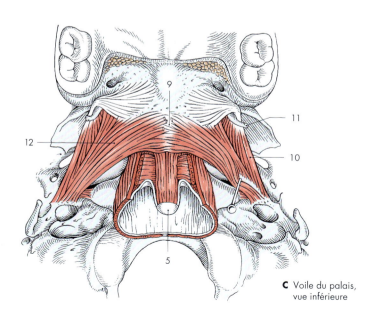

**C** Voile du palais, vue inférieure

**148 Appareil digestif :** cavité orale

## Langue

L'armature de la **langue** est un **corps musculaire puissant et mobile**, recouvert par une muqueuse très différenciée, la **tunique muqueuse de la langue.**
Macroscopiquement on distingue le **corps de la langue**, la **pointe de la langue** (**A1**), et la **racine de la langue** par laquelle la langue est fixée aux structures osseuses voisines. On décrit comme **dos de la langue** (**A2**) la surface supérieure de la langue à courbure convexe. Elle est divisée en deux parties par un sillon en V, le **sillon terminal** (**A3**). À la pointe du sillon terminal se trouve le *foramen cæcum* (**A4**), point de départ embryologique de la glande thyroïde.
Environ deux tiers de la langue se trouvent en avant du sillon terminal. Ils constituent la **partie orale** (*pars presulcalis*) (**A5**). Le tiers de la langue situé derrière le sillon forme la **partie pharyngée** (*pars postsulcalis*) (**A6**). Il est situé dorsalement par rapport à l'arc palato-glosse dans l'oropharynx et dans un plan presque vertical. Les deux parties de la langue diffèrent par la structure de leur muqueuse, leur innervation et leur origine embryonnaire.

**Partie orale.** La partie orale de la langue repose sur le plancher de la bouche. Elle entre en contact par son dos avec le palais, par sa pointe avec les incisives, et par ses *bords* (**A7**) avec les molaires. Au bord de la langue le dos se continue par la *face inférieure* (*voir* p. 152). La **muqueuse** du dos de la langue se compose d'un épithélium pavimenteux pluristratifié non kératinisé, non mobilisable, avec une lame conjonctive sous-jacente, l'*aponévrose linguale*. Elle présente dans sa partie orale un sillon médian plus ou moins marqué, le **sillon médian de la langue** (**A8**). Le relief du dos de la langue est marqué par différentes **papilles** (**A9, B-E**), c'est-à-dire des reliefs macroscopiquement visibles, composés d'une base conjonctive recouverte d'un épithélium.

**Papilles linguales.** En fonction de leurs différentes formes, les papilles comportent quatre types : les **papilles filiformes** (**B10, C**) sont des prolongements épithéliaux avec des pointes fendues et kératinisées. Elles sont disposées en rangées sur la majeure partie du dos de la langue et sont principalement *sensibles au tact*. Elles ne possèdent pas de bourgeons du goût. Les **papilles fungiformes** (**B11, D**) sont des surélévations épithéliales en champignon, à surface lisse, situées surtout au bord de la langue, et possèdent, en plus des *bourgeons du goût*, des *mécano- et thermorécepteurs*. Les **papilles foliées** (**A12**) sont disposées en rangées au bord postérieur de la langue et comportent de nombreux *bourgeons du goût*. Les **papilles circumvallées** (**B13, E**), au nombre de 7 à 12, sont situées devant le sillon terminal. Elles sont entourées d'un étroit et profond sillon circulaire où débouchent les conduits de drainage des glandes séreuses (glandes de Erb). De nombreux *bourgeons du goût* sont situés dans ce sillon (*voir* Tome 3, p. 332).

**Partie pharyngée.** La partie pharyngée, également décrite comme base ou racine de la langue, forme la *paroi antérieure de l'oropharynx*. Latéralement, la racine de la langue se continue par la *tonsille palatine* (**A14**) et la paroi latérale du pharynx. Dorsalement, trois plis muqueux rejoignent l'épiglotte, au milieu un **pli glosso-épiglottique médian** (**A15**) et latéralement de chaque côté un **pli glosso-épiglottique latéral** (**A16**). Entre ces plis se forment deux fosses, les **vallécules épiglottiques** (**A17**). La surface de la racine de la langue comporte des **follicules linguaux** (**A-B18**), irrégulièrement disposés en amas lymphoïdes sous-épithéliaux. L'ensemble de ces follicules est également appelé **tonsille linguale** (*voir* p. 416). Il n'y a pas de papilles sur la racine de la langue.

**Innervation de la muqueuse linguale.** La **partie orale** est innervée de façon sensitive par le *N. lingual* (venant du N. mandibulaire), de façon sensorielle (sauf les papilles circumvallées) par la *corde du tympan* (venant du N. intermédiaire facial). La **partie pharyngée** est innervée de façon sensitive par le *N. glosso-pharyngien*, à l'exception des vallécules épiglottiques qui sont innervées par le *N. vague*. Les afférences sensorielles des bourgeons du goût du tiers postérieur de la langue passent également par le *N. glosso-pharyngien*, et par le *N. vague* au niveau des vallécules épiglottiques.

Langue **149**

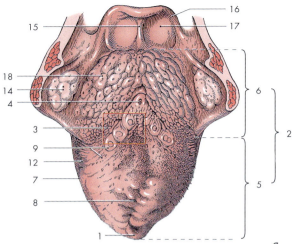

**A** Muqueuse et papilles linguales, vue supérieure

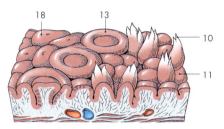

**B** Papilles linguales, agrandissement

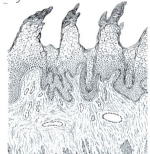

**C** Papilles filiformes

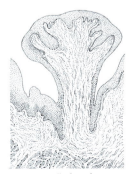

**D** Papille fungiforme

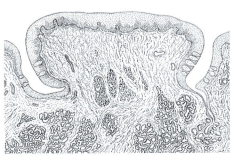

**E** Papille circumvallée

Appareil digestif

**150 Appareil digestif :** cavité orale

## Muscles de la langue

Les **M. de la langue** se divisent en une musculature **extrinsèque** née de parties du squelette et une musculature **intrinsèque** située exclusivement dans la langue et non fixée au squelette.

### Muscles extrinsèques de la langue

Parmi les muscles extrinsèques, on compte le M. génio-glosse, le M. hyo-glosse, le M. stylo-glosse et le M. palato-glosse, ce dernier ayant déjà été décrit avec les muscles du palais mou (*voir* p. 146).

**M. génio-glosse (A-B1).** Il naît de façon paire de l'épine mentonnière supérieure, au-dessus du M. génio-hyoïdien, et irradie en forme d'éventail depuis la pointe de la langue vers l'arrière et le haut dans le *corps de la langue*, où les faisceaux musculaires s'attachent à l'aponévrose linguale et se mélangent aux muscles intrinsèques de la langue. Le muscle mobilise la langue vers l'avant et l'attire vers le plancher de la bouche. Latéralement, le M. génio-glosse est recouvert par le M. hyo-glosse.

**M. hyo-glosse (A2).** Il naît sous la forme d'une fine lame musculaire carrée de la *grande corne* (**A3**) et du *corps de l'os hyoïde* (**A4**), se dirige presque verticalement et irradie dans la langue latéralement par rapport au M. génio-glosse. Lorsque l'os hyoïde est fixe, ce muscle attire la langue vers l'arrière.

**M. stylo-glosse (A5).** Il naît du *processus styloïde* et irradie dans la langue au niveau de l'arc palatin postérieur. Ses fibres passent dans le bord latéral de la langue vers l'avant jusqu'à la pointe. Le M. stylo-glosse attire la langue vers l'arrière et le haut.

**Vascularisation et innervation.** Les muscles extrinsèques de la langue sont innervés (à l'exception du M. palato-glosse) par le **N. hypoglosse (A6).** Il passe en dehors du M. hyo-glosse et donne, au bord antérieur de ce muscle, une petite branche vers l'avant pour le M. génio-hyoïdien, en outre une branche ascendante plus grosse pour le M. génio-glosse et les muscles intrinsèques de la langue. La branche terminale ascendante du N. hypoglosse souscroise le conduit excréteur de la glande submandibulaire (**A7**) et le N. lingual (**A8**). La vascularisation artérielle des muscles de la langue est assurée par l'**A. linguale** (**A9**) qui, venant de l'arrière, passe sous le M. hyo-glosse, où elle se divise en ses branches terminales, l'*A. profonde de la langue* et l'*A. sublinguale*.

**A-B10** M. génio-hyoïdien, **A11** M. palato-glosse, **A12** M. palato-pharyngien, **A13** M. constricteur supérieur du pharynx.

### Muscles intrinsèques de la langue

Les muscles intrinsèques de la langue se composent d'un ensemble de fibres qui se disposent dans les trois plans de l'espace et se fixent à l'armature conjonctive de la langue. Cette dernière se compose d'une lame conjonctive sagittale médiane, le *septum lingual*, qui divise incomplètement la langue en deux moitiés, et d'une lame conjonctive épaisse qui s'étend sur le dos de la langue entre la muqueuse et la musculature, l'*aponévrose linguale* (**C14**). De chaque côté du septum lingual, on distingue les faisceaux musculaires suivants :

**M. longitudinaux supérieur (B15) et inférieur (B16).** Ils s'étendent près du dos de la langue sous l'aponévrose linguale et près du plancher de la bouche en faisceaux circonscrits depuis la *pointe* jusqu'à la *racine de la langue*.

**M. transverse de la langue (C17).** Il forme un puissant système de fibres musculaires transversales qui irradient en partie dans le *septum lingual*, l'*aponévrose linguale* et le *bord latéral de la langue*, et pour une petite partie passent par dessus le septum.

**M. vertical de la langue (C18).** Il se compose de faisceaux musculaires verticaux qui s'étendent du *dos* de la langue, un peu en courbe vers sa *face inférieure*.

Les muscles intrinsèques de la langue agissent en **modifiant la forme de la langue.** Le plus souvent deux groupes agissent de façon agoniste et contraignent le troisième groupe au relâchement. Les muscles intrinsèques de la langue sont innervés par le **N. hypoglosse.**

> **Remarques cliniques.** Si une **lésion du N. hypoglosse** paralyse une moitié de la langue, le côté sain est attiré du côté malade, et la pointe de la langue montre le côté de la paralysie. La surface de la langue du côté atteint apparaît fripée en raison de l'atrophie des muscles intrinsèques.

**B-C19** M. mylo-hyoïdien, **C20** Platysma.

Muscles de la langue **151**

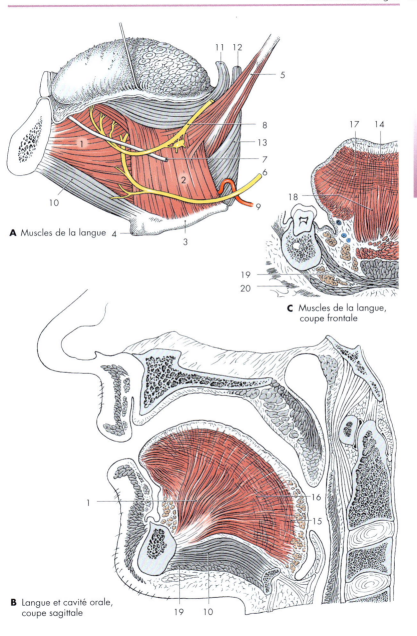

**A** Muscles de la langue

**B** Langue et cavité orale, coupe sagittale

**C** Muscles de la langue, coupe frontale

**152 Appareil digestif :** cavité orale

## Face inférieure de la langue (A)

La face inférieure de la langue repose sur le plancher de la bouche ; elle n'est visible qu'en relevant la langue. La muqueuse de la face inférieure de la langue est fine, reliée lâchement au corps de la langue, et présente au milieu une petite bande, le **frein de la langue** (**A1**), qui rejoint la gencive de la mandibule. Sous la muqueuse transparaît de chaque côté du frein une grosse **V. profonde de la langue** (**A2**), bleutée. Plus latéralement se trouve souvent un pli dentelé, le **pli frangé** (*plica fimbriata*) (**A3**), qui est un vestige d'une sous-langue existant chez des animaux. Au niveau de la pointe de la langue, la petite glande sublinguale peut soulever de chaque côté un relief muqueux. Au plancher de la bouche, le relief de la muqueuse orale est marqué de chaque côté par un fin pli longitudinal, le **pli sublingual** (**A4**) sous lequel se cache la glande sublinguale (*voir* p. 154). À l'extrémité antérieure de ce pli se trouve un relief mamelonné, la **caroncule sublinguale** (**A5**), au niveau de laquelle s'abouchent en commun ou très rapprochés les conduits excréteurs de la glande submandibulaire et de la glande sublinguale.

> **Remarques cliniques.** À travers la face muqueuse du plancher de la bouche et de la face inférieure de la langue, il peut se produire une rapide résorption de produits médicamenteux, p. ex. la trinitrine pour le traitement symptomatique de la crise d'angor – *application sublinguale, résorption perlinguale.*

## Plancher de la bouche

Le plancher de la cavité orale se situe en avant entre les branches horizontales de la mandibule et se compose d'une lame musculaire, le **diaphragme oral**, formé essentiellement par les M. mylo-hyoïdiens qui constituent ainsi l'armature du plancher de la bouche.

**M. mylo-hyoïdien** (**B6**). Il prend naissance sur la *ligne mylo-hyoïdienne* (**B7**) de la mandibule, va en direction caudale, médiale et dorsale jusqu'au *raphé médian*

et à l'*os hyoïde* (**B8**). Le M. mylo-hyoïdien est innervé par le *N. mylo-hyoïdien* (branche du N. mandibulaire).

**M. génio-hyoïdien** (**B9**). Il se situe de chaque côté de la ligne médiane du plancher de la bouche et renforce celui-ci par l'intérieur. Il naît de l'épine mentonnière inférieure et va au corps de l'*os hyoïde*. Le M. génio-hyoïdien est innervé par des branches ventrales des *1er et 2e nerfs cervicaux*, qui sont conduites au muscle par le N. hypoglosse.

**M. digastrique.** C'est un muscle biventre. Son **ventre postérieur** naît de l'*incisure mastoïdienne* de l'os temporal et va sur un tendon intermédiaire à la hauteur du corps de l'os hyoïde ; il est innervé par le *N. facial*. Le **ventre antérieur** naît dans la *fosse digastrique* de la mandibule et rejoint le tendon intermédiaire qui est fixé à l'os hyoïde par une boucle de tissu conjonctif (*voir* p. 155 A). Le ventre digastrique antérieur est innervé par le *N. mylo-hyoïdien*.

**M. stylo-hyoïdien.** Il naît du *processus styloïde* et s'insère au *corps et à la grande corne de l'os hyoïde*. Son tendon d'insertion se divise afin d'entourer le tendon intermédiaire du M. digastrique. Le M. stylo-hyoïdien est innervé par le *N. facial*.

Les muscles sus-nommés sont situés au-dessus de l'os hyoïde et appartiennent au groupe des **muscles suprahyoïdiens**. Ils participent à l'ouverture active de la bouche, et soulèvent l'os hyoïde en avant et en haut à la déglutition.

**B10** M. hyo-glosse, **B11** M. stylo-hyoïdien, **B12** A. linguale, **B13** M. génio-glosse.

> **Remarques cliniques.** Des inflammations diffuses à staphylocoques et aussi à streptocoques peuvent se développer dans les tissus mous du plancher buccal, et évoluer vers un tableau de **phlegmon du plancher buccal**. L'origine d'un tel phlegmon peut entre autres être une carie dentaire, une stomatite ou un abcès localisé d'un lymphonœud. L'infiltration douloureuse peut produire un gonflement palpable du plancher buccal, de la dysphagie et des symptômes généraux d'infection.

Face inférieure de la langue et plancher de la bouche

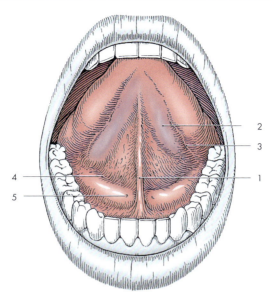

**A** Muqueuse de la langue, vue inférieure

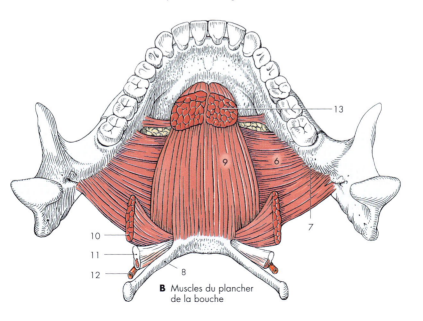

**B** Muscles du plancher de la bouche

# Appareil digestif : cavité orale

## Glandes salivaires

Dans la cavité orale et dans le vestibule s'abouchent les conduits excréteurs de nombreuses **glandes salivaires mineures** et ceux de trois **glandes salivaires majeures** paires.

### Glandes salivaires mineures

On compte dans cet ensemble les groupes de glandes situées dans la muqueuse des *lèvres*, des *joues*, de la *langue* et du *palais* à sécrétion en majorité muqueuse (*voir* p. 156), ainsi que l'inconstante *glande linguale antérieure* située sous la pointe de la langue. Aux papilles linguales siègent de petites glandes à sécrétion exclusivement séreuse (*voir* p. 156), désignées sous le terme de glandes de dilution. Le rôle des glandes salivaires mineures est principalement l'**humidification de la muqueuse orale.**

### Glandes salivaires majeures

**Glande parotide (A1).** La glande parotide, à **sécrétion purement séreuse,** est la plus grande des glandes salivaires. Elle est entourée d'un épais fascia, le **fascia parotidien,** et se situe en avant et en dessous du *méat acoustique externe* sur la partie postérieure du M. masséter (**A2**). Elle recouvre l'articulation temporo-mandibulaire et est traversée par les branches du *N. facial* qui divisent la glande en une **partie superficielle** et une **partie profonde.** En haut, la parotide arrive à l'*arcade zygomatique* (**A3**), en bas jusqu'à l'*angle de la mandibule* (**A4**) ; en profondeur elle s'étend derrière le ramus mandibulaire dans la *fosse rétromandibulaire* (*voir* Tome 1, p. 352) vers la paroi pharyngée. Au bord antérieur sort le conduit excréteur de 3-4 mm d'épaisseur, le **conduit parotidien** (**A5**), qui parallèlement à l'*arcade zygomatique* passe en superficie du M. masséter et du corps adipeux de la joue, traverse obliquement le M. buccinateur (**A6**), et s'abouche dans le vestibule oral à la *papille parotidienne* en regard de la seconde molaire supérieure. Une petite **glande parotide accessoire** (**A7**) est souvent annexée au conduit excréteur. La sécrétion et l'excrétion de la parotide sont sous la dépendance du système nerveux végétatif. Les fibres préganglionnaires **parasympathiques** cheminent avec le *N. glosso-pharyngien* (*voir* Tome 3, p. 130), font relais dans le *ganglion otique* et rejoignent finalement les branches du N. facial dans la glande. Les fibres **sympathiques** viennent du *plexus carotidien externe* et rejoignent la glande le long des vaisseaux.

**Glande submandibulaire (A-B8).** La glande submandibulaire, **essentiellement séreuse,** est située sous le plancher de la bouche dans le trigone submandibulaire (*voir* Tome 1, p. 350) délimité par la mandibule ainsi que par les ventres antérieur (**A9**) et postérieur (**A10**) du M. digastrique. Le corps glandulaire entouré d'une capsule est situé sous le *M. mylo-hyoïdien* (**A11**) et atteint en profondeur le *M. hyo-glosse* (**B12**) et le *M. stylo-glosse.* Le **conduit excréteur submandibulaire** (**B13**) est accompagné d'un prolongement glandulaire en crochet, contourne le bord postérieur du M. mylo-hyoïdien vers sa face supérieure, et se dirige médialement par rapport à la glande sublinguale (**B14**) vers l'avant, pour s'aboucher à la **caroncule sublinguale** (**B15**). Les fibres préganglionnaires **parasympathiques** destinées à la glande submandibulaire proviennent du N. facial par la *corde du tympan* (*voir* Tome 3, p. 122), font relais dans le *ganglion submandibulaire* et arrivent à la glande comme fibres post-ganglionnaires. Les fibres **sympathiques** arrivent à la glande par les vaisseaux sanguins voisins.

**Glande sublinguale (B14).** La glande sublinguale, **essentiellement muqueuse,** se situe sur le *M. mylo-hyoïdien* et soulève le *pli sublingual* (**B16**). Latéralement elle va jusqu'à la *mandibule*, médialement jusqu'au *M. génio-glosse* (**B17**). La glande se compose d'une **glande principale** dont le **conduit sublingual majeur** s'abouche à la **caroncule sublinguale**, à côté ou en commun avec le conduit submandibulaire. Les conduits excréteurs des nombreuses **glandes sublinguales mineures** sont courts et s'abouchent directement dans la cavité orale le long du *pli sublingual.* Les fibres **parasympathiques** arrivent à la glande sublinguale par le même chemin que celles de la glande submandibulaire. Les fibres **sympathiques** arrivent par le réseau vasculaire le long de l'A. linguale.

**B18** N. hypoglosse, **B19** A. linguale.

Glandes salivaires 155

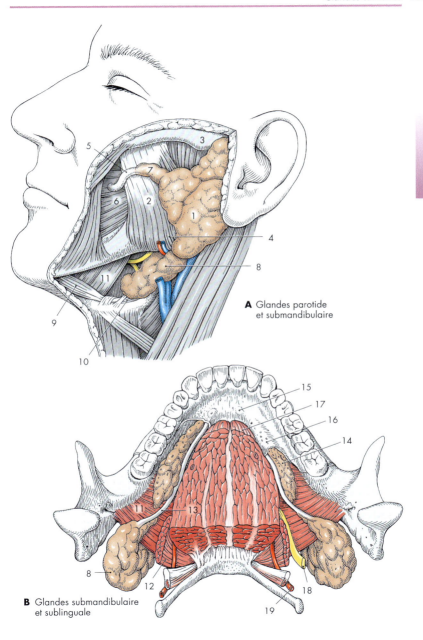

**A** Glandes parotide et submandibulaire

**B** Glandes submandibulaire et sublinguale

## Histologie des glandes salivaires

Les glandes salivaires sont des **glandes exocrines** qui libèrent leur sécrétion, la **salive**, dans la cavité orale par des conduits excréteurs. La salive augmente la fluidité des aliments ingérés, elle est bactéricide et contient une enzyme dégradant les hydrates de carbone. Chaque jour, 0,5 à 2 L de salive sont sécrétés à la fois par la stimulation des chémorécepteurs situés dans la bouche, par les mouvements de mastication et par des stimuli psychiques. La **composition** de la salive dépend des types de glandes et de leur état de fonctionnement. On distingue une *salive fluide séreuse* qui comprend l'enzyme α-amylase, et une *salive visqueuse muqueuse* qui contient des mucopolysaccharides et des glycoprotéines.

L'histologie des glandes salivaires séparément est donc différente. Elles se composent d'**acini sécrétoires exocrines** (**I**) qui peuvent contenir des cellules exclusivement *séreuses* (**A-C1**), ou seulement *muqueuses* (**A-C-D2**), ou *séromuqueuses* en proportion variable (**D**), et d'un **système de conduits excréteurs** (**II**).

**Acini sécrétoires.** La partie sécrétante constituée de cellules **séreuses** a la forme d'une baie, l'**acinus**, et comporte une petite lumière (**A1**). Les cellules glandulaires sont hautes, pyramidales, ont un cytoplasme finement granulé et un noyau central arrondi.

La partie sécrétante constituée de cellules **muqueuses** a une forme tubulaire, le **tubule**, et a une lumière large (**A2**). Les cellules glandulaires sont également hautes, leur cytoplasme est en nid d'abeilles, les noyaux sont aplatis et refoulés vers la base. Entre les acini et leur membrane basale se trouvent des **cellules myoépithéliales**, qui participent à l'excrétion par leur capacité contractile.

**Système des conduits excréteurs.** Il se joint aux acini sécrétoires, se compose de différents segments, et n'est pas développé en totalité dans chaque glande. À l'acinus fait suite une **pièce intercalaire** (**A3**) d'un faible diamètre, avec un épithélium peu élevé. À celle-ci fait suite le **tube excréteur** (**A-B-C4**) ou **segment strié** de diamètre plus grand, avec un épithélium

prismatique haut monostratifié avec membrane basale. Celle-ci repose sur des replis de la membrane cytoplasmique entre lesquels se trouvent des mitochondries disposées en colonnes verticales. Les tubes excréteurs s'abouchent ensuite dans de plus gros **conduits excréteurs** (**A5**) avec une lumière large et un épithélium prismatique haut mono- ou bistratifié.

Les glandes salivaires sont subdivisées en lobes et lobules par du tissu conjonctif. Les *acini sécrétoires*, les *pièces intercalaires* et les *tubes excréteurs* sont dans des lobules glandulaires, **intralobulaires**, les *conduits excréteurs* sont dans le tissu conjonctif qui sépare les lobules, **interlobulaires.**

La **glande parotide** (**B**) est une glande **purement séreuse**, qui contient tous les segments du système excréteur. Dans le tissu conjonctif interlobulaire se trouvent de nombreuses cellules adipeuses et plasmatiques.

La **glande submandibulaire** (**C**) est une glande **mixte** à **prédominance séreuse**, dont les pièces intercalaires sont en partie transformées en tubules à sécrétion muqueuse. Les acini séreux coiffent les tubules en capuchons semi-lunaires. On trouve ainsi, dans la glande submandibulaire, tous les segments du système excréteur.

La **glande sublinguale** (**D**) est une glande **mixte** à **prédominance muqueuse**, dans laquelle les pièces intercalaires et les tubes excréteurs font presque entièrement défaut.

---

**Remarques cliniques.** Des dépôts de phosphates ou carbonates de calcium peuvent former des **calculs salivaires**, ou sialolithes, dans les grands conduits excréteurs, responsables d'obstruction avec stase et de tuméfaction glandulaire douloureuse. La lithiase est un produit de la salive.

La **parotidite épidémique** (oreillons) est une infection virale qui peut présenter une tuméfaction parotidienne(s) typique. Les mouvements de mastication sont très douloureux car la parotide n'a aucune possibilité d'expansion dans sa capsule conjonctive dense. Les oreillons sont la cause la plus fréquente de surdité infantile précoce unilatérale. Une atteinte associée peut être l'orchite virale avec risque d'atrophie testiculaire et de stérilité.

Histologie des glandes salivaires **157**

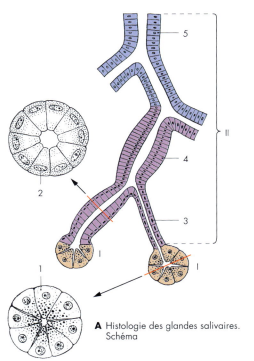

**A** Histologie des glandes salivaires. Schéma

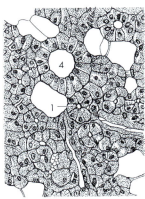

**B** Glande salivaire séreuse

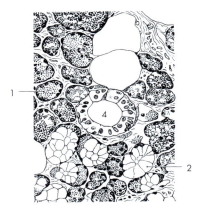

**C** Glande salivaire mixte, à prédominence séreuse

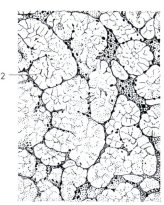

**D** Glande salivaire mixte, à prédominence muqueuse

# Appareil digestif : cavité orale

## Dents

Les **dents** humaines sont implantées dans les *alvéoles dentaires* osseuses maxillaires et mandibulaires, et sont adossées l'une à l'autre sans intervalle (*diastème*). La denture humaine est **hétérodonte**, c'est-à-dire que les dents sont constituées différemment selon leur rôle fonctionnel. L'homme est **diphyodonte**, c'est-à-dire qu'il n'y a qu'un seul changement des dents. D'abord apparaissent les *dents déciduales*, qui sont remplacées par les *dents permanentes*.

**Parties de la dent.** À chaque dent on distingue trois parties : la **couronne** (**A1**), le **collet** (**A2**) et la **racine** (**A3**). La racine de la dent est la partie implantée dans l'alvéole osseuse et fixée par le desmodonte. Le collet est une mince zone de transition entre la couronne et la racine, qui sort de l'alvéole mais est recouvert par la gencive. Le collet est la zone de transition entre l'émail et le cément.

**Couronne dentaire.** Elle dépasse la gencive et constitue ainsi la partie visible de la dent. On distingue plusieurs faces : la **face occlusale** (**B4**) dirigée vers la dent de l'arcade opposée ; la **face vestibulaire** (**B5**) externe dirigée vers les *lèvres* (**B5a**) ou vers les *joues* (**B5b**) ; la **face linguale** (**B6**) ou **palatine** (**B7**) interne ; la **face interproximale** (**B8**) dirigée vers la dent adjacente. Celle-ci se subdivise en *face mésiale* (**B8a**) regardant en avant et en dedans, et *face distale* (**B8b**) regardant en arrière et en dehors.

**Arcades dentaires.** Les dents sont implantées dans une **arcade dentaire supérieure et inférieure**, qui a la forme d'une demi-ellipse pour la supérieure et d'une parabole pour l'inférieure. Lors de l'**occlusion** les dents ne sont donc pas exactement affrontées vu l'absence de congruence des arcades dentaires. Les incisives supérieures sont en avant des inférieures. Dans une arcade dentaire, les dents se répartissent en deux groupes de manière symétrique par rapport au plan sagittal médian. Dans la denture de l'adulte, les dents permanentes sont ordonnées en fonction de leur rôle, de mésial en distal,

comme suit : à deux **incisives** (**B9**) fait suite une **canine** (**B10**) suivie de deux **prémolaires** (**B11**) et finalement trois **molaires** (**B12**) (4 × 8 = 32 dents).

**Anatomie fonctionnelle.** Les **incisives** servent à *couper* ; elles ont une couronne en biseau avec une face occlusale horizontale tranchante. À leur face linguale se trouve habituellement un *tubercule* (**B13**). La racine unique est longue et conique. Les **canines** servent à *déchirer* et à *retenir*. Elles ont deux bords tranchants, une pointe et une très longue racine unique. Les **prémolaires** servent à la *trituration*. Leur couronne possède sur la face occlusale deux éminences, les *cuspides* (**B14**) se terminant par une pointe (*apex cuspidis*). La racine est dédoublée aux prémolaires supérieures, unique aux inférieures. Les **molaires** assurent la majeure partie du travail de *mastication*, leurs faces occlusales ont quatre ou cinq cuspides. Elles ont trois racines à l'arcade supérieure, deux à l'inférieure.

**Alvéoles dentaires.** Les dents sont implantées dans les alvéoles dentaires osseuses creusées dans le processus alvéolaire de la mandibule et des maxillaires. Les alvéoles sont séparées les unes des autres par des septa cunéiformes, les **septa interalvéolaires** (**B15**). Les alvéoles des dents pluriradiculées sont subdivisées par des lamelles osseuses, les **septa interradiculaires** (**B16**).

**Formule de la denture permanente.** Il existe différents systèmes de numérotation des dents en fonction des pays. La Fédération dentaire internationale (FDI) a établi une nomenclature lisible en informatique, selon laquelle chaque quadrant d'arcade est numéroté de 1 à 4 depuis le supérieur droit jusqu'à l'inférieur droit (1er chiffre), et les dents sont numérotées de 1 à 8 depuis le plan sagittal médian (mésial) jusqu'au plan distal (deuxième chiffre).

Quadrant supérieur droit : 11, 12, 13, 14, 15,16, 17, 18.

Quadrant supérieur gauche : 21, 22, 23, 24, 25, 26, 27, 28.

Quadrant inférieur gauche : 31, 32, 33, 34, 35, 36, 37, 38.

Quadrant inférieur droit : 41, 42, 43, 44, 45, 46, 47 ,48.

Dents **159**

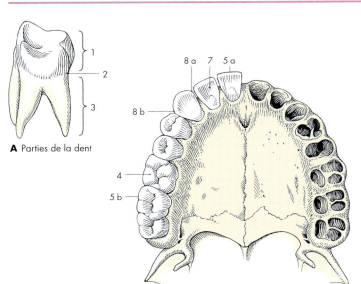

**A** Parties de la dent

**B** Dents et alvéoles dentaires des maxillaires et de la mandibule

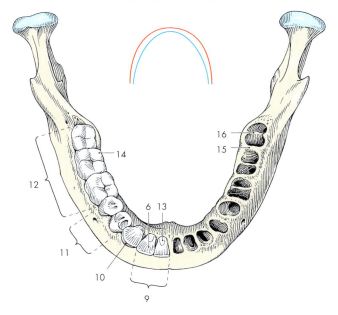

Appareil digestif

**160 Appareil digestif :** cavité orale

## Constitution de la dent et de son appareil de fixation

L'essentiel de la dent est constitué par la **dentine** (A-B1) qui entoure la **cavité de la dent** (A-B2). Celle-ci est remplie par le tissu conjonctif lâche de la **pulpe dentaire.** La cavité dentaire possède une **partie coronale** (B2a), un **canal de la racine** de la dent (B2b) et un orifice à la pointe de la racine, le **foramen de l'apex** dentaire (**B2c**). Au niveau de la couronne, la dentine est entourée d'**émail** (A-B3). La dentine de la racine est entourée d'une substance semblable à l'os spongieux, le **cément** (A-B4). Au collet de la dent, l'émail et le cément se rejoignent. La racine de la dent est reliée à l'os alvéolaire de façon élastique par du tissu conjonctif, le **périodonte** (B5). Le périodonte, le cément, la gencive et la paroi alvéolaire sont rassemblés sous le terme de **parodonte.** La **gencive** (B6) déborde le bord alvéolaire de telle sorte qu'il existe une paroi épithéliale dentale, l'épithélium du bord interne (B7). Celui-ci s'appose à la jonction émail-dentine du collet, et tapisse le sillon entre la dent et le bord gingival (*sulcus gingivalis*) (**B8**).

## Histologie de la dent et de l'appareil de fixation

La dentine, l'émail et le cément sont des substances dures proches de l'os. Elles contiennent les mêmes composants chimiques que le tissu osseux, mais dans d'autres proportions.

**Dentine.** La dentine, légèrement jaunâtre, est formée par les **odontoblastes.** Ces cellules sont apposées en dedans de la dentine selon une disposition épithéliale. Leurs longues ramifications cytoplasmiques, *processus dentinoblastes* (fibres de Tomes), se trouvent dans des **canalicules à dentine** (B9) qui gagnent respectivement la jonction émail-dentine ou cément-dentine (B10), et donnent à la dentine une striation radiaire caractéristique. Les canalicules à dentine sont entourés de **substance fondamentale,** qui se compose comme dans l'os de *matière organique*, de *fibrilles collagènes* et de *sels de calcium*. La dentine ne contient pas de vaisseaux sanguins. Les odontoblastes synthétisent, également après l'éruption dentaire, constamment de la nouvelle *prédentine* (B11) à la surface interne du canal pulpaire.

**Émail.** L'émail, substance la plus dure du corps humain, se compose d'environ 97 % de substances anorganiques, à 90 % sous forme d'hydroxyapatite. L'émail est sans cellules, sans vaisseaux et sans nerfs, et se compose de l'apposition de prismes d'émail, issus d'*améloblastes* (adamantoblastes), cellules différenciées de l'épithélium améloblastique interne, et d'une matrice organique interprismatique.

**Cément.** Le cément, formé à partir de *cémentoblastes*, est constitué par de l'**os trabéculaire** pauvre en cellules, avec des connexions sous forme de fibres de collagène avec la dentine et la paroi alvéolaire. Les fibres de collagène (fibres de Sharpey) du périodonte (B5) passent entre le cément et l'os alvéolaire et sont fixées dans ces deux tissus durs.

**Pulpe dentaire.** La pulpe dentaire remplit la cavité de la dent d'un **tissu conjonctif lâche,** est richement vascularisée et contient des fibres nerveuses myéliniques et amyéliniques. À la limite de la dentine se trouvent les *odontoblastes* disposés en palissades, qui continuent à former de la dentine avec l'âge.

> **Remarques cliniques.** Un creusement **du sillon gingival** conduit à former des poches et à découvrir le collet de la dent. En langage clinique, en dépit de la définition anatomique, on décrit comme **couronne clinique** la partie de la dent dépassant la gencive, et comme **racine clinique** la partie située sous le bord gingival. En cas de **périodontite** (inflammation du périodonte), la gencive se détache de la dent, des bactéries peuvent coloniser les « poches » qui en résultent, et celles-ci aboutissent à long terme à des inflammations et lésions du parodonte (parodontopathie).

Constitution de la dent et de son appareil de fixation **161**

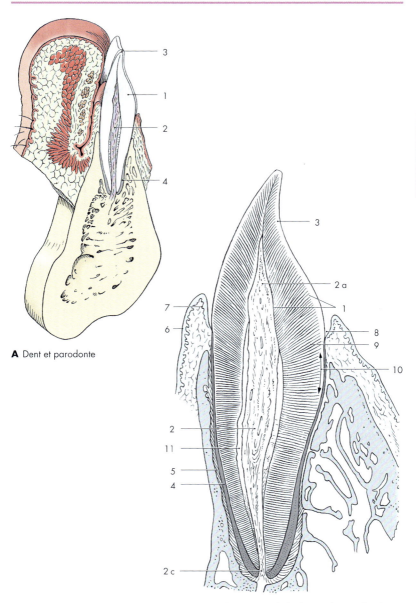

**A** Dent et parodonte

**B** Constitution de la dent et de son alvéole

## Dents déciduales

Les **dents déciduales** (dents de lait) sont claires, bleutées et transparentes comme la porcelaine. Pour les dents déciduales, on distingue sur chaque hémi-arcade : **2 incisives** (**A1**), **1 canine** (**A2**) et **2 molaires déciduales** (**A3**) ; au total **20 dents.** Dans leur forme, les dents déciduales ressemblent aux dents permanentes. La dentine est plus fine et moins résistante que celle des dents permanentes.

Les dents déciduales et les dents permanentes apparaissent en deux poussées. Les ébauches des dents déciduales commencent à se développer dès le 2e mois embryonnaire au niveau des futurs maxillaires et mandibule (*voir* p. 164, « Développement des dents »).

**Formule de la denture déciduale.** Selon la **FDI** (*voir* p. 158), les dents de la denture déciduale sont chiffrées comme suit : chaque quadrant d'arcade comporte un 1er chiffre, de 5 à 8, depuis le droit supérieur jusqu'au droit inférieur, et un 2e chiffre correspondant aux dents de mésial à distal, de 1 à 5.
Quadrant supérieur droit : 51, 52, 53, 54, 55.
Quadrant supérieur gauche : 61, 62, 63, 64, 65.
Quadrant inférieur gauche : 71, 72, 73, 74, 75.
Quadrant inférieur droit : 81, 82, 83, 84, 85.

## Éruption dentaire et deuxième dentition

La percée des dents déciduales, **première dentition**, commence entre le 6e et le 8e mois post-natal et se termine environ à la fin de la 2e année. Les incisives apparaissent en premier. Puis suivent la 1re molaire et la canine, et finalement la 2e molaire. L'éruption de la dent déciduale se fait lorsque la couronne est entièrement développée. À ce moment, la racine n'est pas encore complètement développée et le canal radiculaire est large. À l'endroit de l'éruption, la gencive est gonflée et rougie, puis apparaît la pointe blanche de la dent sous l'épithélium de la gencive qui, peu après, sera perforé. Après l'éruption il se produit un important accroissement de la racine avec une différenciation tissulaire du périodonte. La membrane superficielle perforée entourant la couronne dentaire se résorbe progressivement.

Sous les dents déciduales se trouvent les couronnes des **dents définitives** (**B**). Dans le maxillaire, elles sont situées en grande partie là où se développera le sinus maxillaire après l'éruption des dents permanentes. Les prémolaires sont entre les racines des molaires déciduales. Distalement aux molaires déciduales se placent les trois molaires vraies ; elles apparaissent après un intervalle de temps par rapport aux dents déciduales, mais étant des « dents supplémentaires » (**B4**), elles sont en fait des dents de la première dentition. Les incisives, canines et molaires déciduales reçoivent en revanche des dents définitives de la deuxième dentition.

## Ordre et date d'éruption des dents déciduales et des dents permanentes

| Dent | Mois (dentition déciduale) | Année (dentition permanente) |
|---|---|---|
| Incisive 1 | 6-8 | 7-8 |
| Incisive 2 | 8-12 | 8-9 |
| Canine | 16-20 | 11-13 |
| Prémolaire 1 | 12-16 | 9-11 |
| Prémolaire 2 | 20-24 | 11-13 |
| Molaire 1 | | 6-7 |
| Molaire 2 | | 12-14 |
| Molaire 3 | | 17-40 |

**Remarques cliniques.** Les dents déciduales **gardent la place** pour les dents permanentes, et doivent de ce fait être conservées aussi longtemps que possible en cas de lésion, afin de permettre de garder une bonne place pour les dents permanentes.
La perte prématurée de dents déciduales a de graves conséquences sur les dents sous-jacentes, qui vont pousser sans obstacle et le plus souvent dans une mauvaise direction par la lacune qui résulte de cette perte. Il en résulte ainsi des **malpositions** de dents permanentes, souvent aussi un trouble de la croissance de la mâchoire, et ainsi une dysocclusion. Dans ces cas, des mesures orthopédiques dento-maxillaires doivent être entreprises dans les meilleurs délais.

Dents déciduales 163

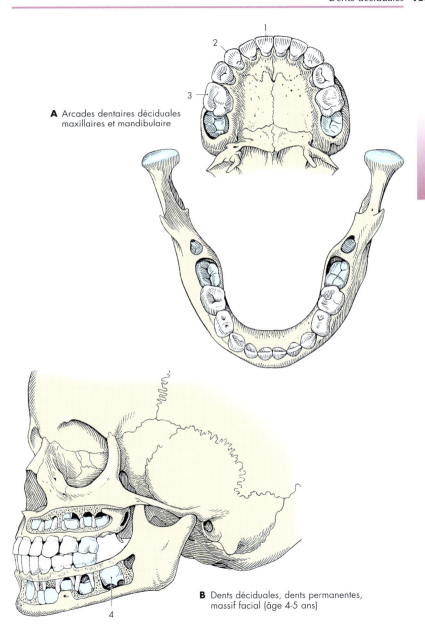

**A** Arcades dentaires déciduales maxillaires et mandibulaire

**B** Dents déciduales, dents permanentes, massif facial (âge 4-5 ans)

Appareil digestif

# 164 Appareil digestif : cavité orale

## Développement des dents

Deux feuillets embryonnaires, l'*ectoderme* et le *mésoderme*, participent à la formation des dents. À partir de l'ectoderme se forme l'émail, à partir du mésoderme la pulpe dentaire, la prédentine et la dentine. Les processus de formation des dents déciduales et de développement des dents permanentes sont similaires, en deux poussées décalées dans le temps.

**Formation de l'ébauche dentaire (A).** Au niveau des futurs maxillaires et mandibule, au 2e mois du développement embryonnaire, il se forme à partir de l'épithélium (**A1**) une bande épithéliale arciforme, la **crête dentaire** (**A2**), dans le tissu conjonctif sous-jacent (**A3**). À chaque arcade se forment à la face labiale dix épaississements nodulaires, ébauches des **organes de l'émail**, correspondant au nombre des dents déciduales. Ces organes de l'émail prennent d'abord la forme de *coiffe*, puis de *cloche*. La **cloche dentaire** a deux parois, le mur externe se compose d'un *épithélium d'émail externe* (**A4**), la paroi interne d'un *épithélium d'émail interne* (**A5, B8**) qui a quasi la forme négative de la couronne dentaire ultérieure, c'est-à-dire que la configuration de la future couronne incombe à l'organe de l'émail. La cloche d'émail entoure un espace de *tissu conjonctif mésenchymateux* épaissi qui forme la **papille dentaire**, précurseur de la **pulpe dentaire** (**A-B6**). L'organe de l'émail et la pulpe dentaire seront entourés d'un *tissu conjonctif très riche en cellules* qui forme le petit **sac dentaire**. Les premières substances dures apparaissent au cours du 4e mois embryonnaire. L'**émail** se forme à partir de l'*épithélium d'émail interne*, la **dentine** et le **cément** par les *odontoblastes de la pulpe dentaire*. La liaison entre la crête dentaire et l'ébauche dentaire disparaît au 4e mois fœtal. La crête dentaire se résorbe progressivement. Du côté lingual des ébauches dentaires déciduales, les ébauches des dents permanentes se forment à partir de fragments de la crête dentaire.

## Histologie de l'ébauche dentaire (B)

**Formation de l'émail.** L'organe de l'émail se divise en un épithélium externe de l'émail qui forme la limite avec le mésenchyme environnant ou sac dentaire, la **pulpe d'émail** (**B7**) et l'**épithélium interne de l'émail** (**A5, B8**) dont les cellules se différencient en **améloblastes** qui sécrètent ultérieurement la *matrice organique de l'émail* (**B9**) puis le *calcium* et le *phosphate*. La formation de l'émail débute après le commencement de la formation de la dentine, et se situe à la future surface de mastication de la couronne. Au cours du développement ultérieur l'organe de l'émail disparaîtra presque totalement (*voir* plus bas).

**Formation de la dentine.** Elle débute au niveau de la future couronne dentaire à partir d'**odontoblastes** (**B10**) qui se différencient à partir de *cellules mésenchymateuses de la pulpe dentaire* (**B6**). La **substance fondamentale de la dentine** se détache du pôle apical des odontoblastes et constitue, avec des fibrilles de collagène également sécrétées par les odontoblastes, la **prédentine non calcifiée** (**B11**). Par minéralisation, celle-ci se transforme en **dentine** (**B12**). Par l'épaississement progressif de la couche de prédentine, les odontoblastes envoient de longs prolongements radiaires entourés de prédentine. Ainsi forment des *canalicules dentaires* dans lesquels se trouvent les **fibres de Tomes** (**B13**), expansions des odontoblastes. Durant toute la vie, des odontoblastes peuvent former de la prédentine non calcifiée.

**Formation des racines et éruption dentaire (C).** Les racines dentaires apparaissent après la formation de la couronne. À ce moment, le bord du **repli entre les épitheliums interne et externe de l'émail** (**C14**) commence à pousser en profondeur et à former des **tubes** correspondant au nombre de racines, auxquels de nouveaux **odontoblastes** viennent se poser de l'intérieur. La régression de l'organe de l'émail précède l'éruption dentaire ; une partie entre dans la formation de l'épithélium germinatif (**C15**). L'allongement de la racine dentaire provoque l'éruption de la dent, avec une destruction des tissus encore situés au-dessus de la couronne (épithélium buccal et épithélium de l'émail).

**Structure de l'appareil de fixation des dents.** Le *cément*, le *périodonte* et l'*os alvéolaire* se forment à partir du **sac dentaire** et apparaissent avec la racine dentaire, plus tardivement que la couronne. Le développement de la racine dentaire et du périodonte ne se termine qu'après la fin de l'éruption dentaire. Le **cément** est formé selon la modalité de l'*ossification endoconjonctive* (*voir* Tome 1, p. 16). Les cellules formant le cément, les *cémentoblastes*, proviennent du côté du sac dentaire orienté vers l'ébauche dentaire. L'**os alvéolaire** provient de la couche externe du sac dentaire, son ossification est également membraneuse. De la partie moyenne naissent les **fibres du périodonte**.

Développement des dents **165**

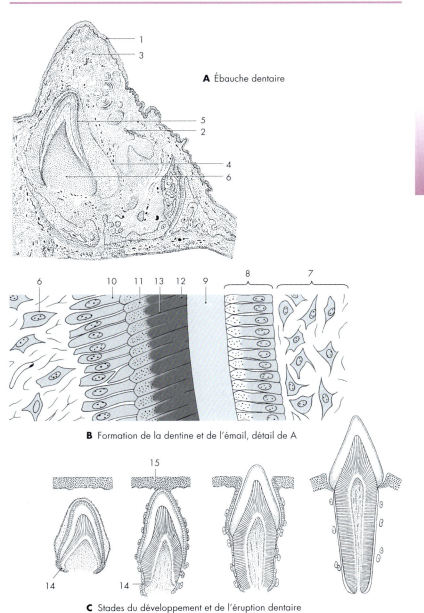

**A** Ébauche dentaire

**B** Formation de la dentine et de l'émail, détail de A

**C** Stades du développement et de l'éruption dentaire

## Position des dents dans la mâchoire

Normalement (**eugnathie**) les couronnes des incisives supérieures sont un peu obliques en direction du vestibule oral, et les couronnes des incisives inférieures sont dirigées un peu en arrière vers la langue (**A**). Ainsi les bords tranchants des incisives supérieures et inférieures fonctionnent comme des branches de ciseaux, et en fin d'occlusion les bords tranchants des incisives supérieures sont situés en avant de ceux des incisives inférieures, **occlusion neutre.**

Au niveau des prémolaires et des molaires, le bord triturant extérieur des dents supérieures recouvre celui des dents inférieures, alors que le bord triturant intérieur des dents inférieures dépasse celui des dents supérieures (**B**). Ainsi, les dents correspondantes des arcades supérieure et inférieure sont affrontées de telle façon que chaque dent s'articule avec deux dents de la rangée opposée, l'**antagoniste principale** avec laquelle elle a le plus de surface de contact et l'**antagoniste secondaire** (**C**). La 1$^{re}$ incisive inférieure et la 3$^e$ molaire supérieure n'ont qu'une seule antagoniste.

Sous le terme d'**articulation**, on désigne les mouvements réciproques des arcades supérieure et inférieure. En position de repos (**occlusion**), les dents s'affrontent dans le **plan d'occlusion.** Lorsque l'antagoniste fait défaut, une dent peut pousser au-delà du plan d'occlusion. Au cours de la vie se produit une usure physiologique des dents qui contribue au maintien de l'occlusion.

> **Remarques cliniques.** Une **dysgnathie** est une malposition des dents consécutive à une malformation du système manducateur. Dans la **prognathie** il y a un hyperdéveloppement maxillaire, dans la **progénie** il y a en revanche une proéminence mentonnière. De telles anomalies masticatoires provoquent des troubles de la déglutition, de la respiration nasale et de la parole.

## Vascularisation, innervation et drainage lymphatique

**Artères.** Les dents, les rebords alvéolaires et la gencive des maxillaires et de la mandibule sont vascularisés par des branches directes et indirectes de l'A. maxillaire. À la partie postérieure du **maxillaire**, les dents latérales sont irriguées par l'**A. alvéolaire postérieure et supérieure** (**C1**), les dents antérieures par les **A. alvéolaires antérieures et supérieures** (**C2**) qui proviennent de l'A. infra-orbitaire. Les deux A. maxillaires passent dans la paroi du sinus maxillaire et sont reliées entre elles ; elles donnent des R. dentaires et péridentaires. La **mandibule** est vascularisée par l'**A. alvéolaire inférieure** (**C3**), qui passe dans le canal mandibulaire, et donne des *R. dentaires* (**C4**) pour les dents et des R. péridentaires pour la gencive et le périodonte. La branche terminale de l'A. alvéolaire inférieure devient le *R. mentonnier* à la sortie du foramen mentonnier, et irrigue la peau du menton et de la lèvre inférieure.

**Veines.** Le drainage veineux supérieur et inférieur se fait par de petites veines satellites des artères, et se rassemble dans le plexus ptérygoïde.

**Nerfs.** Ils proviennent de la 2$^e$ branche, **N. maxillaire** (**V2**), et de la 3$^e$ branche, **N. mandibulaire** (**V3**), du N. trijumeau (V). Le **N. infra-orbitaire** (branche du V2) donne plusieurs *R. alvéolaires postérieurs supérieurs*, un *R. alvéolaire moyen* et quelques *R. alvéolaires antérieurs supérieurs*, qui forment à la base du sinus maxillaire un **plexus dentaire supérieur** (**C5**) et innervent les dents et la gencive supérieures. Les dents de la mandibule sont innervées par le **N. alvéolaire inférieur** (**C6**) (branche du V3), qui passe dans le canal mandibulaire avec les vaisseaux homonymes, et qui peut être anesthésié à l'entrée de ce canal.

La **lymphe** maxillo-mandibulaire se draine par des lymphonœuds submentonniers, submandibulaires et cervicaux profonds.

> **Remarques cliniques.** Le rapport étroit entre le sinus maxillaire, les nerfs et les racines dentaires au niveau des molaires supérieures a une grande importance clinique, en particulier lors d'**inflammations.**

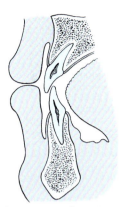

**A** Position des incisives médianes (antagonistes) lors d'une occlusion eugnathique

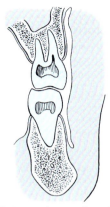

**B** Position des secondes molaires (antagonistes) lors d'une occlusion eugnathique

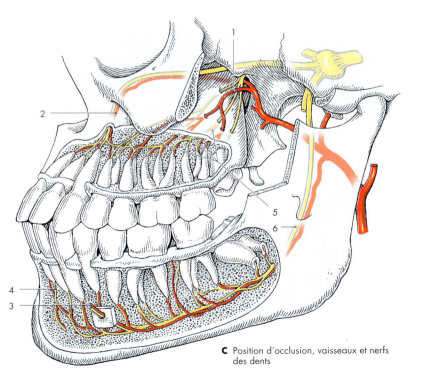

**C** Position d'occlusion, vaisseaux et nerfs des dents

# Pharynx

## Division et constitution générale

Le pharynx est un **conduit musculaire** long de 12 à 15 cm, qui est fixé à la *base du crâne* et se continue par l'œsophage (**A2**) à la hauteur du *cartilage cricoïde* (**A1**). Les parois postérieure et latérales du pharynx sont hermétiquement closes ; vers l'avant le pharynx communique ouvertement avec la *cavité nasale*, la *cavité orale* et le *larynx*. De ce fait, le pharynx se divise en trois étages :

**Partie nasale du pharynx (I)** (épipharynx ou nasopharynx). Elle communique avec la cavité nasale par les *choanes*.

**Partie orale du pharynx (II)** (mésopharynx ou oropharynx). Elle communique avec la cavité orale par l'*isthme du gosier*. C'est au niveau de l'oropharynx que se croisent les voies aérienne et digestive.

**Partie laryngée du pharynx (III)** (hypopharynx ou laryngopharynx). Elle s'ouvre par l'*aditus laryngé* dans le larynx.

## Structure pariétale

La paroi pharyngée comporte quatre couches : la tunique muqueuse, le voile submuqueux, la tunique musculeuse et l'adventice conjonctif. La muqueuse est sans couche musculaire.

**Tunique muqueuse.** Alors que l'**épithélium respiratoire cilié** se prolonge dans le nasopharynx, l'oropharynx et le laryngopharynx en continuité avec la cavité orale sont tapissés par un **épithélium pavimenteux pluristratifié non kératinisé** dont la surface est riche en *glandes pharyngées* donnant une salive de glissement. La **couche de tissu conjonctif subépithéliale** est riche en *fibres élastiques*, et permet des étirements réversibles de la paroi pharyngée. À l'entrée de l'œsophage, la muqueuse est renforcée en avant contre le squelette laryngé et en arrière contre la colonne vertébrale par du *tissu conjonctif* et des *plexus veineux*.

**Relief muqueux.** L'aspect de la muqueuse du **nasopharynx** (*voir* p. 106) est surtout marqué par l'*ostium de la trompe auditive*

(**A3**), le *torus tubaire* (**A4**) et le *torus de l'élévateur*. L'**oropharynx** est limité en avant par la *racine de la langue* (**A-B5**), latéralement par les *arcs palatins* et la *fosse tonsillaire* (**A6**), c'est-à-dire les structures de l'isthme du gosier (*voir* p. 144). Le **laryngopharynx** comporte latéralement à la forte empreinte laryngée un sillon, le *récessus piriforme* (**B7**).

**Tunique musculaire.** À la paroi musculaire, on peut distinguer deux systèmes musculaires transversaux, les M. constricteurs et les M. élévateurs. Les trois **M. constricteurs du pharynx** sont composés de fibres ascendantes vers l'arrière, disposées comme des tuiles d'un toit les unes sur les autres, et se réunissent sur la ligne médiane en une suture fibreuse épaisse, le **raphé pharyngé** (**C8**). Celui-ci est fixé à la base du crâne au niveau du *tubercule pharyngien* (**C9**). Le bord supérieur oblique des M. constricteurs du pharynx est attaché à la base du crâne par une épaisse membrane de tissu conjonctif, le *fascia pharyngo-basilaire* (**C10**). Le **M. constricteur supérieur du pharynx** (**C11**) a son origine principalement au *processus ptérygoïde* et au *raphé ptérygo-mandibulaire* (bande tendineuse entre l'hamulus ptérygoïdien et la mandibule), le **M. constricteur moyen du pharynx** (**C12**) de l'*os hyoïde* (**C13**), et le **M. constricteur inférieur du pharynx** (**C14**) des *cartilages thyroïde et cricoïde*. Les M. constricteurs peuvent rétrécir la filière pharyngée et élever le larynx et l'os hyoïde. Les **M. élévateurs du pharynx** sont faiblement développés, parmi eux on compte le *M. stylo-pharyngien* (**C15**), le *M. palatopharyngien* (**B16**) et le *M. salpingo-pharyngien*.

**Espace péripharyngé.** Cet espace de tissu conjonctif péripharyngé permet le déplacement du pharynx par rapport à la colonne vertébrale et aux structures voisines. On le divise topographiquement en un **espace rétropharyngé** compris entre la paroi postérieure du pharynx et la lame prévertébrale du fascia cervical, et un **espace parapharyngé** situé latéralement par rapport au pharynx. Ces deux espaces conjonctifs communiquent caudalement avec le *médiastin*. Le conduit musculaire de l'ensemble du pharynx est recouvert d'un mince fascia, le **fascia bucco-pharyngé.**

Division et constitution générale du pharynx **169**

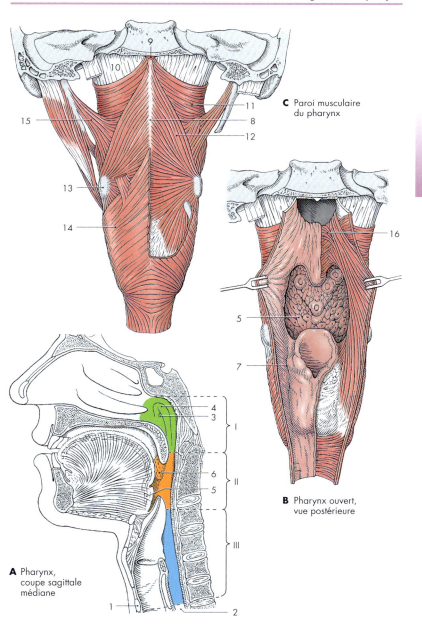

**C** Paroi musculaire du pharynx

**B** Pharynx ouvert, vue postérieure

**A** Pharynx, coupe sagittale médiane

Appareil digestif

# Appareil digestif : pharynx

## Vascularisation, innervation et drainage lymphatique

L'**irrigation artérielle** du pharynx provient essentiellement de l'*A. pharygienne ascendante* venant de l'A. carotide externe, et des *R. pharyngés* des A. thyroïdiennes supérieure et inférieure. Le **drainage veineux** se fait par un *plexus veineux pharyngé* situé dorsalement. L'**innervation** de la musculature et de la muqueuse du pharynx se fait par les branches du *N. glosso-pharyngien* (IX) et du *N. vague* (X) qui forment un plexus nerveux, le **plexus pharyngien**, à la face externe du pharynx. Les **lymphonœuds** régionaux sont les *Ln. rétropharyngés*, à partir desquels la lymphe rejoint les *Ln. cervicaux profonds*.

## Déglutition

Chez l'adulte, l'entrée du larynx est sur la voie digestive (**A**). Pour éviter que lors de la déglutition (**B**) des aliments pénètrent dans le larynx, et donc dans la voie aérienne, celui-ci doit pouvoir se fermer rapidement et rester clos. C'est pourquoi se suivent les différentes phases suivantes :

**1. Déclenchement volontaire de la déglutition.** Lors de cette phase le plancher de la bouche (**A-B1**) se contracte et la langue (**A-B2**) s'applique avec les aliments contre le voile du palais (**A-B3**). C'est grâce aux récepteurs des nerfs sensitifs de la muqueuse palatine que les mouvements suivants vont se déclencher.

**2. Fermeture réflexe de la voie respiratoire.** Le voile du palais s'élève, se met en tension et se plaque contre la paroi postérieure du pharynx. Le constricteur supérieur du pharynx se contracte et forme une saillie annulaire, le *bourrelet de Passavant* (**B4**). Ainsi, le voile du palais et la paroi postéro-supérieure du pharynx se pressent l'un contre l'autre, de sorte que la voie aérienne supérieure soit séparée de la voie digestive. Par la contraction de la musculature du plancher buccal (M. mylo-hyoïdiens et digastriques) et avec l'aide des M. thyro-hyoïdiens (**A-B5**) (*voir* Tome 1, p. 326), l'os hyoïde (**A-B6**) et le larynx (**A-B7**) s'élèvent de façon visible et palpable. L'entrée du larynx se rapproche de l'épiglotte (**A-B8**) qui est abaissée par la musculature de la racine de la langue (**A-B9**) avec l'aide des M. ary-épiglottiques. Simultanément la glotte se ferme et une courte période d'apnée se produit ; les voies respiratoires inférieures sont alors bien isolées de la voie digestive.

**3. Transport du bol alimentaire à travers le pharynx et l'œsophage.** Lors de l'élévation du larynx, le pharynx se déploie vers l'avant et le haut. La langue, qui est attirée vers l'arrière par les M. stylo-glosses et hyo-glosses, dirige le bol alimentaire à travers l'isthme du gosier dans le pharynx déployé. Le bol alimentaire glisse en grande partie par les récessus piriformes, en partie aussi par dessus l'épiglotte. La contraction des M. constricteurs du pharynx fait avancer le bol alimentaire dans l'œsophage ouvert jusqu'au cardia.

Les liquides coulent dans un aplatissement en gouttière de la langue vers le pharynx, et sont dirigés vers l'estomac, en position debout, par des contractions rapides du plancher buccal. Les contractions de la langue agissent ainsi comme le piston d'une seringue.

Le **réflexe de déglutition** ainsi décrit se fait également pendant le sommeil. Le centre de la déglutition se situe dans la moelle allongée (*voir* Tome 3, p. 142) au-dessus du centre respiratoire. Les fibres nerveuses afférentes et efférentes nécessaires à la déglutition empruntent plusieurs nerfs crâniens, ce qui assure bien le réflexe de la déglutition.

Chez le **nouveau-né** et le **nourrisson**, le larynx occupe une position haute dans le pharynx, et l'épiglotte surplombe la racine de la langue. Le bol alimentaire contourne ainsi l'épiglotte par les récessus piriformes vers l'œsophage, sans compromettre la voie respiratoire. Le nourrisson peut boire et respirer en même temps.

> **Remarques cliniques.** En cas de paralysie du voile du palais, p. ex. comme conséquence d'une diphtérie, des particules alimentaires peuvent passer dans la cavité nasale.
> Une inflammation de la muqueuse pharyngée est une **pharyngite** avec comme symptômes des douleurs à la déglutition, des sensations de grattement, de brûlure et de sècheresse dans la gorge, et avec rougeur de la muqueuse pharyngée.

Déglutition **171**

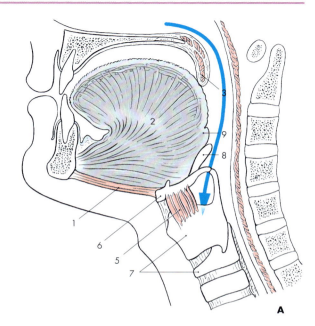

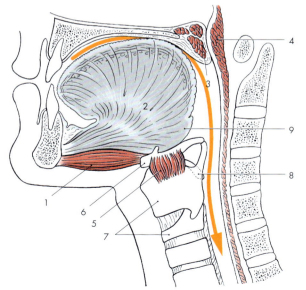

**A, B** Déglutition

# Anatomie topographique I

## Anatomie sectionnelle de la tête et du cou

Le fait que, au niveau de la tête et du cou, de très nombreuses structures se trouvent dans un espace limité, rend l'anatomie sectionnelle de cette région extrêmement compliquée. Les coupes de la tête et du cou représentées ici seront décrites en fonction de leur topographie et indépendamment des différents appareils auxquels elle appartiennent. C'est une aide à la bonne utilisation et à l'efficience de l'interprétation de l'imagerie sectionnelle moderne.

Est représentée ici une coupe coronale (**A**) passant par la base du crâne (**B**) au bord postérieur des foramina ovales et au bord antérieur des surfaces articulaires temporo-mandibulaires.

### Base du crâne, neurocrâne

Dans la partie crâniale de cette figure se trouve de chaque côté l'*os temporal* (**A1**) au niveau de la fosse crânienne moyenne avec le *lobe temporal* de l'encéphale (**A2**). Au milieu se trouve le *corps de l'os sphénoïde* avec l'extrémité postérieure du *sinus sphénoïdal* (**A3**). Dans le corps de l'os sphénoïde se trouve la selle turcique et l'*hypophyse* (**A4**). De chaque côté apparaît l'*A. carotide interne* dans son trajet par le *canal carotidien* (*voir* Tome 3, p. 104).

### Massif facial, viscérocrâne

Au niveau du massif facial, la coupe passe par le *ramus mandibulaire* (**A5**) avec l'extrémité antérieure de la *tête mandibulaire* (**A6**) et la *capsule articulaire temporo-mandibulaire* (**A7**). Latéralement, le ramus mandibulaire est recouvert par la *glande parotide* (**A8**). Entre la glande et l'os se trouvent la section de l'*A. carotide externe* (**A9**) et celle de la *V. rétromandibulaire* (**A10**). Médialement au ramus mandibulaire s'insèrent les muscles masticateurs, *M. ptérygoïdiens médial* (**A11**) *et latéral* (**A12**). Dans l'espace compris entre les deux muscles sont coupées de nombreuses veines du *plexus ptérygoïdien* (**A13**). Dans la moitié gauche de la figure apparaît le *N. mandibulaire* (**A14**) quittant le foramen ovale médialement au M. ptérygoïdien latéral, et donnant latéralement une branche motrice, le *N. massétérique* (**A15**). Dans la région médiale, la lumière de la *partie nasale du pharynx* (**A16**) présente de chaque côté dans sa paroi latérale l'*ostium de la trompe auditive* (**A17**), entouré en haut par le *cartilage tubaire* (**A18**) et en bas par le *M. élévateur du voile du palais* (**A19**). Sous la lumière du pharynx apparaissent les *M. élévateur et tenseur du voile du palais* (**A20**) irradiant de chaque côté dans le *voile du palais* (**A21**). En dessous, apparaît le *M. stylo-glosse* (**A22**) se terminant dans la langue. Parmi les muscles intrinsèques de la langue, on reconnaît en particulier les *M. transverse* (**A23**) *et vertical de la langue* (**A24**). Sous la langue se trouve l'*os hyoïde* (**A25**) auquel sont fixés latéralement le *M. mylo-hyoïdien* (**A26**) et caudalement les *M. infra-hyoïdiens* (**A27**). Latéralement au M. mylo-hyoïdien se trouve la *glande submandibulaire* (**A28**), qui est accompagnée latéralement par l'*A. faciale* (**A29**). En sous-cutané il y a des sections du *M. platysma* (**A30**), muscle de la mimique. Dans la région de l'arc palatin postérieur et de la fosse tonsillaire, les structures ne peuvent pas être différenciées.

Anatomie sectionnelle de la tête et du cou **173**

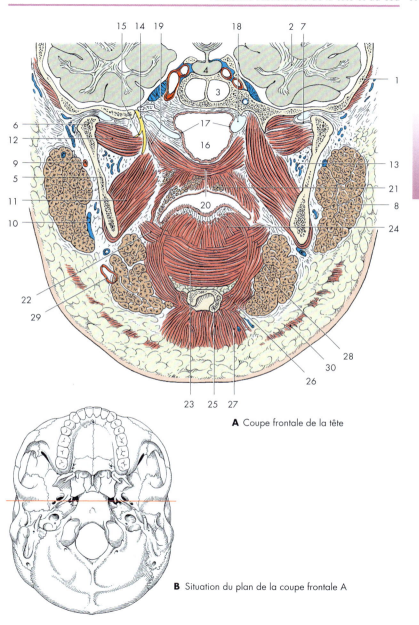

**A** Coupe frontale de la tête

**B** Situation du plan de la coupe frontale A

**174 Appareil digestif :** anatomie topographique I

## Anatomie sectionnelle de la tête et du cou (*suite*)

### Coupe transversale à hauteur de l'atlas (A)

Le plan de coupe passe dorsalement par l'*articulation atlanto-axoïdienne* (**A1**). La description des structures sera faite d'arrière en avant.

Dans le *foramen transversaire de l'atlas* (**A2**) passe l'*A. vertébrale* (**A3**). Ventralement à la colonne vertébrale se trouvent les *muscles profonds du cou* (**A4**), accompagnés sur leur face latérale par le pédicule vasculonerveux du cou, c'est-à-dire la *V. jugulaire interne* (**A5**), l'*A. carotide interne* (**A6**) et le *N. vague* (**A7**). Devant les muscles profonds du cou il y a la lumière du *pharynx* (**A8**), au niveau de sa partie orale. Sa paroi dorsale est formée par le *M. constricteur moyen du pharynx* (**A9**). Dans la paroi latérale se trouve la *fosse tonsillaire* avec le *M. palato-pharyngien* (**A10**), la *tonsille palatine* (**A11**) et le *M. palato-glosse* (**A12**). En dorso-latéral par rapport à la fosse tonsillaire apparaît le *processus styloïde* (**A13**) oblique, accompagné latéralement par l'*A. carotide externe* (**A14**) et la *V. rétromandibulaire* (**A15**). Ces deux vaisseaux sont eux-mêmes adossés à la *glande parotide* (**A16**), à l'intérieur de laquelle on reconnaît la large lumière du *conduit parotidien* (**A17**). La glande parotide entoure, comme une pince, le bord postérieur du *ramus mandibulaire* (**A18**), et va ainsi de sa position superficielle souscutanée jusque dans la *fosse rétromandibulaire*. Dans le ramus mandibulaire se trouve le *canal mandibulaire* avec les structures qui le traversent, le *N. mandibulaire* (**A19**) et l'*A. alvéolaire inférieure* (**A20**). Le ramus mandibulaire est entouré en médial et latéral par la boucle musculaire formée par les *M. ptérygoïdien médial* (**A21**) et *masséter* (**A22**). Devant le M. ptérygoïdien médial, on coupe le *N. lingual* (**A23**) et le *ganglion submandibulaire* qui lui est adossé. Au bord antérieur du M. masséter il y a la section de la *V. faciale* (**A24**) et de l'*A. faciale* (**A25**). Le *corps de la mandibule* est coupé à la hauteur du bord inférieur de l'arcade alvéolaire, qui comporte encore les racines des *canines* (**A26**) et qui est recouvert en surface par des *muscles de*

*la mimique* (**A27**). Au côté interne de la mandibule se trouve l'étroite fente du *vestibule oral* (**A28**). Comme ce plan de coupe est situé immédiatement au-dessus du plancher buccal, on reconnaît la *glande sublinguale* (**A29**) et la *caroncule sublinguale* avec l'abouchement du *conduit submandibulaire* (**A30**). En arrière de là, il y a la grosse *V. sublinguale* (**A31**) dans son trajet tortueux. À côté du *M. génio-glosse* (**A32**), se trouvent les muscles intrinsèques de la langue, en particulier le *M. transverse de la langue* (**A33**) et le *M. longitudinal inférieur*.

### Coupe transversale à hauteur de la 5ᵉ vertèbre cervicale (B)

Dorsalement, ce plan de coupe se situe au niveau des *foramina intervertébraux* (**B34**) avec le passage des *nerfs spinaux* (**B35**). Très proches, se trouvent ventralement l'*A. vertébrale* (**B3**) et la *V. vertébrale* (**B36**), qui entre deux vertèbres se trouvent hors des foramina transversaires. En avant de la colonne vertébrale se trouvent, comme à la coupe précédente, les *muscles profonds du cou* (**B4**), latéralement les *muscles du groupe des scalènes* (**B37**), en avant desquels se situe le pédicule vasculo-nerveux du cou avec l'*A. carotide commune* (**B38**), la *V. jugulaire interne* (**B5**) et le *N. vague* (**B7**). Accompagnant le pédicule vasculo-nerveux, recouvert par le *M. sterno-cléido-mastoïdien* (**B39**), se trouvent des *lymphonœuds du groupe cervical profond* (**B40**). L'axe viscéral du cou est au milieu, recouvert en avant par les *muscles infrahyoïdiens* (**B41**). Il se compose de la *partie laryngée* (**B42**) du pharynx, dont la lumière est réduite à une mince fente, et du larynx, sectionné sous la fente glottique. Outre le *cartilage thyroïde* (**B43**) et les *cartilages aryténoïdes* (**B44**), apparaissent des parties de la *musculature intrinsèque du larynx* (**B45**). En dehors, la paroi latérale du larynx est recouverte de chaque côté par le pôle supérieur de la *glande thyroïde* (**B46**).

Anatomie sectionnelle de la tête et du cou (*suite*) **175**

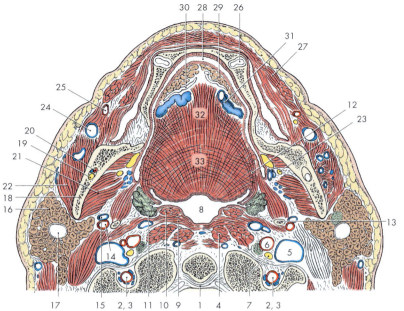

**A** Tête à la hauteur de la fosse tonsillaire, coupe transversale

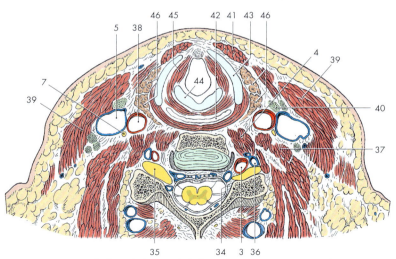

**B** Cou à la hauteur de la fente glottique, coupe transversale

Appareil digestif

**176 Appareil digestif** : œsophage

# Œsophage

## Division générale et structure

L'œsophage est un tube musculaire déformable, qui transporte le bol alimentaire depuis le *pharynx* (**A-B1**) jusqu'à l'*estomac* (**A2**). Sa longueur est de 25 à 30 cm ; il commence au bord inférieur du *cartilage cricoïde* (**A3**) à la hauteur des 6e et 7e vertèbres cervicales, et s'abouche dans le *cardia* (**A4**) à la hauteur des 10e à 11e vertèbres thoraciques. Il parcourt ainsi différentes régions du corps, et peut donc être divisé en trois segments :

**Partie cervicale (A5).** Dans ce court segment, l'œsophage est adossé par sa paroi postérieure à la colonne vertébrale et contigu par sa paroi antérieure de la trachée (**B8**).

**Partie thoracique (A6).** Dans cette partie thoracique d'environ 16 à 18 cm de long, l'œsophage s'éloigne progressivement de la colonne vertébrale. Il est accompagné ventralement par la trachée jusqu'à la bifurcation trachéale (**B9**) à la hauteur de la 4e vertèbre thoracique. Au même niveau croise l'arc aortique (**B10**). La partie thoracique de l'aorte longe d'abord l'œsophage à gauche, puis vers le bas se place progressivement derrière lui. Dans ce segment thoracique, l'atrium gauche du cœur se place directement au contact de l'œsophage (*voir* p. 179).

**Partie abdominale (A7).** Elle est très courte, 2 à 3 cm, et comprend le segment situé entre l'*hiatus œsophagien* du diaphragme (**B11**), auquel elle est attachée de façon mobile par du tissu conjonctif, et l'*orifice du cardia*.

**Rétrécissement œsophagiens.** Sur son trajet, l'œsophage présente trois rétrécissements. Le **premier** ou **rétrécissement supérieur** (**I**), la **bouche de l'œsophage**, est situé *derrière le cartilage cricoïde* (**A-B3**) et est constitué par les fibres circulaires de la musculature de l'œsophage. À ce niveau, la lumière est une fente transversale, qui ne peut s'ouvrir que jusqu'à un diamètre d'environ 14 mm, et constitue ainsi l'endroit le plus étroit. Le **deuxième** ou **rétrécissement moyen** (**II**), **aortique**, est situé à la hauteur du *croisement de l'arc aortique,* et à environ 10 cm de distance du premier. Le **troisième** ou **rétrécissement inférieur** (**III**), **diaphragmatique**, est situé à l'*hiatus œsophagien du diaphragme.* À ce niveau, la paroi œsophagienne présente des faisceaux musculaires hélicoïdaux et des plexus veineux sous-muqueux, qui tous deux servent à l'étanchéité du cardia.

**Tuniques pariétales et structure (C).** La structure pariétale de l'œsophage est semblable au reste du tube digestif (*voir* p. 142). La **tunique muqueuse** (**C12**) est tapissée d'un *épithélium pavimenteux pluristratifié non kératinisé* (**C12a**) et possède une *lamina propria* (**C12b**) de tissu conjonctif, une *couche musculaire muqueuse* (**C12c**) fortement développée. Au repos, la tunique muqueuse est collabée en 5 à 8 plis longitudinaux qui donnent un aspect étoilé à la lumière œsophagienne. À la jonction œso-cardiale, l'épithélium pavimenteux pluristratifié non kératinisé s'arrête brusquement et est remplacé par un *épithélium prismatique haut de la muqueuse gastrique*. Dans la **tunique sous-muqueuse** (**C13**), couche mobile de tissu conjonctif lâche, se trouvent des vaisseaux, en particulier des *plexus veineux*, des *nerfs (plexus submuqueux de Meissner)* et des glandes mixtes isolées, les *glandes œsophagiennes* (**C13a**). La **tunique musculaire** (**C14**) se compose d'une *couche circulaire interne* (**C14a**) qui conduit le bol alimentaire par des contractions péristaltiques en direction de l'estomac, et une *couche longitudinale externe* (**C14b**) qui est responsable de la tension longitudinale de l'œsophage et peut le raccourcir par segments. Dans les deux tiers supérieurs, la tunique musculaire contient encore des faisceaux musculaires obliques provenant des muscles du pharynx ; dans le tiers inférieur il n'y a plus que de la musculature lisse. Entre les couches circulaire et longitudinale se trouve le *plexus myentérique d'Auerbach*. L'œsophage est séparé du voisinage par une **tunique adventitielle** (**C15**).

**Anatomie fonctionnelle.** L'œsophage est soumis à une **tension initiale longitudinale** qui le stabilise dans son trajet et favorise le passage du bol alimentaire lors de la déglutition : la bouche de l'œsophage s'ouvre brièvement pour laisser passer des aliments solides ou des liquides. Les premiers arrivent à l'estomac par des ondes péristaltiques en environ 3 secondes, les derniers giclent dans le cardia en quelques dixièmes de seconde. Le trajet complet depuis les incisives jusqu'au cardia est d'environ 40 cm.

**Remarques cliniques.** Une zone de faiblesse musculaire, fine, comprise entre le M. constricteur inférieur du pharynx et la couche des muscles circulaire (*triangle de Laimer*), peut favoriser l'apparition de **diverticules** de la paroi œsophagienne postérieure. Lorsque le tissu conjonctif se relâche dans l'hiatus œsophagien, il peut se produire une **hernie hiatale**, avec attraction dans le thorax de la partie abdominale de l'œsophage et d'une partie de l'estomac.

## Division générale et structure 177

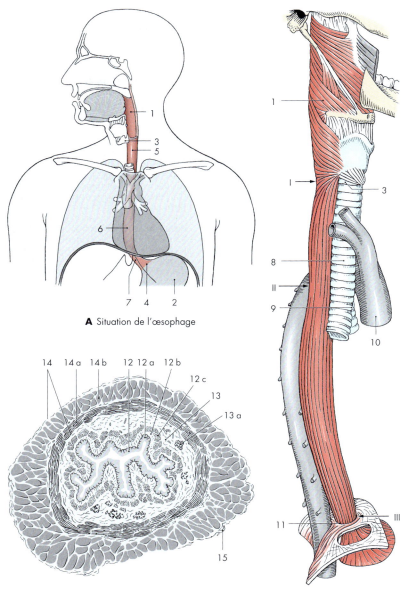

**A** Situation de l'œsophage

**C** Structure de l'œsophage, coupe transversale

**B** Œsophage, vue de droite

**178 Appareil digestif : œsophage**

## Anatomie topographique et médiastin postérieur

### Partie cervicale

Le court segment cervical de l'œsophage (**A1**) est situé *derrière la trachée* (**A2**) et devant la colonne vertébrale (*voir* aussi topographie du larynx et de la trachée, p. 120), et légèrement déplacé à gauche par rapport à la ligne médiane. C'est pourquoi ce segment est en rapport direct avec le *lobe thyroïdien gauche* (**A3**) et avec l'*A. thyroïdienne inférieure* (**A4**). Le lobe thyroïdien gauche couvre l'interstice entre l'œsophage et la trachée, dans lequel ou à proximité duquel monte le N. laryngé récurrent vers le larynx. Les branches de l'A. thyroïdienne inférieure vascularisant l'œsophage gagnent la paroi œsophagienne par l'avant et par l'arrière. Le *N. laryngé récurrent gauche* (**A5**) chemine d'abord à côté puis à proximité de l'œsophage. Dorsalement l'œsophage est séparé des muscles profonds du cou par la *lame prévertébrale du fascia cervical*.

### Partie thoracique

Le segment thoracique est d'abord un peu décalé à gauche dans le médiastin supérieur, puis caché dans la *région postérieure du médiastin inférieur* (**B**). Ce segment le plus long de l'œsophage est accompagné, dans sa partie haute, ventralement par la *trachée* (**A-C2**), flanqué à gauche par l'*A. subclavière gauche* (**A6**), à droite par le *tronc brachio-céphalique* (**A7**). En arrière croise le *conduit thoracique* (**B8**). Sous la bifurcation trachéale, l'œsophage fait une courbe derrière le péricarde de l'atrium gauche. Dans ce segment, également appelé rétropéricardique, l'œsophage est accompagné à gauche par l'*aorte descendante* (**B9**), à droite par la *V. azygos* (**B10**). Il est alors très proche de la colonne vertébrale (*voir* aussi **C**). Plus caudalement, il s'en éloigne progressivement, et la *plèvre pariétale* (**B11**) du côté droit peut s'intercaler entre l'œsophage et l'aorte. Derrière l'œsophage monte le *conduit thoracique* (**B8**) dans le médiastin postérieur entre l'aorte et la V. azygos. Il est surtout situé à droite du plan sagittal médian, et

ne s'incline à gauche qu'à la hauteur de l'*arc aortique* (**B12**). Des portions du *plexus œsophagien* végétatif et du *tronc postérieur du N. vague* (**B13**) sont situés à la face postérieure de l'œsophage. De chaque côté de la colonne vertébrale chemine le *tronc sympathique thoracique* (**B14**) et le *N. grand splanchnique* (**B15**).

Les rapports étroits entre l'œsophage (**A1**), le péricarde et l'atrium gauche (**C16**) apparaissent nettement sur une coupe sagittale paramédiane (**C**) du thorax. En clinique ces rapports étroits expliquent l'utilité de l'échocardiographie trans-œsophagienne.

**C17** Ventricule cardiaque gauche, **C18** Arc aortique, **C19** A. pulmonaire gauche, **C20** V. brachio-céphalique, **C21** Sternum, **C22** Diaphragme.

> **Remarques cliniques.** Au niveau de la bifurcation trachéale se trouvent les *diverticules de traction épibronchiques* de l'œsophage. Ils représentent environ 20 % des diverticules de l'œsophage et sont en règle asymptomatiques.

Anatomie topographique de l'œsophage et médiastin postérieur

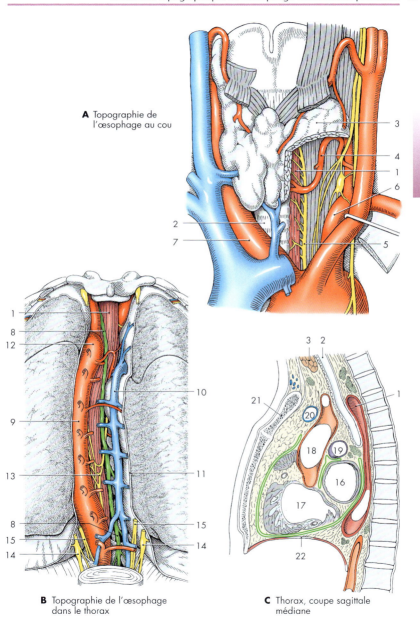

**A** Topographie de l'œsophage au cou

**B** Topographie de l'œsophage dans le thorax

**C** Thorax, coupe sagittale médiane

# Vaisseaux, nerfs et drainage lymphatique

**Artères.** Le segment cervical est vascularisé par des **R. œsophagiens** de l'*A. thyroïdienne inférieure*, le segment thoracique par des **R. œsophagiens** venant de l'aorte, et le segment abdominal par les **A . phréniques inférieures et gastriques gauches**.

**Veines.** Les veines œsophagiennes se drainent en direction crâniale dans le territoire de la **V. cave supérieure** (**A1**), en direction caudale dans celui de la **V. porte** (**A2**). Le sang veineux du segment cervical gagne la **V. thyroïdienne inférieure** (**A3**) et, par la V. brachio-céphalique (**A4**), la V. cave supérieure. Dans le segment thoracique les veines œsophagiennes se jettent directement dans la **V. azygos** (**A5**) et la **V. hémi-azygos** (**A6**), qui elles-mêmes gagnent la V. cave supérieure. Le sang veineux du segment abdominal va dans la **V. gastrique gauche** (**A7**), le long du bord supérieur de l'estomac. Cette veine se jette dans la V. porte par l'intermédiaire de la V. mésentérique supérieure (**A8**) ou directement dans la V. porte.

Les veines œsophagiennes constituent, dans la tunique adventitielle et dans la tunique submuqueuse, d'épais plexus veineux, par l'intermédiaire desquels peut s'établir une communication entre la circulation systémique et la circulation portale (anastomoses porto-caves).

> **Remarques cliniques.** Lors d'une augmentation pathologique de la pression dans le territoire de la V. porte (hypertension portale), le flux sanguin peut s'inverser vers les veines œsophagiennes inférieures : le sang du système portal reflue par la V. gastrique gauche dans les V. œsophagiennes et de là dans les V. azygos et hémi-azygos. Cela entraîne une augmentation de pression dans les plexus veineux œsophagiens et la formation de **varices œsophagiennes**, qui peuvent se rompre et déclencher des hémorragies potentiellement mortelles.

**Nerfs.** L'innervation **parasympathique** provient du **N. vague** (**B9**). Dans les segments cervical et thoracique supérieur les R. œsophagiens partent du **N. laryngé récurrent**. Dans le segment thoracique sous la bifurcation trachéale les N. vagues droit et gauche forment un plexus situé dans la tunique adventitielle, le **plexus œsophagien** (*voir* Tome 3, p. 116), d'où prennent naissance un *tronc vague*

*antérieur* (**B10**) situé en avant de l'œsophage, et un *tronc vague postérieur* le long de sa paroi postérieure ; ces deux troncs pénètrent dans l'abdomen avec l'œsophage. Les nerfs **sympathiques** post-synaptiques proviennent du **ganglion cervico-thoracique** (ganglion stellaire), du **sympathique thoracique** et du **plexus de l'aorte abdominale**. Les nerfs sympathiques et parasympathiques sont en relation directe avec le **système nerveux entérique** de l'œsophage, qui se compose comme à tous les segments de la paroi du tube digestif d'un *plexus myentérique* (Auerbach) et d'un *plexus submuqueux* (Meissner).

**Drainage lymphatique.** La lymphe de la partie de l'œsophage située au-dessus de la bifurcation trachéale se dirige crânialement vers les relais des **Ln. cervicaux profonds inférieurs** et les **Ln. paratrachéaux** (**C11**). La lymphe de la partie de l'œsophage située sous la bifurcation trachéale se dirige vers les **Ln. trachéo-bronchiques** (**C12**) et les **Ln. prévertébraux** (**C13**). La lymphe du segment abdominal de l'œsophage gagne les **lymphonœuds voisins de l'estomac et sous le diaphragme**.

> **Remarques cliniques.** L'innervation végétative commune de l'œsophage et du cœur est responsable de plaintes qui peuvent être d'origine aussi bien cardiaque qu'œsophagienne (*« douleur thoracique d'origine non cardiaque »*), mais qui présentent cliniquement une symptomatologie tout à fait semblable. Des rapports entre l'innervation œsophagienne et trachéo-bronchique sont responsables de la toux réflexe, qui est déclenchée par le reflux d'acidité gastrique dans l'œsophage (« reflux acide »). Les tumeurs malignes de l'œsophage représentent environ 5 % de l'ensemble des tumeurs du tractus gastrointestinal, et sont 2 à 3 fois plus fréquentes chez l'homme que chez la femme. Selon leur localisation, on distingue les carcinomes du segment cervical (15 %), de la région de la bifurcation trachéale (50 %), et en dessous de la bifurcation trachéale (35 %). Les **carcinomes de l'œsophage** (carcinomes épidermoïdes ou indifférenciés) croissent typiquement d'abord dans la paroi de l'œsophage, préférentiellement en direction longitudinale. Les métastases lymphogènes sont précoces dans les lymphonœuds cervicaux, para-œsophagiens et médiastinaux. Le symptôme classique du carcinome de l'œsophage est la *dysphagie* progressive.

Vaisseaux, nerfs et drainage lymphatique 181

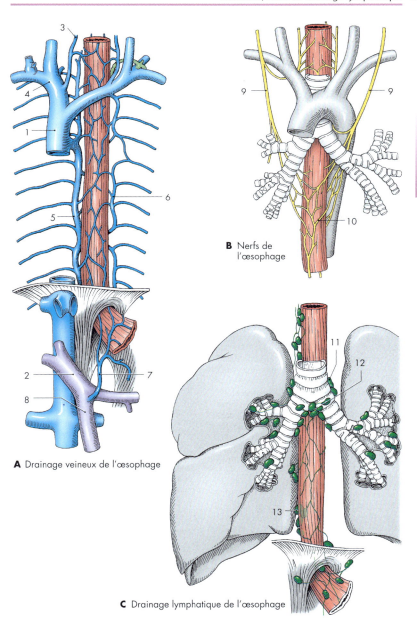

**A** Drainage veineux de l'œsophage

**B** Nerfs de l'œsophage

**C** Drainage lymphatique de l'œsophage

# Cavité abdominale

## Vue d'ensemble

Les organes de l'appareil digestif dont il va s'agir sont situés dans la **cavité abdominale**, dont la description sera faite avant l'étude systématique de chaque organe séparément.

**Limites (A).** La cavité abdominale est séparée **crânialement** de la cavité thoracique par les *coupoles diaphragmatiques* (**A1**). **Dorsalement**, elle est limitée par la *colonne lombale* (**A2**), le *sacrum* (**A12**) et les *muscles postérieurs* de la paroi abdominale (*voir* Tome 1, p. 94), **latéralement et en avant** par le *groupe musculaire latéral et médial* de la paroi abdominale et leurs *gaines tendineuses* (*voir* Tome 1, p. 84). La paroi musculaire de la cavité abdominale est renforcée crânialement par les *arcs costaux* et le *sternum* (**A3**), caudalement et latéralement par les *ailes iliaques osseuses*. Vers le bas, la cavité abdominale est fermée par la musculature du plancher pelvien, le *diaphragme pelvien* (*voir* Tome 1, p. 106).

**Cavité péritonéale et espaces conjonctifs (B).** La cavité abdominale contient la **cavité péritonéale** (vert) tapissée par le péritoine, l'**espace rétropéritonéal** (jaune), espace conjonctif situé en avant de la colonne vertébrale, et l'**espace subpéritonéal**, espace conjonctif situé dans le petit bassin sous le péritoine. La cavité péritonéale est tapissée tout autour par le *péritoine pariétal* (**B4**). Celui-ci recouvre la face antérieure de l'espace rétropéritonéal et le sépare ainsi de la cavité péritonéale. En dessous de la *ligne terminale* (*voir* Tome 1, p. 188), plan d'entrée dans le petit bassin, le péritoine pariétal tapisse certaines parties des organes pelviens – *rectum* (**B5**), *utérus* (**B6**) et *vessie* (**B7**) – et se réfléchit ensuite sur la *paroi abdominale antérieure* (**B8**). Il sépare ainsi également l'espace subpéritonéal de la cavité péritonéale proprement dite. Les espaces rétropéritonéal et subpéritonéal sont en continuité et constituent des parties de l'**espace extrapéritonéal.**

Les organes de l'appareil digestif situés dans la cavité abdominale ont des rapports différents **avec le péritoine (C).** Les organes situés *dans la cavité péritonéale* et directement recouverts par le *péritoine viscéral* (**C9**) sont en situation **intrapéritonéale** (exemple : l'estomac, **C10**). Les organes situés à la paroi postérieure de la cavité péritonéale, c'est-à-dire *en arrière du péritoine pariétal*, et qui ne sont recouverts qu'à leur face antérieure par le péritoine pariétal, sont en situation **rétropéritonéale.** Les organes qui étaient intrapéritonéaux durant la phase de développement prénatale et qui, suite aux phénomènes de croissance, ont été déplacés à la paroi abdominale postérieure, sont appelés **secondairement rétropéritonéaux** (exemple : le pancréas, **C11**). Un organe qui n'a aucun rapport avec le péritoine est **extrapéritonéal** (exemple : la prostate).

Comme dans toute cavité séreuse, dans la cavité péritonéale également les **feuillets pariétal et viscéral** du péritoine se réfléchissent à des **zones** ou des **plis de réflexion.** De tels plis de réflexion sont des *lames de tissu conjonctif* recouvertes des deux côtés de péritoine, appelées *duplications péritonéales*. On les décrit comme des **mésos** ou des **ligaments.** Un méso ou ligament sert de liaison entre l'organe intrapéritonéal et la paroi abdominale, et conduit dans du tissu conjonctif les pédicules destinés à l'organe concerné.

*Au-dessus de l'ombilic*, les organes abdominaux intrapéritonéaux sont reliés aux parois abdominales antérieure et postérieure par un méso ventral et un méso dorsal. *En dessous de l'ombilic*, les segments intrapéritonéaux du tube digestif ne sont fixés qu'à la paroi abdominale postérieure par un méso dorsal (*voir* p. 329).

**Structure du péritoine.** La **tunique séreuse** du péritoine se compose d'un épithélium pavimenteux mince, monostratifié, avec une bordure en brosse, sous lequel se trouve le tissu conjonctif lâche de la **couche subséreuse.** Seul le péritoine pariétal a une innervation sensitive.

Vue d'ensemble de la cavité abdominale **183**

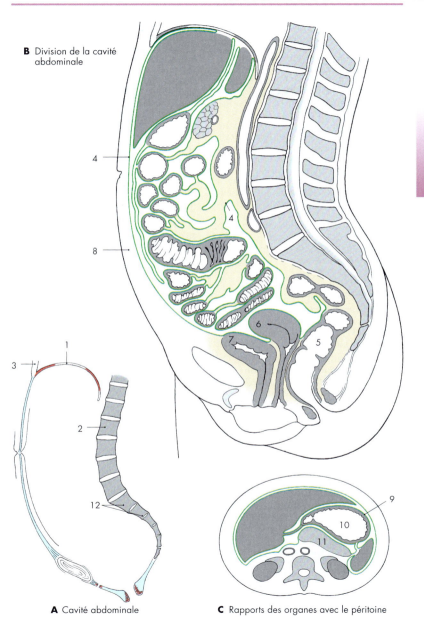

**B** Division de la cavité abdominale

**A** Cavité abdominale

**C** Rapports des organes avec le péritoine

Appareil digestif

## Topographie de la cavité péritonéale ouverte

La cavité péritonéale est divisée en plusieurs étages : l'**étage sus-mésocolique** (*pars supracolica*) (**I**), haut abdomen (ou abdomen glandulaire), l'**étage sous-mésocolique** (*pars infracolica*) (**II**), bas abdomen (ou abdomen intestinal), et l'**étage pelvien** (*pars pelvica*) avec les organes pelviens. La **limite horizontale** pour les deux premiers étages est formée par le **côlon transverse** (**A1**) et son **méso**, environ à la hauteur de la 1<sup>re</sup> vertèbre lombale. Au côlon transverse est fixé le *grand omentum* (**A2**) qui s'étend caudalement comme un tablier par dessus les anses intestinales, de sorte que n'apparaissent plus, à l'ouverture de l'abdomen, que certaines parties du gros intestin, le *côlon ascendant* (**A3**) et le *côlon descendant* (**A4**). Le gros intestin entoure les anses grêles en forme de guirlande.

### Partie supracolique

Dans le haut abdomen sont situés le **foie** (**A-B5**) avec la **vésicule biliaire** (**A-B6**), l'**estomac** (**A-B7**), la partie supérieure du **duodénum** (**B8**), le **pancréas** et la **rate** (**A-B9**).

**Cavité abdominale ouverte** (**A**). On reconnaît le **bord inférieur du lobe droit du foie** (**A10**) et le **fond de la vésicule biliaire** (**A-B6**) qui débordent sous le rebord costal droit. Le **bord inférieur du lobe hépatique gauche** déborde dans l'espace compris entre les rebords costaux, l'épigastre. Entre les lobes hépatiques droit et gauche, le **Lig. falciforme** (**A11**) rejoint la paroi abdominale antérieure. Son bord inférieur libre s'épaissit formant le **Lig. rond du foie** (**A-B12**). Ce ligament contient la *veine ombilicale oblitérée* (*voir* p. 8). Sous le rebord costal gauche et entre les rebords costaux, une partie de la **face antérieure de l'estomac** (**A-B7**) apparaît en fonction de son degré de réplétion. Entre le bord inférieur de l'estomac, la *grande courbure* (**B13**) et le *côlon transverse* (**A1**) s'étend un pli péritonéal, le **Lig. gastro-colique** (**A-B14**).

**Foie soulevé** (**B**). Sur cette vue apparaissent les organes du haut abdomen et le **petit omentum** (**B15**), le **lobe carré** (**B16**) et une grande partie de la **face viscérale du lobe hépatique gauche**. Entre les deux lobes, le Lig. rond du foie se continue par la *fissure du Lig. rond* (**B17**). Les segments de la **vésicule biliaire** situés dans la fosse vésiculaire sont presque complètement apparents : le *fond* (**B19**), le *corps* (**B20**) et le *col de la vésicule* (**B21**). Sur cette vue apparaissent également toutes les parties de la **paroi antérieure de l'estomac** : le *cardia* (**B22**), le *fundus* (**B23**), le *corps* (**B24**) et la *partie pylorique* (**B25**). À gauche de l'estomac apparaît la **rate** (**B9**) par son *bord supérieur* (**B26**). Entre le foie et l'estomac apparaît une lame péritonéale presque frontale, le **petit omentum** (**B15**). Son bord droit libre est épaissi et s'étend entre le foie et la partie initiale intrapéritonéale du duodénum (**B8**), et s'appelle le **Lig. hépato-duodénal** (**B27**). Il contient *la voie biliaire*, la *V. porte* et l'*A. hépatique*. La partie voisine du petit omentum s'étend entre le foie et le bord supérieur de l'estomac, la petite courbure (**B28**), et s'appelle le **Lig. hépato-gastrique** (**B29**). À travers sa partie moyenne apparaît par transparence le **lobe caudé** (**B30**) du foie. Dorsalement par rapport au petit omentum se situe un récessus de la cavité péritonéale en fente, la **bourse omentale** (en direction de la flèche). L'étroit accès naturel se trouve en arrière du bord libre droit du petit omentum, c'est-à-dire dorsal par rapport au Lig. hépato-duodénal, et est désigné comme **foramen omental** (auparavant : *foramen épiploïque*, en pratique clinique : foramen ou *hiatus de Winslow* [flèche]).

**Remarques cliniques.** Les étages précités de la *cavité péritonéale* ne sont pas séparés l'un de l'autre, mais sont en étroite communication entre eux. Des infections d'un endroit peuvent par conséquent se propager à l'ensemble de la cavité péritonéale, et devenir une **péritonite**. Une accumulation liquidienne d'origine pathologique diverse dans la cavité péritonéale libre est appelée une **ascite**.

Topographie de la cavité péritonéale ouverte **185**

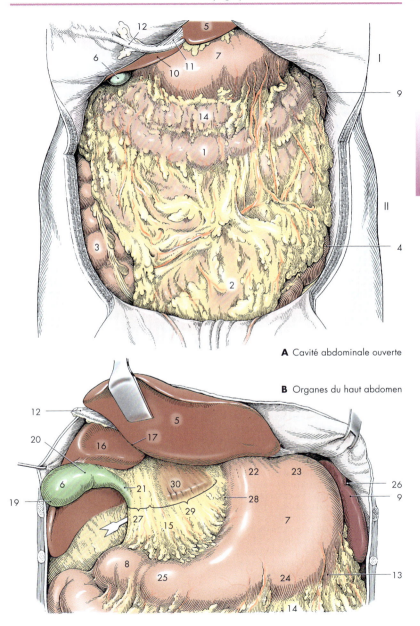

**A** Cavité abdominale ouverte

**B** Organes du haut abdomen

**186** **Appareil digestif :** cavité abdominale

## Topographie de la cavité péritonéale ouverte (*suite*)

### Partie infracolique

Caudalement au côlon transverse, depuis son méso jusqu'au plan d'entrée dans le petit bassin, on trouve les organes du bas abdomen, dont l'**intestin grêle** et le **côlon.** Sur la cavité abdominale ouverte, ils sont en grande partie recouverts par le grand omentum (*voir* p. 185 A).

**Figure A.** Après avoir *récliné vers le haut le grand omentum* (**A-B1**) *et le colon transverse* (**A-B2**) *et déplacé les anses grêles vers le côté gauche,* presque tous les organes de la partie infracolique deviennent apparents. L'**intestin grêle** se compose du **duodénum** (**A-B3**), du **jéjunum** (**A-B4**) et de l'**iléon** (**A-B5**). À l'exception de sa partie initiale, le duodénum est *secondairement rétropéritonéal,* et apparaît par transparence sous le péritoine pariétal (**A3**). Le jéjunum et l'iléon sont *intrapéritonéaux,* et fixés à la paroi postérieure du tronc par un large méso du grêle, le **mésentère** (**A-B6**). La **racine du mésentère** (**A7**) est longue de 12 à 15 cm environ, et s'étend obliquement d'en haut à gauche (à la hauteur de la 2e vertèbre lombale) jusqu'en bas à droite au niveau de la fosse iliaque. À ce niveau, l'iléon se continue par la partie initiale du côlon, le **cæcum** (**A-B8**), auquel fait suite le **côlon ascendant** (**A9**). À la jonction entre l'iléon intrapéritonéal et du cæcum en grande partie *secondairement rétropéritonéal* se situent des *plis* et des *récessus* péritonéaux. Crânialement à l'abouchement de l'iléon dans le cæcum se trouve un **récessus iléo-cæcal supérieur** (**A10**), marqué par un pli péritonéal contenant des vaisseaux, le **pli cæcal vasculaire** (**A11**). Au cæcum et au côlon ascendant on trouve presque toutes les **caractéristiques du côlon** : des expansions régulières de la paroi, les **haustrations** (**A12**), un des épaississements de la couche musculaire longitudinale, *ténia du côlon* (**A13**), et des appendices graisseux couverts de péritoine, des *appendices omentaux* (**A14**). Au niveau de l'**angle droit du côlon** (**A15**), le côlon ascendant se continue par le **côlon transverse** (**A-B2**) intrapéritonéal, suspendu à la paroi abdominale postérieure par le **mésocôlon transverse** (**A-B16**). Les autres segments, le côlon descendant et le côlon sigmoïde sont masqués par les anses grêles réclinées du côté gauche.

**Figure B.** Après avoir *récliné les anses grêles et leur mésentère vers le côté droit,* on peut apercevoir en particulier la jonction entre le duodénum (**A-B3**) et le jéjunum (**A-B4**), et les segments descendants du côlon. La partie secondairement rétropéritonéale du duodénum se continue par le jéjunum au niveau de l'**angle duodénojéjunal** (**B17**). À proximité de cet angle se trouvent, de façon similaire à la jonction iléo-cæcale, des plis et récessus péritonéaux. Un **pli duodénal supérieur** (**B18**) ferme un **récessus duodénal supérieur** (**B19**), un **pli duodénal inférieur** (**B20**) ferme un **récessus duodénal inférieur** (**B21**). À travers les anses grêles réclinées vers la droite apparaît le cul-de-sac du **cæcum** (**A-B8**), d'où part l'**appendice vermiforme** (**B22**). Ce petit segment du côlon est intrapéritonéal et fixé à la paroi abdominale postérieure par un **méso-appendice** (**B23**). Le **côlon transverse** (**A-B2**) et le **mésocôlon transverse** (**A-B16**) sont visibles presque jusqu'à l'**angle colique gauche** (**B24**), c'est-à-dire la jonction avec le **côlon descendant** (**B25**). Ce dernier est secondairement rétropéritonéal, et est donc recouvert de péritoine pariétal sur sa face antérieure. Dans la fosse iliaque gauche se trouve le **côlon sigmoïde** (**B26**) intrapéritonéal. Il est fixé à la paroi postérieure par le **mésocôlon sigmoïde** (**B27**), dans la racine duquel peut se trouver un récessus péritonéal, le **récessus intersigmoïdien** (**B28**).

**Remarques cliniques.** Dans les récessus cités peuvent s'introduire des anses grêles ou des parties du grand omentum, réalisant des **hernies internes** (*hernie d'un récessus duodénal, hernie d'un récessus iléo-cæcal supérieur/inférieur, hernie intersigmoïdienne*). Elles sont extérieurement inapparentes, et ne sont le plus souvent constatées qu'en peropératoire. En cas d'étranglement d'anse grêle, apparaissent des douleurs, malaises, vomissements et signes digestifs. Dans de rares cas il peut se produire un iléus paralytique ou une occlusion intestinale.

Les nombreux diverticules et poches entre les anses grêles et coliques avec leurs mésos peuvent receler jusqu'à 0,5 litre de liquide libre, échappant à l'examen clinique et échographique.

## Topographie de la cavité péritonéale ouverte (*suite*) 187

**Appareil digestif**

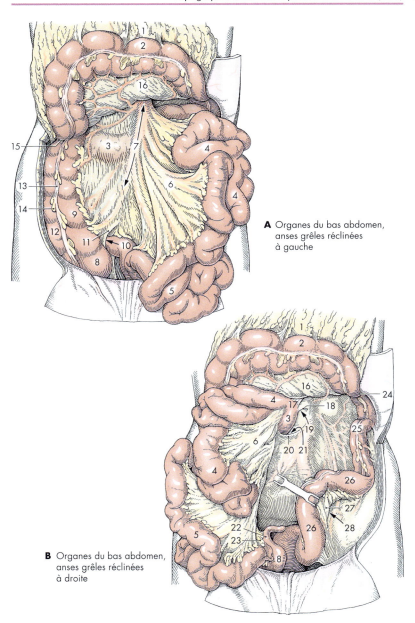

**A** Organes du bas abdomen, anses grêles réclinées à gauche

**B** Organes du bas abdomen, anses grêles réclinées à droite

# Appareil digestif : cavité abdominale

## Rapports du péritoine pariétal

**Paroi abdominale postérieure.** Après *ablation des organes intrapéritonéaux* (foie, estomac, rate, jéjunum, iléon, côlon transverse et côlon sigmoïde), on peut apercevoir la paroi dorsale de la cavité péritonéale avec les lignes d'attache des réflexions péritonéales, ainsi que les zones d'adhérence du foie et les organes rétropéritonéaux (**A**). Au niveau de la *zone sans péritoine* (**area nuda**) (**A1**) le foie est directement adhérent au diaphragme. Sur le pourtour de cette surface, le péritoine viscéral du foie se réfléchit sur le péritoine pariétal du diaphragme formant le **Lig. coronaire** (**A2**) qui se prolonge latéralement en pointe par le *Lig. triangulaire droit* (**A3**) et par le *Lig. triangulaire gauche* (**A4**). Du côté droit, le Lig. triangulaire droit est attaché partiellement à la loge rénale droite (**A5**), c'est le *Lig. hépato-rénal* (**A6**). En avant et en haut, le **Lig. falciforme** (**A7**) se réfléchit sur le péritoine pariétal du diaphragme. Dorsalement au foie se trouvent en rétropéritonéal la V. cave inférieure (**A8**) et l'aorte (**A9**). À gauche de l'aorte se trouve la section à travers le cardia (**A10**). De là, le **Lig. gastro-phrénique** (**A11**) rejoint le diaphragme et se prolonge entre la grande courbure gastrique et la rate par le **Lig. gastro-splénique** (**A12**). Sous le pôle inférieur de la rate s'étend le **Lig. phrénico-colique** (**A13**), repli péritonéal entre le diaphragme et le côlon descendant. Au milieu de la paroi abdominale postérieure se trouve la section de la racine du **mésocôlon transverse** (**A14**). Au-dessus d'elle, on reconnaît le péritoine pariétal qui couvre la paroi postérieure de la bourse omentale (*voir* p. 222), sous lequel se situe le pancréas (**A15**). Au bord supérieur du duodénum (**A16**), le **Lig. hépato-duodénal** (**A17**) est sectionné ; en arrière de lui se trouve le **foramen omental** (**A18**). La paroi postérieure de la partie infracolique est divisée par la **racine du mésentère** (**A19**) oblique et par le **mésocôlon sigmoïde** (**A20**). Ce dernier descend jusqu'au petit bassin, où le côlon sigmoïde se continue par le rectum (**A-B21**). Sur les côtés droit et gauche de la paroi abdominale postérieure se situent le côlon ascendant (**A22**) et le côlon descendant (**A23**).

**Pelvis.** Le péritoine de la paroi abdominale postérieure se continue sous la ligne terminale dans le **petit bassin** (**B**), et est désigné alors comme **péritoine urogénital**. Il couvre une partie des faces antérieure et latérales du rectum (**A-B21**), et se réfléchit dans le pelvis féminin sur la loge génitale disposée frontalement, constituée par l'utérus (**B24**), les trompes utérines (**B25**) et les ovaires (**B26**). Entre l'utérus et le rectum se trouve un profond **cul-de-sac recto-utérin** (**B27**), partie la plus déclive de la cavité péritonéale. À partir des parois latérales de l'utérus un pli péritonéal gagne la paroi latérale correspondante du pelvis, le **Lig. large de l'utérus** (**B28**) ; vers l'avant, le péritoine se réfléchit pour former un **cul-de-sac vésico-utérin** (**B29**) moins profond, avant de rejoindre la face postérieure de la vessie (**B30**). Chez l'homme, le péritoine couvre le rectum et la vessie, ainsi que les vésicules séminales situées dorsalement à la vessie. Il ne se forme qu'un cul-de-sac entre le rectum et la vessie, le **cul-de-sac recto-vésical**. Latéralement, le péritoine pariétal se prolonge sur la paroi du pelvis et y couvre les *vaisseaux iliaques internes* et les *uretères* cheminant dans le tissu conjonctif subpéritonéal.

**Paroi abdominale antérieure.** Sa face interne est tapissée par le **péritoine pariétal antérieur** qui décrit un relief typique. Sur la ligne médiane, le **pli ombilical médian** (**B31**), contenant l'*ouraque oblitéré* qui chez l'embryon relie l'ébauche de la vessie à la vésicule allantoïdienne, rejoint l'ombilic. Latéralement, il y a de chaque côté un **pli ombilical médial** (**B32**) avec l'*artère ombilicale oblitérée*. Entre ces trois plis et la vessie se trouve de chaque côté une **fosse supravésicale** (**B33**). Le **pli ombilical latéral** (**B34**), situé plus en dehors, contient les *vaisseaux épigastriques inférieurs* ; il s'émousse en direction crâniale. Entre ce pli et le pli ombilical médial il y a caudalement une petite dépression, la **fosse inguinale médiale** (**B35**), située face à l'*anneau inguinal externe*. Latéralement au pli ombilical latéral se trouve la **fosse inguinale latérale** (**B36**) qui correspond à l'*anneau inguinal interne*.

Rapports du péritoine pariétal **189**

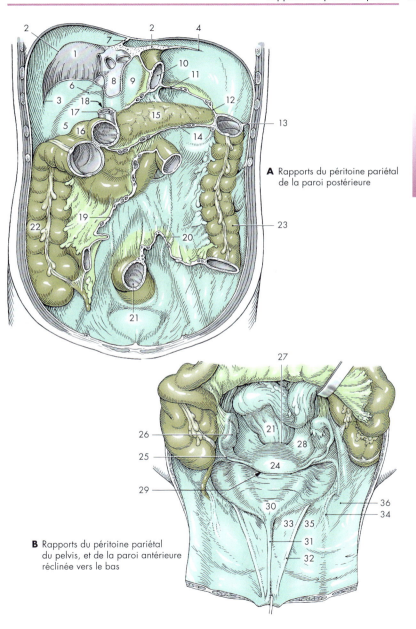

**A** Rapports du péritoine pariétal de la paroi postérieure

**B** Rapports du péritoine pariétal du pelvis, et de la paroi antérieure réclinée vers le bas

Appareil digestif

# Estomac

L'estomac est un organe creux, large, en forme de corne, intrapéritonéal. Il est situé dans le haut abdomen (**A**) sous la coupole diaphragmatique gauche et au-dessus du côlon transverse, partiellement caché derrière le rebord costal gauche, dans la région de l'hypochondre gauche, et s'étend de façon variable dans l'épigastre en fonction de sa forme et de son remplissage.

## Aspect macroscopique

Le segment abdominal de l'œsophage (**B1**) s'ouvre par l'**orifice du cardia** (**C2**) dans l'entrée en forme d'entonnoir de l'estomac, le **cardia** (**B3**). Le **fundus gastrique** (**B4**) en forme de coupole y est adjacent. Celui-ci est situé sous la coupole gauche du diaphragme, forme la partie la plus haute de l'estomac et contient de l'air chez le sujet en position debout (*poche à air gastrique*). Le fundus gastrique n'est séparé du cœur que par le centre tendineux du diaphragme. L'œsophage et le fundus gastrique forment entre eux un angle aigu, l'**incisure cardiale** (**B5**). La partie principale de l'estomac est le **corps gastrique** (**B6**). Il se continue par la **partie pylorique** (**B-C7**), qui se divise en *antre pylorique* (**B-C7a**) et *canal pylorique* (**B-C7b**), et s'ouvre dans le duodénum (**B-C9**) par l'*orifice du pylore* (**C8**) entouré par le muscle du pylore. En fonction de la forme de l'estomac, le pylore va se situer à différentes hauteurs. En décubitus dorsal, il est le plus souvent situé à droite de la ligne médiane au niveau de la 1^re vertèbre lombale ; il s'abaisse en position debout jusqu'au niveau de la 4^e vertèbre lombale, mais se trouve toujours en avant de la V. cave inférieure.

On décrit aussi à l'estomac une **face antérieure** et une **face postérieure**. Les faces gastriques sont séparées l'une de l'autre par la **petite courbure** (**B10**) et la **grande courbure** (**B11**), et par les réflexions péritonéales qui y sont fixées. La petite courbure gastrique concave est orientée vers la droite et le haut, et a son point le plus bas à l'*incisure angulaire* (**B12**) qui marque le début de la partie pylorique, et est souvent visible à la radiographie sous forme d'une coudure. La grande courbure gastrique (convexe) est orientée vers la gauche et le bas et comporte, en regard de l'incisure angulaire, une convexité que l'on décrit comme *genou de l'estomac* (**B13**). De la petite courbure prend naissance la plus grande partie du **petit omentum**, en fait le *Lig. hépato-gastrique*. De la grande courbure part le **grand omentum** auquel appartiennent le *Lig. gastro-colique* entre l'estomac et le côlon transverse, le *Lig. gastro-phrénique* entre le fundus gastrique et le diaphragme, et le *Lig. gastro-splénique* entre la grande courbure gastrique et la rate. Lorsqu'on relève le bord inférieur du foie, on peut apercevoir le petit omentum orienté presque frontalement.

**Paroi et muqueuse gastriques.** La paroi de l'estomac est lisse en dehors et tapissée de péritoine viscéral. En dedans, la muqueuse gastrique est hérissée de gros **plis** (**C14**), tortueux, orientés longitudinalement, et visibles à l'œil nu. Au niveau de la petite courbure le relief muqueux présente quelques plis longitudinaux parallèles (la « **route de l'estomac** »). Au niveau des autres segments les plis sont irréguliers.

Si l'on observe la muqueuse gastrique au grossissement du **microscope optique**, on reconnaît son relief plat (**D**). Il est formé par des surélévations les **aires gastriques** (**D15**), dans lesquelles débouchent à intervalles réguliers des glandes gastriques dans les **fossettes gastriques** (*foveolae gastricae*) (**D16**). La paroi gastrique épaisse de quelques millimètres se compose comme tous les segments du tube digestif d'une *tunique muqueuse* (**D17**), une *membrane submuqueuse* (**D18**), une *tunique musculaire* (**D19**), une fine *membrane subséreuse* ainsi qu'une *tunique séreuse* (**D20**).

## Aspect macroscopique de l'estomac 191

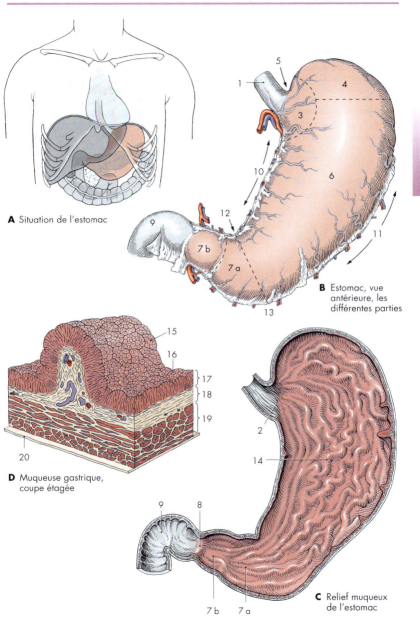

**A** Situation de l'estomac

**B** Estomac, vue antérieure, les différentes parties

**C** Relief muqueux de l'estomac

**D** Muqueuse gastrique, coupe étagée

# Structure microscopique de la paroi gastrique

La structure des organes du tube digestif est globalement identique (*voir* p. 142), de telle sorte que, lors de l'étude de chaque segment, seules les particularités seront envisagées.

## Tunique muqueuse

Partout dans l'estomac, la surface de la muqueuse y compris les fossettes gastriques (**A-B1**) est formée d'un **épithélium prismatique haut monostratifié** (**A-B2**) d'environ 1-2 mm d'épaisseur, qui fait suite brusquement à l'épithélium œsophagien au niveau du cardia. L'épithélium superficiel de l'estomac produit un mucus neutre très visqueux, qui protège la paroi gastrique contre des lésions. Le tissu conjonctif de la muqueuse (*lamina propria*) (**A3**) est traversé par des **glandes gastriques tubulaires** (**A-B4**) qui vont jusqu'à la *couche musculaire muqueuse* (**A5**) et s'abouchent dans les fossettes gastriques.

En fonction de leur situation dans l'estomac, de leur forme, de leur structure cellulaire et de leur fonction, les *glandes* sont distinguées et décrites dans le *corps* et le *fundus* comme des **glandes gastriques propres**, dans la *partie cardiale* comme des **glandes cardiales** et dans la *partie pylorique* comme des **glandes pyloriques.**

**Glandes gastriques propres.** Les glandes du fundus et du corps (**A**) (glandes principales) sont allongées, d'environ 1,5 mm de long et contiennent trois types différents de cellules glandulaires réparties de façon diverse dans les glandes tubulaires (**B**). Au **collet de la glande** se trouvent surtout des **cellules accessoires muqueuses** (**A-B6**), qui se distinguent morphologiquement de l'épithélium superficiel. Les cellules accessoires présentent de fréquentes mitoses par lesquelles elles assurent la régénération de l'épithélium superficiel. À la partie moyenne de la glande on trouve beaucoup de cellules principales et de cellules bordantes. Les **cellules principales** (**A-B7**), prismatiques, sont très basophiles. Elles sécrètent le *pepsinogène*, précurseur de l'enzyme digestive de dégradation de l'albumine, la pepsine. Les **cellules bordantes** (**A-B8**) (cellules pariétales) semblent se poser sur les tubules. Elles sont grandes, très acidophiles et ont une forme triangulaire. La pointe de ces cellules est en contact avec la lumière glandulaire, leur base déborde celle des cellules voisines. Les cellules bordantes produisent l'*acide chlorhydrique* et le *facteur intrinsèque*, nécessaire à l'absorption de la vitamine B12 dans l'iléon. Au **fond de la glande**, il y a, outre des **cellules principales**, des **cellules entéro-endocrines** (*voir* p. 384).

**Glandes cardiales.** Au cardia, les glandes gastriques ont une forme tubulaire très ramifiée avec des dilatations kystiques. Les cellules glandulaires sécrètent du mucus et du lysozyme antibactérien. Les cellules principales et les cellules bordantes sont absentes.

**Glandes pyloriques.** Dans la partie pylorique (**C**) les fossettes gastriques sont plus profondes. Les glandes tubulaires se ramifient en profondeur, sont plus tortueuses et sont surtout couvertes de **cellules prismatiques** qui produisent un **mucus neutre à faiblement acide.** Il existe en outre des **cellules endocrines**, les cellules G, qui sécrètent la gastrine (*voir* p. 387).

## Tunique musculaire (D)

La tunique musculaire se compose de **trois couches.** En plus des deux couches habituelles relevées dans la paroi intestinale, la couche longitudinale (**D9**) et la couche circulaire (**D10**), il existe une troisième couche, les fibres obliques (**D11**). Dans la **couche longitudinale** externe, il existe des faisceaux musculaires particulièrement puissants, étendus le long de la grande courbure du cardia au pylore, et le long de la petite courbure jusqu'à l'incisure angulaire. Au-delà de l'incisure commencent de nouveaux faisceaux musculaires longitudinaux, qui gagnent à travers la partie pylorique la paroi du duodénum. L'*incisure angulaire sert donc de frontière entre deux segments fonctionnels différents de l'estomac*, un segment supérieur digestif (*saccus digestorius*) et un segment inférieur évacuateur (*canalis egestorius*). Globalement, la couche musculaire longitudinale règle le degré d'extension de l'estomac. La **couche circulaire** moyenne est bien développée, et s'épaissit à la sortie de l'estomac en un *sphincter pylorique* (**D12**), qui fait saillie vers l'intérieur. Les faisceaux musculaires de la couche la plus interne, les **fibres obliques**, s'étendent obliquement à travers le corps de l'estomac, laissent la petite courbure libre, et se terminent dans la couche circulaire.

## Structure microscopique de la paroi gastrique 193

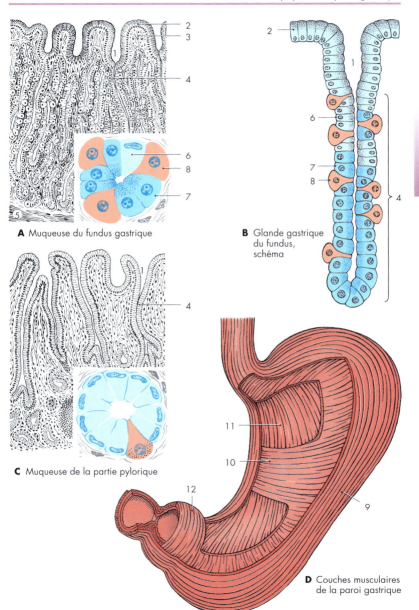

**A** Muqueuse du fundus gastrique

**B** Glande gastrique du fundus, schéma

**C** Muqueuse de la partie pylorique

**D** Couches musculaires de la paroi gastrique

Appareil digestif

## Vaisseaux, nerfs et drainage lymphatique

**Artères.** Elles proviennent en règle de **branches du tronc cœliaque** (**A1**) et forment, le long de chaque courbure, des **cercles vasculaires.** Sur la **petite courbure**, le cercle vasculaire est formé par l'A. gastrique gauche (**A2**) et l'A. gastrique droite (**A3**). L'**A. gastrique gauche** naît du *tronc cœliaque.* Elle chemine dans un pli péritonéal, le pli gastro-pancréatique supérieur, d'abord ascendante, puis après une courbe le long de la petite courbure. Au niveau du cardia, elle donne de petites branches destinées à l'œsophage, de plus grosses pour l'estomac, et s'anastomose avec l'A. gastrique droite qui, en règle, provient de l'*A. hépatique propre* (**A4**). L'**A. gastrique droite** passe d'abord superficiellement dans le Lig. hépato-duodénal du petit omentum et rejoint la petite courbure dans le Lig. hépato-gastrique, où elle forme avec l'A. gastrique gauche le cercle vasculaire. Le long de la **grande courbure**, le cercle vasculaire est formé par les A. gastro-omentales. L'**A. gastro-omentale gauche** (**A5**) rejoint la grande courbure comme branche de l'*A. splénique* (**A6**) à travers le Lig. gastro-splénique, elle passe dans le Lig. gastro-colique et s'anastomose avec l'**A. gastro-omentale droite** (**A7**). Celle-ci provient de l'*A. gastro-duodénale* (**A8**). La région du fundus est en plus vascularisée par de petites **A. gastriques courtes** venant de l'*A. splénique.*

**Veines.** Elles sont parallèles aux artères et portent les mêmes noms. Elles gagnent la *V. porte* (**A10**) soit directement, *V. gastrique gauche* (**A9**), soit par l'intermédiaire de la *V. splénique* et de la *V. mésentérique supérieure.*

**Nerfs.** Les **fibres sympathiques** postganglionnaires proviennent du **plexus cœliaque** (**A11**) et rejoignent la paroi gastrique avec les artères. La stimulation du sympathique aboutit à un *spasme vasculaire* et à un *ralentissement de la mobilité gastrique.* Les **fibres parasympathiques** sont des **branches du N. vague**, qui s'étalent en *tronc vagal antérieur* sur la face antérieure et en *tronc vagal postérieur* sur la face postérieure de l'estomac. La stimulation du parasympathique augmente l'*irrigation*, la *sécrétion muqueuse et d'acide chlorhydrique* et les *mouvements de l'estomac.*

**Lymphonœuds régionaux** (**B**). La lymphe provenant des réseaux lymphatiques muqueux-submuqueux et musculaire-subséreux de l'estomac s'évacue dans trois directions. Le cardia, une grande partie des parois antérieure et postérieure sont drainés le long de la petite courbure vers les **Ln. gastriques** (**B12**) qui accompagnent principalement l'A. gastrique gauche. Provenant de la région du fundus et de la partie de la grande courbure proche de la rate, elle gagne les **Ln. spléniques** (**B13**). Le reste de la lymphe de la grande courbure gagne des **Ln. gastro-omentaux** (**B14**). Le drainage suivant se fait par les *Ln. cœliaques* (**B15**). La lymphe de la région du pylore gagne les *Ln. gastro-omentaux* (**B14**) et souvent les **Ln. pyloriques** (**B16**) situés derrière le pylore. De là, elle est dirigée principalement vers les *Ln. cœliaques*, en partie aussi vers les *Ln. mésentériques supérieurs* (**B17**). Entre les territoires de drainage lymphatique complexes il y a de nombreuses communications, qui permettent la prédominance d'un territoire sur l'autre.

> **Remarques cliniques.** Les Ln. pyloriques, lorsqu'ils sont **métastasés**, peuvent adhérer au pancréas (**B18**) situé derrière eux et conduire à d'importantes difficultés opératoires.

**Fonction de l'estomac.** Les aliments sont accumulés dans l'estomac en couches successives, fragmentés chimiquement par le suc gastrique et transformés en chyme. Celui-ci est entouré par la paroi gastrique sans augmentation de la tension de cette paroi. Cet enserrement tonique s'appelle la **péristole**, elle se limite au sac digestif de l'estomac. Le contenu gastrique arrive peu à peu distalement au canal d'évacuation dans le segment inférieur de l'estomac, où se font des ondes péristaltiques dirigées vers le pylore, qui poussent le contenu gastrique vers le pylore et l'évacuent dans le duodénum par portions.

> **Remarques cliniques.** L'inflammation aiguë la plus fréquente de la muqueuse gastrique est la **gastrite**, où l'on observe de multiples érosions punctiformes superficielles de la muqueuse. La cause est essentiellement une colonisation par *Helicobacter pylori* (bactérie à Gram négatif, à courbure spiralée).
> Sous le terme de **maladie ulcéreuse** on groupe diverses formes d'ulcères gastriques.

Vaisseaux, nerfs et drainage lymphatique **195**

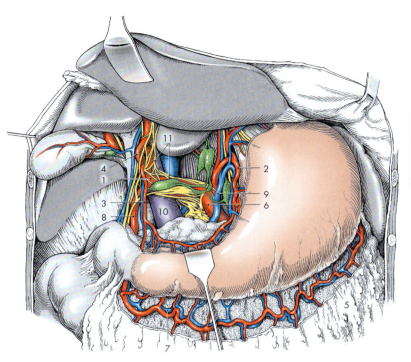

**A** Vaisseaux et nerfs de l'estomac

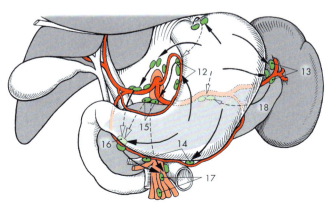

**B** Lymphonœuds et drainage lymphatique de l'estomac

**196 Appareil digestif : intestin grêle**

# Intestin grêle

L'intestin grêle fait suite à l'estomac. Il se compose de trois segments : le **duodénum** (**A1**), le **jéjunum** (**A2**) et l'**iléon** (**A3**), et s'abouche dans la fosse iliaque droite dans le côlon (**A4**). La longueur globale de l'intestin grêle est en moyenne d'environ 5 m.

## Aspect macroscopique

### Duodénum

Le duodénum, long de 25 à 30 cm, se projette autour de l'*ombilic*. Il a la forme d'un fer à cheval ou d'un C, repose sur la paroi postérieure de l'abdomen, en majeure partie à droite de la colonne vertébrale, et entoure la tête du pancréas (**B5**).
On distingue **quatre segments**. La **partie supérieure** (**B6**) est la partie initiale qui débute au *pylore* (**B7**) à la hauteur de la 1re vertèbre lombale, à droite de la ligne médiane. Elle monte légèrement d'avant en arrière, et se continue par la partie descendante à l'*angle duodénal supérieur* (**B8**). La partie initiale du duodénum apparaît dilatée à la radiographie, et est ainsi décrite en pratique clinique comme le *bulbe duodénal*. La partie supérieure est croisée dorsalement par la V. porte et le conduit cholédoque. Plus dorsalement en profondeur chemine la V. cave inférieure. La **partie descendante** (**B9**) se dirige vers le bas, à droite de la colonne vertébrale jusqu'à la hauteur de la 3e vertèbre lombale, où elle se continue au niveau de l'*angle duodénal inférieur* (**B10**) par la **partie horizontale** (**B11**). Celle-ci passe devant la colonne vertébrale sous le corps du pancréas et remonte à gauche d'elle en formant la **partie ascendante** (**B12**) jusqu'à l'*angle duodéno-jéjunal* (**B13**) à la hauteur de la 2e vertèbre lombale. C'est là que le duodénum se continue par le jéjunum.
La *partie supérieure* est *intrapéritonéale*. Elle est mobile et reliée au foie par le Lig. hépato-duodénal (**B14**). La *partie descendante et les segments suivants* sont *secondairement rétropéritonéaux*, et ne sont de ce fait recouverts de péritoine que sur leur face antérieure. À l'angle duodéno-jéjunal, l'intestin grêle est à nouveau *intrapéritonéal*. À cet angle, le péritoine est le siège de plis et de récessus. Un **récessus duodénal supérieur** (**B15**) est entouré par le **pli duodénal supérieur** (**B16**), un **récessus duodénal inférieur** (**B17**) par le **pli duodénal inférieur** (**B18**). La partie ascendante du duodénum est reliée au tronc de l'A. mésentérique supérieure par un faisceau de cellules musculaires lisses, le **M. suspenseur du duodénum** (muscle de Treitz).

> **Remarques cliniques.** Des étranglements d'anses grêles dans les récessus péritonéaux sont décrits comme des hernies internes (ou **hernies de Treitz**). Elles peuvent conduire à des nécroses intestinales mortelles.

### Jéjunum et iléon

Au niveau de l'**angle duodéno-jéjunal** (**B13**) commencent les circonvolutions du grêle qui est constitué par environ deux cinquièmes de **jéjunum** (**A-C2**) et trois cinquièmes d'**iléon** (**A-C3**). Les anses grêles sont situées dans la partie infracolique de la cavité abdominale. Elles sont entourées par le côlon (**A-C4**), et recouvertes par le grand omentum. Dans la fosse iliaque droite, l'iléon s'abouche dans le côlon par l'**orifice iléo-cæcal** (*ostium iléale*). À environ 50 à 100 cm en amont de cette valve, on peut trouver dans environ 2 % des cas un appendice borgne, le diverticule iléal ou **diverticule de Meckel**. Il s'agit alors d'un vestige embryonnaire du canal vitellin.
Le jéjunum et l'iléon sont *intrapéritonéaux* et sont reliés à la paroi postérieure par un méso, le **mésentère** (**C19**). La **racine du mésentère** (**B-C20**) a une longueur d'environ 15 à 20 cm, et va sur la paroi abdominale postérieure sur une ligne depuis l'angle duodéno-jéjunal jusqu'à la fosse iliaque droite. L'**insertion du mésentère à l'intestin grêle** a une longueur d'environ 4 m, et se replie en forme de « fraise ». Les parois du jéjunum et de l'ilion sont lisses en dehors, recouvertes de péritoine, et ne peuvent pas être différenciées macroscopiquement.

> **Remarques cliniques.** Des inflammations du diverticule de Meckel peuvent être confondues avec des inflammations appendiculaires.

Aspect macroscopique de l'intestin grêle **197**

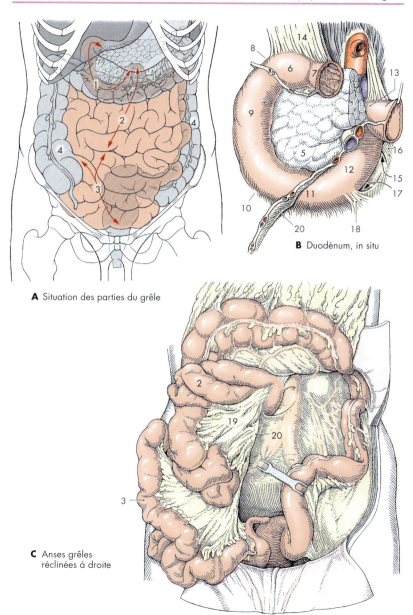

**A** Situation des parties du grêle

**B** Duodénum, in situ

**C** Anses grêles réclinées à droite

Appareil digestif

**198 Appareil digestif :** intestin grêle

## Structure pariétale

### Relief muqueux

**Duodénum.** Macroscopiquement, la muqueuse présente des **plis circulaires** (plis de Kerckring) (**A1**) épais et hauts. Ils sont formés par des *villosités de la tunique muqueuse et de la couche submuqueuse* et accroissent la surface muqueuse d'environ 1,5 fois. Au niveau de la partie descendante s'abouchent les conduits excréteurs du foie, le *conduit cholédoque* (**A2**), et du pancréas, le *conduit pancréatique* (**A3**). Ils soulèvent sur la surface muqueuse un **pli longitudinal** (**A4**), où les conduits s'abouchent le plus souvent ensemble en une papille muqueuse mamelonnée, la **papille duodénale majeure** (**A5**). Au niveau d'une papille située en amont, la **papille duodénale mineure**, s'abouche dans la plupart des cas le *conduit pancréatique accessoire*.

**Jéjunum et iléon.** La muqueuse jéjunale (**B**) possède encore, à son début, des **plis circulaires** hauts et épais. Au niveau de l'iléon (**C**), leur hauteur diminue et ils sont plus espacés ; dans la seconde partie de l'iléon, ils manquent le plus souvent. La muqueuse de l'iléon se soulève de façon apparente sur le bord mésentérique, en raison d'**agglomérats de follicules lymphoïdes** (**C6**), les *plaques de Peyer*, qui se situent dans la muqueuse et la submuqueuse.

### Structure microscopique

**Tunique muqueuse.** La structure microscopique de la muqueuse du grêle correspond à la structure générale du tube digestif (*voir* p. 142). Outre les plis circulaires, la surface de toutes les parties du grêle est agrandie par des villosités et des cryptes.

**Villosités intestinales (D-F7).** Les villosités sont des *expansions foliées ou digitiformes* de la *lame épithéliale* et de la *lamina propria* donnant à la muqueuse du grêle son aspect velouté. L'épithélium des villosités et cryptes comporte divers types cellulaires, qui dérivent des mêmes cellules souches. L'épithélium superficiel est décrit comme l'épithélium de bordure. Il est composé d'*entérocytes* (**E9**) prismatiques hauts, à activité de résorption, et de cellules caliciformes dispersées. Le pôle cellulaire luminal des entérocytes est parsemé de microvillosités, appelé *bord en brosse*, qui augmentent considérablement la surface. L'*axe de la villosité* est composé de *tissu conjonctif* de la lamina propria muqueuse, qui contient des cellules musculaires lisses pour la « *pompe villositaire* », des vaisseaux sanguins (**E10**) et lymphatiques

(vaisseaux du chyle) propres, ainsi que des lymphocytes, plasmocytes et mastocytes.

**Glandes intestinales** (**D-F8**) (cryptes intestinales, cryptes de Lieberkühn). À la base de villosités voisines s'abouchent les cryptes, glandes tubulaires courtes qui vont jusqu'à la couche musculaire muqueuse. L'épithélium des cryptes sert à la sécrétion et au renouvellement cellulaire. Il se compose essentiellement de l'épithélium de bordure, de *cellules caliciformes* (**E11**), de *cellules de Paneth* avec des granulations apicales qui contiennent des lysozymes et des peptidases, et des *cellules hormonales entéro-endocrines* (*voir* p. 384). Les cellules de Paneth prédominent à la base des cryptes.

**Couche submuqueuse.** Elle contient dans son tissu conjonctif le **plexus veineux submuqueux (Meissner)** et des réseaux à larges mailles de **vaisseaux sanguins et lymphatiques**. Dans le duodénum (**D**), elle contient des paquets de **glandes duodénales** (**D12**) tubulo-alvéolaires ramifiées ou glandes de Brunner, dont la sécrétion muqueuse neutralise le bol alimentaire venant de l'estomac.

**Tunique musculaire.** Elle se compose dans tout le grêle d'une **couche annulaire interne** fortement développée, et d'une **couche longitudinale externe** plus faible. Dans le tissu conjonctif situé entre les deux couches musculaires se trouve le **plexus myo-entérique** végétatif (**Auerbach**).

Les deux couches musculaires travaillent de façon **antagoniste**, de sorte que la contraction de la couche longitudinale raccourcit et élargit le segment intestinal, alors que la contraction de la couche circulaire l'allonge et le rétrécit. Il se produit ainsi des *mouvements pendulaires* et des *segmentations rythmiques* pour mélanger le contenu digestif, et des *contractions péristaltiques* ou des ondes pour faire progresser le contenu.

### Résumé

Le **duodénum** (**D**) a des plis circulaires hauts, des villosités hautes et foliées ; les cryptes sont plates. La couche submuqueuse contient des glandes duodénales.

Sont typiques du **jéjunum** (**E**) les plis circulaires hauts et serrés, les villosités hautes et digitiformes, et les cryptes progressivement plus profondes.

Dans l'**iléon** (**F**), les villosités sont plus courtes et la profondeur des cryptes augmente. La couche submuqueuse contient des agglomérats de follicules lymphoïdes, atteignant jusqu'à la lamina propria.

Structure pariétale de l'intestin grêle **199**

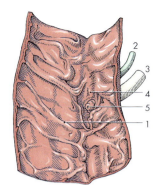

**A** Relief muqueux du duodénum

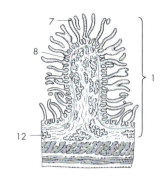

**D** Structure microscopique du duodénum

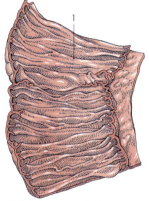

**B** Relief muqueux du jéjunum

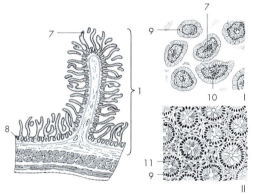

**E** Structure microscopique du jéjunum, avec une coupe de villosité (I) et de crypte (II)

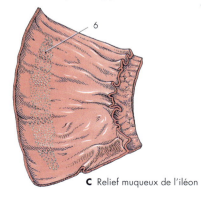

**C** Relief muqueux de l'iléon

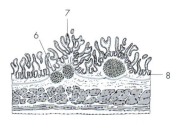

**F** Structure microscopique de l'iléon

# Appareil digestif : intestin grêle

## Vaisseaux, nerfs et drainage lymphatique

### Duodénum

**Artères.** La vascularisation est largement identique à celle de la tête du pancréas. L'**A. pancréatico-duodénale supérieure antérieure** (**A1**) et l'**A. pancréatico-duodénale supérieure postérieure** (**A2**) proviennent de l'*A. gastro-duodénale* (**A3**), branche de l'*A. hépatique commune* (**A4**) qui vient du *tronc cœliaque* (**A5**), forment avec l'**A. pancréatico-duodénale inférieure** (**A6**) issue de l'*A. mésentérique supérieure* (**A-B7**) une boucle vasculaire autour du duodénum et de la tête du pancréas, et forment ainsi une anastomose entre le territoire du tronc cœliaque et celui de l'A. mésentérique supérieure.

**Veines.** Le drainage veineux du duodénum et du pancréas se fait par la **V. splénique** (**A8**) et la **V. mésentérique supérieure** (**A-B9**) vers la *V. porte* (**A10**).

**Nerfs.** L'innervation végétative extrinsèque de l'ensemble du grêle se fait par des plexus entourant les vaisseaux mésentériques ; les fibres **parasympathiques** viennent des *troncs vagues*, et les fibres **sympathiques** du *ganglion cœliaque* et du *ganglion mésentérique supérieur*.

**Lymphonœuds régionaux.** La lymphe gagne le petit groupe des **Ln. pyloriques** (*voir* p. 194) et les **Ln. pancréatico-duodénaux**. Les *Ln. hépatiques* forment le deuxième relais filtrant, d'où la lymphe gagne les *Ln. cœliaques* qui s'abouchent dans les *troncs intestinaux*.

### Jéjunum et iléon

**Artères.** Les deux segments du grêle sont vascularisés par des **branches de l'A. mésentérique supérieure** (**A-B7**). Environ **4 à 5 A. jéjunales** (**B11**) et environ **12 A. iléales** (**B12**) cheminent dans le mésentère vers le jéjunum et l'iléon. Elles se divisent ensuite en deux branches reliées avec les artères voisines. Il se constitue des rangées successives de liaisons transversales, formant des mailles de plus en plus petites, les **arcades bordantes** (**B13**). Les branches vasculaires comprises entre l'arcade la plus externe et la paroi intestinale sont des artères terminales, dont l'oblitération conduit à une lésion segmentaire de l'intestin.

**Veines.** Les veines sont satellites des artères, et gagnent la *V. mésentérique supérieure* puis la *V. porte* (**A10**).

**Nerfs.** *Voir* Duodénum.

**Lymphonœuds régionaux.** La lymphe des villosités intestinales et du reste de la paroi intestinale gagne des vaisseaux lymphatiques qui accompagnent les artères, d'abord vers le groupe des *Ln. mésentériques juxta-intestinaux* (**B14**) à la hauteur des arcades vasculaires de premier ordre, puis les *Ln. mésentériques supérieurs*, voisins des *Ln. pancréatico-duodénaux* et qui, comme eux, gagnent les *troncs intestinaux* par les *Ln. cœliaques*.

## Fonction de l'intestin grêle

C'est dans l'intestin grêle que se font la **digestion** et l'**absorption**. La digestion est la *destruction enzymatique* des aliments en produits absorbables : les glucides sont dégradés en monosaccharides, les protides en acides aminés, et les lipides en acides gras et glycérine. Une *source enzymatique* importante est constituée par la sécrétion du pancréas qui est libérée dans le duodénum. La bile, également libérée dans le duodénum, est indispensable à la digestion des lipides. La muqueuse intestinale possède un épithélium d'absorption et de formation de mucus, ainsi que des *cellules endocrines*, dont les hormones stimulent la sécrétion pancréatique ainsi que la motricité vésiculaire et intestinale. Le chyme progresse à travers l'intestin par des *mouvements de mélange et de transport*.

> **Remarques cliniques.** Au 2e à 3e mois embryonnaire, des proliférations cellulaires de l'épithélium duodénal provoquent une fermeture complète transitoire de la lumière intestinale. Si la recanalisation ne se fait pas lors de la vie fœtale ultérieure, une **sténose duodénale** congénitale ou une **atrésie duodénale** peuvent se produire. Dans la sténose duodénale, la lumière du duodénum est localement rétrécie, dans l'atrésie elle est complètement fermée. L'intestin grêle est déterminant pour l'absorption de presque tous les nutriments. Il doit résorber entre 7 et 12 L de liquide par jour. Des *pathologies inflammatoires* du grêle conduisent inéluctablement à un trouble du bilan liquidien et électrolytique intestinal, qui se manifeste en clinique par de la diarrhée. L'atteinte la plus fréquente du duodénum est l'**ulcère duodénal.** Il siège en règle au bulbe duodénal, et son pic d'âge est entre 30 et 50 ans. La fréquence est quatre fois plus élevée chez l'homme que chez la femme. Les douleurs épigastriques nocturnes ou à jeun, ainsi que des sensations de plénitude, des éructations, du météorisme et des vomissements sont typiques.

Vaisseaux, nerfs et drainage lymphatique de l'intestin grêle **201**

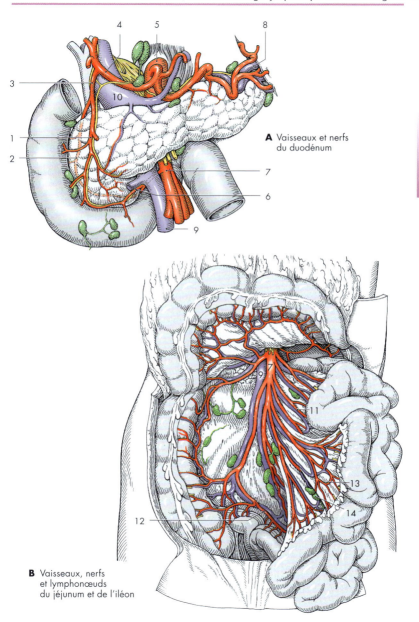

**A** Vaisseaux et nerfs du duodénum

**B** Vaisseaux, nerfs et lymphonœuds du jéjunum et de l'iléon

# Côlon

## Vue générale

Le **gros intestin** a une longueur d'environ 1,5 à 1,8 m. Il forme, dans partie infracolique de la cavité abdominale, un cadre autour des anses grêles et se divise en quatre parties : le **cæcum** (**A1**) avec l'*appendice vermiforme* (**A-C2**) ; le **côlon** comprenant le *côlon ascendant* (**A3**), le *côlon transverse* (**A4**), le *côlon descendant* (**A5**) et le *côlon sigmoïde* (**A6**) ; le **rectum** (**A7**) et le **canal anal** (**A8**). Sur le plan embryologique, toutes les parties du gros intestin dérivent de l'entoderme, sauf le canal anal qui provient de l'ectoderme.

## Signes distinctifs

Le cæcum et le côlon présentent des signes distinctifs externes qui permettent d'identifier ces parties du gros intestin par rapport au grêle. Les trois **ténias** (**B9**) sont des épaississements en bandes longitudinales d'environ 1 cm de large de la *couche musculaire longitudinale externe*. Selon leur situation ils sont désignés comme *ténia mésocolique, ténia omental et ténia libre* (**B10**). Toutes les couches pariétales du côlon forment ensemble des plis de contraction inconstants, les **plis semi-lunaires du côlon** (**B11**), qui font saillie en demi-lune dans la lumière colique et correspondent à des rétrécissements transversaux sur la paroi externe. Entre deux plis semi-lunaires apparaissent des expansions sur l'extérieur du côlon, les **haustrations** (**B12**). Les franges graisseuses de la subséreuse sont décrits comme **appendices omentaux** (**B13**).

## Cæcum et appendice vermiforme

**Cæcum.** La partie initiale du gros intestin, en forme de sac de 6 à 8 cm de long, se situe dans la fosse iliaque droite sur le M. iliaque ; sur sa face médiale s'abouche l'iléon (**C14**). Le **ténia mésocolique** est orienté en arrière et médialement, le **ténia omental** en arrière et latéralement, le **ténia libre** (**C10**) entre les deux. Il est visible de l'avant.

**Appendice vermiforme** (**A-C2**). L'appendice se détache de l'*extrémité postéromédiale du cæcum*. Sa situation dépend de celle du cæcum, et est de ce fait très variable (**D**) : dans environ 65 % des cas l'appendice est refoulé vers le haut derrière le cæcum, dans le récessus rétrocæcal (*situation rétrocæcale haute*) ; dans 31 % des cas il dépasse la ligne terminale dans le petit bassin (*situation basse*) ; dans plus de 2 % des cas il est horizontal derrière le cæcum (*situation rétrocæcale transversale*) ; dans 1 % des cas il est refoulé vers le haut en avant de l'iléon (*situation paracæcale, pré-iléale montante*) ; chez environ 0,5 % il est ascendant derrière l'iléon (*situation paracæcale, rétro-iléale montante*). Dans la **position la plus fréquente** (**rétrocæcale haute**), la base de l'appendice vermiforme se projette sur la paroi abdominale antérieure au **point de Mc Burney** (**E**). Il se situe à la jonction entre le tiers externe et le tiers moyen d'une ligne joignant l'épine iliaque antéro-supérieure et l'ombilic. L'appendice a en moyenne 10 cm de long et 6 mm d'épaisseur. Les trois ténias du cæcum (**C**) se rejoignent en étoile à la base de l'appendice, dans la paroi duquel ils forment une *couche musculaire longitudinale fermée*.

**Rapports péritonéaux.** Ils sont variables. Le cæcum peut être recouvert de péritoine de tous les côtés, **cæcum liberum**, et posséder parfois un méso propre. Si le cæcum est adhérent au fascia du muscle iliaque, c'est-à-dire secondairement rétropéritonéal, on parle de **cæcum fixum**. Au-dessus et en dessous de l'abouchement de l'iléon dans le cæcum, il y a en arrière des deux plis péritonéaux, le **pli cæcal vasculaire** et le **pli iléo-cæcal**, un **récessus iléo-cæcal supérieur** et un **récessus iléo-cæcal inférieur** (**C15**). Souvent on trouve également à droite, derrière le cæcum, un **récessus rétrocæcal** (**C16**).

L'appendice vermiforme est intrapéritonéal et possède son propre méso, le **méso-appendice** (**C17**).

> **Remarques cliniques.** Grâce au trajet des ténias (ténia libre), il est facile de trouver chirurgicalement l'appendice vermiforme.

Vue générale du côlon, cæcum et appendice vermiforme 203

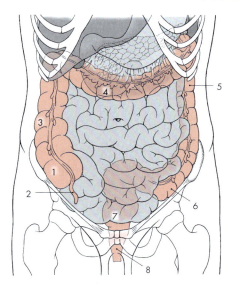

**A** Segments du gros intestin, situation

**B** Signes distinctifs du côlon, angle colique droit

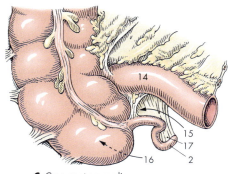

**C** Cæcum et appendice

**E** Projection de l'appendice sur la paroi abdominale antérieure

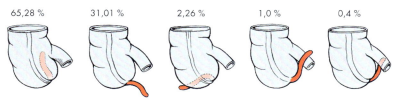

65,28 %    31,01 %    2,26 %    1,0 %    0,4 %

**D** Variantes de situation de l'appendice

## Cæcum et appendice vermiforme (*suite*)

### Relief muqueux

À l'intérieur du cæcum, on trouve déjà des **plis semi-lunaires** (**A1**). L'iléon (**A-B2**) s'invagine dans le cæcum par deux lèvres muqueuses, la **lèvre iléo-cæcale** (**A-B3**) et la **lèvre iléo-colique** (**A-B4**). Elles forment la **valve iléo-cæcale** et délimitent sur la préparation un abouchement transversal, l'**orifice iléo-cæcal** (*ostium iléale*) (**A-B5**). Chez le vivant, ces lèvres muqueuses s'enfoncent profondément dans le cæcum, formant la **papille iléale** (**B6**), et limitent un abouchement plutôt étoilé. Les lèvres muqueuses se réunissent sur le côté en un pli formant le **frein de l'orifice iléo-cæcal** (*frenulum ostii ilealis*) (**A7**). Les lèvres et plis muqueux formés par l'invagination de la couche musculaire de l'iléon terminal empêchent ensemble le reflux de contenu du côlon dans le grêle.

Un peu en dessous de l'iléon, l'appendice vermiforme s'abouche dans le cæcum par l'**orifice de l'appendice vermiforme** (**A-B8**).

### Structure microscopique

**Cæcum** (**C**). Après la valve iléo-cæcale débute, avec une limite nette, la muqueuse colique dont la constitution est identique dans toutes les parties du côlon. La **tunique muqueuse** est sans villosités et ne possède plus que des cryptes, *glandes intestinales* (**C9**), qui sont particulièrement profondes et étroites. L'épithélium superficiel est constitué de *cellules bordantes* (**C10**) avec une haute bordure en brosse et de *cellules caliciformes* (**C11**). La **couche submuqueuse** contient par endroits des follicules lymphoïdes. La couche circulaire de la **tunique musculaire** est développée de façon uniforme, alors que la couche musculaire longitudinale est essentiellement réduite aux trois ténias.

**Appendice vermiforme** (**D**). Là aussi, la structure correspond globalement à celle du reste du côlon. Les cryptes, irrégulières, n'y sont pas très profondes. Ce qui est typique est l'accumulation massive de follicules lymphoïdes formant des **lymphonœuds agglomérés** (**D12**), qui à partir de la lamina propria traversent la couche musculaire muqueuse et arrivent jusqu'à la couche submuqueuse. L'appendice est à considérer comme **partie intégrante du système immunitaire** (*voir* p. 404). La **tunique musculaire** se compose de couches complètes circulaires et longitudinales.

**C17** Couche musculo-muqueuse, **C18** Couche submuqueuse, **C19** Couche circulaire de la tunique musculaire, **C20** Couche longitudinale de la tunique musculaire, **C21** Tunique séreuse, **D22** Méso-appendice.

## Vaisseaux, nerfs et drainage lymphatique

**Artères** (**E**). Ces deux segments du côlon sont vascularisés par l'**A. iléo-colique** (**E13**), dernière branche de l'*A. mésentérique supérieure*. Elle se divise en :
- une *A. appendiculaire* (**E14**) pour l'appendice, qui longe le méso-appendice ;
- une *A. cæcale antérieure* (**E15**) pour la paroi antérieure du cæcum, qui passe dans le *pli cæcal vasculaire* ;
- une *A. cæcale postérieure* (**E16**) pour la paroi postérieure du cæcum ;
- des *R. iléaux* pour l'iléon terminal (**E17**).

**Veines.** Le drainage veineux se fait par des veines homonymes qui gagnent la V. porte par la V. mésentérique supérieure.

**Nerfs.** L'innervation végétative est identique à celle de l'intestin grêle.

**Lymphonœuds régionaux.** Dans l'angle entre l'iléon et le cæcum se situent les *Ln. iléocoliques*, *précæcaux*, *rétrocæcaux* et des *Ln. appendiculaires* qui drainent la lymphe du cæcum et de l'appendice. Celle-ci rejoint ensuite les *Ln. mésentériques* puis les *troncs intestinaux*.

**Fonction.** Le **cæcum** et les **segments coliques** assurent l'**absorption de l'eau et des électrolytes** dans la lumière colique à partir du chyme intestinal. Après la fin de la digestion dans l'iléon, le côlon reçoit les débris alimentaires non digestibles, qui sont transformés par des bactéries. Pour cela, le contenu colique est mobilisé par des mouvements péristaltiques et antipéristaltiques lents et s'épaissit. Seuls quelques mouvements de progression permettent au contenu colique d'atteindre le côlon distal.

L'**appendice** doit être considéré comme un lieu essentiel de **défense locale contre les infections** (*voir* p. 418).

> **Remarques cliniques.** Comme organe de défense contre l'infection, l'appendice peut réagir de façon intense et exagérée. Une inflammation, l'**appendicite**, peut aboutir à une perforation de sa paroi et à une extension de l'inflammation à la cavité péritonéale ou **péritonite**.
> L'**iléite terminale**, maladie de Crohn, en raison de sa proximité avec l'appendice, peut cliniquement se présenter comme une appendicite.

Cæcum et appendice vermiforme (*suite*) **205**

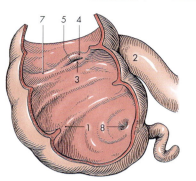

**A** Relief muqueux de la paroi postérieure du cæcum

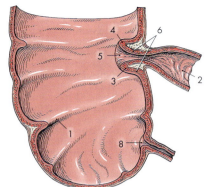

**B** Invagination de l'iléon et base de l'appendice

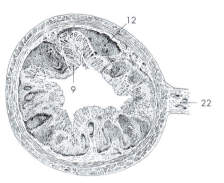

**D** Structure microscopique de l'appendice

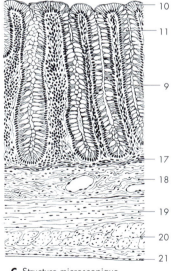

**C** Structure microscopique de la paroi colique

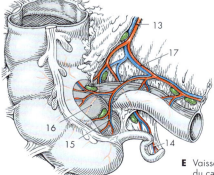

**E** Vaisseaux et lymphonœuds du cæcum et de l'appendice

Appareil digestif

# 206 **Appareil digestif** : côlon

## Segments coliques

**Côlon ascendant.** Le cæcum (**A1**) se continue au-dessus de l'abouchement de l'iléon directement dans le côlon ascendant (**A2**). Celui-ci se situe dans la partie droite de l'étage sous-mésocolique et s'étend jusqu'à l'**angle colique droit** (**A3**) qui est placé le plus souvent entre le pôle inférieur du rein droit et le lobe droit du foie, où il forme l'empreinte colique. Le côlon ascendant est **secondairement rétropéritonéal.**

**Côlon transverse** (**A4**). Il débute à l'angle colique droit, est **intrapéritonéal** et d'une situation très variable. Il peut être à la hauteur de l'ombilic, ou dans les cas extrêmes tomber jusque dans le petit bassin. Il est mobile et attaché à la paroi abdominale postérieure par le **mésocôlon transverse** (**B5**) (*voir* p. 189 A). D'autres connexions péritonéales le lient au foie par le **Lig. hépato-colique** et à l'estomac par le **Lig. gastro-colique.**

**Côlon descendant.** Au niveau de l'**angle colique gauche** (**A6**), situé sous la coupole diaphragmatique gauche, le côlon transverse se continue à angle aigu par le côlon descendant (**A7**). L'angle aigu est fixé dans sa position par le **Lig. phrénico-colique** et peut représenter un obstacle pour le passage du contenu colique. Le côlon descendant est situé dans la partie gauche de l'étage sous-mésocolique et adhère à la paroi abdominale postérieure comme organe **secondairement rétropéritonéal.**

**Côlon sigmoïde.** Dans la fosse iliaque gauche, le côlon descendant se prolonge par le côlon sigmoïde (**A-B8**), qui est à nouveau **intrapéritonéal** et fixé à la paroi postérieure par un **mésosigmoïde** (**A9**). Dans la racine de celui-ci peut se former une poche péritonéale, le **récessus intersigmoïdien.** Le côlon sigmoïde a une forme de S en direction de la ligne médiane, où il se termine par le rectum à la hauteur de la 2e ou 3e pièce sacrale.

Tous les segments du côlon présentent les **signes distinctifs caractéristiques** : ils ont donc trois ténias, dont seul le *ténia libre* (**A10**) apparaît d'emblée. Dans toutes les parties coliques secondairement rétropéritonéales, les ténias mésocolique et omental sont orientés vers la paroi postérieure ; sur le côlon transverse, le ténia mésocolique est situé à l'insertion du mésocôlon transverse, et le ténia omental à l'insertion du grand omentum (**A11**).

**Relief muqueux et structure.** Le relief muqueux est soulevé par des **plis semi-lunaires** et la structure correspond à celle décrite pour le cæcum (*voir* p. 204). Les **cryptes** se font de plus en plus rares vers l'anus.

## Vaisseaux, nerfs et drainage lymphatique

**Artères** (**B**). Le côlon ascendant et environ deux tiers du côlon transverse sont vascularisés par l'**A. colique droite** et l'**A. colique moyenne** (**B12**) provenant de l'*A. mésentérique supérieure* (*voir* p. 201 B). L'A. colique droite s'anastomose le plus souvent aussi bien avec l'*A. iléo-colique* qu'avec l'*A. colique moyenne*. Le tiers gauche du côlon transverse ainsi que le côlon descendant sont vascularisés par l'**A. colique gauche** (**B13**), branche de l'*A. mésentérique inférieure* (**B14**). Il y a une anastomose entre l'A. colique moyenne et l'A. colique gauche, c'est-à-dire entre le territoire de l'A. mésentérique supérieure et celui de l'A. mésentérique inférieure. À l'A. colique gauche s'anastomose l'**A. sigmoïdienne** (**B15**), qui s'anastomose également avec l'A. rectale supérieure.

**Veines.** Les veines homonymes sont parallèles aux artères et rejoignent la V. porte par la *V. mésentérique supérieure* ou la *V. mésentérique inférieure* (**B16**).

**Nerfs.** Jusqu'à un point compris entre le tiers moyen et le tiers gauche du côlon transverse (**point de Cannon-Böhm**), les fibres du **parasympathique** naissent du *N. vague*. À partir de ce point, elles prennent leur origine de la *moelle sacrale* à la hauteur de S2-S3, passent par les *N. splanchniques sacraux* et vont vers le plexus végétatif le long des vaisseaux sanguins. Les fibres **sympathiques** naissent soit du *plexus mésentérique supérieur* soit du *plexus mésentérique inférieur* (**B17**).

**Lymphonœuds régionaux.** Les vaisseaux lymphatiques du côlon cheminent le long des artères et des veines. Le long du côlon se trouvent des **Ln. paracoliques**, le long des troncs vasculaires les **Ln. coliques** (**B18**) qui se drainent vers les *Ln. cœliaques* par les *Ln. mésocoliques*.

Segments coliques **207**

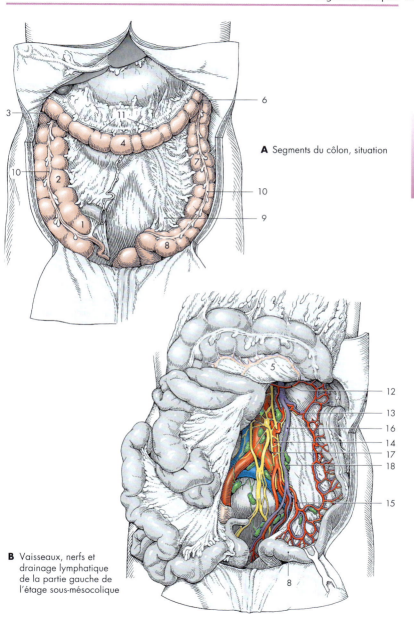

**A** Segments du côlon, situation

**B** Vaisseaux, nerfs et drainage lymphatique de la partie gauche de l'étage sous-mésocolique

**Appareil digestif**

**208 Appareil digestif :** côlon

## Rectum et canal anal

À la hauteur de la 2$^e$ ou 3$^e$ pièce sacrale, le côlon sigmoïde (**A1**) se prolonge par le **rectum** (**A2**). Ce segment intestinal a environ 15 cm de long. Il se situe dans le petit bassin dans la concavité antérieure de la colonne vertébrale formée par le sacrum et le coccyx, la **courbure sacrale** (*flexura sacralis recti*) (**A3**). À la **courbure ano-rectale** (**A4**), convexe en avant, le rectum s'infléchit vers l'arrière pour la traversée du *diaphragme pelvien* et se continue par le canal anal. En plus des courbures dans le plan sagittal, le rectum présente également des courbures dans le plan frontal, les **courbures latérales.** Il ne comporte plus les caractéristiques typiques du côlon – haustrations, appendices omentaux et ténias – et sa couche musculaire longitudinale est uniformément continue.
Le **canal anal** (**A5**) est le dernier segment intestinal, d'une longueur d'environ 4 cm ; il est entouré d'un appareil sphinctérien complexe et s'abouche par la marge anale, l'**anus** (**A6**).

Dans son segment supérieur, le rectum est recouvert de péritoine sur ses faces antérieure et latérales. Dans le pelvis masculin, il se réfléchit sur la vessie par l'intermédiaire d'un récessus péritonéal, le **cul-de-sac recto-vésical.** Dans le pelvis féminin, il se réfléchit sur l'utérus par le **cul-de-sac recto-utérin** (**A7**). Le rectum est *rétropéritonéal* dans sa partie supérieure, puis *extrapéritonéal* comme le canal anal.

**Relief muqueux et structure.** Au-dessus du canal anal, dans la courbure sacrale, le rectum peut s'élargir en **ampoule rectale.** Trois **plis transversaux** constants s'insinuent dans la lumière rectale. Les plis supérieur et inférieur viennent de la gauche, le pli moyen, le plus grand, vient de la droite (**pli de Kohlrausch**) (**A8**). Celui-ci est à environ 6 cm de l'anus, et correspond dans le pelvis féminin au point le plus déclive de la cavité péritonéale, c'est-à-dire le cul-de-sac recto-utérin.
La **structure pariétale** du rectum est analogue à celle du reste du côlon.

## Appareil sphinctérien

Le canal anal est entouré d'un appareil musculaire sphinctérien complexe. Il se compose en dedans de la musculature lisse du **M. sphincter interne de l'anus** (**B-C-D9**), en dehors de la musculature transversale du **M. sphincter externe de l'anus** (**B-C-D10**), qui est relié caudalement à la musculature du plancher pelvien du *M. élévateur de l'anus.*

**M. sphincter interne de l'anus.** Il constitue le *prolongement renforcé de la couche circulaire* de la tunique musculaire de la paroi rectale, et rejoint la **ligne ano-cutanée** où il peut être palpé comme un anneau.
**M. sphincter externe de l'anus.** Il entoure en dehors la partie musculaire lisse et peut être divisé dans sa hauteur en trois parties : *partie subcutanée* (**B10a**), *partie superficielle* (**B10b**) et *partie profonde* (**B10c**). Le M. sphincter externe de l'anus est relié au coccyx par le *corps ano-coccygien* (**A-D11**). Crânialement, il se prolonge sans limite nette avec le **M. pubo-rectal** (**B12**), partie du *M. élévateur de l'anus.*

Une fine couche de cellules musculaires lisses (**B-D13**) orientée longitudinalement sépare le M. sphincter externe du M. sphincter interne. Ces faisceaux de fibres longitudinales représentent le *prolongement de la couche musculaire longitudinale* de la paroi intestinale et irradient en éventail dans la peau péri-anale comme **M. corrugateur de l'anus.**

Le **M. sphincter interne** de l'anus est en situation de *contraction permanente*, entretenue essentiellement par le sympathique. Le **M. sphincter externe** de l'anus a également un *tonus permanent involontaire*, mais est aussi innervé de façon volontaire par le *N. pudendal.*

**C-D14** Centre tendineux du périnée, **C-D15** Fosse ischio-anale, **D16** Bulbe pénien.

Rectum et canal anal **209**

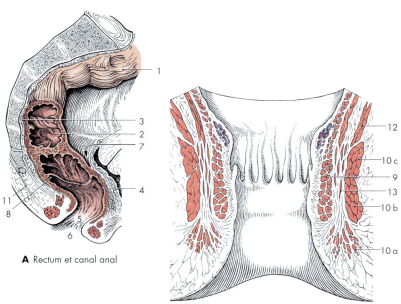

**A** Rectum et canal anal

**B** Appareil sphinctérien, coupe frontale

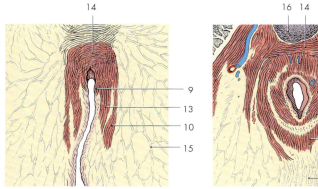

**C** Appareil sphinctérien féminin, coupe transversale, subcutanée

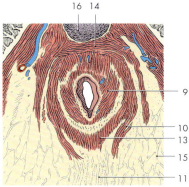

**D** Appareil sphinctérien masculin, coupe transversale

# Appareil digestif : côlon

## Rectum et canal anal (*suite*)

### Relief muqueux et structure du canal anal

**Relief muqueux.** Le passage du rectum au canal anal est marqué par la **jonction ano-rectale** (**A2**), située au bord supérieur des **colonnes anales** (**A1**), où la muqueuse rectale est remplacée par la muqueuse irrégulière du canal anal. Les colonnes anales sont 6 à 10 *plis muqueux longitudinaux* entre lesquelles se trouvent des dépressions, les **sinus anaux** (**A3**). À leur bord inférieur, les colonnes anales sont reliées entre elles par des plis transversaux, les **valvules anales** (**A4**), qui délimitent la **ligne pectinée** un peu échancrée. Les colonnes sont constituées par des anastomoses artérioveineuses, le **corps caverneux du rectum** (**A5**) irrigué par l'*A. rectale supérieure*.

**Histologie.** La muqueuse du canal anal, au niveau des **colonnes anales**, est composée en alternance d'un épithélium prismatique haut et d'un épithélium pavimenteux pluri*stratifié non kératinisé*. En direction de l'anus suit une bande muqueuse, la **zone transitionnelle anale** (**A6**), composée uniquement d'épithélium pavimenteux pluri*stratifié non kératinisé*, et qui macroscopiquement apparaît blanche. À ce niveau, la muqueuse est très sensible à la douleur et très adhérente aux couches sous-jacentes. Elle se termine à la **ligne ano-cutanée** (**A7**), où l'épithélium pavimenteux pluristratifié non kératinisé passe à l'*épithélium pavimenteux pluristratifié kératinisé* de la peau.

> **Remarques cliniques.** Une dilatation des anastomoses vasculaires des colonnes anales conduit à la formation d'**hémorroïdes internes**, dont le saignement est rouge clair, c'est-à-dire artériel.

### Vaisseaux, nerfs et drainage lymphatique

**Artères.** Le rectum est en majeure partie vascularisé par l'**A. rectale supérieure** (**B8**) provenant de l'*A. mésentérique inférieure*. L'**A. rectale moyenne** (**B9**), venant de l'*A. iliaque interne*, est inconstante et rejoint la paroi rectale à la hauteur du plancher pelvien. L'**A. rectale inférieure** (**B10**), venant de l'*A. pudendale interne*, vascularise le canal anal et le M. sphincter externe de l'anus.

**Veines.** Les veines forment autour du rectum un **plexus veineux rectal** qui se draine selon les mêmes territoires que les artères par la **V. rectale supérieure** vers la *V. mésentérique inférieure* et la *V. porte*, ou par des **V. rectales moyennes et inférieures** vers la *V. iliaque interne* et, par là, vers la *V. cave inférieure*.

**Nerfs.** Les nerfs végétatifs destinés au rectum et au canal anal proviennent de la *partie sacrale du parasympathique* et de la *partie lombale du sympathique*. Ils gagnent l'organe par le **plexus hypogastrique inférieur** (**B11**). La peau de l'anus reçoit son innervation sensitive des **N. rectaux inférieurs** venant du **N. pudendal**.

**Lymphonœuds régionaux.** La lymphe issue du rectum gagne par des **Ln. rectaux supérieurs**, situés le long de l'*A. rectale supérieure*, les *Ln. mésentériques inférieurs*. La lymphe du canal anal en revanche rejoint les **Ln. inguinaux superficiels**.

## Fonction

Les fonctions du rectum et du canal anal sont résumées par les notions de **continence** et de **défécation**.

**Continence.** L'ouverture de l'anus est normalement bloquée par le **tonus permanent des sphincters**. Le **M. pubo-rectal**, qui forme une boucle autour de la courbure ano-rectale, attire celle-ci vers l'avant et ferme par conséquent le canal anal. En outre, le **corps caverneux** du rectum rempli de vaisseaux contribue à l'étanchéité du canal anal.

**Défécation.** L'exonération des selles commence par un passage de celles-ci du côlon vers le rectum. Cela conduit à une tension progressive sur la paroi rectale qui déclenche le réflexe de la défécation par un **relâchement réflexe** du M. sphincter interne de l'anus involontaire. Les **facteurs volontaires**, c'est-à-dire le relâchement du M. pubo-rectal, du M. sphincter externe de l'anus et l'entrée en action de la pression abdominale, conduisent au déclenchement volontaire de la défécation.

> **Remarques cliniques.** En langage clinique, l'appareil sphinctérien n'est qu'une partie des **organes de la continence** (qui se compose du *rectum*, du *canal anal*, de l'*appareil sphinctérien*, du *M. pubo-rectal*, du *corps caverneux du rectum* et des *nerfs végétatifs*) qui dans leur ensemble assurent la continence fécale.

# Rectum et canal anal (suite)

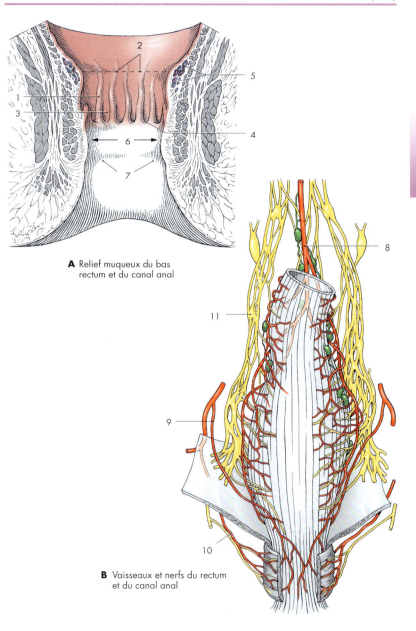

**A** Relief muqueux du bas rectum et du canal anal

**B** Vaisseaux et nerfs du rectum et du canal anal

# Foie

## Aspect macroscopique

Le **foie** (**A1**) se situe en grande partie sous la coupole diaphragmatique droite et a une couleur rouge-brun. Son bord inférieur correspond au rebord costal droit. Sur la ligne médio-claviculaire, le bord du foie se dirige obliquement vers la gauche à travers l'épigastre.

Le foie est recouvert de péritoine, à l'exception de l'area nuda (**C7**) de forme triangulaire, c'est-à-dire qu'il est **intrapéritonéal.** Il est relié au péritoine pariétal de la paroi abdominale antérieure par le *Lig. falciforme du foie,* au duodénum par le *petit omentum,* c'est-à-dire par le *Lig. hépato-duodénal,* et à la petite courbure de l'estomac par le *Lig. hépato-gastrique.* La surface du foie recouverte de péritoine est lisse comme un miroir.

Macroscopiquement, on distingue au foie une **face diaphragmatique** convexe et une **face viscérale** plus complexe.

## Face diaphragmatique

Elle comprend différentes parties dont la plus grande est la **partie antérieure** (**B**). La face antérieure est divisée par une duplication péritonéale sagittale, le **Lig. falciforme** (**B-C2**), superficiellement en un **lobe hépatique droit** (**B-C3**) et un **lobe hépatique gauche** (**B-C4**). Le **bord inférieur** (**B5**) aigu marque la limite entre la face antérieure et la **face viscérale** montant en arrière. À droite du Lig. falciforme, le fond de la vésicule biliaire dépasse le bord inférieur. La **partie supérieure** (**C**) du foie dirigée crânialement est adhérente au diaphragme dans la région de la V. cave inférieure (**C-D6**), c'est l'**area nuda** (**C7**) dépourvue de péritoine viscéral. Sur une préparation anatomique du foie, cette région est encadrée par la ligne de réflexion du péritoine viscéral sur le péritoine pariétal, formant le **Lig. coronaire** (**C8**), qui se prolonge vers la droite par le *Lig. triangulaire droit* (**C9**) et vers la gauche par le *Lig. triangulaire gauche* (**C10**). Ce dernier se termine par le tissu conjonctif de l'*appendice fibreux du foie* (**C11**). Vers l'avant, les deux branches du Lig. coronaire se réunissent pour former le Lig. falciforme du foie (**B-C2**). À gauche devant la V. cave inférieure se trouve le cœur, qui à travers

le centre tendineux du diaphragme forme sur la partie supérieure du foie l'*empreinte cardiaque.* La **partie droite** est la partie latérale droite de la face diaphragmatique, et la **partie postérieure** la petite partie dirigée vers l'arrière.

## Face viscérale

Elle est un peu concave, orientée obliquement du haut et de l'arrière vers le bas et l'avant, et a des rapports étroits avec les organes voisins. Elle est divisée par des **sillons disposés en forme de H.** La **porte du foie** (**D12**) forme la branche horizontale du H. À la porte du foie, la *V. porte* (**D13**), 2 branches de l'*A. hépatique* (**D14**) et les *nerfs* pénètrent dans le foie, le *conduit hépatique droit* (**D15**) et le *conduit hépatique gauche* (**D16**) ainsi que les vaisseaux lymphatiques quittent le foie. Du **côté gauche**, le sillon sagittal du H est formé par la **fissure du Lig. rond** (**D17**), qui comprend le *Lig. rond du foie* (**D18**), vestige conjonctif de la *V. ombilicale,* et par la **fissure du Lig. veineux** (**D19**), qui contient le *Lig. veineux* (**D20**), vestige conjonctif du *conduit veineux* d'Arantius. Du **côté droit,** le sillon sagittal se compose de la **fosse de la vésicule biliaire,** qui contient la *vésicule biliaire* (**D21**), et du **sillon de la V. cave** (**D22**) où passe la *V. cave inférieure* (**C-D6**). Le sillon sagittal gauche du H sépare les lobes hépatiques droit et gauche ; le sillon sagittal droit sépare du lobe hépatique droit, ventralement un **lobe carré** (**D23**) et dorsalement un **lobe caudé** (**D24**). Le lobe caudé fait saillie caudalement par son *processus papillaire* et s'étend dans le lobe droit par le *processus caudé.* Sur la face viscérale, les organes voisins laissent sur le foie fixé des empreintes visibles : du **côté gauche**, à côté d'un tubercule saillant, le *tubercule omental* (**D25**), on distingue l'*empreinte œsophagienne* (**D26**) et l'*empreinte gastrique* (**D27**). À **droite**, ce sont l'*empreinte duodénale* (**D28**), l'*empreinte colique* (**D29**), l'*empreinte rénale* (**D30**) et l'*empreinte surrénale* (**D31**).

**CD32** Lig. de la veine cave.

**Remarque pour Fig. D** : conformément aux normes internationales des examens TDM, le foie est orienté selon un patient en décubitus dorsal, c'est-à-dire que sur l'image « dorsal » est en bas et « ventral » en haut.

Aspect macroscopique du foie **213**

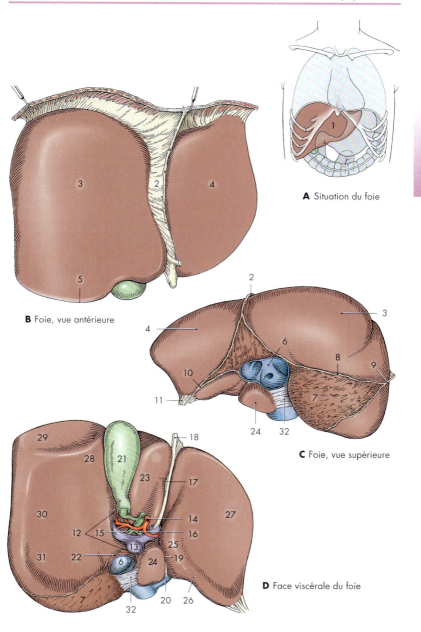

**A** Situation du foie

**B** Foie, vue antérieure

**C** Foie, vue supérieure

**D** Face viscérale du foie

**214 Appareil digestif :** foie

## Segmentation

Alors que le foie est macroscopiquement divisé en lobes hépatiques, on peut le séparer en **segments hépatiques** en suivant le **mode de division des vaisseaux intrahépatiques**, c'est-à-dire la *V. porte*, l'*A. hépatique* et les *voies biliaires*. Ceux-ci sont variables et sont décrits de façon différente dans la littérature. On distingue essentiellement une **partie droite** et une **partie gauche.** Cette dernière peut encore être divisée en un secteur *médial* et un secteur *latéral* (*voir* p. 217 **A**). Les limites des segments, c'est-à-dire les lobes fonctionnels, ne correspondent pas exactement aux limites des lobes hépatiques droit et gauche.

## Structure microscopique

Le foie est recouvert en dehors par le péritoine viscéral et par une capsule de tissu conjonctif, la **tunique fibreuse**, à partir de laquelle une armature conjonctive gagne, avec des vaisseaux, l'intérieur du parenchyme, la *capsule fibreuse périvasculaire*. Dans les mailles de cette armature conjonctive se trouvent les cellules hépatiques, les **hépatocytes** (**A1**). Le tissu conjonctif, les hépatocytes et les voies de conduction forment l'unité fonctionnelle architechtonique du foie, le **lobule hépatique** (**A-B2**).

## Lobule hépatique

**Lobule veineux central.** Au centre de cette unité fonctionnelle se trouve la **veine centro-lobulaire** (**A-B3**). Le lobule est polygonal et entouré d'un peu de tissu conjonctif. Celui-ci s'épaissit dans les coins entre les lobules en espaces triangulaires, **espaces périportaux** (**B4**). C'est là que passent une branche de la V. porte, la *V. interlobulaire* (**A5**), une branche de l'A. hépatique propre, l'*A. interlobulaire* (**A6**), et une voie biliaire évacuatrice, le *conduit interlobulaire* (**A7**), que l'on rassemble sous le terme de **pédicule de Glisson**. Les hépatocytes sont orientés depuis la périphérie du lobule de façon radiaire et se composent de pavés cellulaires entre lesquels se trouvent des **capillaires sinusoïdes** (**A8**), longs et également radiés. Dans ceux-ci se terminent autant des *branches de l'A. hépatique* propre que des *branches de la V. porte* ; ils reçoivent ainsi un sang riche en oxygène et en nutriments qui se draine, après des échanges métaboliques avec les hépatocytes, par la *V. centro-lobulaire*,

des *veines collectrices* et finalement des *V. hépatiques*. Entre la paroi vasculaire du sinusoïde hépatique et la surface des hépatocytes il y a un espace, l'**espace périsinusoïdal** (**C-D9**) (espace de Disse), dans lequel émergent les *microvillosités* (**D10**) des hépatocytes ; en plus, il contient des cellules stockant des graisses, les *cellules d'Ito*. Les cellules endothéliales des sinusoïdes hépatiques sont planes et étirées et possèdent de grands pores transcellulaires (largeur environ 100 nm), qui ne sont pas fermés par un diaphragme ; c'est l'**épithélium discontinu** (**D11**). Il n'y a pas de membrane basale. Du côté de la surface endoluminale de l'endothélium sinusoïdal se trouvent des **cellules de Kupffer**, macrophages spécifiques du foie, qui font partie du *système phagocytaire mononucléaire*. Les microvillosités émergeant dans l'espace périsinusoïdal sont irriguées de sang et entrent de ce fait directement en contact avec les substances qui pénètrent dans l'espace de Disse du sang par les pores endothéliales.

**Lobule veineux porte** (**B**). Selon cette manière de voir, l'*espace périportal* se trouve au centre du lobule hépatique. La direction du **flux biliaire** est ici déterminante. La bile est produite par les hépatocytes et délivrée dans les **canalicules biliaires** (**C12**). Ce sont des *espaces tubuliformes* fermés latéralement par des contacts cellulaires *entre les cellules hépatiques* (**D13**). La bile passe de la région des V. centro-lobulaires vers les canaux interlobulaires, qui deviennent eux-mêmes des **canalicules biliaires** et se jetant vers les **conduits hépatiques droit et gauche**. Le lobule veineux porte est triangulaire, et contient dans ses angles les V. centro-lobulaires.

Dans l'axe d'un **acinus hépatique rhomboïde** (**B**) se trouve une branche de l'A. hépatique propre. Dans la **zone externe** voisine (zone 1) les hépatocytes sont très actifs dans les échanges métaboliques. Vu la proximité de la branche artérielle, les cellules reçoivent beaucoup d'oxygène. Dans la **zone interne** (zone 3) l'activité d'échanges métaboliques des hépatocytes est réduite, de même que l'apport d'oxygène.

**Fonctions du foie.** Principal organe d'échanges métaboliques, le foie effectue d'**importantes activités** dans la transformation des glucides, des protides et des lipides ainsi que dans la désintoxication. Comme **glande endocrine**, il produit la bile qui est délivrée selon nécessité au duodénum par l'intermédiaire des voies biliaires. Lors de la vie fœtale, il participe à la production de cellules sanguines.

Segmentation et structure microscopique du foie **215**

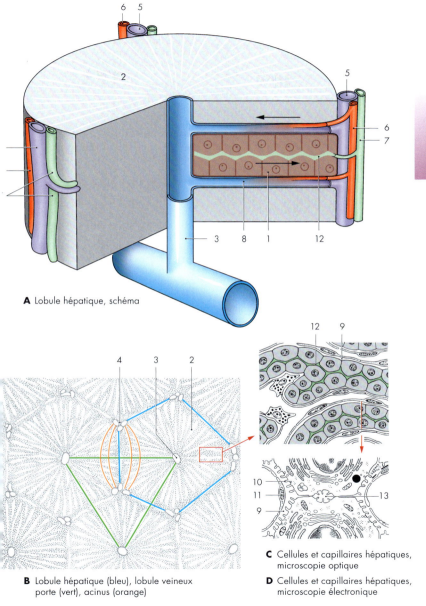

**A** Lobule hépatique, schéma

**B** Lobule hépatique (bleu), lobule veineux porte (vert), acinus (orange)

**C** Cellules et capillaires hépatiques, microscopie optique

**D** Cellules et capillaires hépatiques, microscopie électronique

Appareil digestif

**216 Appareil digestif :** foie

### Vaisseaux, nerfs et drainage lymphatique

**Artères (B).** Le foie reçoit un sang oxygéné par l'**A. hépatique propre** (**B1**) (venant de l'*A. hépatique commune*, née du *tronc cœliaque*) qui rejoint la porte du foie par le Lig. hépato-duodénal et se divise en deux branches, le *R. droit* (**B2**) et le *R. gauche* (**B3**).
**Veines.** Le sang veineux issu du foie rejoint la V. cave inférieure par plusieurs **V. hépatiques** courtes.
Le sang riche en nutriments venant du tractus gastro-intestinal arrive au foie par la **V. porte** (*voir* plus bas).
**Nerfs.** L'innervation se fait par des nerfs végétatifs, le **plexus hépatique**, suite du **plexus cœliaque**.
**Lymhonœuds régionaux.** La lymphe est collectée dans les **Ln. hépatiques** le long de la porte du foie, puis par les *Ln. phréniques supérieurs* ou des *Ln. parasternaux*.

### Système porte (C)

**V. porte (B-C4).** La veine porte reçoit le *sang des viscères abdominaux impairs* par **trois affluents veineux** (*voir* plus bas), de sorte que les nutriments absorbés dans l'intestin rejoignent le foie par le chemin le plus court. La V. porte se divise alors en un **rameau droit** pour le lobe hépatique droit et un **rameau gauche** pour le lobe hépatique gauche. Ces grosses branches portales se ramifient ensuite jusqu'aux *V. interlobulaires*.
**Affluents.** La **V. splénique** (**B-C5**) chemine parallèlement à l'artère homonyme au bord supérieur du pancréas et reçoit les *V. pancréatiques*, les *V. gastriques courtes* et la *V. gastro-omentale gauche*. Derrière le corps du pancréas s'abouche la **V. mésentérique inférieure** (**B-C6**), qui a reçu de son côté la *V. colique gauche* (**C7**), les *V. sigmoïdiennes* et la *V. rectale supérieure*. La V. mésentérique inférieure passe dans un pli péritonéal, le pli duodénal supérieur, au-dessus de l'angle duodéno-jéjunal puis derrière le pancréas. Derrière le corps du pancréas, les V. splénique et mésentérique supérieure se réunissent pour former la V. porte. Le tronc de la V. porte a environ 5-8 cm de long. La **V. mésentérique supérieure** (**B-C8**) reçoit les *V. jéjunales et iléales* (**C9**), la *V. gastro-omentale droite*, des *V. pancréatiques*, des *V. pancréatico-duodénales*, la *V. iléo-colique* (**C10**), la *V. colique droite* (**C11**) et la *V. colique moyenne*

(**C12**). La V. mésentérique supérieure et ses affluents cheminent parallèlement aux artères homonymes. Quelques petites veines de voisinage se jettent directement dans le tronc de la V. porte. Ce sont la *V. cystique*, les *V. gastriques droite et gauche*, la *V. prépylorique* et les *V. para-ombilicales*. Ces dernières accompagnent le Lig. rond du foie et constituent une anastomose entre les veines subcutanées de la paroi abdominale et la V. porte.

### Anastomoses porto-caves

Les anastomoses porto-caves sont des communications des affluents de la V. porte avec le territoire de la V. cave supérieure et de la V. cave inférieure. Le territoire de la V. porte du foie jouxte le système cave aux endroits suivants :
**1. Œsophage.** Les **veines gastriques** sont liées aux **veines œsophagiennes** qui se drainent vers la *V. cave supérieure* (**I**) par la V. azygos et la V. hémi-azygos. En cas de stase au niveau de la V. porte, le sang portal peut s'évacuer par les V. œsophagiennes, ce qui conduit, en raison de l'accroissement du flux sanguin, à la formation de dilatations variqueuses des parois vasculaires, les **varices œsophagiennes.**
**2. Paroi abdominale.** Par l'intermédiaire des **V. para-ombilicales** (**II**) la V. porte a des connexions avec les veines abdominales subcutanées, qui se drainent vers la *V. cave supérieure* par les *V. thoraco-épigastriques*. Lors d'une augmentation du flux sanguin dans cette région, des dilatations des veines subcutanées – **têtes de méduse** – peuvent survenir.
**3. Rectum.** La **V. rectale supérieure,** qui se draine dans la V. porte par la *V. mésentérique inférieure*, a des connexions avec les **V. rectales moyenne et inférieure** (**III**) qui rejoignent la *V. cave inférieure* par la *V. iliaque interne*. Si le flux porte stagne dans ce territoire, des **hémorroïdes veineuses** vont se développer.

---

**Remarques cliniques.** Lorsque le débit sanguin portal par le foie vers le cœur est entravé, la pression sanguine augmente dans la V. porte ; il en résulte une *hypertension portale*. Le principal risque de l'hypertension portale est l'hémorragie au niveau des varices œsophagiennes, difficile à maîtriser, et dont l'évolution est mortelle dans environ 60 % des cas.

Système porte **217**

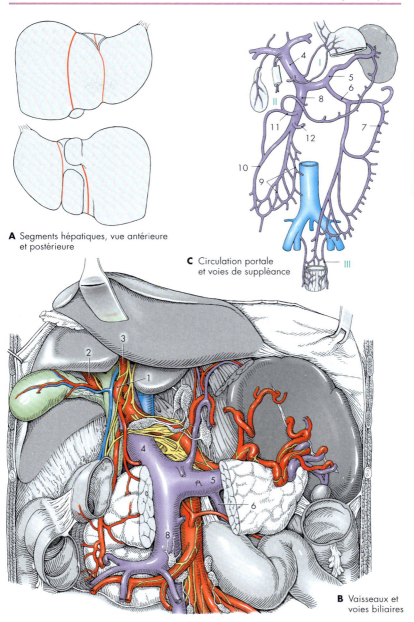

**A** Segments hépatiques, vue antérieure et postérieure

**C** Circulation portale et voies de suppléance

**B** Vaisseaux et voies biliaires

**Appareil digestif**

**Appareil digestif : foie**

## Voies biliaires

Pour des raisons cliniques, on distingue des voies biliaires **intra-** et **extrahépatiques**.

**Voies biliaires intrahépatiques.** Elles débutent par les **canalicules biliaires** entre les hépatocytes (*voir* p. 214), qui s'abouchent par de courtes voies relais, les *canalicules de Hering*, dans les **conduits biliaires interlobulaires.** Ceux-ci se rassemblent en voies biliaires plus larges, qui accompagnent les vaisseaux, et s'abouchent dans les **conduits hépatiques droit et gauche.** Ceux-ci correspondent aux lobes hépatiques et reçoivent les conduits droit et gauche du lobe caudé.

**Voies biliaires extrahépatiques.** Au niveau de la porte du foie, le *conduit hépatique droit* (**A-B1**) et le *conduit hépatique gauche* (**A-B2**) se réunissent en **conduit hépatique commun** (**A-B3**), portion initiale des voies biliaires extrahépatiques. Il a 4-6 cm de long, est situé dans le Lig. hépato-duodénal ventralement et à droite de la V. porte, et se prolonge par le **conduit cholédoque** (**A-B5**) après avoir reçu l'abouchement à angle aigu du **conduit cystique** (**A-B4**). Le conduit cholédoque, long d'environ 6 à 8 cm, se trouve d'abord compris dans le bord libre du Lig. hépato-duodénal, passe derrière la partie supérieure du duodénum vers la face médiale de sa partie descendante, où il se réunit le plus souvent avec le *conduit pancréatique* (**B6**) et, ensemble, ils s'abouchent dans la **papille duodénale majeure** (**B7**) (*voir* p. 198). En amont de la confluence, le conduit cholédoque possède un sphincter, le *M. sphincter du conduit cholédoque*. La confluence des deux voies, souvent dilatée en **ampoule hépato-pancréatique** (**B8**), présente aussi un appareil sphinctérien, le *M. sphincter de l'ampoule hépato-pancréatique.* Les voies biliaires extrahépatiques présentent un relief muqueux presque dépourvu de plis, sauf le conduit cystique parcouru par un *pli spiralé* de constitution complexe.

**Structure.** Les voies biliaires extrahépatiques sont tapissées par un épithélium prismatique haut, reposant sur une fine couche de tissu conjonctif subépithéliale, la **lamina propria.** Celle-ci se joint à une fine couche de cellules musculaires lisses, la **tunique musculaire.** Dans l'**adventice** conjonctive se trouvent des *glandes biliaires.*

## Vésicule biliaire

La **vésicule biliaire** (**C9**) est un sac piriforme, de 8 à 12 cm de long et 4 à 5 cm de large, à paroi fine, qui contient environ 30 à 50 ml de liquide. On distingue un **fond** (**C10**), un **corps** (**C11**) et un **col** (**C12**). La vésicule biliaire est située dans une dépression du foie, la *fosse de la vésicule biliaire,* à laquelle elle est reliée par du tissu conjonctif. Le fond déborde sous le bord inférieur du foie, le col est dirigé en arrière et en haut et se situe au-dessus de la partie supérieure du duodénum. La vésicule biliaire n'est recouverte de péritoine que sur le côté orienté vers l'intestin.

La **muqueuse** forme des plis en forme de crêtes et en réseaux, formant macroscopiquement des *champs polygonaux.*

**Structure.** La **tunique muqueuse** est composée d'un épithélium prismatique haut avec des cellules caliciformes et d'un tissu conjonctif subépithélial riche en vaisseaux. La **tunique musculaire** contient des cellules musculaires lisses organisées en spirales et est entourée d'une épaisse subséreuse et par une **tunique séreuse.**

### Vaisseaux, nerfs et drainage lymphatique

**Artères.** La vésicule biliaire est vascularisée par l'**A. cystique,** branche du *R. droit de l'A. hépatique propre.*

**Veines.** Les **V. cystiques** se drainent directement dans la *V. porte.*

**Nerfs.** Les fibres nerveuses végétatives destinées aux voies biliaires et à la vésicule biliaire viennent du **plexus cœliaque** par le plexus hépatique. Le péritoine tapissant la vésicule biliaire et le foie est innervé par des fibres sensitives venant du **N. phrénique droit.**

**Lymphonœuds régionaux.** La lymphe provenant de la paroi vésiculaire se draine dans les **Ln. hépatiques** à la porte du foie.

**Fonction.** La vésicule biliaire sert de réservoir et à l'épaississement de la bile, les voies biliaires servent à son transport.

**Remarques cliniques.** La vésicule et les voies biliaires peuvent être mises en évidence radiologiquement avec un produit de contraste, mais également de façon spectaculaire par l'échographie.

Voies et vésicule biliaires **219**

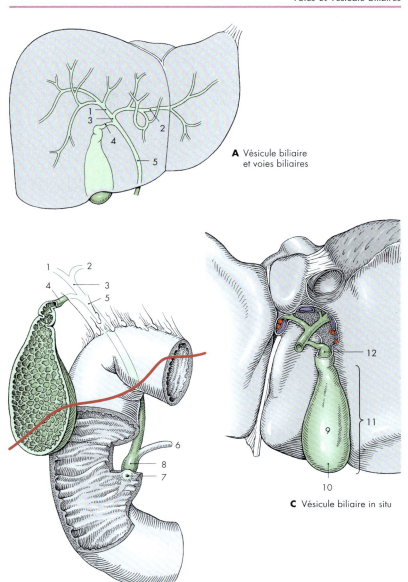

**A** Vésicule biliaire et voies biliaires

**B** Abouchement des voies biliaires extrahépatiques dans le duodénum

**C** Vésicule biliaire in situ

# Pancréas

## Aspect macroscopique et structure

Le **pancréas** (**A1**) est un organe cunéiforme, d'environ 13 à 15 cm de long, qui repose sur la paroi abdominale postérieure à la hauteur des 1re et 2e vertèbres lombales. Il s'étend à peu près transversalement depuis le C duodénal jusqu'au hile de la rate, et peut être divisé macroscopiquement en **trois parties** :

**Tête du pancréas** (**B2**). La tête du pancréas est la partie la plus épaisse ; elle se situe dans la boucle en forme de C du duodénum. Elle comprend, vers l'arrière et le bas, un prolongement en forme de crochet, le **processus unciné** (**B3**), qui entoure les *vaisseaux mésentériques* (**B4**). Le sillon compris entre la tête du pancréas et le processus unciné s'appelle *l'incisure pancréatique* (**B5**).

**Corps du pancréas** (**B6**). Le corps du pancréas, plus mince et disposé horizontalement, est situé devant la colonne vertébrale et croise l'aorte abdominale. À sa partie crâniale, il y a une bosse vers l'avant, le **tubercule omental** (**B7**), qui fait saillie dans la bourse omentale (*voir* p. 222).

**Queue du pancréas** (**B8**). Par la queue du pancréas, l'organe arrive jusqu'au Lig. spléno-rénal de la rate.

Le pancréas est entouré de tous les côtés par du tissu conjonctif. Il est **rétropéritonéal** et croisé sur sa face antérieure, couverte de péritoine au niveau de la tête et du corps, par le *mésocôlon transverse* (**B9**). Par la racine du mésocôlon, cette face est divisée en une face dirigée vers le haut, **face antérieure** (**B10**), et une face dirigée vers le bas, **face inférieure** (**B11**).

Le **conduit pancréatique** (**B12**) excréteur, épais de 2 mm, chemine près de la **face postérieure**, en traversant la glande. Il s'abouche le plus souvent en commun avec le conduit cholédoque sur la *papille duodénale majeure* (**B13**). Dans de rares cas, il n'y a pas de réunion, les deux conduits s'abouchent séparément dans le duodénum. Il existe souvent un **conduit pancréatique accessoire** (**B14**) qui s'abouche au-dessus du conduit principal par une *papille duodénale mineure*.

**Structure.** Le pancréas est **essentiellement une glande exocrine.** La partie endocrine est constituée par les îlots (*voir* p. 374). La partie glandulaire exocrine (**C**) est **purement séreuse** et comporte des **acini terminaux** (**C15**) dont les *cellules épithéliales glandulaires* sont différenciées de façon polaire. Les acini se prolongent par de longs conduits, les **pièces intercalaires** (**C16**), qui constituent les premiers éléments du système excréteur et pénètrent dans les acini terminaux. En coupe, les cellules des pièces intercalaires apparaissent comme des *cellules centro-acineuses* (**C-D17**). Plusieurs pièces intercalaires se réunissent pour former un **conduit excréteur intralobulaire** qui débouche dans un **conduit excréteur interlobulaire.** Plusieurs conduits excréteurs interlobulaires se réunissent finalement dans un conduit excréteur principal, le **conduit pancréatique,** qui draine la sécrétion glandulaire vers le duodénum. Le tissu conjonctif de la capsule de l'organe se prolonge dans le parenchyme sous la forme de cloisons de fines fibres, et subdivise le parenchyme en lobes et lobules.

## Vaisseaux, nerfs et drainage lymphatique

**Artères.** La vascularisation artérielle de la tête du pancréas provient, comme pour le duodénum (*voir* p. 200), des **branches de l'A. gastro-duodénale** (venant de *l'A. hépatique commune*) et se fait par l'intermédiaire de *l'A. pancréatico-duodénale supérieure postérieure* et l'*A. pancréatico-duodénale supérieure antérieure*. Les deux s'anastomosent avec l'*A. pancréatico-duodénale inférieure* venant de l'*A. mésentérique supérieure*. Des **branches de l'A. splénique**, des R. pancréatiques, vascularisent le corps et la queue.

**Veines.** Le drainage du sang veineux se fait par de courtes veines homonymes, qui rejoignent la *V. porte* par la *V. splénique* et la *V. mésentérique supérieure*.

**Nerfs.** Les fibres nerveuses sympathiques viennent du **plexus cœliaque**, les fibres parasympathiques du **N. vague.**

**Lymphonœuds régionaux.** La lymphe venant de la tête du pancréas est rassemblée dans les **Ln. pancréatico-duodénaux**, et de là va le plus souvent aux *Ln. hépatiques*. La lymphe du corps et de la queue du pancréas se rassemble dans des **Ln. pancréatiques**, situés aux bords supérieur et inférieur de l'organe. De là elle va aux *Ln. cœliaques*.

**Fonction.** La partie exocrine de la glande produit une sécrétion qui contient des lipases pour la dégradation des lipides, des amylases pour la dégradation des glucides, et des proenzymes de protéases pour les protéines.

---

**Remarques cliniques.** La **pancréatite aiguë** est une affection potentiellement mortelle, résultant de la destruction du parenchyme par activation prématurée des enzymes pancréatiques à l'intérieur même de l'organe (« autodigestion »).

Aspect macroscopique et structure du pancréas **221**

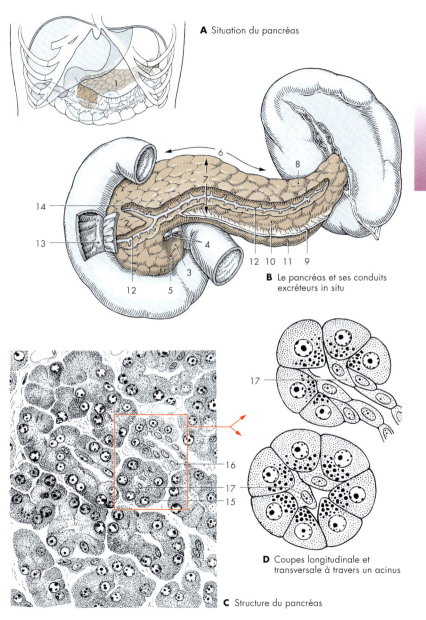

**A** Situation du pancréas

**B** Le pancréas et ses conduits excréteurs in situ

**C** Structure du pancréas

**D** Coupes longitudinale et transversale à travers un acinus

## 222 Appareil digestif : pancréas

### Topographie de la bourse omentale et du pancréas

#### Bourse omentale

La bourse omentale est un **espace capillaire de la cavité péritonéale** presque entièrement fermé, qui se situe derrière l'estomac (**A1**) et le petit omentum et devant le pancréas (**A2**) recouvert de péritoine pariétal. Le **foramen omental** (flèche) est le seul accès naturel. Les rapports péritonéaux dans et autour de la bourse omentale on été traités précédemment (*voir* p. 188).

On ne peut voir la bourse omentale dans toute son étendue qu'après l'avoir dégagée par une de ses voies d'accès opératoires (ouverture du petit omentum, du Lig. gastro-colique ou du mésocôlon transverse).

**Foramen omental.** Il est limité en avant par la partie du petit omentum décrite comme **Lig. hépato-duodénal.** Dans ce ligament cheminent l'*A. hépatique* (**B7**), le *conduit cholédoque* (**B8**) et la *V. porte* (**B9**). Si l'on introduit un doigt dans le foramen omental, on perçoit en avant la V. porte, élément le plus dorsal dans le Lig. hépato-duodénal, et en arrière la V. cave inférieure. Dans le pli gastro-pancréatique (**A4**), le doigt palpe le pouls de l'A. gastrique gauche (**B10**). Vers le haut, on arrive au *lobe caudé du foie*, vers le bas à la *partie supérieure du duodénum*.

**Vestibule de la bourse omentale.** Par le foramen omental, on pénètre d'abord dans le vestibule. Il est limité ventralement par le *petit omentum*, dorsalement par le *péritoine pariétal*. Le **processus papillaire** du lobe caudé du foie (**A-B3**) fait saillie dans le vestibule. À gauche se trouve un pli péritonéal saillant, le **pli gastro-pancréatique** (**A4**), qui sépare le vestibule de la cavité principale proprement dite.

**Cavité principale de la bourse omentale.** Elle se prolonge vers le haut par un **récessus omental supérieur** entre l'œsophage et la *V. cave inférieure* jusqu'au fond des ventricules, vers la gauche par un **récessus splénique** (**A5**) entre les *ligaments de la rate* et l'*estomac*, et vers le bas par un **récessus**

omental inférieur (**A6**) entre la *grande courbure de l'estomac* et le *côlon transverse*.

#### Pancréas

Le pancréas forme la **paroi postérieure de la bourse omentale.** Sur sa face antérieure, il est recouvert de péritoine pariétal et entouré par le duodénum au niveau de la tête. Le pancréas a des **rapports très étroits avec les gros troncs vasculaires du haut abdomen.** À son **bord supérieur** (**B11**) chemine l'*A. splénique* (**B12**), parallèlement et un peu plus profondément la *V. splénique* (**B13**). Elle reçoit derrière le corps du pancréas la *V. mésentérique inférieure*, qui s'unit derrière la tête du pancréas avec la *V. mésentérique supérieure* (**B14**) pour former la *V. porte* (**B9**). L'*A. mésentérique supérieure* (**B15**) descend depuis son origine aortique derrière le pancréas et près de l'angle duodéno-jéjunal (**B16**), puis passe par l'incisure pancréatique sur le processus unciné, et pénètre enfin dans la racine du mésentère au-dessus du bord supérieur de la partie horizontale du duodénum.

**Dorsalement** au pancréas, on trouve outre les vaisseaux déjà cités (dans l'ordre de droite à gauche) le *conduit cholédoque*, la *V. cave inférieure*, l'*aorte*, la *glande surrénale gauche*, le *rein gauche* par les vaisseaux rénaux gauches. La queue du pancréas fait saillie dans le hile de la rate, et a également des rapports topographiques avec l'*angle colique gauche* et le *côlon descendant* (**B17**).

> **Remarques cliniques.** Des maladies du pancréas (inflammations, carcinome de la tête) peuvent s'étendre au duodénum voisin, ou comprimer la voie biliaire principale provoquant un **ictère par rétention** ; en outre elles peuvent provoquer une stase dans la V. porte ou dans la V. cave inférieure avec comme conséquences de l'ascite et des œdèmes des membres inférieurs.

Le **diagnostic de maladies du pancréas** est considérablement facilité par l'imagerie moderne en particulier la TDM et l'IRM.

**A-B18** Lobe hépatique droit, **A-B19** Vésicule biliaire, **A20** Lig. rond du foie, **A-B21** Lobe hépatique gauche, **A-B22** Rate.

Topographie de la bourse omentale et du pancréas **223**

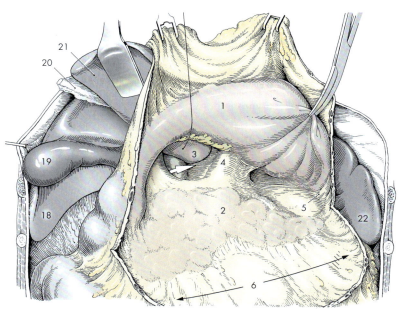

**A** Topographie de la bourse omentale

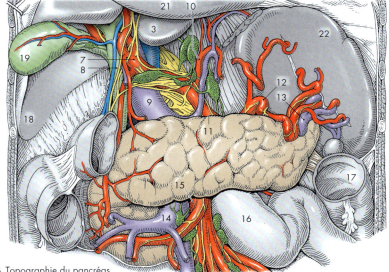

**B** Topographie du pancréas

## Anatomie topographique II

### Anatomie sectionnelle du haut abdomen

Pour le diagnostic d'affections abdominales, en particulier dans le haut abdomen, l'imagerie est utilisée actuellement en routine. Le **plan d'exploration conventionnel** est le **plan transversal**. C'est pourquoi sont successivement présentées trois coupes transversales passant par le haut abdomen et une par le bas abdomen.

### Plan transversal à hauteur du disque Th11-Th12

Le premier plan de coupe se situe à la hauteur du disque intervertébral Th11-Th12. Il passe en dorso-latéral par le *récessus costo-diaphragmatique* (**A1**). La section du *diaphragme* (**A2**) passe entre le hiatus œsophagien et le hiatus aortique. L'*aorte* (**A3**) est donc sectionnée au niveau de sa partie thoracique, c'est-à-dire avant sa traversée diaphragmatique. Le foie est coupé au-dessus de la porte du foie et permet de reconnaître, outre les *lobes hépatiques droit* (**A4**) et *gauche* (**A5**), le *lobe caudé* (**A6**) qui entoure la *V. cave inférieure* (**A7**). Dans le tissu conjonctif à l'intérieur du parenchyme hépatique, la *V. porte* se divise en un *R. droit* (**A8**) et un *R. gauche* (**A9**). L'estomac est coupé juste sous l'aboutchement de l'*œsophage* (**A10**) donc encore au niveau du *cardia* (**A11**). Dorsalement à l'estomac on sectionne le pôle supérieur de la *rate* (**A12**). Entre l'estomac et la rate, on reconnaît le *Lig. gastro-phrénique* (**A13**).

### Plan transversal à hauteur de Th12

Le deuxième plan de coupe se situe au bord inférieur de la 12ᵉ vertèbre thoracique. Il passe par l'extrémité caudale du *récessus costo-diaphragmatique* (**B1**) et se situe à la hauteur de la traversée diaphragmatique de l'*aorte* (**B3**). Le segment crânial de l'*espace rétropéritonéal* est comblé à droite par la section de la *glande surrénale* et à gauche par une section de la *glande surrénale* (**B14**) et du *rein* (**B15**).
Le foie est coupé juste au-dessus de la porte du foie, la *vésicule biliaire* à hauteur de son *col* (**B16**). À côté se trouve la section de la *V. porte* (**B17**) voisine de celle de l'*A. hépatique commune* (**B18**). On peut également apercevoir l'origine de cette artère et de l'*A. splénique* (**B19**) du *tronc cœliaque* (**B20**). L'A. splénique est sectionnée plusieurs fois en raison de son trajet tortueux. Au voisinage du tronc cœliaque, on voit de gros *lymphonœuds* (**B21**). L'estomac est concerné au niveau de son *corps* (**B22**), l'image muqueuse montre ses plis longitudinaux caractéristiques. À gauche et dorsalement à l'estomac, on reconnaît la *rate* (**B12**). Dorsalement, entre ces deux organes, est sectionné l'*angle colique gauche* (**B23**). Cette situation n'est pas typique pour l'angle colique gauche, il s'agit sans doute d'une variante de situation.

> **Remarques cliniques.** Les affections des organes solides de l'abdomen supérieur tels le foie, les voies biliaires, le pancréas, la rate et les lymphonœuds peuvent être diagnostiquées avec une égale sensibilité et spécificité par toutes les techniques d'imagerie. Dans l'abdomen inférieur, l'**échographie** est avantageuse pour les affections des organes solides, alors que celles de l'intestin grêle et du côlon sont plutôt accessibles par la **TDM** ou l'**IRM**. Des exceptions, telles les modifications pariétales dans les atteintes inflammatoires chroniques de l'intestin ou les diverticules du côlon, sont en partie bien accessibles à l'échographie.

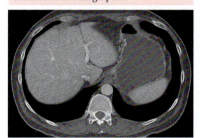

**Ad A** Coupe correspondante en TDM

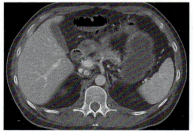

**Ad B** Coupe correspondante en TDM

Anatomie sectionnelle du haut abdomen **225**

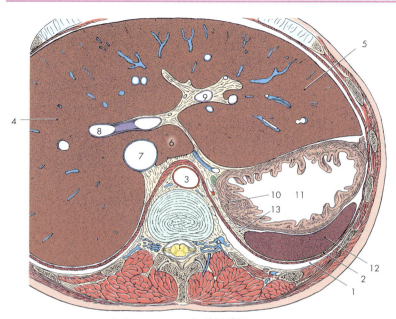

**A** Coupe transversale, Th11-Th12

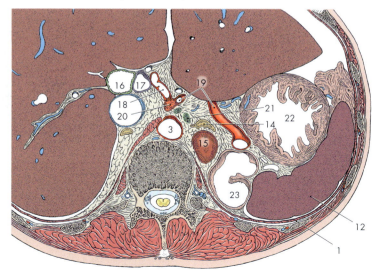

**B** Coupe transversale, Th12

Appareil digestif

# Anatomie sectionnelle du haut abdomen et du bas abdomen

## Plan transversal à la hauteur de L1

Ce plan de coupe passe par la 1re vertèbre lombale à la hauteur des *processus costiformes* (**A1**). L'espace pleural n'est plus reconnaissable latéralement que par un fin *récessus costo-diaphragmatique* (**A2**). Dans l'espace rétropéritonéal, on voit déjà du côté droit près de la section de la *glande surrénale* (**A3**) la section du *pôle supérieur du rein* (**A4**), du côté gauche seulement le *rein* (**A4**). En rapport direct avec la glande surrénale droite se trouve la *V. cave inférieure* (**A5**), et directement devant la colonne vertébrale l'*aorte* (**A6**). Seul le *lobe droit du foie* (**A7**) est encore visible ; dans sa fosse de la vésicule biliaire s'insinue la *vésicule biliaire* (**A8**). La *partie descendante du duodénum* (**A9**) longe la vésicule biliaire. Une autre partie du duodénum, la *partie supérieure* (**A10**), est également sectionnée, dans laquelle l'estomac se prolonge par le *M. sphincter du pylore* (**A11**). De l'*estomac*, on peut apercevoir la *paroi antérieure* (**A12**) et la *paroi postérieure* (**A13**). Derrière l'estomac, il est facile de reconnaître l'espace péritonéal capillaire de la *bourse omentale* (**A14**). À sa paroi postérieure se situe le *pancréas* (**A15**) qui entoure avec son *processus unciné* (**A16**) l'*A. mésentérique supérieure* (**A17**) et la *V. mésentérique supérieure* (**A18**), près desquelles, un peu plus loin, on peut suivre le trajet de la *V. splénique* (**A19**). La *queue du pancréas* (**A20**) ne rejoint pas tout à fait le *hile de la rate* (**A21**) dans le cas présent. Entre ces deux organes s'interposent des sections transversales de l'*angle colique gauche* (**A22**). Ventralement au foie et à l'estomac, on voit des sections du *côlon transverse* (**A23**) dilaté, qui est relié à l'estomac par le *Lig. gastro-colique* (**A24**).

## Plan transversal à hauteur de L3

Le plan de coupe passe à la hauteur de la 3e vertèbre lombale et traverse le bas de l'abdomen.
Le long de la paroi abdominale postérieure, on reconnaît à droite et à gauche des sections du *M. grand psoas* (**B25**) et du *M. iliaque* (**B26**). Directement devant la colonne vertébrale se situent des sections des *V. iliaques communes* (**B27**) et des *A. iliaques communes* (**B28**). Dans l'espace rétropéritonéal du côté gauche, le *côlon descendant* (**B29**) est sectionné. La cavité péritonéale est essentiellement remplie par des *anses grêles* (**B30**) et le *mésentère* (**B31**). À droite, se trouve une section du *cæcum* (**B32**) dilaté.
En coupe transversale, les couches musculaires de la paroi abdominale sont très bien représentées : latéralement on aperçoit le *M. oblique externe de l'abdomen* (**B33**), le *M. oblique interne de l'abdomen* (**B34**) et le *M. transverse de l'abdomen* (**B35**), à côté de la ligne médiane le *M. droit de l'abdomen* (**B36**), et au milieu le bord inférieur de l'ombilic (**B37**).

**Remarques cliniques.** Au bas abdomen, l'échographie est l'examen de première intention pour la pathologie des reins, des voies urinaires, de la vessie et de la prostate. Pour l'intestin grêle et le côlon, les résultats sont moins fiables. Le recours diagnostique est alors à la **colonoscopie virtuelle** par TDM avec reconstructions 3D ou les séquences d'IRM de la cavité abdominale.

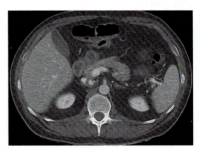

**Ad A** Coupe correspondante en TDM

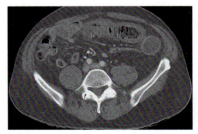

**Ad B** Coupe correspondante en TDM

Anatomie sectionnelle du haut abdomen et du bas abdomen **227**

Appareil digestif

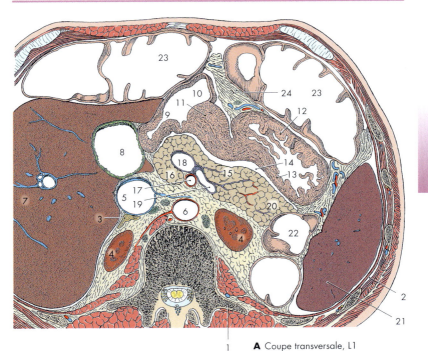

**A** Coupe transversale, L1

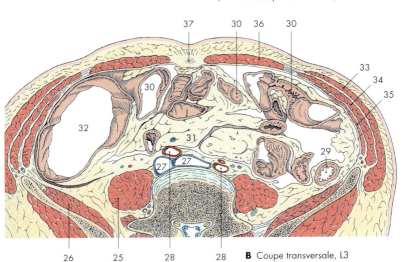

**B** Coupe transversale, L3

# Appareil urinaire

Vue d'ensemble  *231*
Reins  *232*
Voies excrétrices urinaires  *240*

# Vue d'ensemble

Jusqu'à présent on traitait les organes des systèmes urinaire et génital sous le terme commun d'appareil uro-génital. Cela était fondé sur le mode de développement embryonnaire commun (*voir* p. 332 et suivantes), mais n'a pas de sens au regard des considérations morphologiques et fonctionnelles concernant ces systèmes chez l'adulte. C'est pourquoi les organes de l'appareil urinaire puis des appareils génitaux masculin et féminin seront traités dans ce livre l'un après l'autre dans des chapitres séparés. Ensuite, une représentation comparative de l'anatomie topographique des cavités pelviennes masculine et féminine sera présentée, où une grande partie des organes des appareils urinaires et génitaux sont situés.

## Division et situation des organes urinaires

Les organes du *système urinaire* comprennent les **reins** (**A-C1**), les **pelvis rénaux** (**B-C2**), les **uretères** (**A-C3**) tous pairs, la **vessie** (**A-B4**) impaire, et l'**urètre** (**A5**).

**Division fonctionnelle.** Les organes cités peuvent être divisés en **organes de production** de l'urine et **organes d'évacuation** de l'urine. Dans le rein, l'urine est produite à partir d'un ultrafiltrat du plasma sanguin, puis concentrée. Par le pelvis rénal et l'uretère, elle est transportée jusqu'à la vessie, qui la collecte transitoirement. Par l'urètre, elle est finalement évacuée.

**Division topographique.** Les organes de l'appareil urinaire sont situés dans la cavité abdominale en dehors de la partie tapissée de péritoine. Ils sont situés soit dans l'espace rétropéritonéal, soit dans le tissu conjonctif du petit bassin, l'espace subpéritonéal (*voir* p. 2). Si l'on considère l'appareil urinaire de cette façon topographique, les *reins* et la *majeure partie des uretères* sont situés dans l'**espace rétropéritonéal**. La *partie distale des uretères*, la *vessie* et l'*urètre féminin* sont situés dans l'**espace subpéritonéal**. L'*urètre masculin* quitte le petit bassin après un court trajet et passe dans le **pénis**.

## Espace rétropéritonéal

L'espace rétropéritonéal (**C**) est situé **en avant** de la colonne vertébrale et **derrière** la cavité péritonéale. La **charpente musculaire** de chaque côté de la colonne vertébrale est constituée par le *M. carré des lombes* (**C6**) et le *M. psoas* (**C7**). Au niveau de ces muscles l'espace rétropéritonéal prend de chaque côté une forme de dépression, les **fosses lombales**. Les fosses lombales vont de la 12e côte à la crête iliaque et sont limitées latéralement par le bord latéral du *M. carré des lombes*. Vers le **haut**, l'espace rétropéritonéal va jusqu'au diaphragme, en **bas** il se prolonge en continu dans l'espace subpéritonéal du petit bassin.

> **Remarques cliniques.** Par la lacune musculaire (*lacuna musculorum*) des inflammations du rétropéritoine peuvent diffuser le long du M. ilio-psoas jusqu'au petit trochanter dans la cuisse. Les reins sont mobilisables par la respiration, et situés plus bas en station debout qu'en décubitus. Le pôle inférieur du rein est situé en inspiration et debout 3 cm plus bas qu'en expiration et décubitus.

**Organes de l'espace rétropéritonéal.** Outre les organes de l'appareil urinaire, l'espace rétropéritonéal contient les **glandes surrénales** (**C8**), les gros vaisseaux – **aorte** (**C9**) et **V. cave inférieure** (**C10**) – ainsi que le **tronc sympathique** (**C11**). Les organes du rétropéritoine sont entourés de tissu conjonctif lâche et de tissu adipeux.

Pour l'anatomie topographique de l'espace rétropéritonéal, *voir* p. 241.

Division et situation des organes urinaires **231**

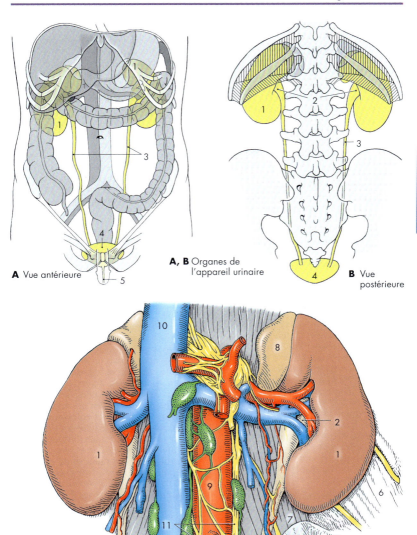

**A** Vue antérieure

**A, B** Organes de l'appareil urinaire

**B** Vue postérieure

**C** Espace rétropéritonéal

Appareil urinaire

## Reins

### Aspect macroscopique

#### Configuration externe

On distingue au **rein** une **face antérieure** (**A**), une **face postérieure** (**B**), un **pôle supérieur** (**A-B1**) large et un **pôle inférieur** (**A-B2**) plus pointu. Les faces sont séparées par des bords. Le **bord latéral** (**A-B3**) est convexe et se prolonge par les pôles. Au **bord médial** (**A4**) concave se trouve une incisure, le **hile du rein** (**A5**) par lequel entrent et sortent les vaisseaux rénaux et le pelvis rénal. L'échancrure du rein (**C**) forme l'entrée vers un espace totalement entouré de parenchyme rénal, le **sinus du rein** (**C6**).

Le rein de l'adulte a 10 à 12 cm de longueur, 5 à 6 cm de largeur et 4 cm d'épaisseur. Le poids est d'environ 120 à 300 g. Le plus souvent, le rein droit est plus petit que le gauche.

**Sinus du rein.** Le sinus rénal est un espace creux, entouré en forme de coquille par le parenchyme rénal. On ne peut l'apercevoir qu'après avoir enlevé les vaisseaux, les nerfs, la graisse et le pelvis rénal. Son entrée est limitée par l'incisure en forme de lèvre creusée dans le bord médial. Des reliefs en forme de pyramides, les **papilles rénales** (**C7**), font saillie dans le sinus rénal. Le rein humain comporte plusieurs papilles (7-14), il est **multipapillaire**. Ceci est à attribuer au fait qu'initialement le rein était formé par plusieurs unités, les **lobes rénaux,** qui ont fusionné au cours du développement. Chez le nouveau-né, le rein est lobulé et permet encore de reconnaître cette architecture plurisegmentaire en lobes rénaux.

**Surface extérieure.** Chez l'adulte, elle est le plus souvent lisse et entourée d'une **capsule fibreuse** (**D8**) qui est reliée au parenchyme rénal par du tissu conjonctif lâche. Cette capsule fibreuse est facilement détachable sur le rein normal.

#### Configuration interne

Une section transversale ou longitudinale du rein laisse apparaître la **médullaire rénale** (**D9**) interne et le **cortex rénal** (**D10**) externe. Cet aspect macroscopique de la section du rein est à la base d'une segmentation précise du système des canalicules urinaires et des vaisseaux (*voir* p. 234-237).

**Médullaire du rein.** La médullaire rénale se compose des **pyramides rénales** (**D11**) de forme conique, qui à la coupe apparaissent pâles et stratifiées par les segments rectilignes des canalicules. Les *bases* de ces pyramides (**D12**) sont orientées vers le cortex rénal. Les sommets arrondis et mamelonnés forment les *papilles rénales* (**D13**), qui sont dirigées vers le hile et s'insinuent dans les calices du pelvis rénal. La surface des papilles rénales est criblée par les *orifices* d'abouchement du système des canalicules urinaires (*area cribrosa*). À une observation plus précise, la pyramide médullaire présente une **zone externe** de couleur rougeâtre et une **zone interne** plus pâle.

**Cortex du rein.** Le cortex rénal est situé directement sous la capsule conjonctive. Il a environ 1 cm d'épaisseur, et sa couleur est rouge-brun sur un rein non fixé. Il recouvre les pyramides de la médullaire comme une cupule inversée, et s'insinue comme des colonnes entre les faces latérales des pyramides rénales vers le centre de l'organe, ce sont les **colonnes rénales** (**D14**). Au-dessus de la base des pyramides des stries longitudinales dirigées vers la capsule traversent le cortex rénal, formant un prolongement radiaire de la médullaire, ce sont les **radiations médullaires** (**D15**). La partie du cortex située entre la pointe des radiations médullaires et la capsule est le **cortex cortical** ; la partie du cortex située entre les radiations médullaires est le **labyrinthe cortical.**

**Lobes rénaux.** Chaque **pyramide médullaire** avec sa **coiffe corticale** forme un lobe rénal (*voir* plus haut). Les limites entre les lobes sont situées dans les colonnes rénales.

Aspect macroscopique des reins **233**

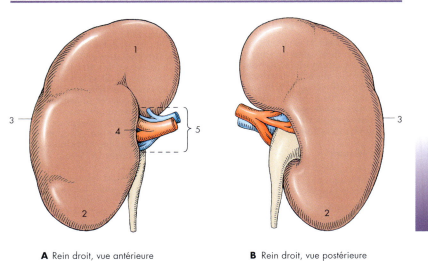

**A** Rein droit, vue antérieure

**B** Rein droit, vue postérieure

**C** Rein droit, vue médiale

**D** Coupe frontale du rein droit

Appareil urinaire

**234** Appareil urinaire : reins

## Structure microscopique

Un mode de division caractéristique des différentes unités de structure du rein est à la base de la segmentation du parenchyme rénal que l'on observe macroscopiquement (*voir* p. précédente). Parmi ces unités se comptent les nombreux **tubes rénaux** très groupés, les **vaisseaux sanguins** ainsi que le **tissu conjonctif** avec les **nerfs** et les **conduits lymphatiques.**

### Tubes rénaux

Chaque tube rénal présente deux parties embryologiquement différentes : le néphron et le tube collecteur.

On appelle **néphron** l'unité fonctionnelle comportant le corpuscule rénal avec le tube excréteur qui y est annexé.

**Corpuscule rénal (A1).** Le corpuscule rénal est constitué d'un peloton vasculaire capillaire, le **glomérule (A2)**, qui est entouré par la **capsule glomérulaire (A3)** à double paroi.

**Tube rénal.** Le système tubulaire fait suite au corpuscule rénal. Il se divise en différentes parties qui sont soit pelotonnées (tubes contournés) soit rectilignes (tubes droits). Il commence par le *tube proximal* qui comporte un segment sinueux, le *tube contourné proximal* (**A4**), et un segment rectiligne, le *tube droit proximal* (**A5**). Lui fait suite le **tube intermédiaire** (*tubulus attenuatus*) (**A6**) avec une *partie descendante* (**A6a**) et une *partie ascendante* (**A6b**). Celui-ci se continue par le **tube distal** qui comporte d'abord un segment droit, le *tube droit distal* (**A7**), suivi d'un segment sinueux, le *tube contourné distal* (**A8**).

Le segment contourné du tube distal conduit par un **tube de liaison** (*tubulus reuniens*) (**A9**) à un **canal collecteur** (**A10**). Chaque canal collecteur draine environ 10 néphrons et s'abouche dans un **conduit papillaire** (**A11**) qui s'ouvre au sommet de la papille.

### Vaisseaux sanguins intrarénaux

La fonction du rein est liée à une action étroitement combinée des néphrons, des tubes collecteurs et des vaisseaux sanguins intrarénaux.

Par l'**A. rénale** arrivent au rein les substances nécessitant une filtration urinaire. Les ramifications de l'A. rénale aboutissent aux **A. interlobaires** (**A12**) qui entrent dans le parenchyme entre les pyramides médullaires et se dirigent vers le cortex. À la jonction cortico-médullaire, elles se continuent par les **A. arquées** (**A13**). De là partent de nombreuses **A. interlobulaires** (**A14**). Ces artères se dirigent de façon radiaire en direction de la capsule, et donnent les **artérioles glomérulaires afférentes** (**A15**) qui irriguent les **glomérules** (**A2**) des corpuscules rénaux. Le sang sort des glomérules par les **artérioles glomérulaires efférentes** (**A16**), rejoint le réseau capillaire du cortex et se draine par des **V. interlobulaires** (**A17**), des **V. arquées** (**A18**) et des **V. interlobaires** (**A19**) vers la V. rénale. On désigne par **artérioles droites** (**A20**) les branches des artérioles efférentes issues des glomérules proches de la médullaire et qui descendent de façon radiaire dans la médullaire. Parallèlement montent les **veinules droites** (**A21**) par lesquelles le sang rejoint les *V. arquées* et par elles les *V. interlobaires.*

**Remarques :** Les reins reçoivent environ 1 500 L de sang par jour (environ 20 % du débit cardiaque par minute). La vascularisation du parenchyme et la filtration pour l'urine sont assurées par les mêmes vaisseaux. Ceux-ci sont de ce fait à la fois des vaisseaux particuliers ou **Vasa privata** et des vaisseaux communs ou **Vasa publica.**

Les capillaires glomérulaires se trouvent dans la branche artérielle de la circulation locale et forment un « **réseau artériel merveilleux** ».

Structure microscopique des reins **235**

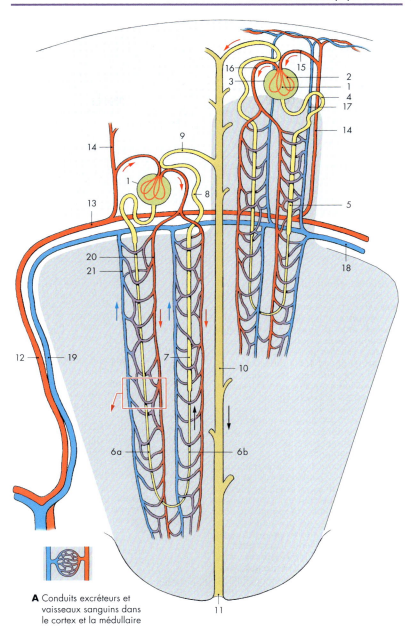

**A** Conduits excréteurs et vaisseaux sanguins dans le cortex et la médullaire

## Structure microscopique (*suite*)

### Corpuscules rénaux

**Glomérules (A1).** Le peloton vasculaire du **corpuscule rénal** se compose d'environ **30 à 40 boucles capillaires**, qui s'interposent entre l'*artériole afférente* (**A2**) et l'*artériole efférente* (**A3**), et qui s'anastomosent entre elles. Les deux artérioles sont très proches l'une de l'autre et forment le **pôle vasculaire** (**A4**) du corpuscule rénal. Le peloton capillaire ou glomérule est entouré par la **capsule glomérulaire** (capsule de Bowman) à double paroi, dont le *feuillet interne* (**A5**) repose sur les pelotons vasculaires et dont le *feuillet externe* (**A-B6**) sépare le glomérule de l'entourage. L'espace compris entre les deux feuillets de la capsule forme l'espace capsulaire qui reçoit l'urine primitive et la conduit au **pôle urinaire** (**A-B18**) et de là vers le système tubulaire.

**Capillaires glomérulaires (B).** Ils possèdent un **endothélium** (**B7**) avec des **pores** ouverts (diamètre 50-100 µm) et une **membrane basale fermée à trois couches**, dont la couche moyenne agit comme un filtre mécanique. La couche externe orientée vers l'espace capsulaire est couverte de cellules ramifiées et riches en prolongements, les **podocytes** (**A8**). Elles possèdent de longs *prolongements primaires* (**A9**), desquels partent des *ramifications secondaires ou podales*, qui s'enchevêtrent avec les prolongements des autres podocytes comme les doigts des deux mains, en laissant libres de fines lacunes, appelées *fentes de filtration*.
Entres les capillaires voisins d'un glomérule apparaissent des cellules conjonctives particulières, les cellules mésangiales (**mésangium intraglomérulaire**) (**B10**). Il existe également des cellules mésangiales au pôle vasculaire entre les vaisseaux afférents et efférents (**mésangium extraglomérulaire**) (**A-B11**). Ces cellules appartiennent à l'**appareil juxtaglomérulaire** du rein, auquel s'ajoutent aussi la macula densa (**A-B12**) et le coussinet polaire (**A-B13**). On décrit comme **macula densa** la zone de contact du tube contourné distal avec le pôle vasculaire ; à ce niveau l'épithélium tubulaire présente des cellules particulièrement spécialisées. On décrit comme **coussinet polaire** les cellules myoépithéliales granulées juxtaglomérulaires situées dans le segment préglomérulaire du vaisseau afférent. Dans ces cellules sont sécrétées la rénine et l'angiotensinogène A.

### Tubes rénaux et canaux collecteurs (C)

Les parois des tubes sont tapissées d'un **épithélium monostratifié**, qui varie dans les différents segments mais présente toujours les caractéristiques typiques d'épithéliums transporteurs.
Le **tube proximal** (**C14**) comporte un épithélium de hauteur moyenne portant une haute bordure en brosse, et présentant des invaginations de la membrane basale et de nombreuses mitochondries.
Le **tube intermédiaire** (**C15**) présente un épithélium aplati avec de courtes microvillosités.
Dans le **tube distal** (**C16**) se trouve un épithélium haut avec une striation basale (interdigitations latéro-basales). Les cellules épithéliales sont un peu plus plates que celles du tube proximal et ne comportent que de courtes villosités à leur surface.
Le **tube de liaison** (*tubulus reuniens*) comporte en partie des cellules épithéliales hautes riches en mitochondries, et en partie un épithélium cubique avec des invaginations basales à la place des interdigitations.
Le **canal collecteur** (**C17**) comporte aux deux tiers des cellules principales claires avec des limites cellulaires nettes, et à un tiers des cellules de transition foncées. La hauteur de l'épithélium augmente vers la papille.

**Fonction du rein.** Les corpuscules rénaux forment le **filtre de l'urine**, à travers lequel chaque jour environ 180 L d'**urine primitive** sont filtrés du sang. Dans le système tubulaire 178 L en seront réabsorbés, et ainsi se constitue l'**urine secondaire** ou définitive, dont la quantité est de 1,5-2 L par jour. Elle est éliminée par les voies urinaires. L'appareil juxtaglomérulaire intervient par le système rénine-angiotensine dans la régulation générale de la **pression sanguine** et l'élaboration du **filtrat**.

## Structure microscopique des reins (suite) 237

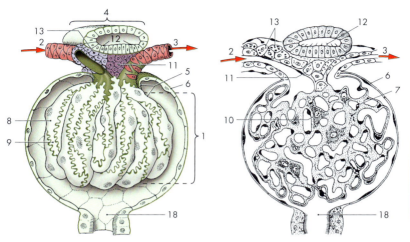

**A** Corpuscule rénal, vue dans l'espace

**B** Coupe à travers un corpuscule rénal

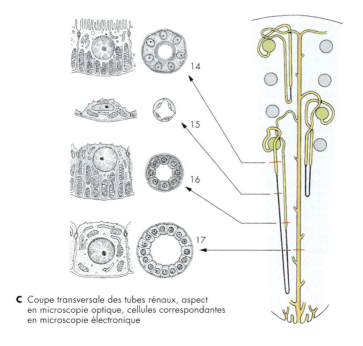

**C** Coupe transversale des tubes rénaux, aspect en microscopie optique, cellules correspondantes en microscopie électronique

Appareil urinaire

## Vaisseaux, nerfs et drainage lymphatique

**Artères.** Les substances nécessitant une filtration urinaire arrivent aux reins par l'**A. rénale** (**A1**). L'*A. rénale droite* prend naissance de l'aorte abdominale (**A2**) à la hauteur de L1 environ, l'*A. rénale gauche* dans la majorité des cas un peu plus haut. Celle-ci est habituellement plus courte que l'A. rénale droite. Les branches intrarénales primaires de ces deux troncs sont des **artères terminales** et irriguent des territoires précis du parenchyme rénal, que l'on peut décrire comme des **segments** : *segments supérieur, antéro-supérieur, antéro-inférieur, inférieur et postérieur*. En raison du développement complexe des reins, les segments dénommés plus haut varient beaucoup, et des anomalies dans la distribution vasculaire de l'A. rénale sont fréquentes.

**Veines.** Le drainage du sang sortant du rein se fait par la **V. rénale** (**A-C3**). À droite elle est courte et rectiligne, à gauche elle est plus longue et incurvée, et reçoit la *V. suprarénale gauche* et la *V. testiculaire ou ovarique gauche*.

**Nerfs.** L'innervation sympathique des reins se fait par le **plexus rénal**, qui accompagne les vaisseaux rénaux, et provient essentiellement du *plexus cœliaque* voisin. Les fibres sympathiques accompagnent et innervent les vaisseaux intrarénaux jusqu'au pôle vasculaire du glomérule.

**Lymphonœuds régionaux.** La lymphe des reins s'écoule par des capillaires lymphatiques dans le tissu conjonctif périvasculaire, et va aux **Ln. aortiques latéraux.**

## Topographie des reins

**Situation.** Les reins sont situés à droite et à gauche de la colonne vertébrale dans les **fosses lombales.** Leurs axes longitudinaux convergent vers le haut et l'arrière. Le **pôle supérieur du rein** est situé à la hauteur de la *12e vertèbre thoracique*, le **pôle inférieur** à la hauteur de la *3e vertèbre lombale*, et le **hile du rein** à la hauteur de la *1re vertèbre lombale*. Le rein droit se trouve dans la plupart des cas une demi-vertèbre plus bas que le rein gauche. La situation des reins dépend de la phase respiratoire et de la position du corps. **Dorsalement**, la *12e côte* (**A4**) croise obliquement la limite entre le tiers supérieur et le tiers moyen du rein. Dans la même direction, dans le sens cranio-caudal, entre le rein et la paroi abdominale postérieure, cheminent les *N. subcostal* (**A5**), *ilio-hypogastrique* (**A6**) et *ilio-inguinal*. Entre la 12e côte et le rein se trouvent le *récessus costo-diaphragmatique* de la cavité pleurale et le *diaphragme*, de sorte que la côte et la face postérieure du rein ne se touchent pas.

**Organes et vaisseaux voisins.** Les pôles supérieurs des reins sont recouverts ventralement par les *glandes surrénales* (**A7**). La face antérieure du rein droit est au contact du *foie* et de l'*angle colique droit* ; près du hile se situent la *V. cave inférieure* (**A8**) et le *duodénum*. La face antérieure du rein gauche est au contact de l'*estomac*, du *pancréas* et de l'*angle colique gauche* ; près du hile passe l'*aorte*.

**A9** Uretère.

## Capsule rénale

Le fascia rénal (**B10**) et la capsule adipeuse (**B-C11**) sont importants pour le maintien de la position des reins. Le **fascia rénal** est constitué d'un *feuillet antérieur fin* et d'un *feuillet postérieur plus solide*. Les deux feuillets sont reliés l'un à l'autre crânialement et latéralement, et englobent ainsi le rein, la glande surrénale et la capsule adipeuse. *Médialement*, le fascia rénal est ouvert, *caudalement* clos seulement par du tissu adipeux. Le volume de la **capsule adipeuse** varie en fonction de l'état nutritionnel, et peut manquer totalement en cas de maigreur extrême. Dans ce cas, le rein peut perdre sa fixité et migrer en direction pelvienne. Dans ce cas, on parle de **ptose rénale.**

> **Remarques cliniques.** Des variantes et des **malformations** sont fréquentes au niveau des reins, par ex. des reins surnuméraires, des reins ectopiques ou des reins fusionnés tel le rein en fer-à-cheval. Une *aplasie rénale* est l'absence complète d'un rein, une *hypoplasie rénale* un sous-développement (petit rein), un gros rein avec pyélon double, uretère double complet ou partiel est appelé *rein double*.
>
> Des affections inflammatoires du rein peuvent toucher le trajet rétro-rénal des *N. subcostal, ilio-hypogastrique* et *ilio-inguinal*, et provoquer des douleurs irradiant à la région inguinale et aux organes génitaux externes.

Topographie des reins **239**

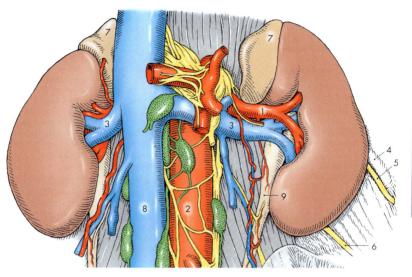

**A** Vaisseaux, nerfs et topographie des reins

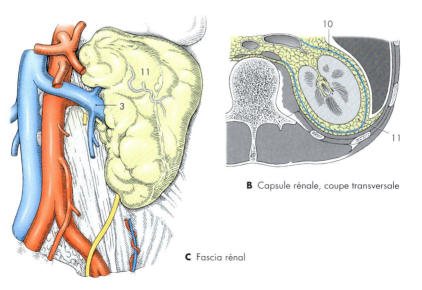

**B** Capsule rénale, coupe transversale

**C** Fascia rénal

# Voies excrétrices urinaires

## Pelvis rénal et uretère

### Aspect macroscopique

**Pelvis et calices rénaux (A).** Le **pelvis rénal** (A-B1) est l'espace collecteur de l'urine qui résulte de la réunion de 8 à 10 **calices rénaux (A2).** On distingue des *petits calices* (A2a) en forme de trompette qui entourent une ou plus rarement 2 à 3 pointes papillaires, et 2 à 3 *grands calices* (A2b) qui naissent des petits calices, et s'abouchent dans l'espace collecteur du pelvis rénal.
En fonction du type de ramification des calices rénaux, la **forme du pelvis rénal** est variable selon les individus (A). Lorsque les petits calices se jettent dans de grands calices, le pelvis rénal a une forme tubulaire et ramifiée (**type ramifié**) ; lorsque les petits calices s'abouchent directement dans le pelvis rénal, celui-ci présente une dilatation ampullaire (**type ampullaire**). Le volume d'un pelvis rénal est d'environ 3 à 8 ml.

**Uretère (B3).** L'uretère est un conduit à paroi épaisse, un peu aplati, qui relie le pelvis rénal à la vessie. Il a une longueur de 25 à 30 cm, et peut être divisé en fonction de son trajet en une **partie abdominale** (B3a) et une **partie pelvienne (B3b).** Dans son segment terminal, il traverse obliquement la paroi de la vessie, c'est la **partie intramurale.**

B4 Rein, B5 Hile du rein, B6 A. rénale, B7 V. rénale, B8 Aorte, B9 V. cave inférieure, B10 A. ovarique, B11 A. iliaque interne, B12 A. utérine.

**Structure microscopique.** La paroi du pelvis rénal est fine, celle de l'uretère très épaisse. En coupe, l'uretère a une lumière de forme stellaire (C). Les parois des 2 organes comportent 3 couches. La **tunique muqueuse (C13)** est composée d'un épithélium de transition caractéristique des voies excrétrices, l'*urothélium*, et d'une *couche conjonctive de glissement*. L'**urothélium** se compose de *5 à 7 rangées de cellules* et s'adapte aux variations de dilatation des conduits par des modifications de la hauteur des couches et du nombre de rangées cellulaires. La rangée cellulaire la plus haute présente apicalement une *croûte*, visible au microscope optique, qui protège la surface épithéliale de l'urine hypertonique. Au pelvis rénal, la **tunique musculaire** comporte une couche interne longitudinale et une *couche externe circulaire*. Les réseaux musculaires forment des *structures de type sphinctérien* dans les calices et à la jonction pyélo-urétérale. Dans l'uretère, la tunique musculaire (C14) est particulièrement puissante et complétée en direction de la vessie par une *3e couche musculaire externe longitudinale*. Le *tissu conjonctif lâche* de la **tunique adventitielle (C15)** met le pelvis rénal et l'uretère en place dans leur environnement. Dans le tissu conjonctif du pelvis rénal, riche en vaisseaux et en nerfs, sont disposées des cellules musculaires lisses qui régulent la largeur de celui-ci.

### Vaisseaux, nerfs et drainage lymphatique

Les vaisseaux du **pelvis rénal (B)** proviennent des **vaisseaux rénaux (B6, B7)**, le drainage lymphatique correspond à celui des reins. Le pelvis rénal a une innervation sensitive, ce qui signifie que sa dilatation est douloureuse.
L'**uretère** est vascularisé par de petites branches des gros **vaisseaux voisins** : *A. rénale* (B6), *A. testiculaire ou ovarique* (B10), *A. pudendale interne* et *A. vésicale supérieure*. Les veines homonymes cheminent avec les artères. La lymphe se draine vers les **Ln. lombaux.** L'innervation se fait par les **N. splanchniques** avec des fibres parasympathiques pour la paroi musculaire, avec des fibres sympathiques pour la paroi vasculaire. Les afférences sensitives rejoignent les N. splanchniques.

### Topographie du pelvis rénal et de la partie abdominale de l'uretère

Le **pelvis rénal (A)** est en grande partie inclus dans le sinus du rein.
La **partie abdominale de l'uretère** commence à la sortie du pelvis rénal par le **premier rétrécissement.** Il chemine ensuite caudalement sur le bord médial du M. grand psoas (B16), et se situe alors entre le fascia musculaire en arrière et le péritoine qui le recouvre en avant. Sur son trajet, l'uretère est croisé par les vaisseaux testiculaires ou ovariques (B10). Lui-même croise le N. génito-fémoral. L'uretère entre dans le petit bassin au niveau des vaisseaux iliaques communs ou des vaisseaux iliaques externes. À ce niveau se trouve le **second rétrécissement** urétéral (topographie de la **partie pelvienne** de l'uretère, *voir* p. 244).

Pelvis rénal et uretère **241**

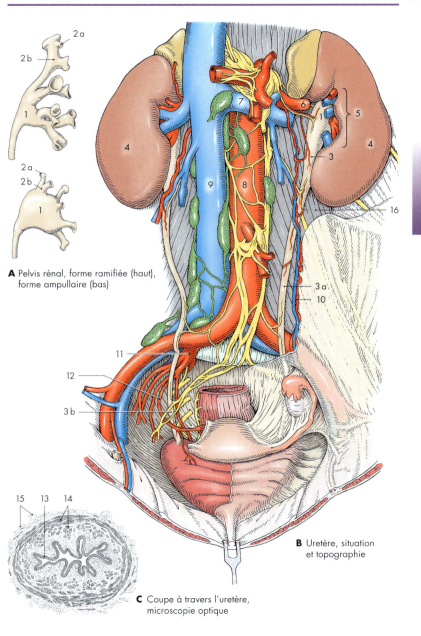

**A** Pelvis rénal, forme ramifiée (haut), forme ampullaire (bas)

**B** Uretère, situation et topographie

**C** Coupe à travers l'uretère, microscopie optique

Appareil urinaire

**242 Appareil urinaire :** voies excrétrices urinaires

## Vessie

La **vessie** (**A1**) est un organe creux musculaire dont la taille varie en fonction de son degré de réplétion. Elle est située en arrière du pubis (**A2**) dans l'espace conjonctif subpéritonéal du petit bassin.

**Segments de la vessie.** Le **corps de la vessie** (**A-B3**) forme la plus grande partie de l'organe ; il se prolonge en haut et en avant par le sommet ou *apex de la vessie* (**A-B4**). L'ouraque oblitéré y est attaché ; il se prolonge vers l'ombilic dans le Lig. ombilical médian (**A-B5**) (*voir* p. 188). Dans la partie située en arrière et en bas, ou **fond de la vessie** (**A6**), s'abouchent latéralement et en arrière les uretères (**B7**). Vers l'avant et le bas, le **col de la vessie** (**B8**) en forme d'entonnoir se continue par l'urètre (**A-B9**).

Lorsque la vessie est vide, l'apex et la paroi supérieure s'affaissent en forme d'écuelle ; lors du remplissage, ils se glissent entre le péritoine et la paroi abdominale vers l'avant et le haut, donnant à la vessie une forme ovoïde. En fonction du degré de réplétion, elle peut dépasser le bord supérieur de la symphyse. La **capacité de la vessie** est normalement de l'ordre de 500 ml ; le besoin d'uriner apparaît à environ 300 ml. Mais elle peut aussi retenir volontairement une plus grande quantité d'urine.

> **Remarques cliniques.** La vessie en forte réplétion peut être ponctionnée à travers la paroi abdominale au-dessus de la symphyse sans léser l'espace péritonéal (évacuation urinaire suprapubienne).

**Surface interne** (**C**). Elle est rouge pâle et permet de reconnaître deux parties : dans la partie la plus étendue de la vessie, la muqueuse présente des plis car elle est mobile sur la couche musculaire sousjacente. Entre l'abouchement des deux uretères, **ostia des uretères** (**C-D10**), et l'**ostium interne de l'urètre** (**C11**) se trouve une aire triangulaire, le **trigone vésical** (**C-D12**). À ce niveau la muqueuse est sans pli et lisse, car elle est fortement attachée à la couche musculaire sous-jacente. Chez l'homme, à l'orifice interne de l'urètre se trouve un relief médian vertical, l'**uvule vésicale** (**D13**), en rapport avec un soulèvement de la prostate sous-jacente.

**Structure microscopique.** La paroi de la vessie possède trois couches. La **tunique muqueuse** comporte un épithélium de transition (urothélium) et une couche conjonctive lâche de glissement, la *lamina propria*, qui manque au niveau du trigone vésical. Dans la **tunique musculaire**, prédominent trois couches différentes formant le *M. détrusor*. Au niveau du trigone vésical la musculature ne comporte que deux couches. Elle représente la continuation de la musculature de l'uretère. Au niveau des ostia urétéraux, la musculature lisse s'agence en *boucles* complexes. La **tunique séreuse**, accompagnée du tissu conjonctif de la couche subséreuse, couvre la face supérieure de la vessie ainsi que la face postérieure au-dessus du trigone vésical.

### Vaisseaux, nerfs et drainage lymphatique

**Artères.** La vessie est vascularisée des deux côtés par des **branches de l'A. iliaque interne**, l'*A. vésicale supérieure* (venant de l'A. ombilicale) et l'*A. vésicale inférieure*.
**Veines.** Un **plexus veineux** entourant le fond de la vessie collecte le sang veineux de la vessie, et se draine le plus souvent directement vers les *V. iliaques internes*.
**Nerfs.** Comme au niveau de l'intestin, on distingue un système nerveux **extrinsèque** et un système nerveux **intrinsèque** (donc situés l'un en dehors, l'autre dans la paroi vésicale). Les fibres **parasympathiques** du système extrinsèque naissent des segments S2-S4 et agissent comme constricteurs du M. détrusor (poussant à la miction) ; les fibres **sympathiques** innervent la musculature lisse des parois vasculaires, et déclenchent probablement une contraction de la musculature au niveau du col vésical et de l'urètre supérieur.
**Lymphonœuds régionaux.** La lymphe provenant de la vessie se draine dans différentes directions : les **Ln. iliaques externes** collectent la lymphe de la paroi supérieure et des parties latérales, les **Ln. iliaques internes** collectent le fond et le trigone. La lymphe de la paroi antérieure est aussi drainée vers les Ln. iliaques internes.

Vessie **243**

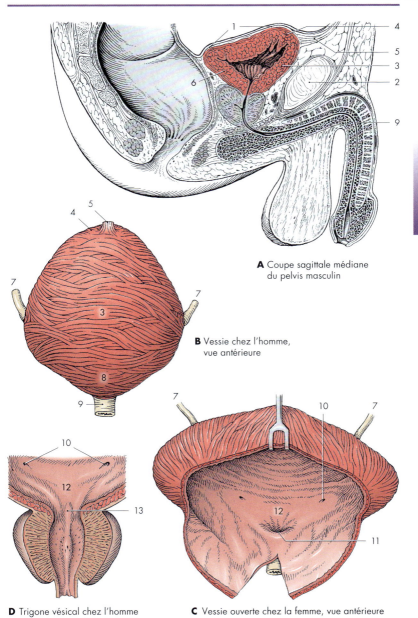

**A** Coupe sagittale médiane du pelvis masculin

**B** Vessie chez l'homme, vue antérieure

**D** Trigone vésical chez l'homme

**C** Vessie ouverte chez la femme, vue antérieure

Appareil urinaire

## Urètre féminin

L'**urètre** féminin (**A1**) est très court, avec une longueur totale de 3 à 5 cm. Il est situé derrière la symphyse (**A2**), commence à l'**ostium interne de l'urètre** (**A3**) et descend en formant un arc concave en avant, en étroit rapport avec la paroi antérieure du vagin (**A4**). Il se termine par une fente disposée longitudinalement, l'**ostium externe de l'urètre** (**A5**), dans le vestibule du vagin, 2 à 3 cm en arrière du gland du clitoris (**A6**).

## Structure microscopique

La paroi de l'urètre est composée d'une **tunique muqueuse** disposée en plis longitudinaux, avec un épithélium de transition typique posé sur une *lamina propria* ou tunique spongieuse riche en glandes (*glandes urétrales*) et en veines, ainsi que d'une **tunique musculaire** à deux couches, faisant suite à la paroi musculaire de la vessie, et formée d'une *couche longitudinale interne* et d'une *couche circulaire externe*. L'urètre est entouré par une boucle de musculature à striation transversale ouverte dorsalement, le **M. sphincter externe de l'urètre**, qui va jusqu'au col de la vessie.

L'**urètre masculin** est traité p. 262 en tant que conduit génito-urinaire.

**Fonction des voies excrétrices urinaires.** L'urine issue du sommet des papilles rénales est collectée dans les **calices rénaux** puis conduite dans le **pelvis rénal**. De là, lorsqu'un certain degré de réplétion est atteint, l'urine est chassée en mouvements rapides dans l'**uretère**, où elle descend en vagues péristaltiques et est acheminée à la **vessie** en saccades. À partir d'un certain degré de remplissage, variable selon les individus, une stimulation nerveuse invite à déclencher la **miction**.

## Topographie des voies excrétrices urinaires

**Pelvis féminin.** Après sa sortie du pelvis rénal (**1er rétrécissement** de l'uretère) et son trajet intra-abdominal (*voir* p. 241 **B**), l'uretère entre dans le petit bassin devant l'articulation sacro-iliaque, à droite à la hauteur de la bifurcation de l'A. iliaque

commune (**B7**), à gauche à la hauteur de l'A. iliaque externe (**2e rétrécissement** de l'uretère). Dans le petit bassin de la femme, l'uretère passe ensuite superficiellement le long de la paroi latérale pelvienne, tout près sous le péritoine. Environ à la hauteur de l'épine ischiatique, il quitte la paroi pelvienne latérale et passe à la base du Lig. large de l'utérus (**B8**) médialement et en avant. Il sous-croise ici l'A. utérine (**B9**) et rejoint, à une distance variable du vagin, la paroi postéro-latérale de la vessie qu'il traverse obliquement de postéro-latéral à antéro-médial. Ce segment intramural de l'uretère, long d'environ 2 cm, forme le **3e rétrécissement** de l'uretère.

La **vessie** (**A-B10**) est subpéritonéale derrière la symphyse pubienne. Devant la vessie se trouve l'**espace rétropubien** (**A11**), rempli de tissu conjonctif lâche, qui se prolonge jusqu'à l'ombilic entre la paroi abdominale antérieure et le péritoine, et qui sert d'espace de glissement lors du remplissage de la vessie. Sur le haut, la vessie est recouverte de péritoine, vers l'arrière et le bas elle est fortement adhérente aux structures voisines.

L'**urètre féminin** est situé entre la symphyse et la paroi antérieure du vagin (**A4**).

**Pelvis masculin.** Dans le petit bassin de l'homme (*voir* p. 255 **B**), **l'uretère** est également proche du péritoine sur la paroi pelvienne latérale. Il rejoint la paroi postéro-latérale de la vessie au-dessus des vésicules séminales, en sous-croisant le conduit déférent.

---

**Remarques cliniques.** En cas de **lithiase urinaire**, il y a un risque de blocage de calcul au niveau des rétrécissements de l'uretère. La tentative de l'uretère de faire progresser le calcul vers la vessie par des contractions de la paroi musculaire provoque d'intenses douleurs (colique néphrétique). Une **sténose** du segment urétéral terminal prévésical provoque la dilatation sus-jacente de l'uretère (*méga-uretère*).
La **duplication urétérale** se voit dans environ 2 % des cas ; elle peut être complète (uretère double) ou partielle (uretère bifide).

Urètre féminin **245**

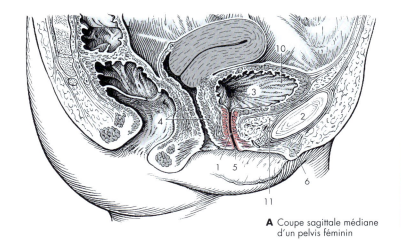

**A** Coupe sagittale médiane d'un pelvis féminin

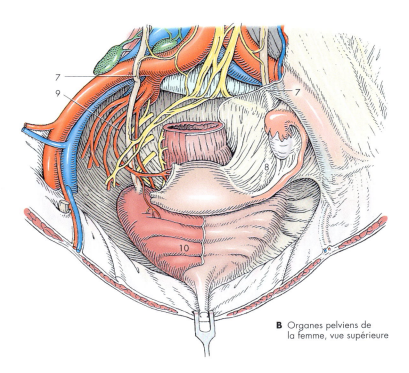

**B** Organes pelviens de la femme, vue supérieure

**Appareil urinaire**

# Appareil génital masculin

Vue d'ensemble *248*
Testicule et épididyme *250*
Voies séminales et glandes
    génitales accessoires *256*
Organes génitaux externes *260*
Anatomie topographique *264*

**248 Appareil génital masculin : vue d'ensemble**

## Vue d'ensemble

### Division des organes génitaux

Les organes de l'**appareil génital masculin** doivent être divisés en organes génitaux internes et externes pour des raisons topographiques et embryologiques.

Aux organes génitaux **internes** appartiennent les *testicules* (**A1**), les *épididymes* (**A2**), les *conduits déférents* (**A3**) et les glandes génitales accessoires, la *prostate* (**A4**), les *vésicules séminales* (**A5**), les *glandes bulbo-urétrales* ou *glandes de Cowper* (**A6**). Parmi les organes génitaux **externes** il faut compter le *pénis* (**A7**), le *scrotum* **A8**) et les *enveloppes testiculaires.*

Alors que les organes génitaux internes se développent à partir de la crête urogénitale au-dessus du plancher pelvien, les organes génitaux externes proviennent du sinus uro-génital situé sous le plancher pelvien.

**Fonction.** Dans le **testicule** sont formées les cellules génitales, les **spermatozoïdes**, qui sont transportés par un système de canalicules dans l'**épididyme**, où ils subissent un processus de maturation. Par le **conduit déférent** ils gagnent l'**urètre** par lequel ils quittent la cavité corporelle. Lors de leur trajet à travers les voies génitales, les spermatozoïdes sont mélangés aux sécrétions des **glandes accessoires**. Le produit final est l'éjaculat. Dans le testicule est également formée l'hormone mâle, la testostérone. Celle-ci quitte le testicule par le système vasculaire.

### Situation du péritoine dans le pelvis masculin

La cavité péritonéale se prolonge au-delà de la ligne terminale dans le pelvis. Le **péritoine pariétal** venant de la paroi abdominale antérieure se continue le long de la paroi du petit bassin et recouvre les reliefs soulevés par les organes pelviens. Depuis la *paroi abdominale antérieure* il se réfléchit sur l'**apex de la vessie** (**A-B9**) et recouvre toute sa *face supérieure* (**A-B10**). Caudalement et latéralement, il va jusqu'au niveau des *ostia urétraux*. Comme les *sommets des vésicules séminales* à la face postérieure

de la vessie remontent au niveau ou parfois au-delà des ostia urétéraux, elles seront le plus souvent aussi recouvertes de péritoine pariétal, tout comme le *conduit déférent* jusqu'au passage à son dernier segment, l'ampoule du conduit déférent. Dans de rares cas, le péritoine descend plus profondément et couvre une partie de la *prostate.* Le fond de la vessie en revanche n'est pas concerné par la couverture péritonéale. Le péritoine forme un **cul-de-sac recto-vésical** (**B11**) entre la **paroi postérieure de la vessie** et la **paroi antérieure du rectum** (**B12**). Il recouvre ainsi la paroi antérieure de la courbure sacrale du rectum, et se poursuit par la séreuse du côlon sigmoïde à la hauteur de S3. Le cul-de-sac recto-vésical représente le *point le plus déclive de la cavité péritonéale* chez l'homme. Il est limité de chaque côté par un *pli recto-vésical* presque sagittal. Dans le tissu conjonctif subséreux de ce pli péritonéal se trouvent les nerfs végétatifs du plexus hypogastrique inférieur. En cas de réplétion vésicale, il existe également un cul-de-sac péritonéal entre la paroi abdominale antérieure et l'apex de la vessie, l'**espace rétropubien** (espace prévésical, cavum de Retzius).

**B13** Pli péritonéal soulevé par l'uretère.

---

**Remarques cliniques.** Lors d'une **rétention d'urine**, la vessie en forte réplétion peut être ponctionnée directement au-dessus du bord de la symphyse ou ouverte par voie extrapéritonéale (incision vésicale haute), sans lésion du péritoine et par conséquent sans ouverture de la cavité abdominale.

Division des organes génitaux masculins **249**

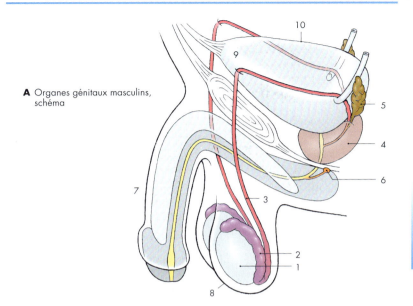

**A** Organes génitaux masculins, schéma

Appareil génital masculin

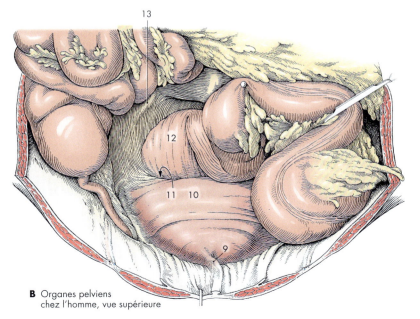

**B** Organes pelviens chez l'homme, vue supérieure

# Testicule et épididyme

## Aspect macroscopique

**Testicule.** La gonade mâle paire est le *lieu de fabrication des spermatozoïdes* et se situe en dehors de la cavité corporelle, dans une bourse, le *scrotum*. Le testicule est ovoïde et d'une consistance élastique très ferme. Chez l'adulte, il mesure environ 4 à 5 cm en longueur et 3 cm de diamètre transversal. Le testicule gauche est habituellement un peu plus gros que le droit. Macroscopiquement, on distingue au testicule un **pôle supérieur** (**A1**) et un **pôle inférieur** (**A2**). Le testicule est aplati transversalement et présente une **face latérale** (**A3**) et une **face médiale** (**B4**), qui se rejoignent à un **bord antérieur** mince (**A-B5**) et un **bord postérieur** large (**B6**). Les testicules sont disposés obliquement dans le scrotum, de sorte que le pôle supérieur soit orienté en avant et latéralement, et le pôle inférieur en arrière et médialement. Le testicule est entouré par une capsule de tissu conjonctif épaisse et blanche, l'**albuginée**. Au pôle supérieur se trouve l'**appendice du testicule** (**B7**), vestige embryonnaire du *canal de Müller*.

**Épididyme** (**A-B8**). Il est disposé à la face dorso-médiale du testicule à la manière d'une queue. Macroscopiquement, on lui distingue trois parties : la **tête de l'épididyme** (**A8a**) surmonte le pôle supérieur du testicule, le **corps de l'épididyme** (**A8b**) et la **queue de l'épididyme** (**A8c**) complètement accolés au testicule. L'épididyme possède une capsule conjonctive propre, indépendante de l'albuginée, qui entoure le **conduit épididymaire** (**A-B9**), long d'environ 5 m et très pelotonné sur lui-même. Au niveau de la tête de l'épididyme se trouve l'**appendice de l'épididyme** (**C10**), vestige embryonnaire du *canal mésonéphrotique de Wolff*.

**Enveloppes du testicule et de l'épididyme.** Le testicule se développe initialement dans la cavité abdominale et migre dans le scrotum pendant la vie fœtale : *descente du testicule*. Dans sa migration à travers le canal inguinal (*voir* Tome 1, p. 96), il emporte les enveloppes de la paroi abdominale. Comme *expansion du péritoine* embryonnaire il se forme le

**processus vaginal** qui sert de guide à la migration du testicule vers le scrotum. Après la naissance, il régresse jusqu'à son extrémité caudale, qui va constituer autour du testicule et de l'épididyme une enveloppe séreuse fermée, la **tunique vaginale du testicule** (**C11**). La **lame viscérale** (**epiorchium**) revêt l'albuginée du testicule et la majeure partie de l'épididyme, et se réfléchit au début du cordon spermatique sur la **lame pariétale** (**periorchium**). Entre le testicule et l'épididyme se trouve une fente séreuse, le *sinus de l'épididyme* (**C12**), qui est limité crânialement et caudalement par un pli de réflexion, le *Lig. épididymaire supérieur et inférieur* (**A13**). Entre l'epiorchium et le periorchium existe un espace de glissement séreux (*cavum serosum scroti*) contenant du liquide. En dehors de la lame pariétale de la tunique vaginale, le **fascia spermatique interne** (**C14**) constitue le prolongement du *fascia transversalis*. Celui-ci est recouvert par des fibres du M. crémaster (**C15**), le **fascia crémastérique**, qui dérive du *M. oblique interne de l'abdomen*. Comme expansion du fascia externe de la paroi abdominale, c'est-à-dire du fascia du M. oblique externe de l'abdomen, le **fascia spermatique externe** (**C16**) forme l'enveloppe externe du testicule, de l'épididyme et du cordon spermatique.

Le testicule, l'épididyme et leurs enveloppes sont dans la bourse, ou **scrotum** (**C17**). Sa peau doit être considérée comme un *prolongement de la peau de l'abdomen*. Elle est fine, fortement pigmentée, et contient des glandes sébacées et des poils. Le tissu subcutané est dépourvu de graisse. Il se compose de tissu conjonctif et de cellules musculaires lisses, et est ainsi décrit comme **dartos**. Le scrotum est divisé en deux par le **septum du scrotum** conjonctif. À l'extérieur, il est marqué par une ligne de suture cutanée allant jusqu'au périnée, le **raphé du scrotum**.

**Remarques cliniques.** À la naissance, les testicules doivent être dans le scrotum (**signe de maturité** du nouveau-né masculin). Si l'expansion péritonéale demeure ouverte, il apparaît une **hernie inguinale** congénitale (*voir* p. 334).

Aspect macroscopique du testicule et de l'épididyme 251

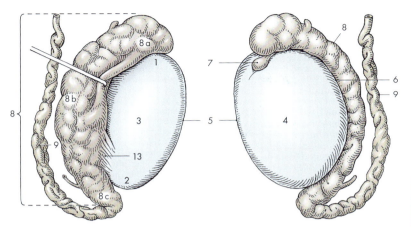

**A** Testicule droit, vue latérale

**B** Testicule droit, vue médiale

Appareil génital masculin

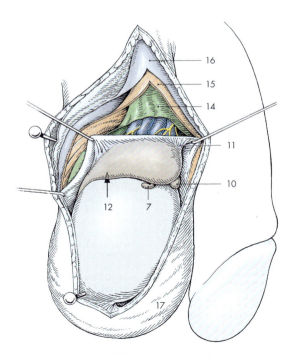

**C** Enveloppes du testicule

# 252 **Appareil génital masculin :** testicule et épididyme

## Structure microscopique

**Constitution du testicule et de l'épididyme.** À partir de la tunique albuginée les **cloisons du testicule** (**A-B1**) sont tendues vers l'intérieur de l'organe, et cloisonnent le parenchyme en environ 250 à 370 **lobules** coniques (**A2**). Les cloisons sont radiaires et convergent vers un centre conjonctif, le **médiastin du testicule** (**A3**). Chaque lobule contient plusieurs **tubes séminifères contournés** (**B4**), qui par l'intermédiaire de *tubes séminifères droits* (**B5**) courts et rectilignes débouchent dans un réseau canaliculaire, le **rete testis** (**B6**), au niveau du médiastin du testicule. Par les **canalicules efférents du testicule** (**A-B7**) celui-ci communique avec le conduit épididymaire (**B8**). Chaque canalicule efférent a une longueur d'environ 20 cm. Il est rassemblé en un peloton conique de 2 cm de long, le **lobule épididymaire**, dont le sommet est dirigé vers le rete testis et la base vers le conduit épididymaire.

**Tubes séminifères du testicule** (**C**). Les **tubes séminifères** ont une diamètre de 180 à 280 µm et sont entourés d'un **tissu conjonctif interstitiel** lâche (**C9**), dans lequel se trouvent des cellules interstitielles, les *cellules de Leydig* (*voir* p. 376), productrices de testostérone. Directement autour des tubes séminifères se trouve une couche de **myofibroblastes** et de **fibroblastes** (**C-D10**) de 7 à 10 µm d'épaisseur. Les tubes séminifères eux-mêmes sont tapissés par un épithélium germinatif constitué de *cellules de la spermatogénèse* et de cellules de soutien, les *cellules de Sertoli*. La longueur de l'ensemble des tubes séminifères est estimée à 300 à 350 m.

**Spermatogenèse.** Dans l'épithélium germinatif (**D**), les spermatogonies, provenant des cellules souches de la spermatogénèse, vont former en plusieurs étapes les spermatozoïdes.

Parmi les **spermatogonies** qui siègent le long de la membrane basale, on distingue deux types. Les *spermatogonies de type A* sont des cellules souches qui sont soit au repos soit en division mitotique pour former de nouvelles cellules souches. Les *spermatogonies de type B* (**D11**) sont à considérer comme des précurseurs des spermatozoïdes, c'est-à-dire qu'elles entrent dans la phase de maturation (*méiose*) et dans les processus de différenciation ultérieurs. Durant ces processus, les cellules germinales demeurent toujours reliées par des ponts de cytoplasme.

Par division mitotique, les spermatogonies de type B donnent des **spermatocytes I** (spermatocytes primaires) (**D12**), qui entrent, après dédoublement de l'ADN (4n ADN), dans les différents stades de la prophase de la 1<sup>re</sup> mitose de maturation. La prophase de la méiose dure jusqu'à 24 jours et conditionne une recombinaison du matériel génétique. Dans les préparations histologiques, les spermatocytes I frappent par leur grande taille. Les autres phases de la 1<sup>re</sup> méiose se déroulent rapidement et forment deux **spermatocytes II** (**D13**) (2n ADN), qui se diviseront lors de la 2<sup>e</sup> méiose en **spermatides** (**D14**). Les spermatides sont les cellules les plus petites de l'épithélium germinatif. Elles ne possèdent plus qu'un seul type de chromosomes (22 autosomes et 1 chromosome sexuel, 1n ADN) et se disposent en amas au sommet des cellules de Sertoli (**D15**) à partir desquelles elles sont libérées dans la lumière du tube séminifère (*voir* plus bas). À partir de ces spermatides se forment, au cours d'un long processus de maturation par condensation du noyau, formation de l'acrosome et de la queue, des **spermatozoïdes matures** (**D16**) qui vont quitter l'épithélium germinatif, c'est la spermiogenèse (**E**).

**Spermatozoïde.** Le spermatozoïde mature (**F**) a une longueur d'environ 60 µm et se compose d'une **tête** (**F17**) et d'une **queue** (**F18**), elle-même divisée en un **col** (**F18a**), une *pièce intermédiaire* (**F18b**), une *pièce principale* (**F18c**) et une *pièce terminale*. La tête est marquée par un *noyau épais* (**F19**) qui est entouré par un capuchon, l'*acrosome* (**F20**). Celui-ci contient une enzyme, l'*acrosine*, qui joue un rôle important lors de la fécondation.

**Cellules de Sertoli** (**D15**). Elles reposent sur la membrane basale et envoient des expansions dans la lumière du tube séminifère. Sur la membrane basale, elles sont reliées entre elles par de nombreux contacts cellulaires et constituent ainsi la **barrière hémato-testiculaire**. L'épithélium germinatif est ainsi divisé en un **compartiment basal** et un **compartiment luminal**. Dans le réseau des espaces intercellulaires, entre les zones de contact des cellules de Sertoli, se trouvent les cellules germinales migrant lentement vers la lumière du tube séminifère. Elles sont nourries par les cellules de Sertoli qui leur servent de support et sécrètent en outre un liquide qui facilite le transport des spermatozoïdes dans l'épididyme.

## Structure microscopique du testicule et de l'épididyme

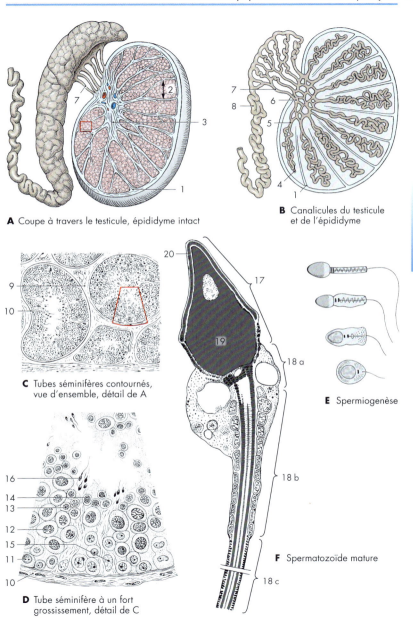

**A** Coupe à travers le testicule, épididyme intact

**B** Canalicules du testicule et de l'épididyme

**C** Tubes séminifères contournés, vue d'ensemble, détail de A

**D** Tube séminifère à un fort grossissement, détail de C

**E** Spermiogenèse

**F** Spermatozoïde mature

Appareil génital masculin

# 254 Appareil génital masculin : testicule et épididyme

## Structure microscopique (*suite*)

**Rete testis, canalicules efférents et conduit épididymaire.** En coupe à travers le testicule et l'épididyme (**A**), on reconnaît le rete testis (**A1**) par son siège dans le médiastin du testicule. Le **rete testis** (**B**) est un système de canalicules recouvert d'un épithélium monostratifié, *pavimenteux ou cubique*, d'où 12 à 20 canalicules efférents (**A2**) vont au conduit épididymaire (**A3**). Les **canalicules efférents** (**C**) sortent des fentes du rete testis et ont un épithélium de hauteur variable pluristratifié. Des segments à cellules prismatiques hautes alternent avec d'autres à cellules plates. L'épithélium plat a un rôle de résorption, alors que le prismatique haut comporte des *cils vibratiles* pour le transport des spermatozoïdes encore immobiles vers des segments tubulaires plus distaux. Tous les segments du **conduit épididymaire** (**D**) sont revêtus d'un épithélium caractéristique formé de *deux rangées de cellules prismatiques hautes munies de stéréocils*. Cet épithélium produit entre autres la stéroïde 5α-réductase (pour la transformation de la testostérone en forme active dihydrotestostérone), des peptides neuro-endocrines et des protéines sécrétoires qui participent à la maturation et au stockage des spermatozoïdes. La paroi du conduit épididymaire est formée de rares couches de cellules musculaires lisses.

**Fonction du testicule et de l'épididyme.** Les **cellules germinales** sont formées dans les tubes séminifères du testicule. Ce processus dure environ 74 jours. Le transport des spermatozoïdes à travers l'épididyme dure encore 8 à 17 jours. Ils suivent alors un **processus de maturation** qui les rend fécondants. L'épididyme sert en outre de **lieu de stockage** des spermatozoïdes matures. Les processus endocrines et paracrines nécessaires à la spermatogenèse seront traités au chapitre du système endocrinien (*voir* p. 376).

Outre la **régulation hormonale**, la **température** est d'une grande importance pour le développement de spermatozoïdes matures. Elle doit se situer à au moins 2 degrés en dessous de la température corporelle.

La **taille du testicule** augmente constamment pendant l'enfance et atteint son maximum entre 20 et 30 ans. Avec l'âge le testicule devient plus petit. Dans le testicule infantile, les tubes séminifères ne sont que des bandes épithéliales sans lumière et ne contiennent que des cellules de Sertoli et des spermatogonies. La spermatogenèse commence à la puberté et se poursuit jusqu'au grand âge.

> **Remarques cliniques.** En cas de **testicule ectopique**, il ne peut pas y avoir de formation de spermatozoïdes en raison de la température plus élevée que dans le scrotum.

## Vaisseaux, nerfs et drainage lymphatique

**Artères.** Le *testicule* est vascularisé par l'*A. testiculaire*, qui naît de l'aorte directement sous l'A. rénale, et qui par une branche vascularise également l'épididyme. L'A. testiculaire est relativement longue, chemine vers le bas dans l'espace rétropéritonéal et surcroise le M. psoas et l'uretère. Elle s'anastomose avec l'**A. du conduit déférent** provenant de l'A. ombilicale (*voir* p. 256) et avec l'**A. crémastérique** provenant de l'A. épigastrique inférieure et qui vascularise les *enveloppes du testicule*. Le *scrotum* est vascularisé par des branches de l'**A. pudendale interne.**

**Veines.** Le plexus veineux issu du testicule et de l'épididyme, le *plexus pampiniforme*, se draine vers la V. cave inférieure par la *V. testiculaire droite*, et la V. rénale gauche par la **V. testiculaire gauche.** Le drainage veineux des enveloppes du testicule et du scrotum se fait vers la *V. grande saphène*, la *V. épigastrique inférieure* et la *V. pudendale interne*.

**Nerfs.** Des fibres sympathiques du **plexus cœliaque** arrivent au testicule et à l'épididyme en suivant les artères. Des **R. scrotaux** venant du *N. ilio-inguinal* et du *N. pudendal* innervent le scrotum. Le R. génital du N. génito-fémoral innerve le M. crémaster.

**Lymphonœuds régionaux.** La lymphe issue du testicule et de l'épididyme se draine vers les **Ln. lombaux**, celle des enveloppes du testicule et du scrotum vers les **Ln. inguinaux.**

> **Remarques cliniques.** Les veines larges et dépourvues de valvules du plexus pampiniforme peuvent, pour une raison encore imprécise, se dilater fortement. Il en résulte des **varicocèles**, et plus fréquemment à gauche qu'à droite.

Structure microscopique du testicule et de l'épididyme (*suite*)  **255**

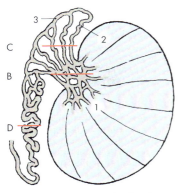

**A** Voies séminales dans le testicule et l'épididyme

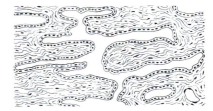

**B** Rete testis

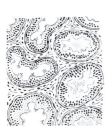
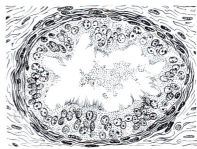

**C** Canalicules efférents

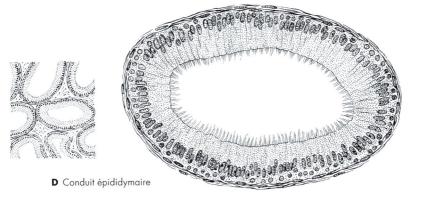

**D** Conduit épididymaire

Appareil génital masculin

**Appareil génital masculin :** voies séminales et glandes génitales accessoires

*Appareil génital masculin*

# Voies séminales et glandes génitales accessoires

## Conduit déférent

**Aspect macroscopique (A).** Le **conduit déférent** (**A1**) est un **organe de transport** long de 35 à 40 cm, qui continue le conduit épididymaire et le relie à l'urètre. Il a une épaisseur d'environ 3 à 3,5 mm et a une épaisse paroi musculaire. À son origine de la tête de l'épididyme, le conduit déférent est encore tortueux ; il se continue ensuite par un plus long segment rectiligne. À son extrémité il s'élargit, formant l'**ampoule du conduit déférent** (**A2**), et s'abouche par le **conduit éjaculateur** (**A3**) dans la partie prostatique de l'urètre masculin.

**Structure microscopique (B).** La **lumière** excessivement petite de forme stellaire comporte 3 à 4 *plis de réserve* longitudinaux. Il est revêtu par un **épithélium** à 2 couches de cellules prismatiques à stéréocils (**B4**), reposant sur une fine couche conjonctive contenant de nombreuses fibres élastiques. Au niveau de l'ampoule du conduit déférent, la muqueuse présente de nombreux plis. La **tunique musculaire** (**B5**) est épaisse et se compose de faisceaux de fibres musculaires lisses disposés selon différents angles d'inclinaison, de sorte qu'en section transversale apparaissent une *couche externe longitudinale*, une *couche moyenne circulaire* et une *couche interne longitudinale*. Le conduit déférent est séparé du voisinage par une **tunique adventitielle** conjonctive (**B6**).

**Fonction.** Le conduit déférent sert au **transport** de sperme et de liquide spermatique depuis l'épididyme jusqu'à l'urètre par l'intermédiaire d'ondes de contraction musculaire.

### Vaisseaux, nerfs et drainage lymphatique

**Artères.** Le conduit déférent (**C**) est vascularisé par l'**A. du conduit déférent** (**C7**), qui naît de la partie perméable de l'A. ombilicale.
**Veines.** Le drainage veineux se fait par le **plexus pampiniforme** (**C8**) et les **plexus vésical** et **prostatique**.

**Nerfs.** Les nerfs végétatifs proviennent du **plexus hypogastrique inférieur**.
**Lymphonœuds régionaux.** La lymphe s'évacue par des voies lymphatiques à travers le canal inguinal vers des lymphonœuds para-aortiques dans l'espace rétropéritonéal, les Ln. lombaux.

## Topographie (A)

Le 1$^{er}$ segment du conduit déférent passe le long de la face interne de l'épididyme : **partie scrotale**. Le 2$^e$ segment, entouré de veines, est dans le cordon spermatique : **partie cordonale** (*voir* plus bas). Le 3$^e$ segment passe par le canal inguinal : **partie inguinale.** Il passe médialement par rapport aux vaisseaux et aux nerfs dans l'*anneau inguinal profond* (**A9**). Le conduit déférent passe ensuite dans l'espace rétropéritonéal en *subpéritonéal* et surcroise les vaisseaux épigastriques inférieurs ainsi que les vaisseaux iliaques externes. Il pénètre enfin dans le petit bassin en franchissant la ligne terminale : **partie pelvienne.**

## Cordon spermatique (C)

Le **cordon spermatique** (*funiculus spermaticus*) comprend le **conduit déférent** et les **pédicules l'accompagnant** (*A. et V. testiculaires, A. du conduit déférent, plexus pampiniforme, nerfs végétatifs et R. génital du N. génito-fémoral*). Il s'étend de la tête de l'épididyme jusqu'à l'anneau inguinal interne ; il relie par conséquent le testicule à la cavité abdominale. Il comporte, de l'extérieur vers l'intérieur, les **enveloppes** suivantes : peau du scrotum – tunique dartos – fascia spermatique externe (**C10**) – M. crémaster (**C11**) – fascia spermatique interne (**C12**).

---

**Remarques cliniques.** En raison de sa paroi musculaire épaisse, le conduit déférent est facilement palpable dans le cordon spermatique.
Vu sa situation proche de la peau, il est en plus facilement accessible chirurgicalement. C'est ce niveau que se pratique la ligature du conduit déférent (**vasectomie**) pour interrompre le passage du sperme et rendre ainsi l'individu stérile.

Conduit déférent **257**

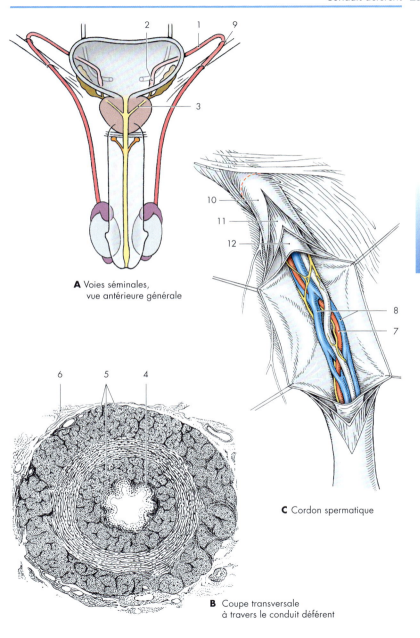

**A** Voies séminales, vue antérieure générale

**C** Cordon spermatique

**B** Coupe transversale à travers le conduit déférent

Appareil génital masculin

**258 Appareil génital masculin :** voies séminales et glandes génitales accessoires

## Vésicules séminales

Les **vésicules séminales** (**A1**) paires sont situées à la face dorsale de la vessie (**A-C2**), latéralement à l'ampoule du conduit déférent (**A3**). Leurs sommets latéraux sont recouverts de péritoine, les autres segments sont extrapéritonéaux. Une vésicule séminale a une longueur d'environ 5 cm, a une surface mamelonnée et contient un conduit glandulaire enroulé d'environ 15 cm de long. Le **conduit excréteur** rejoint le conduit déférent et s'abouche au conduit éjaculateur (**A-C4**) à la hauteur de la partie prostatique de l'urètre.

**Structure microscopique et fonction.** Le **relief muqueux** est caractérisé par de nombreux plis qui déterminent en coupe un labyrinthe de creux, d'alvéoles et de niches. L'**épithélium** est mono- ou bistratifié, de hauteur variable, et sécrète un liquide alcalin très riche en fructose, qui va former une grande partie du sperme. La paroi du conduit séminal est très musculaire.

**A5** Uretère.

## Prostate

La **prostate** (**A-C6**), de la taille d'une châtaigne, est située sous la vessie sur le plancher pelvien. Elle a environ 3 cm de long, 4 cm de large et 2 cm d'épaisseur. La **face antérieure** (**B7**) est orientée vers la symphyse pubienne, la **face postérieure** vers le rectum. La **face inféro-latérale** est orientée latéralement en bas, et longe le plexus végétatif pelvien, plexus hypogastrique inférieur. Par ailleurs, on distingue une **base de la prostate** (**B8**) adhérente au plancher de la vessie, et un **apex de la prostate** (**B9**) orienté vers le diaphragme uro-génital. La prostate est traversée par la partie initiale de l'*urètre* (**B-C10**) et par les *conduits éjaculateurs* (**A-C4**). La **division macroscopique** en un *lobe droit*, un *lobe gauche* et un *isthme ou lobe moyen* a une importance moindre que la subdivision du parenchyme glandulaire selon des considérations embryologiques et pathologiques.

**Structure microscopique et fonction.** La prostate est un **organe exocrine**, constitué d'environ **40 glandes tubulo-alvéolaires** qui, par leurs **conduits excréteurs**, s'abouchent dans l'urètre autour du collicule séminal. La prostate est entourée d'une **capsule** conjonctive adhérente et contient un **stroma fibromusculaire** typique, c'est-à-dire que les glandes sont incluses dans un tissu conjonctif riche en faisceaux musculaires lisses. L'épithélium des glandes tubulo-alvéolaires est bi- ou pluristratifié et de hauteur variable, les cellules glandulaires actives sont prismatiques hautes. La **sécrétion** fluide de la prostate au pH acide (6,4) et contient beaucoup d'enzymes, p. ex. des phosphatases acides et des protéases. Elle représente environ 15 à 30 % du sperme.

> **Remarques cliniques.** Pour des raisons cliniques, le tissu glandulaire peut être divisé en trois zones (**D, E, F**) agencées en coquille autour de l'urètre. Un **manteau péri-urétral** (jaune) entoure l'urètre jusqu'à la hauteur de l'abouchement des conduits éjaculateurs. Il est entouré par le parenchyme glandulaire de la **zone interne** (vert) qui entoure les conduits éjaculateurs. La **zone externe** (rouge) constitue la plus grande partie de la glande. Chez l'homme âgé, le tissu glandulaire de la zone interne a tendance à évoluer vers l'**hyperplasie prostatique bénigne.** Elle a pour conséquence un rétrécissement de l'urètre adjacent avec des troubles de la miction. Le **carcinome de la prostate** débute généralement dans la zone externe et représente un des carcinomes les plus fréquents chez l'homme âgé.

### Vaisseaux, nerfs et drainage lymphatique

**Artères.** La vascularisation des *vésicules séminales* se fait par l'A. vésicale inférieure, l'A. du conduit déférent et l'A. rectale moyenne ; celle de la *prostate* par des branches de l'A. pudendale interne, l'A. vésicale inférieure et l'A. rectale moyenne.

**Veines.** Les veines forment autour de la prostate un **plexus prostatique** qui communique avec le plexus veineux vésical. Il reçoit le drainage veineux des vésicules séminales et s'évacue vers la V. iliaque interne.

**Nerfs.** En rapport étroit avec le sommet des vésicules séminales ainsi qu'avec la face dorso-latérale de la prostate, se situent des parties du **plexus hypogastrique inférieur** d'où partent de nombreuses fibres nerveuses vers les glandes.

**Lymphonœuds régionaux.** La lymphe des vésicules séminales gagne les **Ln. iliaques internes** ; celle de la prostate principalement les **Ln. iliaques internes et sacraux.**

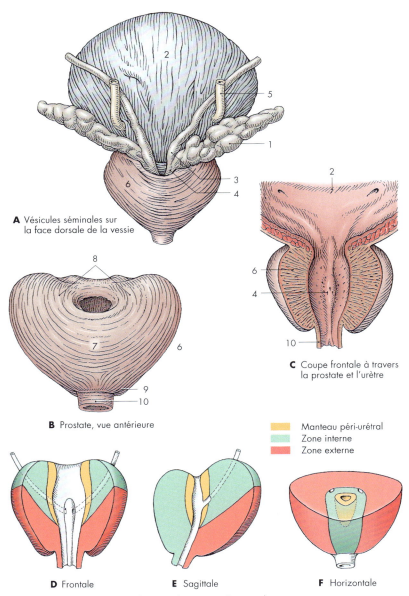

Vésicules séminales et prostate

**A** Vésicules séminales sur la face dorsale de la vessie

**B** Prostate, vue antérieure

**C** Coupe frontale à travers la prostate et l'urètre

Manteau péri-urétral
Zone interne
Zone externe

**D** Frontale   **E** Sagittale   **F** Horizontale

**D - F** Coupes schématiques à travers la prostate

Appareil génital masculin

**260 Appareil génital masculin :** organes génitaux externes

# Organes génitaux externes

## Pénis

Le membre viril comporte deux corps érectiles, le **corps caverneux (A-B-C1)** à deux chambres et le **corps spongieux (A-B-C2)** entourant l'urètre. On distingue une **racine du pénis (A3)** fixée au pubis et au périnée, et un **corps du pénis (A4)** librement mobile. À cette partie, on distingue une *face dorsale* aplatie et une *face inférieure* urétrale.

**Racine du pénis.** Elle entoure les parties initiales des corps caverneux. De chaque côté, le **pilier du corps caverneux** (*crus pénis*) **(A5)** est attaché à la branche inférieure du pubis et entouré d'un muscle strié, le *M. ischio-caverneux* **(A6)**. Entre les deux piliers du pénis se place l'extrémité épaissie du corps spongieux, le **bulbe du pénis (A7)**, qui est adhérent au diaphragme uro-génital **(A8)** et recouvert par le *M. bulbo-spongieux* **(A9)**. La racine du pénis est reliée à la paroi abdominale et à la symphyse par des ligaments, le *Lig. fundiforme* et le *Lig. suspenseur du pénis* (*voir* Tome 1, p. 92).

**Corps du pénis.** Les deux piliers du pénis se réunissent sous la symphyse pour former un **corps caverneux** à deux chambres, qui constitue la plus grande partie du corps du pénis. Il est entouré par une épaisse enveloppe conjonctive, l'**albuginée du corps caverneux (B-C10)**, qui émet une cloison médiane incomplète, le *septum du pénis* **(B11)** séparant incomplètement les deux corps caverneux. À la face inférieure, le corps caverneux présente un large sillon pour le corps spongieux allant jusqu'à l'extrémité conique du corps érectile. L'enveloppe conjonctive du corps spongieux, l'**albuginée du corps spongieux (B12)**, est relativement mince. Un fascia épais, le **fascia profond du pénis (B13)**, enveloppe ensemble les deux corps érectiles.

**Gland du pénis.** Le corps spongieux du pénis entoure l'urètre qui pénètre à environ 1 cm de sa partie initiale bulbaire, et se termine par une extrémité élargie, le gland du pénis **(A-C14)**, qui déborde l'extrémité des corps caverneux. Au sommet du gland se trouve l'**ostium externe de l'urètre (C15)** en forme de fente. Le bord mousse de la base du gland, la **couronne du gland (A-C16)**, est séparé du corps du pénis par un sillon.

**Téguments du pénis.** Le pénis est recouvert par une peau fine, dépourvue de graisse, reposant sur un **fascia subcutané** fin **(B17)**. La peau est mobile sur le corps du pénis, et attachée à la couronne du gland **(C)**. À partir de là elle forme une duplication cutanée, dépourvue de graisse, le **prépuce (C18)** recouvrant le gland. À la face inférieure, le prépuce est fixé au gland par un petit ligament, le **frein du prépuce.** Le frein est formé par le feuillet interne du prépuce.

### Structure microscopique des corps érectiles

**Corps caverneux (C).** Il contient des **cavernes** tapissées d'un endothélium, incluses dans une armature faite de *fibres de collagène et élastiques*, et de *plexus de cellules musculaires lisses* formant les **trabécules du corps caverneux.** Les cavernes peuvent se remplir d'une quantité variable de sang ; en vacuité elles ont la forme de fentes, en érection elles atteignent un diamètre de plusieurs millimètres. Par ailleurs, la musculature lisse se contracte entre les cavernes produisant l'érection du membre. Les cavernes sont irriguées par des **A. hélicines** (venant de l'A. profonde du pénis, *voir* p. 262), qui sont équipées de *moyens de blocage* particuliers. Le sang sortant des cavernes rejoint des veines sub- et épifasciales.

**Corps spongieux.** Il contient également des **cavernes** tapissées d'endothélium, qui sont cependant à considérer comme des **segments élargis du système veineux.** Au niveau du corps du pénis, elles sont parallèles à l'urètre, tortueuses dans le gland. L'*armature conjonctive* et le *plexus musculaire* sont plus faiblement développés que dans les corps caverneux. Le remplissage des cavernes du corps spongieux détermine une *turgescence « molle »*, permettant le transport du sperme à travers l'urètre.

Pénis **261**

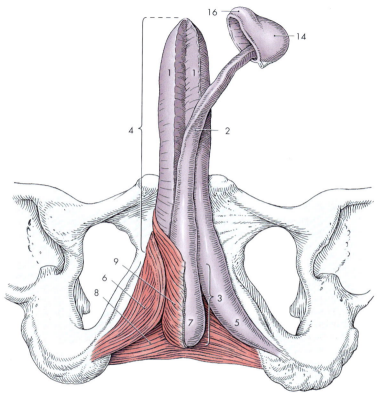

**A** Corps érectiles et muscles de l'érection, vue inférieure

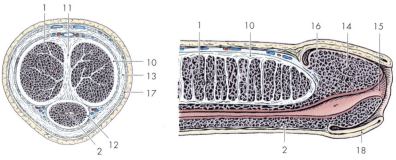

**B** Coupe transversale par le corps du pénis   **C** Coupe sagittale par l'extrémité du pénis

**262** Appareil génital masculin : organes génitaux externes

## Pénis (*suite*)

### Vaisseaux, nerfs et drainage lymphatique

**Artères.** La vascularisation des corps érectiles est sous la dépendance de trois artères paires provenant de l'A. pudendale interne. L'**A. dorsale du pénis** (**A1**) longe en subfascial le dos du pénis et irrigue le gland, le prépuce et la peau du pénis. L'**A. profonde du pénis** (**A2**) chemine au milieu des corps caverneux, les irrigue et donne, comme branches, les *A. hélicines*. L'**A. du bulbe du pénis** va au bulbe du pénis et gagne le corps spongieux et l'urètre.

**Veines.** Le drainage veineux se fait essentiellement par les **V. dorsales superficielle** (**A3**) **et profonde** (**A4**) **du pénis**, impaires, qui rejoignent les *plexus veineux prostatique* ou *vésical*. Elles sont riches en valves.

**Nerfs.** L'innervation sensitive se fait par le N. dorsal du pénis, branche du **N. pudendal**. Les fibres végétatives arrivent au pénis par le **plexus hypogastrique inférieur** et proviennent du *sympathique lombal* (segments médullaires L1-L3) et du *parasympathique sacral* (N. érecteurs) (segments médullaires S2-S4).

**Lymphonœuds régionaux.** La lymphe du pénis rejoint les **Ln. inguinaux**.

**Fonction.** L'**érection** du membre viril est déclenchée par des stimuli sexuels, qui sont perçus dans les centres végétatifs du système nerveux central. Les corps caverneux se remplissent de sang, les A. hélicines s'ouvrent et le drainage veineux est simultanément ralenti. Si la stimulation sexuelle atteint un certain seuil, le centre de l'éjaculation situé au niveau médullaire L2/L3 est stimulé et la **phase de l'orgasme** est enclenchée avec émission et éjaculation.

### Urètre masculin

L'**urètre masculin** a une longueur d'environ 20 cm et constitue dans sa majeure partie à la fois un conduit urinaire et génital. Il comporte une courte portion initiale étroite, qui débute à l'**ostium interne de l'urètre** (**B5**) et traverse la paroi de la vessie. La **partie prostatique** (**B-C6**), longue de 3,5 cm, traversant la prostate, lui fait suite. À l'intérieur de sa paroi postérieure se trouve un renflement longitudinal, la *crête urétrale*, avec au milieu une éminence, le *collicule séminal*

(**B7**). À ce niveau s'abouchent latéralement les conduits éjaculateurs (**B8**) et au sommet l'utricule prostatique borgne. Le sillon de chaque côté du collicule séminal est appelé *sinus prostatique* (**B9**). Au bord inférieur de la prostate commence la **partie intermédiaire** (**B-C10**) de l'urètre. Cette portion courte et la plus étroite de l'urètre masculin traverse le diaphragme uro-génital, et se continue par la partie la plus longue, la **partie spongieuse** (**B-C11**). Sa partie proximale est fixée au diaphragme uro-génital et à la symphyse. Sa lumière s'élargit en *ampoule urétrale* et présente l'abouchement des conduits excréteurs des glandes bulbo-urétrales (**B12**) (*voir* plus bas). Un deuxième élargissement de la partie spongieuse, la *fosse naviculaire* (**B-C13**), se trouve à l'intérieur du gland. La fosse naviculaire, d'environ 2 cm de longueur, se rétrécit à l'**ostium externe de l'urètre** (**B14**). Dans son toit il y a souvent un pli, la *valvule de la fosse naviculaire*. Avec l'ostium interne, la partie intermédiaire et l'ostium externe, l'urètre masculin possède **trois rétrécissements**, les autres segments sont larges.

> **Remarques cliniques.** Lors de l'**introduction d'une sonde**, il faut tenir compte des rétrécissements et des courbures de l'urètre.

**Structure microscopique.** La paroi de l'urètre est mince et se compose de trois couches. La **muqueuse** de l'urètre possède des plis longitudinaux. Jusqu'au milieu de la partie prostatique l'épithélium est *transitionnel* ; il se continue ensuite par un épithélium *prismatique haut pluristratifié*. Il tapisse la partie spongieuse jusqu'à la fossette naviculaire, où il devient *plat et pluristratifié*. Au niveau de toute la partie spongieuse il existe des glandes urétrales muqueuses (*glandes de Littré*).

**Glandes bulbo-urétrales.** Les deux glandes situées dans le diaphragme uro-génital (glandes de Cowper) ont la taille d'un pois, sont tubulaires avec un épithélium prismatique haut. Elles sécrètent un liquide filamenteux, muqueux, faiblement alcalin, qui s'écoule par un conduit excréteur dans le segment proximal de la partie spongieuse de l'urètre.

Pénis et urètre masculin **263**

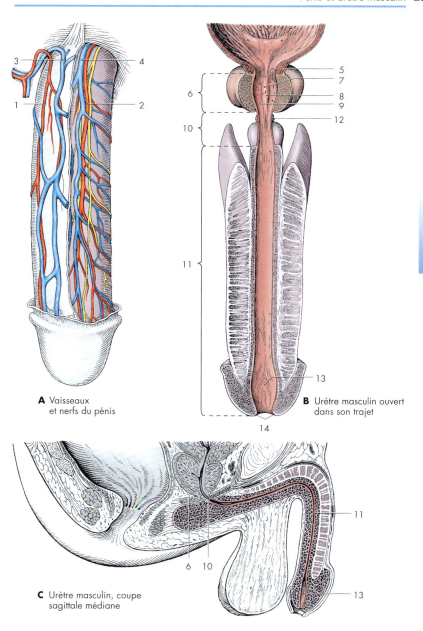

**A** Vaisseaux et nerfs du pénis

**B** Urètre masculin ouvert dans son trajet

**C** Urètre masculin, coupe sagittale médiane

Appareil génital masculin

## Anatomie topographique

### Anatomie sectionnelle

#### Plan de coupe transversal à la hauteur des articulations coxo-fémorales (A)

Le plan de coupe est un peu oblique, de ventro-crânial à dorso-caudal, de telle sorte qu'il est ventralement encore au-dessus de la symphyse pubienne. Sur les parois latérales du petit bassin, on rencontre le *M. obturateur interne* (**A1**) et les *vaisseaux obturateurs* (**A2**) ainsi que le *N. obturateur* (**A3**) juste au-dessus de son entrée dans le canal obturateur. Latéro-dorsalement, se trouve le *Lig. sacro-épineux* (**A4**) à son insertion sur l'*épine ischiatique* (**A5**). Devant le *coccyx* (**A6**) se trouve l'*ampoule rectale* (**A-B7**). Elle est entourée latéralement et dorsalement par du tissu conjonctif et adipeux peu abondant dans lequel se trouvent les branches des vaisseaux rectaux supérieurs, les nerfs rectaux et des lymphonœuds. Ventralement au rectum on trouve les *vésicules séminales* (**A8**) et les *ampoules des conduits déférents* (**A9**). Latéralement aux vésicules séminales se trouvent de nombreuses sections du réseau végétatif pelvien, le *plexus hypogastrique inférieur* (**A10**), et du *plexus veineux prostatique* (**A11**). La *vessie* (**A12**) est sectionnée à la hauteur de l'abouchement des *uretères* (**A13**), où l'on aperçoit ici le trajet intramural de l'uretère du côté gauche. La vessie est entourée ventralement et latéralement de tissu adipeux, qui lui sert de surface de glissement lors de son remplissage.

**A-B14** M. grand glutéal, **A-B15** N. ischiatique, **A-B16** Tête du fémur, **A-B17** Col du fémur, **A18** M. pectiné, **A19** M. ilio-psoas, **A-B20** Vaisseaux fémoraux, **A-B21** N. fémoral, **A22** M. droit de l'abdomen.

#### Plan de coupe transversal à la hauteur des tubérosités ischiatiques (B)

Le plan de coupe passe ventralement par la *symphyse pubienne* (**B23**), dorsalement par la pointe du coccyx. Les faisceaux du *M. élévateur de l'anus* (**B24**) sont disposés latéralement aux organes pelviens. Le rectum est entouré dorsalement par la *boucle du M. pubo-rectal* (**B25**). L'espace adipeux de la *fosse ischio-anale* (**B26**) est situé latéralement au M. pubo-rectal. Il est limité latéralement par le *M. obturateur interne* (**B1**), qui contient dans les plis de son fascia les *vaisseaux pudendaux* (**B27**) et le *N. pudendal*. Dorsalement, la fosse ischio-anale est recouverte par le *M. grand glutéal* (**B14**). Ventralement au rectum se trouve la *prostate* (**B28**), accompagnée ventralement et latéralement par le *plexus veineux prostatique* (**B11**). Le *plexus hypogastrique inférieur* (**B10**) longe le bord dorso-latéral de la prostate, accompagné en dehors par le *conduit déférent* (**B29**). Entre la prostate et la symphyse se trouve l'*espace rétro-pubien*.

**B30** M. obturateur externe.

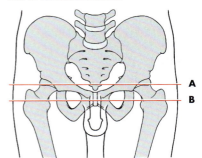

Situation des plans de coupe

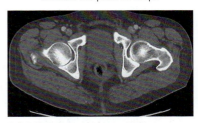

**Ad A** Plan correspondant en TDM

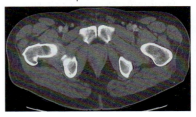

**Ad B** Plan correspondant en TDM

Anatomie sectionnelle **265**

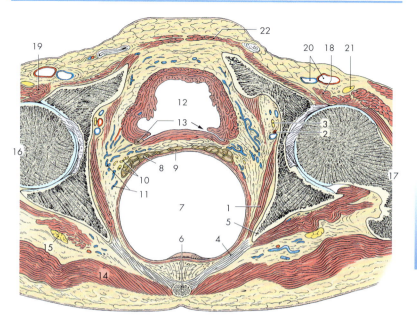

**A** Coupe transversale par le pelvis masculin à la hauteur des hanches

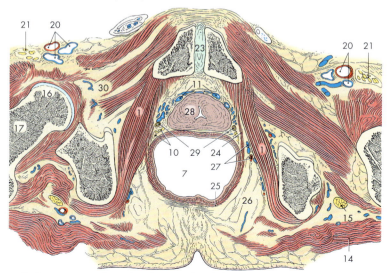

**B** Coupe transversale par le pelvis masculin à la hauteur des tubérosités ischiatiques

# Appareil génital féminin

Vue d'ensemble *268*
Ovaire et trompe *270*
Utérus *276*
Vagin et organes génitaux
   externes *282*
Anatomie topographique *286*
Anatomie comparée des pelvis
   masculin et féminin *288*

# Vue d'ensemble

### Division des organes génitaux

De même que pour l'appareil génital masculin, il convient de diviser les organes de l'**appareil génital féminin** en organes internes et externes pour des raisons topographiques et embryologiques.
Parmi les organes génitaux féminins **internes** on classe les *ovaires* (**A-C1**), les *trompes utérines* (**A-C2**), l'*utérus* (**A-C3**) et le *vagin* (**A4**). Aux organes génitaux féminins **externes** on distingue les *grandes* (**B5**) et *petites lèvres* (**B6**), le *vestibule du vagin* (**B7**), les *glandes vestibulaires* (**A8**) et le *clitoris* (**A-B9**). Dans le contexte clinique, on regroupe sous le terme **vulve** les *organes génitaux externes*, y compris les *orifices de l'urètre* (**A-B10**) et du *vagin*, ainsi que le *mont du pubis* (**B11**), peloton adipeux situé devant et au-dessus de la symphyse. Les *ovaires et trompes utérines* sont regroupés sous le terme d'**annexes.**

**Fonction.** Dans l'**ovaire**, les cellules germinales féminines viennent à maturité. Les ovules fécondables sont transportés de façon cycliques par la **trompe** vers l'**utérus**. En cas de fécondation, le jeune embryon (blastocyte) se niche dans la muqueuse utérine préparée à celà.

**A12** Bulbe du vestibule, **A13** Pilier du clitoris.

### Disposition péritonéale du pelvis féminin (C)

Le péritoine de la cavité abdominale se continue sans limite nette dans la cavité pelvienne en traversant la ligne terminale. Comme dans le pelvis féminin, l'utérus (**A-C3**) se place entre la vessie (**C14**) et le rectum (**C15**), les rapports péritonéaux sont différents de ceux du pelvis masculin (*voir* p. 248). Comme chez l'homme, le **péritoine pariétal** de la paroi abdominale antérieure se continue sur la vessie. Il recouvre l'*apex* et la *face supérieure de la vessie*, puis se réfléchit au niveau de la limite corps-col sur la *face antérieure de l'utérus*. Il couvre le *sommet de l'utérus* et les *annexes* situées latéralement à l'utérus, puis s'étend sur la *face dorsale de l'utérus*. Là il va jusqu'à la paroi postérieure du vagin

au niveau de la *partie postérieure du fornix du vagin*. Le revêtement péritonéal de l'utérus est appelé **périmètre** (*perimetrium, tunica serosa*).
Comme l'utérus, les trompes et les ovaires sont recouverts de péritoine, il en résulte une lame frontale couverte de péritoine, le **Lig. large de l'utérus** (**C16**), qui s'étend de chaque côté jusqu'à la paroi pelvienne latérale. Le Lig. large de l'utérus subdivise le pelvis féminin en deux compartiments, le **cul-de-sac vésico-utérin** (**C17**) et le **cul-de-sac recto-utérin** (**C18**). Alors que le cul-de-sac antérieur vésico-utérin peut complètement s'effacer en fonction de la réplétion de la vessie, le cul-de-sac postérieur recto-utérin (**cul-de-sac de Douglas**) demeure une expansion péritonéale véritable, qui constitue le *point le plus déclive de la cavité péritonéale* chez la femme. Il est limité latéralement par le *pli recto-utérin* (**C19**), constitué de tissu conjonctif fibreux subséreux, le Lig. sacro-utérin, et où passe le plexus hypogastrique inférieur.

> **Remarques cliniques.** Une accumulation pathologique de liquide dans la cavité péritonéale va dans le **cul-de-sac de Douglas** et peut être ponctionnée et drainée à travers le vagin. Le cul-de-sac de Douglas est aussi accessible au toucher rectal.

Division des organes génitaux féminins **269**

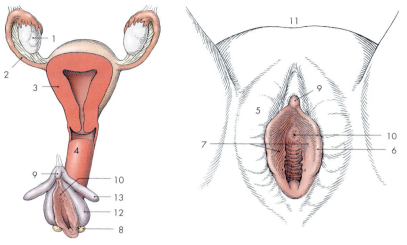

**A** Organes génitaux féminins, schéma

**B** Organes génitaux externes féminins

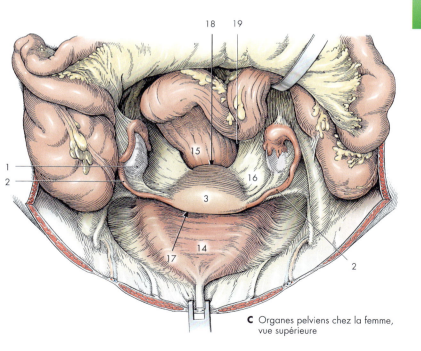

**C** Organes pelviens chez la femme, vue supérieure

Appareil génital féminin

# Ovaire et trompe

L'**ovaire** (**A-B1**), pair, est la **glande germinale féminine** et le **lieu de maturation des follicules et des ovocytes**. De chaque côté, sa localisation est à la paroi latérale du pelvis dans la *fosse ovarique*, limitée par la bifurcation de l'A. iliaque commune. L'ovaire a la forme d'une amande, d'environ 4 cm de long, 1,5 à 2 cm de large et 1 cm d'épaisseur. L'**aspect superficiel** dépend de l'âge : l'ovaire de l'enfant a une surface lisse, chez la femme en activité génitale la surface est mamelonnée. Après la ménopause, l'ovaire présente des rétractions cicatricielles.

## Aspect macroscopique de l'ovaire

Macroscopiquement, on distingue une **face médiale** (**B2**) orientée en dedans vers les organes pelviens, et une **face latérale** (**B3**) adossée à la paroi pelvienne latérale. Le pôle supérieur de l'organe disposé obliquement est l'**extrémité tubaire** (**B4**), le pôle inférieur l'**extrémité utérine** (**B5**). Les axes convergeants des deux ovaires se croisent devant l'utérus. L'ovaire est *intrapéritonéal* et fixé à la face postérieure du Lig. large de l'utérus (**B7**) par une plicature péritonéale le *mésovarium* (**B6**). Au pôle supérieur arrive le *Lig. suspenseur de l'ovaire* avec les vaisseaux ovariques ; le pôle inférieur est relié à l'angle tubaire de l'utérus par le *Lig. propre de l'ovaire* (**B8**). Au bord de fixation du péritoine, le **bord mésovarique** (**B9**), se trouve la zone d'entrée et de sortie des vaisseaux et nerfs, le **hile de l'ovaire**. Le bord opposé au hile, le **bord libre** (**B10**) convexe, se trouve en regard d'un repli péritonéal soulevé par l'uretère.

La situation de l'ovaire est dans l'ensemble variable. Chez la femme adulte *nullipare*, il se trouve dans la **fosse ovarique**, dépression péritonéale entre l'origine des A. iliaques interne et externe. Au plancher de la fosse ovarique se trouvent en subpéritonéal les vaisseaux obturateurs et le N. obturateur ; en arrière elle est limitée par les vaisseaux iliaques externes. L'uretère aussi est ici très proche de l'ovaire, et n'est séparé de lui que par le péritoine pariétal. Chez la *multipare*, l'ovaire est

généralement situé un peu plus bas. Ici, des anses intestinales peuvent se poser par le bas contre l'ovaire, à gauche le côlon sigmoïde, à droite le cæcum et surtout l'appendice vermiforme.

## Structure microscopique de l'ovaire

L'ovaire est entouré d'une capsule conjonctive épaisse, la **tunique albuginée** (**C-D11**), recouverte d'un épithélium. Celui-ci est faussement décrit comme épithélium germinatif et se compose essentiellement de *cellules cubiques* qui interviennent de façon déterminante dans la réparation de la surface de l'ovaire après l'ovulation. L'intérieur de l'organe est muni d'une armature conjonctive épaisse et riche en cellules, le **stroma de l'ovaire**, et subdivisé en **cortex de l'ovaire** (**C-D12**) et **médullaire de l'ovaire** (**C-D13**). Cette dernière est riche en vaisseaux et nerfs et contient des *cellules endocrines* (*voir* p. 378). Les cellules endocrines du hile ressemblent aux cellules de Leydig du testicule.

Dans le cortex de l'**ovaire mature** (**D**) se trouvent des *follicules ovariques* (**C-D14**) à différents stades selon le cycle, ainsi que des *corps jaunes* et leurs vestiges. La structure du stroma cortical est caractéristique : faisceaux de fibres collagènes orientées parallèlement et cellules fusiformes entrelacées en différentes directions – **tissu conjonctif spinocellulaire.** Dans le cortex de l'**ovaire d'un nouveau-né féminin** se trouvent des *follicules primordiaux*, c'est-à-dire des *ovocytes primaires*, qui sont entourés par un épithélium folliculaire plat monostratifié et ont un diamètre de 30 à 50 µm. À la naissance, le nombre de follicules primordiaux est entre 500 000 et 1 000 000, dont une grande partie périra avant la puberté. Les ovocytes demeurent en prophase de la méiose jusqu'à la maturité sexuelle (*voir* également les ouvrages d'embryologie et de biologie).

> **Remarques cliniques.** Les carcinomes de l'ovaire (80-90 % des tumeurs de l'ovaire) naissent de la couverture épithéliale de l'ovaire (épithélium péritonéal), qui dans le cadre de l'ovulation peut migrer de la surface dans le stroma ovarique sous-jacent.

Aspect macroscopique et microscopique de l'ovaire 271

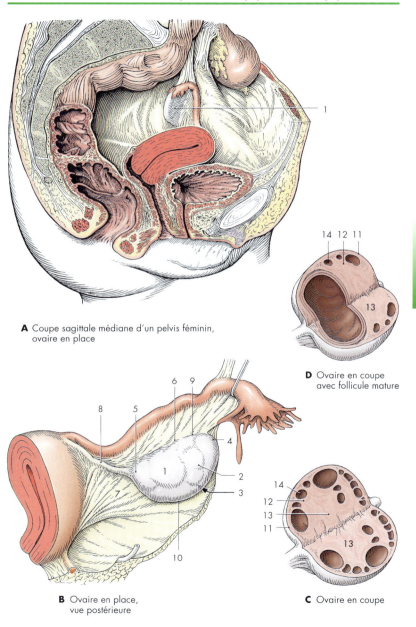

**A** Coupe sagittale médiane d'un pelvis féminin, ovaire en place

**B** Ovaire en place, vue postérieure

**C** Ovaire en coupe

**D** Ovaire en coupe avec follicule mature

Appareil génital féminin

## Maturation folliculaire

Pendant la puberté de la femme, une petite partie des follicules avec les ovocytes correspondants s'engage dans un processus de maturation sous direction hormonale. Dans une préparation histologique, on distingue les stades folliculaires en follicule primaire, secondaire et tertiaire. Pendant la maturation folliculaire, l'ovocyte (**A1**) grandit jusqu'à une taille de 150 µm.

Les follicules primaires, secondaires et tertiaires se forment depuis la première enfance jusqu'à la fin de la maturité sexuelle. Les follicules primaires et secondaires sont des petits, moyens et grands follicules **préantraux**, alors que les follicules tertiaires sont désignés comme petits, moyens et grands follicules **antraux**. Durant la maturité sexuelle, 99,9 % des ovules en maturation périssent (**atrésie folliculaire**). Dans environ 400000 ovules présents à la puberté, 300 à 400 ovules seront fécondables durant la période de maturité sexuelle d'une femme.

Le **follicule primordial** (**A2**) devient d'abord un **follicule primaire** (**A3**), dans lequel l'ovocyte primaire est entouré d'un épithélium folliculaire cubique formant une couronne monostratifiée. Entre l'épithélium et l'ovocyte se développe une *zone pellucide* (**A4**) homogène, qui plus tard par des protéines de préhension deviendra spermoréceptrice. Dans le **follicule secondaire** (**A5**) (diamètre supérieur à 400 µm) l'ovocyte est entouré par une *couronne d'épithélium folliculaire pluristratifié*. Les cellules épithéliales folliculaires (**A6**) sont également appelées *cellules de la granulosa*. Entre les cellules épithéliales folliculaires se développent des fentes (espaces intercellulaires élargis) qui se remplissent d'un liquide, le *liquide folliculaire*, et sont appelées *lacunes*. Le tissu conjonctif entourant le follicule forme la *thèque folliculaire interne* (**A7a**) qui comprend des cellules fabriquant des stéroïdes, et la *thèque folliculaire externe* (**A7b**) qui se compose de cellules contractiles. La confluence des fentes intercellulaires donne naissance dans le **follicule tertiaire** (**A8**) (follicule antral) (diamètre 0,4 à 1 cm) à une grande cavité remplie de liquide, l'*antre folliculaire*

(**A9**), qui déplace l'ovocyte en situation excentrique à l'intérieur du disque proligère, ou *cumulus oophorus* (**A10**). Les cellules de la granulosa situées au contact de l'ovocyte prennent le nom de *corona radiata* (**A11**). L'épithélium pluristratifié tapissant la cavité folliculaire forme le *stratum granulosum* (**A12**). Les *thèques folliculaires interne* (**A7a**) et *externe* (**A7b**) sont nettement développées.

Lors de chaque **cycle**, un follicule tertiaire s'agrandit en quelques jours de cinq fois sa taille pour devenir le **follicule mûr de De Graaf** (*voir* p. 271 **D**), qui déforme la tunique albuginée et libère au moment de l'**ovulation** (12ᵉ-15ᵉ jours, *voir* p. 378) l'ovocyte avec la corona radiata dans la trompe.

La cavité folliculaire restée dans l'ovaire se rétracte et forme d'abord le **corps rouge**, qui se transforme en **corps jaune** (**B13**) (diamètre environ 3 cm). Les cellules du stratum granulosum se différencient en *cellules lutéales de la granulosa*, celles de la thèque interne en *cellules lutéales thécales*. À partir de ces cellules du corps jaune sont produits la *progestérone* et les œstrogènes. Le corps jaune demeure environ 8 jours au stade sécrétoire. En l'absence de fécondation de l'ovocyte, par une vasoconstriction aiguë intervient le stade de **régression**, la **lutéolyse**. Les cellules lutéales dégénèrent et il demeure une cicatrice conjonctive, le **corps blanc.** En cas de grossesse, le corps jaune continue à se développer et devient un **corps jaune gravidique**, nécessaire au maintien de la grossesse jusqu'au 3ᵉ mois. Pour le contrôle hormonal des maturations synchrones du follicule et de l'ovule, *voir* p. 378.

Maturation folliculaire **273**

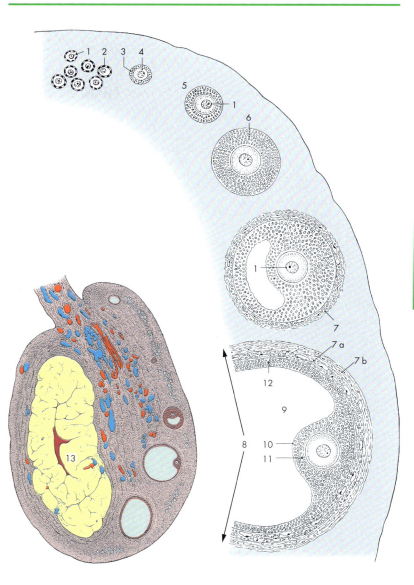

**B** Section de l'ovaire avec un corps jaune

**A** Stades de maturation folliculaire

Appareil génital féminin

**274** Appareil génital féminin : ovaire et trompe

## Aspect macroscopique de la trompe utérine

Les **trompes utérines** (A-B1) s'étendent de chaque côté de l'utérus dans le *bord supérieur du Lig. large* (**B2**). Chaque trompe (salpinx) est un conduit long d'environ 10 à 18 cm, qui s'ouvre par une extrémité libre dans la cavité abdominale, l'**ostium abdominal** (**B3**). Cet orifice est en forme d'entonnoir, **infundibulum tubaire** (A-B4), et comporte des prolongements en forme de *franges* (A-B5), dont l'une particulièrement longue se rattache à l'ovaire, la *frange ovarique* (**B6**). L'infundibulum se continue par l'**ampoule tubaire** (A-B7), qui constitue les deux tiers latéraux de la trompe. Vers l'utérus, la trompe se rétrécit, formant l'**isthme de la trompe utérine** (**A8**), puis pénètre dans l'angle supérieur de la paroi utérine formant la **partie utérine** (**A9**), et s'ouvre dans la cavité utérine par l'étroit *ostium utérin* de la trompe. Les trompes sont *intrapéritonéales* et sont reliées par le *mésosalpinx* (**B10**) au *Lig. large*. À l'intérieur, la trompe possède des plis muqueux longitudinaux.

## Structure microscopique de la trompe utérine

La **paroi** de la trompe utérine est constituée de trois couches. La **tunique muqueuse** (**C-D11**) est formée d'un épithélium prismatique haut monostratifié avec des cellules à cils vibratiles et glandulaires. La sécrétion des cellules glandulaires forme avec le liquide péritonéal aspiré le *liquide tubaire*. La **tunique musculaire** (**C-D12**) se compose de plusieurs systèmes. On distingue une musculature *subpéritonéale*, une musculature *périvasculaire* et une musculature *autochtone ou tubaire propre*. Les couches musculaires disposées de façon complexe interviennent dans les mouvements propres de la trompe, le déplacement de l'ovule, ainsi que dans le flux du liquide tubaire et le transport en sens inverse des spermatozoïdes. En dehors, la trompe est entourée par une **tunique séreuse** (**C-D13**), qui facilite le déplacement de la trompe par rapport à son voisinage.

**Fonction de l'ovaire et de la trompe.** L'**ovaire** contient les **cellules germinales féminines** et émet de façon cyclique des ovules fécondables. Il produit des **hormones** (œstrogènes, progestérone et autres hormones stéroïdes) et dirige les **modifications cycliques** du tractus génital (*voir* p. 378).

La **trompe utérine** capte l'ovule issu de l'ovaire et le transporte jusqu'à l'utérus. C'est également le **lieu de la fécondation**, c'est-à-dire que c'est dans la trompe que l'ovule et le spermatozoïde se rencontrent et fusionnent.

## Vaisseaux, nerfs et drainage lymphatique

**Artères.** L'**ovaire** est essentiellement vascularisé par l'**A. ovarique** (**B14**) née de l'aorte abdominale, et de façon complémentaire par le **R. ovarique** (**B15**) de l'**A. utérine** (**B16**). La *trompe utérine* est vascularisée par des branches anastomotiques de l'A. ovarique et de l'A. utérine. L'uretère est croisé par l'A. utérine. Les R. tubaires de l'A. ovarique et le R. tubaire de l'A. utérine forment une *arcade tubaire* dans le mésosalpinx.

**Veines.** Les veines issues de l'*ovaire* se réunissent en un **plexus ovarique** d'où part la *V. ovarique*. Les veines issues de la *trompe* gagnent le **plexus veineux de l'utérus**.

**Nerfs.** Des fibres sympathiques et parasympathiques issues du **plexus mésentérique supérieur** et du **plexus rénal** gagnent l'ovaire et la trompe par les vaisseaux ovariques. La trompe est également innervée par le **plexus utéro-vaginal** venant du plexus hypogastrique inférieur, dont les fibres parasympathiques naissent de la moelle sacrale.

**Lymphonœuds régionaux.** La lymphe issue de l'*ovaire* gagne les **Ln. lombaux**. Le drainage lymphatique de la *trompe* se fait vers les **Ln. iliaques internes**.

**B17** Uretère.

**Remarques cliniques.** Si le blastocyte s'implante hors de l'utérus, il se produit une *grossesse extra-utérine* ou *grossesse ectopique*. Si le blastocyte s'implante dans la muqueuse de la trompe utérine, on parle de *grossesse tubaire* (98 % de toutes les grossesses extra-utérines). La trompe ne pouvant pas s'adapter comme l'utérus à la croissance du fœtus, il en résulte, en l'absence d'intervention chirurgicale, des ruptures vasculaires locales et des hémorragies internes létales pour la femme enceinte.

## Aspect macroscopique et microscopique de la trompe utérine

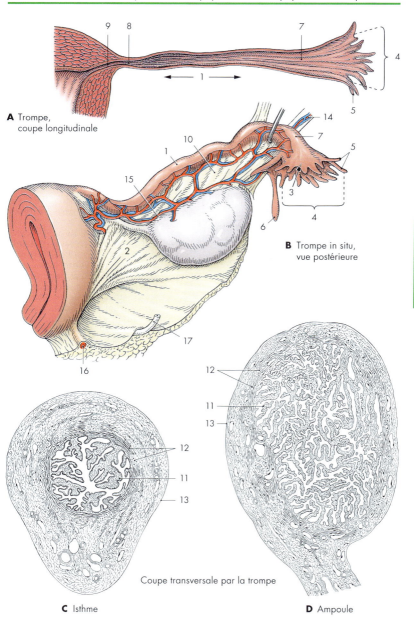

**A** Trompe, coupe longitudinale

**B** Trompe in situ, vue postérieure

Coupe transversale par la trompe

**C** Isthme      **D** Ampoule

**276** Appareil génital féminin : utérus

# Utérus

## Aspect macroscopique

L'**utérus** (A-D1) est un organe musculaire à paroi épaisse, légèrement incliné vers l'avant, situé environ au milieu du petit bassin entre la vessie et le rectum. Chez la femme en activité génitale, l'utérus est piriforme, aplati d'avant en arrière, d'environ 7 à 8 cm de long, et pèse 50 à 70 g. Extérieurement, il est divisé en un **corps utérin** (B2) et un **col utérin** (A-B3).

**Corps utérin.** Les deux tiers supérieurs de l'organe ont une face antérieure aplatie ou **face vésicale** (A4) et une face postérieure convexe ou **face intestinale** (A5). Ces deux faces sont recouvertes de péritoine (*voir* plus bas). On décrit comme **fond utérin** (B-C6) la partie du corps utérin qui, chez la femme en activité génitale, dépasse l'abouchement des trompes utérines, la *corne utérine droite* (B7) et la *corne utérine gauche* (B8). À la jonction entre le corps et le col utérins se trouve un rétrécissement, **l'isthme de l'utérus** (B9), que l'on reconnaît extérieurement comme un resserrement peu profond.

**Col utérin (A-B3).** Le tiers inférieur de l'utérus est mince, entièrement rond, et orienté vers l'arrière et le bas. Par l'un de ses segments, la **portion vaginale du col** (A10), il fait saillie dans le vagin (A-B11). L'autre segment, la **portion supravaginale du col** (A12), est situé au-dessus du vagin. À l'extrémité cervicale de la portion vaginale se trouve l'orifice externe de la cavité utérine, l'**ostium de l'utérus** (A-C13). Il est entouré ventralement par la *lèvre antérieure* (B14) et dorsalement par la *lèvre postérieure* (B15).

**Intérieur de l'organe (C).** Il se compose d'une cavité en forme de fente, recouverte de muqueuse, la **cavité utérine** (C16). Elle a la forme d'un triangle à pointe inférieure, orienté dans un plan frontal, dont les angles supérieurs reçoivent l'abouchement des deux trompes. L'angle inférieur se prolonge par le canal de l'isthme utérin à travers un orifice interne, l'**ostium histologique interne** (C17), vers le canal cervical et s'ouvre dans le vagin par l'**ostium de l'utérus** (A-C13). Le **canal cervical** (C18) a une forme en fuseau et présente un relief superficiel couvert de plis, les *plis palmés* (C19). Dans la muqueuse du canal cervical se trouvent des *glandes cervicales*. Elles produisent un mucus qui ferme le canal cervical comme un bouchon muqueux. Depuis l'ostium externe jusqu'au fundus, la lumière de la cavité utérine mesure en tout environ 6 cm.

**Situation de l'utérus.** Elle dépend du degré de réplétion des viscères creux, vessie et rectum. En général, l'utérus dans son ensemble est incliné vers l'avant en cas de vessie vide, **antéversion**. Le corps utérin est incliné vers l'avant par rapport au col, **antéflexion**. On appelle **position de l'utérus** sa déviation par rapport au plan sagittal médian (dextro- ou sinistro-position).

> **Remarques cliniques.** La partie vaginale du col utérin est appelée en clinique « **portion** ». En langage clinique, l'**ostium externe** s'oppose au canal isthmique appelé **ostium interne**. En cas de grossesse, l'isthme de l'utérus se déplie et prend le nom de **segment inférieur de l'utérus**. Le diamètre vertical interne de la portion jusqu'au fundus est d'environ 6 à 7 cm. Il est mesuré avec une sonde graduée, et indiqué en longueur sur la sonde.

**Modifications de l'utérus en fonction de l'âge.** Chez le **nouveau-né** l'utérus a une forme cylindrique et émerge du petit bassin, et le col utérin apparaît relativement long par rapport au corps utérin. La configuration typique décrite ci-dessus correspond à la période de **maturité sexuelle**. Lors de la **menstruation**, l'utérus est légèrement plus gros et plus fortement vascularisé. Lors de la **grossesse**, l'utérus s'agrandit tellement qu'il arrive jusqu'à la région épigastrique. **Avec l'âge**, l'utérus s'atrophie ; le corps demeure relativement grand alors que le col involue considérablement. L'**ostium utérin** est rond chez la femme nullipare, il prend la forme d'une fente transversale après le premier accouchement vaginal.

## Aspect macroscopique de l'utérus 277

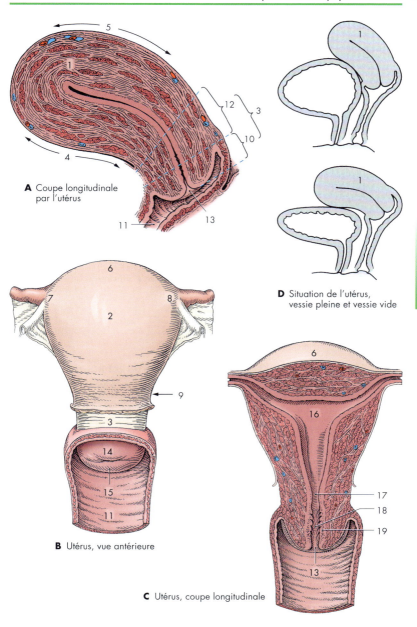

**A** Coupe longitudinale par l'utérus

**B** Utérus, vue antérieure

**C** Utérus, coupe longitudinale

**D** Situation de l'utérus, vessie pleine et vessie vide

Appareil génital féminin

**278 Appareil génital féminin :** utérus

## Structure microscopique

### Tuniques de la paroi utérine (A)

La lumière de la cavité utérine est tapissée par une **tunique muqueuse** (**A-C1**) ou **endomètre**. La partie essentielle de la paroi utérine est constituée par la puissante **tunique musculaire** (**A-C2**) ou **myomètre**. Des parties du corps et du fond utérin sont recouvertes de péritoine pariétal, c'est la **tunique séreuse** ou **périmètre** (**A-C3**). Latéralement, le long des *bords* (**A4**), l'utérus est directement en contact avec du tissu conjonctif que l'on rassemble sous le terme de **paramètre** (**A-C5**). Le tissu conjonctif situé à droite et à gauche du col utérin est décrit de façon similaire comme le **paracervix**.

### Situation du corps utérin

**Endomètre.** Au niveau du corps utérin, il repose directement sur la couche musculaire. Il se compose d'un *tissu conjonctif riche en cellules* et *pauvre en fibres*, et comporte un épithélium haut monostratifié, dans lequel sont incluses des *cellules ciliées* et des glandes tubuliformes, les *glandes utérines*. On divise l'endomètre en une **couche fonctionnelle** (II + III), « functionalis », soumis aux modifications cycliques, et une **couche basale** (I), « basalis », qui n'est pas éliminée lors de la menstruation et à partir de laquelle se régénère la structure muqueuse cyclique.

**Cycle menstruel** (**B**). À l'âge de l'activité génitale, les hormones de l'ovaire déterminent des modifications cycliques sur la fonction de la muqueuse utérine. Pendant la **phase de prolifération** (5e-14e jours) (**B7-8**), la couche fonctionnelle éliminée est reconstruite sous l'influence de l'œstradiol, les glandes augmentent de taille. Lors de la **phase de sécrétion** (15e-28e jours) (**B9-10**), les glandes, soumises à l'influence de la *progestérone* et des *œstrogènes*, continuent de s'accroître et produisent une sécrétion visqueuse, les vaisseaux sanguins se multiplient et s'allongent. La zone des glandes tubulaires devient le *stratum spongiosum (II)*. En superficie se forme une zone épaisse, le *stratum compactum (III)*, dans laquelle apparaissent de grandes cellules stromales, analogues à celles de l'épithélium, les *cellules pseudo-déciduales*. En l'absence de fécondation, le tarissement des hormones conduit à une ischémie muqueuse, c'est la **phase d'ischémie** (quelques heures), qui provoque des lésions tissulaires avec saignement et desquamation de la couche fonctionnelle, **phase de desquamation**, menstruation (1er-4e jours) (**B6**).

> **Remarques cliniques.** Lors d'un **curetage**, le grattage de la muqueuse respecte la basale car elle s'engrène dans le stratum subvasculaire du myomètre. De l'endomètre peut être dispersé hors de la cavité utérine dans l'ovaire ou dans le péritoine pelvien dans le tableau clinique de l'**endométriose**.

**Myomètre.** Il constitue de loin la plus épaisse couche de la paroi utérine et se compose de *cellules musculaires lisses*, de *tissu conjonctif* et de *vaisseaux*. Dans le corps et le fond de l'utérus on distingue **trois couches musculaires**. La couche **moyenne** est la plus épaisse. Elle est très riche en vaisseaux et apparaît donc spongieuse. Ses cellules musculaires forment un réseau tridimensionnel qui s'étend surtout parallèlement à la surface utérine. La couche moyenne est le *moteur principal de l'expulsion* lors de l'accouchement. Les couches musculaires **interne** (*stratum subvasculaire*) et **externe** (*stratum supravasculaire*) sont fines.

> **Remarques cliniques.** Lors de la grossesse, l'utérus s'accroît rapidement parce que les cellules musculaires lisses augmentent leur taille initiale de 7 à 10 fois. Des tumeurs bénignes du myomètre sont les *léiomyomes*, généralement appelés myomes ou « fibromes ».

### Structure du col utérin

La **muqueuse du col utérin** n'est pas soumise aux modifications cycliques de la muqueuse utérine. La couche fonctionnelle et la couche basale manquent. La muqueuse comporte un épithélium prismatique haut qui repose sur un *tissu conjonctif fibrocellulaire*. Les **glandes cervicales** sont des invaginations épithéliales ramifiées et tubulaires (**D11**), qui produisent un mucus alcalin. À la différence des autres segments, la **partie vaginale du col** est recouverte d'un épithélium pavimenteux pluristratifié non kératinisé.

> **Remarques cliniques.** La zone de transition entre l'épithélium prismatique haut du canal cervical et la partie vaginale est brutale, et peut être facilement examinée chez la femme en période d'activité génitale par le moyen d'une colposcopie. Avec l'âge, cette zone de transition migre dans le canal cervical. C'est le lieu de prédilection du développement du **carcinome du col de l'utérus**.

Structure microscopique de l'utérus **279**

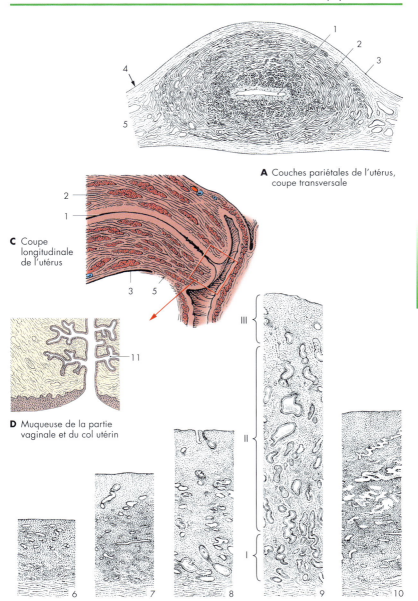

**A** Couches pariétales de l'utérus, coupe transversale

**C** Coupe longitudinale de l'utérus

**D** Muqueuse de la partie vaginale et du col utérin

**B** Muqueuse utérine au cours du cycle menstruel (préparation du Pr. Specht)

Appareil génital féminin

# Appareil génital féminin : utérus

## Vaisseaux, nerfs et drainage lymphatique

**Artères.** L'utérus (**A-B1**) est essentiellement vascularisé par l'**A. utérine** (**A2**), née de l'A. iliaque interne. Elle passe dans le tissu conjonctif subpéritonéal au-dessus de l'uretère (**A3**) pour rejoindre la base du Lig. large (flèche) et atteindre la paroi utérine à la hauteur du col. Elle se divise alors en une *branche principale* montant de façon sinueuse le long de la paroi latérale de l'utérus, et en une *A. vaginale* (**A4**) descendante. Au niveau du fond, la branche principale de l'A. utérine s'anastomose avec le vaisseau correspondant controlatéral et donne un *R. ovarique* (**A5**) qui, à son tour, va s'anastomoser avec l'*A. ovarique* (**A6**), ainsi qu'un *R. tubaire* (**A7**) qui vascularise la trompe.

**Veines.** Un réseau veineux plexiforme, sans valvules, forme autour du corps et du col utérin un **plexus utérin** (**A8**) qui se draine par les *V. utérines* (**A9**) dans les *V. iliaques internes*. Le plexus veineux est situé dans le paramètre.

**Drainage lymphatique.** La lymphe venant du corps et du fond utérins se draine essentiellement dans trois directions : le long du *Lig. suspenseur de l'ovaire* vers les **Ln. aortiques**, le long du *Lig. rond de l'utérus* vers les **Ln. inguinaux superficiels**, et par le *Lig. large de l'utérus* vers les **Ln. de la bifurcation de l'A. iliaque commune**, où aboutit également une partie de la lymphe venant du col utérin. Le col utérin donne d'autres vaisseaux lymphatiques allant vers les lymphonœuds pariétaux situés le long de l'A. iliaque interne, et en direction dorsale vers les Ln. sacraux.

**Nerfs.** L'innervation végétative de l'utérus se fait par le *plexus hypogastrique inférieur* (pelvien) et les *N. splanchniques pelviens* venant des segments médullaires S2-S4, qui forment sur le côté du col utérin un plexus avec de grandes cellules ganglionnaires, le **plexus utéro-vaginal** (**A10**) (plexus de Frankenhäuser).

**Fonctions de l'utérus.** L'utérus non gravide a pour rôle d'empêcher la pénétration de germes depuis le vagin dans la cavité utérine et dans la cavité péritonéale. Cycliquement il prépare la nidation, et

sert pendant la grossesse d'**organe de la gestation** et à la naissance d'**organe de la délivrance**.

## Rapports péritonéaux et appareil de fixation de l'utérus

Les **rapports péritonéaux** de l'utérus ont été décrits dans le cadre des rapports péritonéaux de l'ensemble du pelvis féminin (*voir* p. 268).

Dans la littérature anatomique et clinique on décrit diverses formations conjonctives, appelées **ligaments**, par lesquelles l'utérus serait relié à des structures voisines et auxquelles on attribue un *rôle de fixation*. On nomme ainsi : le Lig. rond de l'utérus (**B11**), le Lig. large de l'utérus (**A-B12**), le Lig. recto-utérin et le M. recto-utérin.

Le **Lig. rond de l'utérus** naît au niveau de la corne utérine. Il contient des cellules musculaires lisses, et rejoint par le canal inguinal le tissu adipeux subcutané de la grande lèvre où il se termine. C'est un *dérivé embryologique du pli gonadique* caudal, et continue le *Lig. suspenseur de l'ovaire*.

Le **Lig. large de l'utérus** est une *duplication péritonéale* qui s'étend entre le bord latéral de l'utérus et la paroi pelvienne latérale. Il contient du tissu conjonctif, des vaisseaux et des nerfs.

Le **pli recto-utérin** est un *pli péritonéal le long du cul-de-sac recto-utérin* ; il comporte un épais tissu conjonctif subpéritonéal et les nerfs végétatifs du plexus hypogastrique inférieur. Le tissu conjonctif a son origine à côté du col utérin et monte à la paroi pelvienne dorso-latérale. Il est également décrit comme **Lig. recto-utérin** ou **Lig. sacro-utérin**. L'existence de musculature lisse, **M. recto-utérin**, dans ce ligament est cependant controversée.

En langage clinique, on décrit également un **Lig. cardinal** (Mackenrodt), renforcement conjonctif fixant le col utérin à la paroi pelvienne latérale.

Dans la littérature, l'existence du Lig. rond et du Lig. large n'est pas controversée. Mais le *moyen de fixation* le plus important pour l'utérus est constitué par la *musculature du plancher pelvien*, et non par ces ligaments.

Vaisseaux, nerfs et drainage lymphatique, appareil de fixation de l'utérus **281**

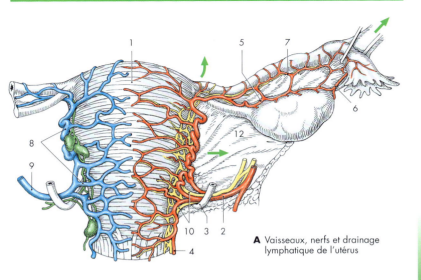

**A** Vaisseaux, nerfs et drainage lymphatique de l'utérus

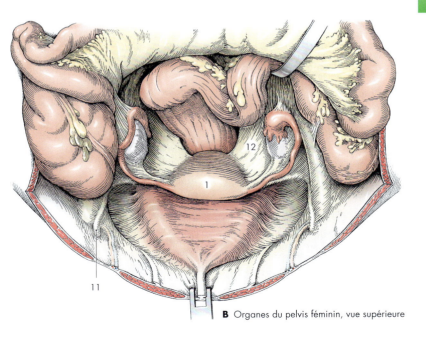

**B** Organes du pelvis féminin, vue supérieure

Appareil génital féminin

## Vagin et organes génitaux externes

### Aspect macroscopique

Le **vagin** (A-B1) est un organe creux fibro-musculaire à paroi fine. Il s'étend depuis le col de l'utérus (A2) jusqu'à l'**ostium du vagin** (A3) situé dans le **vestibule du vagin**. *Ventralement*, la vessie (A4) et l'urètre (A-B5) sont en rapport étroit avec le vagin, *dorsalement* ce sont le rectum (A6) et le canal anal (A7). Le vagin est à peu près dans l'axe du pelvis. Il est aplati d'avant en arrière, de sorte que ses parois antérieure et postérieure se touchent et circonscrivent une fente en forme de H (B). La paroi postérieure du vagin est plus longue que la paroi antérieure d'à peu près 1,5 à 2 cm. L'extrémité supérieure du vagin entoure le col utérin (A), formant un cul-de-sac, le **fornix**, *antérieur* plat (A8), *postérieur* profond (A9) et *latéral*. C'est au niveau du fornix que le vagin est le plus large ; par sa partie postérieure il atteint le point le plus déclive du cul-de-sac recto-utérin (A10). Le tiers inférieur du vagin est situé sous le rétrécissement du M. élévateur de l'anus et est relativement étroit. L'**entrée du vagin** est entourée d'une membrane, **hymen** ou **caroncules de l'hymen** (*voir plus bas*).

**Relief muqueux (C).** Il présente des plis transversaux, les **rides du vagin** (C11) (*rugae vaginales*). Des plexus veineux bien développés dans la paroi vaginale forment des crêtes longitudinales, les **colonnes des rides** (*columnae rugarum*). Le pli longitudinal antérieur, en raison de son rapport étroit avec l'urètre, forme un relief longitudinal nettement marqué, la **carina urétrale du vagin** (C12).

### Structure microscopique

**Paroi vaginale.** Elle est constituée d'une **tunique musculaire** fine, composée essentiellement d'une structure en *grille de musculature lisse* en combinaison avec des *fibres élastiques*. Le vagin est uni aux organes voisins par du **tissu conjonctif adventitiel** (*paracolpium*).

**Tunique muqueuse.** La muqueuse se compose d'un épithélium pavimenteux pluristratifié non kératinisé, riche en glycogène, reposant sur une couche conjonctive. L'épithélium vaginal, avec ses *couches basale, parabasale, intermédiaire et superficielle*, est soumis à des *modifications cycliques* qui correspondent à des teneurs différentes en glycogène dans les cellules épithéliales. On peut l'explorer par des frottis. Il n'y a pas de glandes dans la paroi vaginale. Les soi-disant **sécrétions vaginales** proviennent d'un *transsudat des plexus veineux* dans la paroi vaginale, de *sécrétions cervicales* et de *cellules épithéliales desquamées*. Son pH est acide, autour de 4-4,5, en raison de sa teneur en *acide lactique*. L'acide lactique est produit par des bactéries à partir du glycogène des cellules épithéliales desquamées, bactéries de Döderlein.

### Vaisseaux, nerfs et drainage lymphatique (D)

**Artères.** Le vagin est vascularisé par des **R. vaginaux** (D13) de l'*A. utérine* et par des branches de l'*A. vésicale inférieure* (D14) et de l'*A. pudendale interne* (D15).

**Veines.** Le drainage veineux se fait par un **plexus veineux vaginal** situé près du vagin, qui communique avec les plexus veineux des organes uro-génitaux voisins, pour s'évacuer vers les *V. iliaques internes*.

**Nerfs.** L'innervation autonome se fait, comme pour l'utérus, par le **plexus utéro-vaginal** ; les parties inférieures du vagin sont innervées par le **N. pudendal.**

**Drainage lymphatique.** La lymphe issue du vagin rejoint les **Ln. iliaques externes et internes**, ainsi que les **Ln. inguinaux superficiels.**

**Fonction du vagin.** La vagin est l'*organe de la copulation* et sert par ailleurs à l'*écoulement des sécrétions cervicales et des saignements menstruels*. Lors de l'accouchement, il constitue la dernière partie, la plus externe, du *canal génital*.

Aspect macroscopique et microscopique du vagin **283**

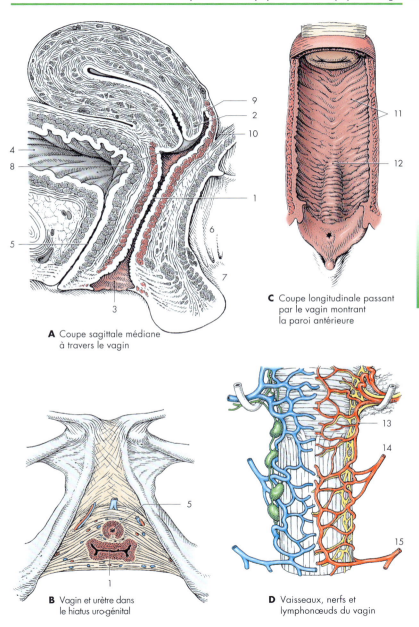

**A** Coupe sagittale médiane à travers le vagin

**B** Vagin et urètre dans le hiatus uro-génital

**C** Coupe longitudinale passant par le vagin montrant la paroi antérieure

**D** Vaisseaux, nerfs et lymphonœuds du vagin

**Appareil génital féminin**

## Organes génitaux externes

**Mont du pubis et grandes lèvres.** Les organes génitaux externes féminins sont situés sous, donc en superficie par rapport au plancher pelvien. La partie antérieure est constituée par le **mont du pubis (A1)**, un coussinet cutanéo-graisseux, situé en avant de la symphyse et comportant chez la femme adulte une pilosité. Cette **pilosité pubienne** est orientée en ligne droite crânialement et se prolonge caudalement sur les **grandes lèvres (A2)**. Ce sont deux longs plis cutanés longitudinaux, qui s'étendent depuis le mont du pubis jusqu'au périnée (**A3**) et délimitent la **fente vulvaire** (*rima pudendi*). Elles correspondent au scrotum chez l'homme. Les grandes lèvres se réunissent ventralement en une **commissure labiale antérieure (A4)**, et dorsalement en une **commissure labiale postérieure (A5)**. Sur leur face externe, elles sont recouvertes de peau pigmentée avec des cellules musculaires lisses, des poils, des glandes sébacées et sudoripares. Sur la face interne, l'épithélium n'est que faiblement kératinisé, il y a des glandes sébacées mais pas de poils. En profondeur, la grande lèvre est composée de *graisse* et de *plexus veineux*. Un grand plexus veineux continu, entouré d'un fascia, forme un corps érectile, le **bulbe vestibulaire (B6)**. Il est recouvert par le **M. bulbo-spongieux (B7)** et correspond au bulbe spongieux urétral chez l'homme. Ventralement, les corps érectiles des deux côtés se réunissent par une fine *partie intermédiaire*.

**Petites lèvres.** Les **petites lèvres (A-B8)** sont de minces plis cutanés dépourvus de graisse qui entourent le *vestibule du vagin* (**A-B9**). Elles sont unies en arrière par un petit ligament, le **frein des lèvres (A10)**, qui disparaît au premier accouchement. En avant, les petites lèvres se terminent en deux paires de plis, dont la partie interne forme un petit ligament, le **frein du clitoris**, vers le clitoris (**A11**), alors que la paire externe se réunit en avant du clitoris, formant le **prépuce du clitoris (A12)**. Les petites lèvres recouvertes d'un épiderme fin comportent du *tissu conjonctif* et des *glandes sébacées*.

**Vestibule du vagin.** Dans le **vestibule du vagin** s'ouvrent en avant l'urètre par l'**ostium externe de l'urètre (A-B13)**, en arrière le vagin par l'**ostium du vagin (A-B14)** qui peut être partiellement fermé par un repli, l'**hymen**. Le développement de l'hymen est très variable, il est rompu au premier rapport sexuel. Ses reliquats cicatriciels forment après un accouchement de petits tubercules, les **caroncules de l'hymen (A15)**. De part et d'autre de l'ostium du vagin, à l'extrémité mousse du bulbe du vestibule, se situent les **glandes vestibulaires majeures** (glandes de Bartholin), de la taille d'un pois, qui s'abouchent dans le vestibule par un conduit excréteur de 1,5 à 2 cm de long. Par ailleurs, il existe des petites **glandes vestibulaires mineures** qui sécrètent un liquide muqueux.

**Clitoris.** Il s'agit d'un organe érectile, sensible (corpuscules du tact), qui se divise en plusieurs segments : le **pilier (B16)**, le **corps (B17)** et le **gland (B18)**. Le clitoris contient du tissu érectile, les *corps caverneux droit et gauche*, qui prennent chacun naissance par un pilier des branches inférieures du pubis pour se réunir en un corps impair, le corps du clitoris, et se terminer par le gland. Dans le corps du clitoris, les corps caverneux de chaque côté sont incomplètement séparés par le *septum des corps caverneux*. Comme le pénis, le clitoris est fixé au bord inférieur de la symphyse par un **Lig. suspenseur du clitoris** (*voir* Tome 1, p. 92) (**B19**). Chaque pilier du corps érectile est recouvert par le *M. ischio-caverneux* (**B20**).

## Vaisseaux, nerfs et drainage lymphatique

**Artères.** Les branches terminales de l'*A. pudendale interne* vascularisent les organes génitaux externes féminins.

**Veines.** Le sang veineux se draine par la *V. pudendale interne*, les *V. pudendales externes* et la *V. dorsale profonde du clitoris* vers le plexus veineux vésical.

**Nerfs.** L'innervation se fait par des branches du *N. pudendal*, du *N. ilio-inguinal* et du *N. génito-fémoral*.

**Drainage lymphatique.** La lymphe des organes génitaux externes rejoint les *Ln. inguinaux*.

Organes génitaux externes **285**

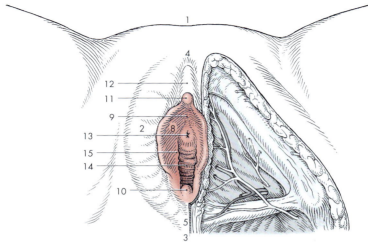

**A** Organes génitaux externes féminins et plan superficiel du périnée

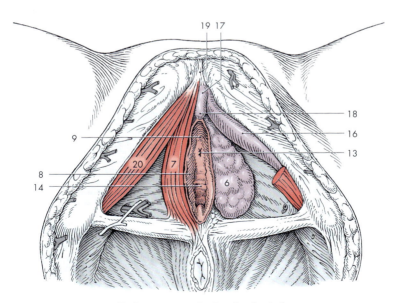

**B** Organes et muscles érectiles chez la femme

Appareil génital féminin

## Anatomie topographique

### Anatomie sectionnelle

#### Plan de coupe transversal à la hauteur des articulations coxo-fémorales (A)

Le plan de coupe passe ventralement par les *branches supérieures du pubis* (**A1**), dorsalement par la *première pièce coccygienne* (**A2**). Sur la paroi latérale du pelvis, on trouve le *M. obturateur interne* (**A3**) qui couvre l'entrée vers le *canal obturateur* (**A4**). Latéralement et dorsalement on aperçoit le trajet du *Lig. sacro-épineux* (**A5**) jusqu'à son insertion sur l'épine ischiatique (**A6**). Ventralement par rapport au coccyx se trouve le *rectum* (**A7**), entouré d'une couche adventitielle propre conjonctivo-adipeuse dans laquelle on retrouve de nombreuses sections des *vaisseaux rectaux supérieurs* (**A8**). Ventralement par rapport au rectum se trouve le point le plus déclive de la cavité péritonéale féminine, le *cul-de-sac recto-utérin* (**A9**) (cul-de-sac de Douglas). Son revêtement péritonéal couvre la face postérieure du *col de l'utérus* (**A10**). Dans le tissu conjonctif à côté du col utérin il y a de nombreuses sections des *vaisseaux utérins* (**A11**). À partir du col utérin, un épais tissu conjonctif formant le *Lig. recto-utérin* (**A12**) se dirige dorso-latéralement. La *vessie* (**A13**), située ventralement par rapport à l'utérus, est sectionnée juste au-dessus de l'abouchement des *uretères* (**A14**). La vessie est entourée ventralement et latéralement par un épais tissu adipeux. Indépendamment de leur structure et de leur origine, on appelle en pratique clinique les espaces conjonctifs à côté du rectum *pararectal (pararoctium)*, à côté du col utérin *paracervical (paracervix)* et à côté de la vessie *paravésical (paracystium)*.

**A15** M. grand glutéal, **A16** N. ischiatique, **A17** Lig. de la tête fémorale, **A18** Tête du fémur, **A19** Col du fémur, **A20** M. pectiné, **A21** M. iliopsoas, **A22** Vaisseaux fémoraux, **A23** N. fémoral.

#### Plan de coupe transversal à la hauteur des tubérosités ischiatiques (B)

Le plan de coupe passe ventralement par la *symphyse pubienne* (**B24**), dorsalement par la *pointe du coccyx*. Latéralement aux organes pelviens, on trouve des parties du *M. élévateur de l'anus* (**B25**) (*M. pubo-coccygien* [**B25a**], *M. ilio-coccygien* [**B25b**]). Le *rectum* (**B7**) est sectionné au-dessus de la courbure ano-rectale, sa paroi dorsale est de ce fait vue obliquement. Ventralement par rapport au rectum se trouve le *vagin* (**B26**) accompagné latéralement par de nombreuses sections vasculaires du *plexus veineux vaginal* (**B27**). Les voies urinaires sont concernées à la hauteur de l'*urètre* (**B28**), entouré par le *M. sphincter de l'urètre* (**B29**) transversal. Dans l'*espace rétropubien* (**B30**) on trouve du tissu adipeux avec de nombreuses sections vasculaires. En dehors de la cavité pelvienne on aperçoit la *fosse ischio-anale* (**B31**), dans la paroi latérale de laquelle se trouve le *canal pudendal* (**B32**) avec les *vaisseaux pudendaux* et le *N. pudendal*.

**B33** M. obturateur externe.

> **Remarques cliniques.** Les images sectionnelles fournies par les procédés radiologiques modernes sont utilisées p. ex. pour l'évaluation de la **taille et de l'extension des tumeurs**. Dans le pelvis féminin, outre les tumeurs du rectum et de la vessie, on pourra évaluer celles du corps et du col utérins et celles de l'ovaire. Dans le bilan préopératoire des tumeurs évoluées, il faut rechercher principalement leur extension dans les espaces conjonctifs subpéritonéaux et vers les organes voisins.

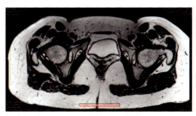

**Ad A** Plan correspondant en IRM

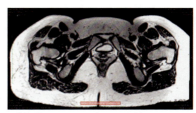

**Ad B** Plan correspondant en IRM

Anatomie sectionnelle **287**

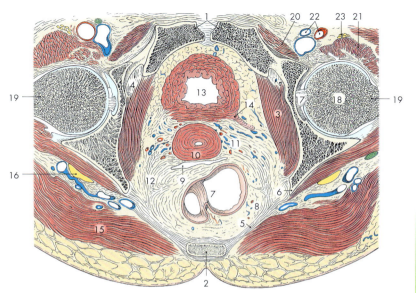

**A** Coupe transversale par le pelvis féminin à la hauteur des hanches

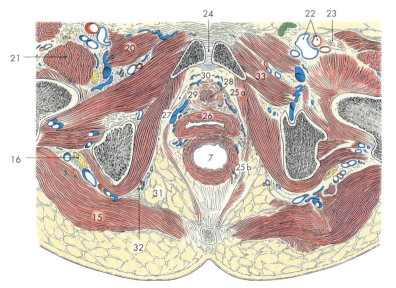

**B** Coupe transversale par le pelvis féminin à la hauteur des tubérosités ischiatiques

Appareil génital féminin

# Anatomie comparée des pelvis féminin et masculin

## Diaphragme des parties molles

L'issue de la cavité pelvienne est fermée par le **diaphragme pelvien**, de sorte que le canal anal et les organes uro-génitaux y trouvent simultanément leurs orifices fonctionnels.

Le diaphragme pelvien est formé par le **M. élévateur de l'anus** (**A-B1**) et le **M. ischio-coccygien** (**A-B2**). Le M. élévateur de l'anus lui-même est composé de trois groupes musculaires échelonnés : le *M. pubo-coccygien* (**C1a**) et le *M. ilio-coccygien* (**C1b**) forment le plancher d'occlusion musculaire du pelvis et participent ainsi à assurer la statique des organes pelviens et abdominaux. La troisième partie du M. élévateur, le *M. pubo-rectal* (**A-C1c**), a son origine au pubis et forme une boucle autour de la courbure ano-rectale. Il contribue à la continence rectale et comprime, avec les fibres médiales des autres parties du M. élévateur, les organes uro-génitaux situés dans l'*hiatus uro-génital* (**C3**). Le fascia musculaire, qui recouvre le M. élévateur de l'anus sur sa face orientée vers les viscères pelviens, est appelé **fascia supérieur du diaphragme pelvien**, celui qui couvre sa face extérieure est appelé **fascia inférieur du diaphragme pelvien**.

En raison des différences spécifiques du pelvis osseux liées au sexe, le M. élévateur de l'anus présente également des **différences selon le sexe.** Chez la femme (**A**) le muscle est davantage entremêlé de tissu conjonctif que chez l'homme (**B**), chez lequel la musculature du plancher pelvien est globalement plus développée, principalement en faveur du M. pubo-rectal.

**A-B4** Os coxal, **A-B5** Fémur, **A-B6** Sacrum avec coccyx, **A-B7** M. piriforme, **A-B8** M. obturateur interne avec M. jumeaux supérieur et inférieur, **A-B9** M. carré fémoral, **A-B10** Tubérosité ischiatique, **A-B11** Épine ischiatique, **A12** Corps ano-coccygien, **A-B13** Anus, **A14** Canal pudendal, **A15** N. ischiatique, **A16** M. ischio-jambiers.

**Remarques cliniques.** La musculature du plancher pelvien a tendance à s'affaiblir surtout chez les femmes multipares, avec l'âge et sous la pression des viscères. Il peut en résulter des dysfonctionnements ou des insuffisances du plancher pelvien qui peuvent aboutir à un **prolapsus** ou à une **incontinence.**

Diaphragme des parties molles **289**

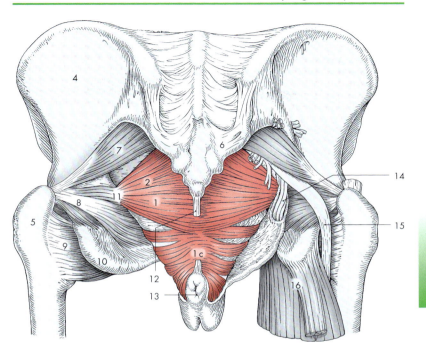

**A** Musculature du plancher pelvien chez la femme, vue postérieure

Appareil génital féminin

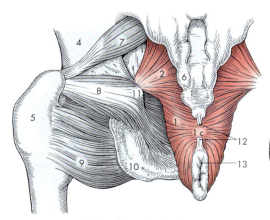

**B** Musculature du plancher pelvien chez l'homme, vue postérieure

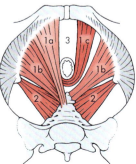

**C** Musculature du plancher pelvien, vue supérieure

## Diaphragme des parties molles (*suite*)

### Plan de coupe transversal par le périnée chez l'homme (A)

Dorsalement, le plan de coupe passe par la *marge anale* (**A1**) entourée par le *M. sphincter externe de l'anus* (**A-B2**). Latéralement et ventralement se trouve le tissu adipeux de la *fosse ischio-anale* (**A-B3**). Ventralement par rapport au canal anal sont sectionnés les fibres musculaires et les faisceaux conjonctifs au trajet transversal du *M. transverse superficiel du périnée* (**A4**). De la *branche inférieure du pubis* (**A-B5**), le *M. ischio-caverneux* (**A-B6**) prend de chaque côté son origine, puis entoure le *pilier du pénis* (**A7**). Entre les piliers du pénis se trouve le *bulbe du pénis* (**A8**), dans lequel on reconnaît la section de l'*urètre masculin* (**A9**). Il est entouré par le *M. sphincter externe de l'urètre*. De chaque côté de la section tangentielle du pénis, on reconnaît la section du *cordon spermatique* (**A10**).

**A-B11** M. adducteurs.

### Plan de coupe transversal par le périnée chez la femme (B)

Le plan de coupe passe au-dessus de la marge anale et par le *canal anal* (**B12**), qui est entouré par le complexe sphinctérien du *M. spincter interne de l'anus* (**B13**), de la *musculature longitudinale* et du *M. sphincter externe de l'anus* (**B2**). Ventralement par rapport au canal anal est sectionné le *vagin* (**B14**) dont la paroi antérieure est fortement adhérente à l'*urètre* (**B15**). Comme dans une coupe du bassin masculin, on reconnaît de chaque côté l'origine du *M. ischio-caverneux* (**B6**), qui enveloppe le *pilier du clitoris* (**B16**). Le *bulbe du vestibule* (**B17**) entoure les orifices du vagin et de l'urètre.

### Fosse ischio-anale

À l'extérieur du plancher pelvien se trouve de chaque côté un espace pyramidal, la fosse ischio-anale (vert dans la figure, **A-B3**), remplie de tissu adipeux, le *corps adipeux de la fosse ischio-anale*. La **base** de cet espace est couverte par la *peau du périnée* (**18**), le **sommet** monte environ jusqu'à la réunion des *M. élévateur de l'anus* et *M. obturateur interne*. **Médialement**, cet espace est limité par le *M. sphincter externe de l'anus* (**2**) et le *M. élévateur de l'anus* (**19**) en particulier son fascia, le *fascia diaphragmatique pelvien inférieur*. **Latéralement**, il est limité par la *tubérosité ischiatique* (**20**) et le *fascia obturateur*. **En arrière**, cet espace est recouvert par le *M. grand glutéal* (**21**) et le *Lig. sacro-tubéral*. **En avant**, il arrive jusqu'au bord postérieur du diaphragme uro-génital.

Dans la paroi latérale de la fosse ischio-anale passent les *vaisseaux pudendaux internes* et le *N. pudendal*. Ils sont protégés dans une duplication du fascia du M. obturateur interne, le *canal pudendal* (*canal d'Alcock*).

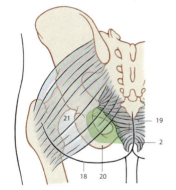

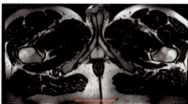

**Ad A** Plan correspondant en IRM

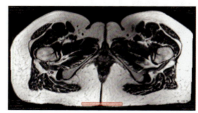

**Ad B** Plan correspondant en IRM

Diaphragme des parties molles (*suite*) **291**

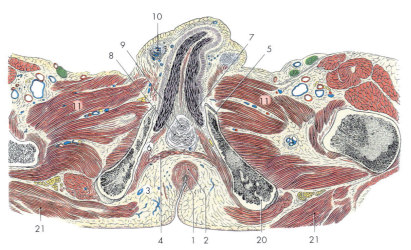

**A** Plan de coupe transversal par le périnée chez l'homme

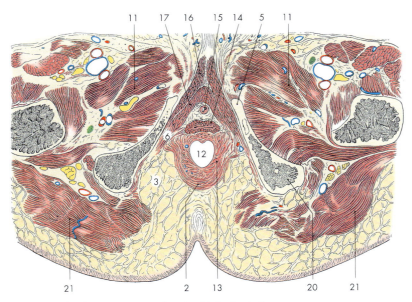

**B** Plan de coupe transversal par le périnée chez la femme

Appareil génital féminin

# Grossesse et développement humain

**Grossesse**  *294*
Gamètes  *294*
Fécondation  *296*
Développement initial  *298*
Gestation  *300*
Placenta  *302*
Accouchement  *304*

**Développement humain**  *310*
Vue d'ensemble  *310*
Période prénatale  *310*
Développement des systèmes
   d'organe  *318*
Le nouveau-né  *338*
Périodes d'âge post-natales  *340*

**294 Grossesse** : gamètes

# Gamètes

Toutes les cellules contiennent l'information génétique sous la forme de molécules filiformes d'acide désoxyribonucléique (ADN), agencées en double cordon spiralé. Les cellules souches contiennent doublement cette information dans une formule chromosomique diploïde avec 46 chromosomes, 44 autosomes et 2 gonosomes (hétérosomes). Avant la division de ces cellules (**mitose**), l'ADN est doublé et d'une cellule résultent deux cellules filles identiques, qui comportent à nouveau une formule chromosomique diploïde.

Lors de la fécondation (**conception**), l'ovule et la cellule fécondante *fusionnent*. Il en résulte une fusion des deux noyaux cellulaires porteurs du matériel génétique paternel et maternel. Comme dans toute espèce, le nombre de chromosomes est constant, et le nombre de chromosomes des gamètes fusionnants doit être réduit de moitié avant la fécondation (formule chromosomique haploïde). Ces processus de réduction sont résumés sous le synonyme de **méiose** ou **mitose de maturation.** L'objectif de la méiose est donc la production de **gamètes**, c'est-à-dire d'**ovocytes** et de **spermatozoïdes** destinés à la reproduction sexuée. Les gamètes ont une formule chromosomique haploïde (23,X ou 23,Y). Par la fusion des gamètes haploïdes féminins et masculins se forme le **zygote** diploïde apte à la division mitosique, et dont le noyau est constitué à parts égales de chromosomes maternels et paternels (46,XX ou 46,XY).

Les chromosomes homologues sont séparés à la méiose 1, les chromatides à la méiose 2.

À la méiose des **spermatocytes**, qui a lieu dans les tubes séminifères contournés des testicules, résultent 4 gamètes de taille identique (*spermatides*).

À l'**ovule** la méiose 1 a lieu avant l'ovulation, *inégalement* avec formation d'une petite cellule fille, le **globule polaire** (**A1**). Au moment de l'*imprégnation* (introduction du **spermatozoïde** [**A-B2**] dans l'ovule) l'ovule se trouve encore en méiose 2, au cours de laquelle se forment une autre cellule rudimentaire, le **second globule polaire** (**B-C-D3**), et le grand ovocyte haploïde qui contient le **prénoyau** (**B-C4**) féminin. (Occasionnellement il se produit un 3$^e$ globule polaire résultant d'une seconde méiose du 1$^{er}$ globule polaire).

L'ovule prêt à la fécondation (**A5**) est entouré d'une épaisse couche de glycoprotéine acellulaire, la **zone pellucide** (**A-E6**), produite principalement par les **cellules de l'épithélium folliculaire** (**A-E7**). C'est pourquoi les cellules de l'épithélium folliculaire (cellules de la granulosa), aussi appelées **cellules de la corona radiata** (**A-E7**), ont été refoulées de la surface de l'ovule, mais restent en contact avec la membrane cellulaire (**E9**) de l'ovule par de longs et fins prolongements (**E8**) qui traversent la zone pellucide, avec formation de nexus (connexine 37). Par endroits, ces prolongements s'introduisent dans la superficie de l'ovule par des renflements nodulaires (**E10**).

Le **sexe génétique** est déterminé lors de la fécondation par la combinaison chromosomique, les hétérosomes XX caractérisant un noyau cellulaire féminin, les hétérosomes XY un noyau cellulaire masculin. Après la division de la formule chromosomique au cours de la méiose, l'ovocyte « mature » (haploïde) doit en conséquence toujours posséder un chromosome X, et le spermatozoïde « mature » un chromosome X ou Y. À la fécondation, la cellule spermatique détermine ainsi le sexe génétique du germe.

**C13** Prénoyau masculin, **E11** Cytoplasme de l'ovule, **E12** Noyau de l'ovule.

L'**éjaculat** (« sperme ») est composé d'une partie corpusculaire et d'une partie liquidienne. La *partie corpusculaire* contient, outre des cellules épithéliales exfoliées du tractus génital, de façon prédominante des **spermatozoïdes.** La *partie liquidienne*, appelée **plasma séminal**, est constituée par les sécrétions liquidiennes de l'épididyme et des glandes génitales accessoires (prostate, vésicules séminales). *Quantité de l'éjaculat* : 2,0 ml ou davantage. *Nombre total de spermatozoïdes* : 40 x 10$^6$ par éjaculat ou davantage. Pour une teneur inférieure à 20 x 10$^6$ spermatozoïdes par ml, la probabilité de fécondation diminue fortement.

Gamètes **295**

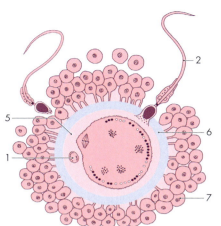

**A** Pénétration du spermatozoïde dans la corona radiata et fixation à la zone pellucide

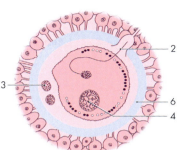

**B** Méiose 2 avec séparation du 2ᵉ globule polaire

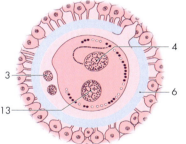

**C** Stade avec prénoyaux masculin et féminin

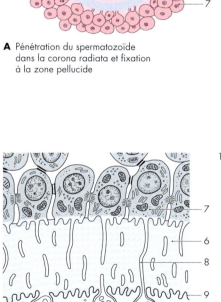

**E** Épithélium folliculaire avec la zone marginale d'un ovule. Dimension au microscope électronique

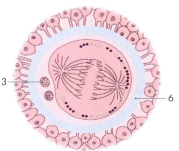

**D** Mitose du zygote

Grossesse et développement humain

# Fécondation

Avant la **fécondation** (conception), il y a la *migration des spermatozoïdes*, qui est fortement conditionnée par le milieu hormonal dans le tractus génital féminin. La fertilité d'une femme dépend de façon décisive de la possibilité des spermatozoïdes de franchir avec succès le canal cervical, et de leur progression jusqu'à l'*ampoule tubaire*, où dans les conditions physiologiques a lieu la fécondation.

Durant le cycle menstruel, le canal cervical est la plupart du temps fermé par la viscosité de la *glaire cervicale*, et rend impossible l'ascension des spermatozoïdes. Ce n'est que sous l'influence œstrogénique croissante que se développe la glaire cervicale favorable à la migration des spermatozoïdes : fluide, filante et alcaline. C'est principalement le bouchon muqueux de l'ostium externe qui devient perméable.

## Réactions des spermatozoïdes

À la fin de leur parcours, les cellules spermatiques sont soumises à un processus également conditionné par les œstrogènes, la **capacitation.** Il s'agit d'un « processus de maturation » biochimique et physiologique que la cellule spermatique doit franchir pour pouvoir pénétrer dans l'ovule. Ces modifications à la membrane plasmatique du spermatozoïde sont un préalable à la **réaction acrosomique** qui suit. Par perforation et dissolution vésiculaire de la membrane plasmatique et de la membrane acrosomique externe de la cellule spermatique, des enzymes lysosomales sont libérées, entre autres la protéase acrosine, permettant au spermatozoïde de franchir la *corona radiata* et la *zone pellucide*. En premier lieu les spematozoïdes (**B1**) se fixent aux **récepteurs** (**B2**) de la zone pellucide (**B3**). Après pénétration dans la zone pellucide, les spermatozoïdes arrivent dans l'étroit **espace périvitellin** (**C4**) entre la zone pellucide et la surface de l'ovule. On désigne par conséquent comme réaction acrosomique la fusion de la membrane acrosomique interne avec la membrane plasmatique de l'ovule. La cellule spermatique se trouve à présent dans le cytoplasme de l'ovule sans membrane cellulaire. L'acrosome correspond donc à un grand lysosome, qui se met par dessus le sommet du noyau cellulaire.

## Formation du zygote

Après la pénétration du spermatozoïde dans l'ovule, le $2^e$ globule polaire est éliminé, témoignant de l'accomplissement de la méiose 2. L'ovule lui-même réagit de plusieurs façons au contact de la cellule spermatique et à sa pénétration. Une réaction corticale se produit sur les récepteurs de la membrane : des **vésicules corticales** (**B5**) de l'ovule déversent leur contenu (granules corticales, enzymes) dans l'espace périvitellin (**C-D4**). Il en résulte une modification de sa structure de sorte que d'autres cellules spermatiques ne puissent plus y pénétrer (**D1**).

**B-C-D3** Zone pellucide, **B-C-D4** Espace périvitellin, **B-C-D6** Membrane plasmatique de l'ovule, **D7** Vésicule corticale vidée.

Simultanément se produit une *décondensation de la chromatine paternelle*. Sur le plan morphologique, cela apparaît sous forme de gonflement de la tête du spermatozoïde. Le prénoyau paternel se forme à présent sous l'influence de *facteurs de croissance* ; le noyau haploïde se gonfle en prénoyau féminin. Par la réunion des deux prénoyaux se constitue le zygote avec une formule chromosomique diploïde (*voir* p. 295).

Le contact entre la cellule spermatique et l'ovule n'aboutit pas seulement à la *dépolarisation* immédiate de la membrane de l'ovule, mais aussi à l'*activation du métabolisme*. La *translation* d'ADN préformé s'établit ; de l'ADN nouveau est formé ; la *synthèse protéique* est augmentée. Les mitoses débutent ; le sexe génétique est déterminé. Avec la fécondation, le développement génétiquement programmé est déclenché.

D'importantes réactions avant et pendant le processus de fécondation sont résumées schématiquement dans la figure **A**.

Réactions des spermatozoïdes, formation du zygote **297**

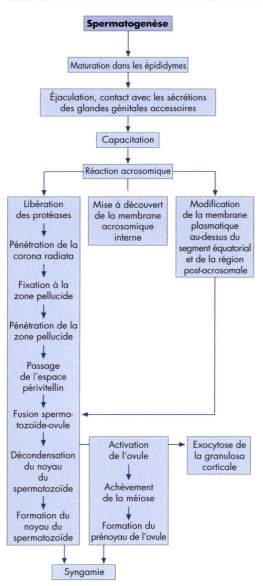

**A** Représentation schématique d'importantes réactions avant et pendant le processus de fécondation

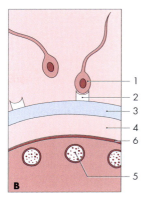
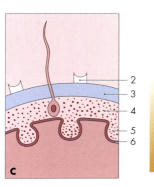
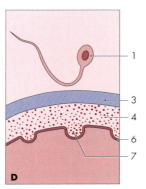

**BCD** Déroulement de la réaction corticale

Grossesse et développement humain

# Développement initial

L'ovule entouré de la **zone pellucide** et de la **corona radiata** (épithélium folliculaire ou cellules de la granulosa), libéré lors de l'ovulation, est capté par l'**infundibulum tubaire** au travers de l'**ostium abdominal.** Il doit être fécondé dans les 6 à 12 heures ; au-delà il n'est plus fécondable. La fécondation a lieu généralement dans l'**ampoule tubaire.** Ensuite le zygote migre en 4 à 5 jours dans l'utérus. Il y est « transporté » par le mouvement ciliaire des cellules épithéliales tubaires, la sécrétion et son flux dans la trompe, et les contractions de la musculature tubaire. Ces processus s'effectuent sous l'influence hormonale.

Le développement du zygote se fait également sous influence hormonale. Sa nutrition s'effectue par des substances de la sécrétion tubaire tels les acides pyruvique, lactique et aminé.

**Subdivision.** Durant sa traversée de la trompe, le zygote subit une série de mitoses dites de subdivision. Les cellules de subdivision ou **blastomères** deviennent plus petites à chaque division, puisqu'elles sont entourées autant après qu'avant par la zone pellucide inextensible (**A-B-C1**) (*comparer* p. 312).

**Morula.** Vers le 3$^e$ jour après la conception le zygote atteint le stade de 16 cellules et ressemble à une mûre : la **morula** (**A**). Il se divise finalement en un amas cellulaire central, l'**embryoblaste** (**B-C4**) (forme initiale de l'embryon), et une couche cellulaire périphérique, le **trophoblaste** (**B-C2**) dont résultera ultérieurement la partie placentaire fœtale. Au stade de blastomères les cellules se ressemblent ; elles sont cytologiquement *totipotentes* et encore indifférenciées. Jusqu'au stade de 8 cellules, une formation multiple est ainsi possible par séparation complète.

**Blastocyte.** Aux stades suivants du développement, il se forme une excavation à contenu liquidien par la confluence d'espaces intercellulaires élargis et des sécrétions liquidiennes des blastomères. Le zygote est désormais appelé **blastocyte** (**B**) et l'excavation **cavité blastocytaire** (**B-C3**). Les cellules de la masse cellulaire interne (embryoblaste) sont à présent sur un côté ; les cellules de la couche externe (trophoblaste) s'amincissent et forment la paroi épithéliale du blastocyte (**B-C2**). En même temps que ces processus, la **muqueuse utérine** (**C7-8**) est préparée à l'implantation du blastocyte sous l'influence progestéronique du **corps jaune** de l'ovaire. La muqueuse utérine est épaisse, richement vascularisée et ramollie de sorte que le germe puisse y pénétrer et s'y nourrir. L'implantation (**C**) (nidation) du blastocyte dans l'endomètre se produit à un endroit favorable, d'où il ne peut plus être déplacé, le plus souvent à la paroi postérieure (**D9**) ou antérieure (**D10**) de la cavité utérine.

**C7** Couche fonctionnelle de l'endomètre, **C8** Épithélium utérin, **D15** Rectum.

**Implantation.** On distingue plusieurs phases de l'implantation (nidation, du 6$^e$ au 7$^e$ jour). Le premier pas est l'**apposition**, c'est-à-dire que le blastocyte prend contact par son **pôle embryonnaire** (**B-C4**) (pôle d'implantation) avec l'épithélium de l'*endomètre*. Suit l'**adhésion.** Des *molécules d'adhésion*, qui ne sont disponibles qu'environ 24 heures (*fenêtre d'implantation*), sont nécessaires pour cette étape. Ce n'est qu'alors que se produit l'**invasion**, où le trophoblaste du pôle embryonnaire prolifère en formant des villosités, refoule l'épithélium utérin et s'introduit dans l'endomètre (**C6**). Les cellules trophoblastiques qui arrivent au contact des cellules de l'endomètre forment le **syncytiotrophoblaste** multinucléé, où des limites cellulaires ne peuvent plus être distinguées. Des cellules trophoblastiques non fusionnées sont qualifiées de **cytotrophoblaste.** Celui-ci forme la couche interne des villosités trophoblastiques et est constitué d'une seule couche d'épithélium isoprismatique. L'ancien trophoblaste monocouche est ainsi devenu bicouche (*voir* p. 312).

**Remarques cliniques.** Les implantations en dehors de la cavité utérine, dites grossesses extra-utérines (gravidités ectopiques), dans la cavité abdominale (**D11**) ou dans l'ovaire (**D12**), montrent que les spermatozoïdes peuvent migrer jusque dans la cavité abdominale et y féconder un ovule (grossesse abdominale). Parmi les gravidités ectopiques, les localisations tubaires (**D13**) sont numériquement les plus fréquentes (**grossesse tubaire**). Le blastocyte anormalement implanté peut éroder des vaisseaux maternels et provoquer une hémorragie sévère. Une implantation dans l'isthme (**D14**) du col de l'utérus aboutit au **placenta praevia** (placenta en avant du trajet d'accouchement).

Subdivision, morula, blastocyte, implantation **299**

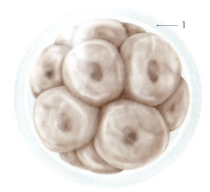

**A** Morula

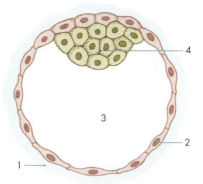

**B** Blastocyte

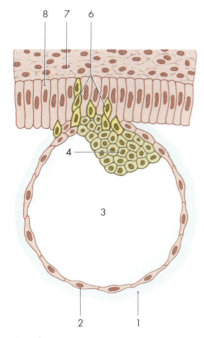

**C** Implantation

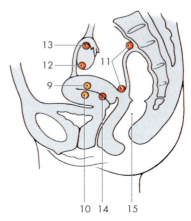

**D** Sites d'implantation en cas de grossesse extra-utérine et de placenta praevia

Grossesse et développement humain

# 300 Grossesse : développement initial

## Développement initial (*suite*)

**Implantation et décidualisation.** Le **trophoblaste** (plus tard « chorion ») (**A-B1**) nourrissant l'embryon développe, après dissolution de la zone pellucide, des cellules trophoblastiques qui à l'aide d'enzymes bourgeonnent dans l'**endomètre** (**A-B2**) à la zone de contact (*voir* Figure **C** p. 299). Elles forment le contingent embryonnaire du **placenta** (**C3**). Simultanément, l'endomètre se transforme, sous l'influence progestéronique du *corps jaune*, en cellules gonflées d'œdème avec accumulation de glycogène et lipides : c'est la **décidualisation.** Ce processus commence aux cellules du stroma autour du blastocyte implanté, puis s'étend et touche finalement tout l'endomètre. L'endomètre sous le site de l'implantation devient la **déciduale basale** (**C4**), contingent maternel du placenta, entre le germe et le myomètre. La fine couche d'endomètre au-dessus du blastocyte implanté devient la **déciduale capsulaire**. La couverture endométriale du reste de la cavité utérine, en dehors du site de l'implantation, forme la **déciduale pariétale**. Lors de la progression de la grossesse, la déciduale capsulaire disparaît complètement.

**Cavité amniotique.** Dans l'embryoblaste il se forme une cavité en dessous et une au-dessus du germe, le sac vitellin et la cavité amniotique. Alors que le **sac vitellin** (**C5**) se réduit à une vésicule, la **cavité amniotique** (**B-C6**) s'accroît avec l'**embryon** (**A-B-C7**), qui sera dénommé fœtus à partir du 3e mois. La cavité amniotique contient le *liquide amniotique*, de l'ordre de 1 litre en fin de gravidité. Le fœtus y nage, retenu par le cordon ombilical. Le liquide amniotique empêche les adhérences de l'embryon à l'amnios, amortit les chocs mécaniques et permet au fœtus de se mouvoir.

**A-B-C8** Cavité utérine, **A-B-C9** Myomètre.

> **Remarques cliniques.** À partir de la 14e semaine de grossesse, il est possible de prélever et analyser du liquide amniotique par **amniocentèse.** La cavité amniotique est ponctionnée à l'aide d'une canule, sous contrôle échographique, à travers la paroi abdominale maternelle et la paroi utérine.

## Gestation

**Hormones.** La sécrétion de gonadotrophine hypophysaire diminue après l'ovulation. Les cellules trophoblastiques en prennent le relais en synthétisant la **gonadotrophine chorionique humaine** (**hCG**), qui entre autres assure la persistance du corps jaune et la transformation sécrétoire de la muqueuse utérine ; la menstruation n'a plus lieu. Le *corps jaune gravide* met l'utérus au repos jusqu'au 5e mois ; par la suite, les hormones placentaires assurent cette fonction et le corps jaune involue. La protection immunologique de l'embryon est assurée entre autres par le « *early pregnancy factor* » (EPF), qui est libéré quelques heures après la fécondation.

**Test de grossesse.** Dès 5 à 6 jours après la fécondation, la gonadotrophine chorionique est décelable dans le sang et l'urine, et est la base de la plupart des tests de grossesse (chimiques, biologiques ou immunologiques). Ainsi la preuve de la grossesse est déjà possible avant l'absence de la menstruation attendue.

**Contraception.** Il existe de multiples et diverses méthodes de contraception. Sont surtout connues les diverses formes de *contraception hormonale* agissant avec des substances telles que les œstrogènes et les progestagènes. Ces substances absorbées par voie orale freinent la sécrétion de gonadotrophines par une action inhibitrice sur l'hypothalamus et l'hypophyse. Il manque alors le pic LH/FSH au milieu du cycle et l'ovulation (**inhibiteurs de l'ovulation**).

D'autres méthodes sont : la contraception intra-utérine (**stérilets**), les **contraceptifs chimiques ou mécaniques** (spermicides, diaphragmes, préservatifs masculins et féminins) et l'arrêt de la migration des spermatozoïdes par des progestatifs (**minipilules**).

La figure **D** représente les positions de l'utérus au cours de la grossesse.

Décidualisation, cavité amniotique, gestation **301**

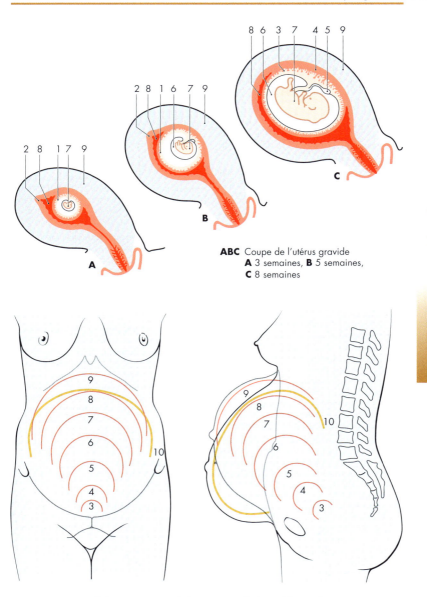

**ABC** Coupe de l'utérus gravide
**A** 3 semaines, **B** 5 semaines,
**C** 8 semaines

**D** Positions de l'utérus au cours de la grossesse, du 1er au 10e mois lunaire

Grossesse et développement humain

# Placenta

Le placenta (**A1**) est constitué d'une partie embryonnaire/fœtale, le **chorion villeux** ou chevelu (**B-C2**), et d'une partie maternelle, la **déciduale basale** (**B-C3**). Le **chorion** (**B-C2**), initialement hérissé de villosités sur tout son pourtour, ne comporte finalement plus qu'une plaque basale villeuse, le chorion chevelu, avec une surface villeuse de 9 à 14 cm$^2$ ; le reste de la surface est sans villosités, appelé **chorion lisse**, qui fusionne avec la déciduale en une membrane d'environ 250 µm d'épaisseur.

Au moment de l'accouchement, le placenta mesure environ 20 cm de diamètre, est épais de 3 à 4 cm au centre, pèse 350 à 700 g et a la forme d'une soucoupe ronde aplatie (**A1**). Le fond de la soucoupe est formé par la *déciduale basale* (muqueuse utérine, cellules déciduales maternelles) et de *cellules trophoblastiques extravilleuses,* dont la partie supérieure est appelée **plaque basale** (**B-C3**). Elle délimite l'**espace intervillositaire** (**B-C7**) par rapport à la paroi utérine. Le couvercle de la soucoupe est formé par la **plaque chorionique** (**B-C2**) et délimite le placenta par rapport à la **cavité amniotique** (**A14**). La plaque chorionique est composée de l'épithélium amniotique monocouche (**B-C15**), du tissu conjonctif amniotique et chorionique et de cellules trophoblastiques extravilleuses. S'y ramifient les vaisseaux du cordon ombilical (**C16**). Les septa se dressent de la plaque basale vers la plaque chorionique (**septa intercotylédonaires**) (**B-C4**), subdivisent le placenta en forme de soucoupe en petites unités cupuliformes dénommées **placentomes** ; ils forment les **unités circulatoires fœto-maternelles.**

De la plaque chorionique (**B-C2**), 30 à 50 villosités ramifiées de façon complexe (**C5**) se dressent dans ces unités cupuliformes ; elles sont fixées à la plaque basale par des **villosités adhérentes** (**C17**), et attachent les arborescences villeuses chorioniques à la paroi utérine (déciduale). L'espace entre la plaque chorionique, la plaque basale et les villosités s'appelle l'**espace intervillositaire** (**B-C7**), qui peut contenir environ 150 ml de sang maternel. Il représente le *compartiment circulatoire* pour le sang maternel. Les villosités placentaires fœtales plongent ainsi dans la circulation sanguine maternelle ; le placenta humain est un *placenta hémochorial*.

Les villosités sont couvertes, jusqu'à la fin du 4e mois, d'un épithélium bicouche, le syncytiotrophoblaste et le cytotrophoblaste. Le **syncytiotrophoblaste** (**B-D6**), dont la surface libre est couverte de microvillosités et baignée par le sang maternel de l'espace intervillositaire (**B-C7**), résulte de fusions cellulaires et ne comporte pas d'espaces intercellulaires latéraux. Il représente la barrière effective entre la circulation maternelle et fœtale. Il capte de l'oxygène, des nutriments et des hormones dans le sang maternel et y rejette des résidus tissulaires, des hormones et du $CO_2$. L'oxygène apporté par le sang maternel (**B-C** vaisseaux rouges) arrive dans le sang fœtal ; l'anhydride carbonique est rejeté dans le sang maternel (**B-C** vaisseaux bleus). Le cytotrophoblaste (*cellules de Langhans*) (**D8**) comporte initialement une couche cellulaire continue. Dans la seconde moitié de la grossesse, il devient discontinu et diminue d'environ 20 % vers la fin (*voir* p. 381).

Les **artères utéroplacentaires** développées dans la paroi utérine et la déciduale basale déversent le sang par environ 200 ouvertures (**B-C9**) dans l'espace intervillositaire (**B-C7**). Le sang monte en direction de la plaque chorionique dans l'*espace subchorionique*, coule entre les villosités et retourne vers les espaces veineux (**C10**) de la plaque basale.

**Barrière placentaire.** La circulation fœtale est séparée de la circulation maternelle par la **barrière placentaire** (**D11**) (la mère et le fœtus peuvent avoir des groupes sanguins différents !). Tous les nutriments, qui sont échangés entre le sang maternel et fœtal, traversent la barrière placentaire. À la période précoce du placenta, elle comporte six couches formées par le syncytiotrophoblaste (**B-D6**), le cytotrophoblaste (**D8**), la lame basale, du tissu conjonctif des villosités fœtales (**D12**), de la lame basale des capillaires fœtaux (**D13**) et de l'endothélium ; plus tard ce ne sont plus que le syncytiotrophoblaste, la lame basale et l'endothélium.

> **Remarques cliniques.** Par des macro- ou microlésions des villosités, du sang fœtal peut passer dans le sang maternel. En cas de mère Rh-négative et fœtus Rh-positif, il se produit une sensibilisation de la mère, qui peut constituer une menace pour des grossesses ultérieures Rh-positives par des Rh-anticorps.

**C16** Vaisseaux du cordon ombilical, veine ombilicale en rouge.

Placenta, barrière placentaire **303**

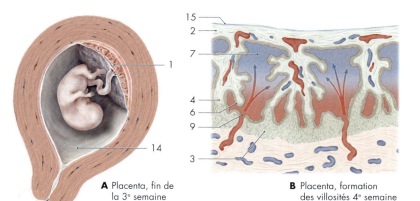

**A** Placenta, fin de la 3e semaine

**B** Placenta, formation des villosités 4e semaine

**C** Placenta, 2e moitié de la grossesse

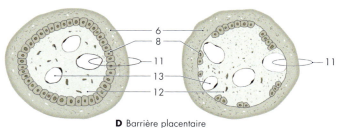

**D** Barrière placentaire 4e semaine-4e mois

Grossesse et développement humain

# Accouchement

**Contrôle hormonal.** L'accouchement se fait sous contrôle hormonal. La corticosurrénale fœtale y joue un rôle essentiel, car outre le *cortisol* il s'y forme les phases préparatoires de la synthèse des œstrogènes. La persistance du niveau de progestérone, assurée par le corps jaune gravidique dans les 4 premiers mois de la gestation, puis maintenu par le placenta, ainsi que l'hormone relaxine, empêchent les contractions de la musculature utérine (myomètre) durant la grossesse. Ce *niveau de progestérone* chute immédiatement avant l'accouchement, d'où une augmentation du quotient œstrogènes/progestérones et une décroissance de l'hyperpolarisation du myomètre précédemment causée par la progestérone. La chute des taux de progestérone produit par ailleurs aux cellules musculaires lisses le développement de « gap junctions » par lesquelles les influx sont rapidement transmis dans tout le myomètre. Par ailleurs, il se forme de façon croissante des récepteurs d'hormone *octocine* et d'*hormones α-adrénergiques* élaborées dans les noyaux paraventriculaires et supra-optiques, et stockées dans la post-hypophyse. Ainsi, la sensibilité de l'utérus à ces hormones s'accroît. Le myomètre sensibilisé par l'ocytocine déclenche à intervalles réguliers des contractions de la musculature utérine (**douleurs**). Le préalable à l'imminence d'un accouchement est une « **maturité** » **du col utérin**, qui pendant toute la gravidité faisait office de **système d'obturation.** Sa structure ferme et compacte, formée de *fibres collagènes* et de *substances fondamentales*, est ramollie par un accroissement constant de la teneur liquidienne durant les 2 à 3 semaines précédant l'accouchement. Par ce « ramollissement » du tissu conjonctif cervical se produit la possibilité d'une déformation plastique. Le col s'élargit, de sorte que la tête et le corps de l'enfant puissent s'engager dans le canal génital. L'enfant est « enveloppé » prêt à la naissance, tête fléchie, bras et jambes croisés (**A**). La tête a le plus grand diamètre du corps de l'enfant, de sorte que les autres parties corporelles suivent facilement l'accouchement de la tête.

**A1** Utérus, **A2** Placenta (cordon ombilical masqué), **A3** Ostium interne du canal cervical, **A4** Ostium externe du canal cervical, **A5** Vessie, **A6** Rectum, **A7** Vagin.

**Mécanisme de l'accouchement.** La partie la plus importante, facilitant l'accouchement, est la tête de l'enfant, se présentant en premier et ouvrant la voie (la **présentation occipitale** est la plus fréquente soit 96 %, contre 3 % par le siège et 1 % en transversal ou oblique).

Vers la fin de la grossesse ou au début des douleurs, la tête de l'enfant s'engage dans l'entrée du pelvis. Le canal génital est formé par le bassin osseux et les parties molles du col utérin, du vagin et du périnée. Sur le bassin féminin normalement développé, le **détroit supérieur** (passage de la cavité pelvienne au petit bassin, ligne terminale [**B8**], *voir* Tome 1) est un ovale transversal, le **détroit inférieur** (entre la symphyse [**C9**], les épines ischiatiques [**B10**] et le coccyx rétrofléchi [**C11**], *voir* Tome 1) un ovale longitudinal. La tête de l'enfant s'engage dans le plus grand diamètre de ces ovales par son diamètre sagittal, c'est-à-dire qu'au cours de son passage par le bassin la tête doit effectuer une rotation hélicoïdale de 90°. La tête suit alors le trajet concave vers l'avant du bassin et de ses parties molles (**C12**) ; elle passe ainsi, avant son passage sous la symphyse (**C9**), de la position de flexion à celle d'extension. Ensuite, la largeur des épaules se présente d'abord dans le diamètre transversal du détroit supérieur, puis dans le diamètre sagittal du détroit inférieur, la tête déjà sortie faisant à nouveau une rotation de 90° dans la direction déjà amorcée, maintenue et soutenue par l'accoucheur, qui en abaissant et relevant la tête dégage ainsi successivement l'épaule antérieure et postérieure.

Les **parties molles**, col utérin, vagin et périnée, sont transformées lors de l'accouchement en un **conduit d'évacuation mou.**

Contrôle hormonal, mécanisme de l'accouchement **305**

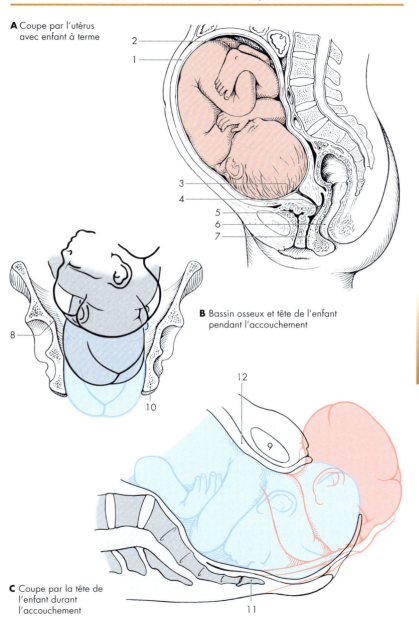

**A** Coupe par l'utérus avec enfant à terme

**B** Bassin osseux et tête de l'enfant pendant l'accouchement

**C** Coupe par la tête de l'enfant durant l'accouchement

Grossesse et développement humain

# Accouchement (*suite*)

## Phase d'engagement

À terme, à la **phase d'engagement**, l'utérus se contracte régulièrement environ 3 fois par 10 minutes (**douleurs d'engagement**). Les parties molles du col utérin, du vagin, de la vulve et du périnée servant jusqu'alors de système obturateur se transforment en **conduit d'évacuation mou**, incurvé en direction ventrale, élargi et étiré. Simultanément se produisent un refoulement et un ramollissement de la *fente uro-génitale* et de la boucle du *M. bulbo-spongieux* (**F11**). L'ouverture du verrou utérin provoque des douleurs consécutives à la tension et l'hypoxie de l'utérus ainsi que l'élongation du col et des tissus du petit bassin. La phase d'engagement, qui en règle ne nécessite pas l'aide de pressions de la parturiente, dure 8 à 12 heures chez la primipare ; elle est plus courte lors d'accouchements ultérieurs.

Sous l'effet des contractions de l'engagement se forme la **poche des eaux** (**C1**), expansion d'*amnios* et de *chorion*. Elle se trouve devant la tête de l'enfant (**B-C-D2**) et contient du **liquide amniotique**. La poche des eaux se place donc au-devant de l'enfant, et participe à l'ouverture élastique des parties molles, qui ont été ramollies durant la grossesse par des infiltrations liquidiennes. La poche des eaux bombe de plus en plus à travers le canal cervical, et apparaît finalement dans le vagin après avoir franchi l'ostium utérin externe ouvert. À la fin de l'ouverture du col utérin se produit la *rupture de la poche des eaux* ; le liquide amniotique s'écoule ; la parturiente « s'agite » ; les douleurs sont à intervalles rapprochés ; la **phase d'expulsion** débute.

**Col utérin.** Des facteurs actifs et passifs jouent un rôle dans l'ouverture du col utérin (**A-B-C4**). Le col utérin est élargi *passivement* par la vidange du contenu (**C3**) des **glandes cervicales** fortement agrandies (comparez en **A4** les glandes cervicales d'une non-gestante !) et des plexus veineux. La transformation *active* se produit par la traction des faisceaux musculaires descendant de l'utérus dans le col et ceux remontant à partir de la paroi vaginale, ainsi que par les déplacements des faisceaux musculaires à prédominance circulaire. Chez la primipare, le col utérin s'ouvre progressivement de son **ostium interne** (**C-D-E5**) vers son **ostium externe** (**A-E6**). Chez la multipare, l'ostium externe est béant également en dehors de la grossesse.

**Vagin.** Le vagin long d'environ 10 cm, dont la lumière est nettement plus grande que celle du col utérin, est surtout élargi *passivement*. L'expression des liquides hors des structures tissulaires et des vaisseaux, et le déplacement des structures musculaires et conjonctives annulaires, y jouent un rôle.

**A-B7** Cul-de-sac recto-utérin, **A-E8** Cul-de-sac vaginal postérieur, fornix du vagin.

**Périnée.** Le périnée, ramolli par des infiltrations liquidiennes durant la gestation, est étiré *passivement* (passage de la tête de l'enfant). L'étirement est surtout en rapport avec une modification du trajet des faisceaux du **M. élévateur de l'anus** (**F9**). Alors que le **plan élévateur** délimite de chaque côté par ses piliers la **fente uro-génitale**, durant l'accouchement ce plan élévateur est refoulé vers le bas et sa face supérieure est orientée vers le canal génital. De même, les **M. bulbo-spongieux** (**F11**) à direction sagittale s'étirent en forme d'anneau. Il en résulte une importante traction sur le **centre tendineux du périnée** (**F12**). Pour protéger cette structure musculaire du périnée, l'accoucheur s'oppose avec deux doigts à cette traction (protection du périnée), c'est-à-dire que la tête est retenue dans sa traversée pendant les douleurs, et n'est extraite que lentement. Une éventuelle incision de décharge ou **épisiotomie** peut éviter la déchirure du périnée. Après l'accouchement, il se produit une remise en place des structures du périnée.

**F14** Tête de l'enfant, **F13** M. sphincter externe de l'anus, **F15** M. grand glutéal, **A-E16** Vagin.

Phase d'engagement **307**

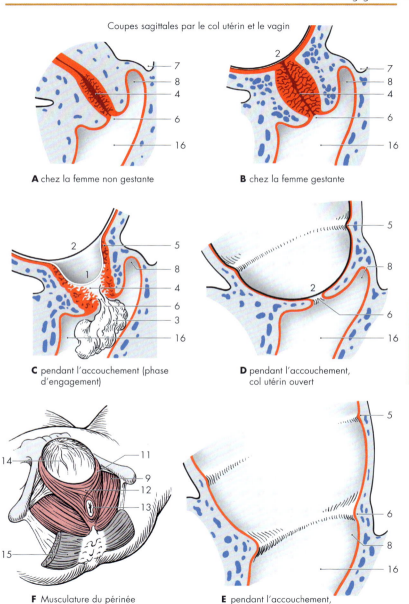

Coupes sagittales par le col utérin et le vagin

**A** chez la femme non gestante

**B** chez la femme gestante

**C** pendant l'accouchement (phase d'engagement)

**D** pendant l'accouchement, col utérin ouvert

**F** Musculature du périnée pendant l'accouchement

**E** pendant l'accouchement, ostium utérin externe ouvert

Grossesse et développement humain

# Accouchement (*suite*)

## Phase d'expulsion

La phase d'expulsion commence après l'ouverture complète de l'ostium utérin externe. Les contractions deviennent plus fortes et se succèdent plus rapidement. La parturiente aide l'expulsion par des pressions au rythme des contractions (**pression abdominale, douleurs du travail**). À la phase d'expulsion, la musculature utérine se raccourcit fortement, en se déplaçant par-dessus l'enfant vers le fond utérin (**rétraction**). Le muscle utérin rencontre la résistance, le **point fixe**, à l'amarrage du col utérin et au **Lig. rond de l'utérus** (A1) de chaque côté.

**A2** Trompe, **B3** Uretère, **B4** Vulve, **B5** Anus, **B6** Ostium externe du canal cervical, **B7** Ostium interne du canal cervical, **B8** Placenta, **BC9** Vagin.

Lors du mécanisme de sortie, le « genou » du canal génital (**B**) doit être franchi. En suivant la petite fontanelle, la tête de l'enfant se place avec la nuque dans l'angle de la symphyse pubienne, et passe de la flexion à l'extension. La face est alors dirigée vers le sacrum (*voir* Figure **B-C** p. 305). L'occiput passe donc en premier en dessous de la symphyse par l'orifice vulvaire suivi de la face qui apparaît au périnée (**présentation occipitale**). Après l'accouchement de la tête, suivent rapidement celui des épaules et du reste du corps. Pour la parturiente c'est alors la « délivrance ». Le **cordon ombilical**, qui relie le nouveau-né au placenta encore non évacué, est alors ligaturé et sectionné.

Le processus d'accouchement produit chez le nouveau-né une hypoxie et une acidose métabolique. L'acide carbonique accumulé dans le sang du nouveau-né stimule le centre respiratoire cérébral ; le nouveau-né commence à respirer avec le « premier cri ». Simultanément la circulation fœtale est basculée sur la post-fœtale (*voir* p. 8).

**Accouchement du placenta.** Après la naissance de l'enfant, le myomètre se contracte avec les premières **douleurs de la délivrance** ; l'utérus se rétracte sur une longueur d'environ 15 cm ; le fond utérin se situe à la hauteur de l'ombilic. Le placenta se détache alors. Lors du détachement du placenta, les gros vaisseaux utéro-placentaires s'ouvrent, provoquant un saignement avec formation d'un *hématome rétroplacentaire*. Le détachement complet du placenta est reconnu par la forme et la dureté de l'utérus ; il « se redresse ». Par les pressions de la parturiente et éventuellement avec l'aide manuelle de l'accoucheur, le placenta est à son tour expulsé 1 à 2 heures après la naissance de l'enfant. Les contractions utérines compriment aussi les vaisseaux utérins et aboutissent à une hémostase physiologique au niveau de l'implantation placentaire, qui par les contractions de la délivrance se réduit à la taille d'une paume de la main.

**Processus d'involution.** Environ 2 heures après la naissance, tous les segments du canal génital demeurent mous et extensibles, de même la fente uro-génitale et l'anneau bulbo-spongieux qui ne retournent à leur situation initiale qu'après quelques heures. Le col utérin reprend une configuration normale après environ une semaine.

La période entre l'expulsion du placenta et la disparition complète des modifications gravidiques génitales et extragénitales, qui dure environ 5 à 6 semaines, est désignée sous le terme de **puerpéralité**. L'utérus est rapidement rapetissé par des *processus de dégradation* (régression cellulaire, atrophie et régression de la matrice extracellulaire ; l'utérus perd environ 1 kg en poids). Après 10 jours, le fond utérin se trouve à la hauteur de la symphyse, la muqueuse est épithélialisée, l'ostium interne du canal cervical est fermé. Jusque-là sont émises des sécrétions cicatricielles, appelées **lochies**, composées d'éléments sanguins, de tissus déciduaux nécrosés, de leucocytes et de bactéries. L'organisme mobilise des fonctions de défense locales et générales contre l'apparition d'infections, qui peuvent conduire à des fièvres puerpérales.

Les vaisseaux sanguins de l'utérus subissent une **involution** comme le myomètre ; ils s'adaptent au besoin circulatoire réduit et disparaissent en partie.

**Taille de l'utérus** (C). Rouge = aussitôt après la délivrance ; violet = $5^e$ jour ; noir = $12^e$ jour après la délivrance.

Phase d'expulsion, accouchement du placenta **309**

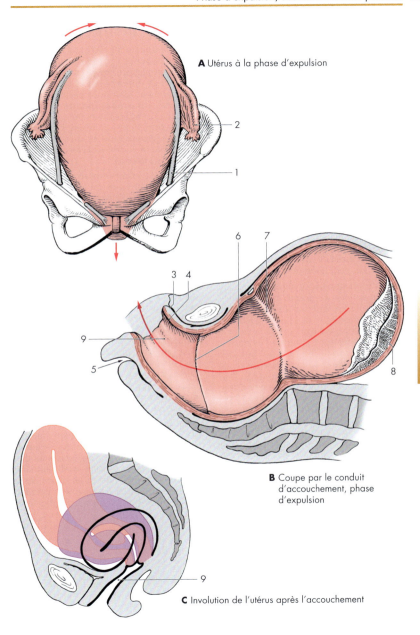

**A** Utérus à la phase d'expulsion

**B** Coupe par le conduit d'accouchement, phase d'expulsion

**C** Involution de l'utérus après l'accouchement

**310 Développement humain :** vue d'ensemble

## Vue d'ensemble

Le développement humain commence par la **fécondation** et se poursuit en un processus continu de modifications morphologiques et fonctionnelles, qui peut être subdivisé en différentes phases, et qui finalement s'achève par la mort. Par principe, le développement humain est grossièrement subdivisé en une période avant la naissance : **prénatale**, et une période après la naissance : **post-natale.** La naissance est à considérer comme une limite temporelle de ces périodes de développement, cependant pas comme fin des processus de développement. Avant la naissance, les modifications de forme et de structure de l'*embryon* (de la 3e à la 8e semaines) puis du *fœtus* (de la 9e semaine à la naissance) en croissance échappent largement à l'observation. Après la naissance, les modifications de forme et de structure sont visibles et de ce fait généralement connues.

Lors du diagnostic gynéco-obstétrical, l'*âge* et la *taille* du germe en croissance sont calculés en fonction du premier jour des dernières règles de la mère. La durée de la grossesse est également calculée à compter de ce jour. Comme l'ovulation se produit entre le 12e et le 14e jours, ce calcul de durée de la grossesse est de ce fait trop long d'environ 14 jours (**A**). L'évaluation clinique se fonde sur une durée de gestation d'environ 40 semaines (correspondant à 10 *mois lunaires* de 28 jours). Le processus de développement effectif du nouvel individu commence à la fusion de l'ovule et de la cellule spermatique, c'est-à-dire la fécondation. Dans la détermination embryo-morphologique de la durée, prise pour base aux descriptions de ce chapitre, la durée de gestation est de ce fait établie à 38 semaines, soit 9,5 mois lunaires (**B**). Comme le moment exact de la fécondation n'est généralement qu'une approximation, les évaluations prénatales de taille et d'âge sont entachées d'une certaine imprécision, d'autant plus que les calculs chronologiques ne correspondent pas tout à fait exactement au développement structural de l'individu.

## Période prénatale

Le développement prénatal, depuis les cellules souches jusqu'au nouveau-né, est un processus considérable de croissance et de différenciation, qui peut être subdivisé en différentes périodes (**C**) : la **période pré-embryonnaire** concerne les deux premières semaines, c'est-à-dire qu'elle dure depuis la fusion des cellules souches (fécondation) jusqu'à la nidation, ou *implantation*, de l'ovule fécondé dans la muqueuse utérine.

La **période embryonnaire** va de la 3e à la 8e semaines, et est marquée par la formation et la *disposition des organes* de l'embryon.

La **période fœtale** va de la 9e semaine à la naissance. Elle est surtout caractérisée par la *croissance* et l'*augmentation pondérale* du fœtus.

La **période néonatale** qui suit va de la naissance jusqu'au 28e jour post-natal. Elle est subdivisée en période néonatale *précoce* (jusqu'au 7e jour) et *tardive* (jusqu'au 28e jour). La *période périnatale* commence à la fin de la 24e semaine de la chronologie embryologique, et se termine à la limite des périodes néonatales précoce et tardive. Les enfants qui naissent durant la période périnatale sont prématurés ou à terme ; ceux qui naissent avant la 24e semaine ne sont pas viables, correspondant à des gestations avortées.

Il est important de connaître les principaux stades du développement humain prénatal pour l'examen des femmes enceintes et pour le diagnostic échographique de la croissance embryonnaire ou fœtale. Des troubles au cours de la grossesse ou du développement peuvent ainsi être reconnus précocement.

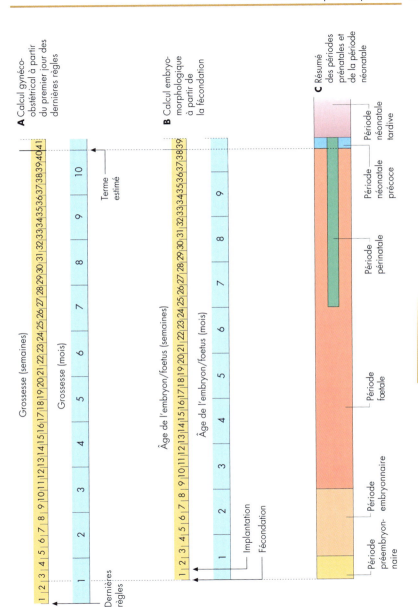

Grossesse et développement humain

**312 Développement humain :** période prénatale

## Classification en stades

À la phase précoce du développement, la description et la classification du germe s'effectuent selon les *stades Carnegie 1 à 23*. Ils se fondent sur les descriptions morphologiques des structures externes et internes du germe en développement et du placenta ; ce sont des bases reconnues pour la répartition en stades du développement humain précoce. Les plus importantes phases de développement de ces stades seront brièvement esquissées ci-dessous, en insistant sur l'ébauche embryonnaire.

## Période pré-embryonnaire

**Stades 1-3 (1<sup>re</sup> semaine).** Les premières 24 heures, stade 1, du développement humain sont concernées par la fécondation. Au stade 2 commencent les divisions cellulaires mitosiques (**A**), qualifiées de *cloisonnement*. Les cellules filles qui en résultent, ou **blastomères**, forment d'abord un amas cellulaire, qualifié de **morula** (**B**) (mûre) dès qu'il comporte 12 cellules ou davantage. Tout cela se passe durant la migration à travers la trompe utérine. Lors de l'arrivée dans la lumière utérine, il se forme au 4<sup>e</sup> jour une cavité à contenu liquidien dans la morula, constituant au stade 3 le **blastocyte** (**C**). La différenciation des cellules dans la morula va former une masse cellulaire externe, le **trophoblaste** (**C1**), et une masse cellulaire interne, l'**embryoblaste** (**C2**).
**Stades 4-6 (2<sup>e</sup> semaine).** Au stade 4 commence l'attache du blastocyte à la muqueuse utérine. Le stade 5 est atteint lorsque commence l'implantation, qui dure environ du 7<sup>e</sup> au 12<sup>e</sup> jours (**D**). De l'embryoblaste se forme la couche germinative à deux feuillets constituée de couches cellulaires superposées : l'**épiblaste** (**D2a**) et l'**hypoblaste** (**D2b**). Dans l'embryoblaste se constitue la **cavité amniotique** (**D3**), qui est le premier repère à l'échographie. La couche germinative possède déjà une *polarité dorso-ventrale*. Du côté de l'hypoblaste apparaît le sac vitellin primitif (**D4**).

Le stade 5 est caractérisé du côté placentaire par la différenciation du trophoblaste en cytotrophoblaste et syncytiotrophoblaste. Il se constitue du mésenchyme extra-embryonnaire qui avec le trophoblaste forme le *chorion*, dans lequel apparaît la cavité chorionique.

Au stade 6 (**E**) commence la différenciation de la **ligne primitive** (**E4**), c'est-à-dire une zone de prolifération en bande de l'épiblaste dans l'axe cranio-caudal, située à l'extrémité caudale de la couche germinative. La *symétrie bilatérale* de l'organisme en formation est ainsi annoncée.

Le stade 6 est caractérisé par la différenciation de villosités chorioniques sur le côté placentaire.

## Période embryonnaire

**Stade 7-9 (3<sup>e</sup> semaine).** Au stade 7, le développement de la ligne primitive se poursuit. À l'extrémité crâniale elle s'épaissit en **tubercule primitif** (**E5**). La *couche germinative à trois feuillets* constituée par de l'**ectoderme** (**E2a**), du **mésoderme** (**E2c**) et de l'**entoderme** (**E2b**) se forme (*gastrulation*) par la migration ventrale et latérale de cellules épiblastiques de la ligne et du tubercule primitifs, et leur différenciation en lignées cellulaires embryonnaires. L'hypoblaste y est remplacé. Une partie des cellules migre du tubercule primitif en direction crâniale, et devient le *processus céphalique ou chordal* qui s'étend jusqu'à la *plaque préchordale* (ou *membrane bucco-pharyngée*). À l'extrémité caudale de la couche germinative se situe la *membrane cloacale*. Les membranes bucco-pharyngée et cloacale demeurent libres de mésoderme. Au stade 8, l'embryon est une couche germinative à trois feuillets, et il se forme un sillon dans le milieu de la ligne primitive, le *sillon primitif*, qui aboutit à la *gouttière primitive* qui va s'étendre dans le processus chordal et y former le *canal chordal*. Par des développements complexes se forme autour de ce canal la *chorde dorsale*, squelette axial primitif.
Au stade 9 (**F-G**) commence la *neurulation* où l'on distingue la différenciation de la **plaque neurale** (**F-G6**), avec des bords latéraux épaissis, les **crêtes neurales** (**F-G7**), et le sillon médian impair, la **gouttière neurale** (**F-G8**), qui est accompagnée à mi-hauteur par les premières unités segmentaires, les **somites** (1-3) (**G9**). L'ébauche cardiaque est constituée de conduits cardiaques et se trouve reliée à la fin de la 3<sup>e</sup> semaine de développement au système vasculaire embryonnaire.

**C3** Cavité blastocytaire, **D1** Trophoblaste, **F-G4** Ligne primitive, **F-G5** Tubercule primitif.

Périodes pré-embryonnaire et embryonnaire **313**

**A** Stade 2 précoce

**B** Stade 2 tardif

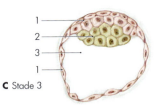

**C** Stade 3

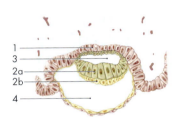

**D** Stade 4 tardif

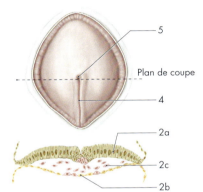

**E** Stade 6, coupe transversale

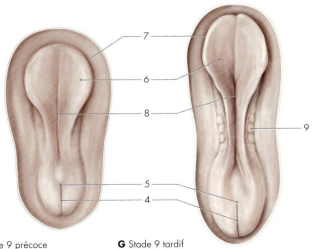

**F** Stade 9 précoce    **G** Stade 9 tardif

**Grossesse et développement humain**

# Développement humain : période prénatale

## Période embryonnaire (*suite*)

**Stades 10-12 (4ᵉ semaine)**. À tous les stades progresse le développement des somites : on peut compter 4 à 12 somites au stade 10, 10 à 20 au stade 11 (**A-B1**) et 21 à 29 au stade 12. Au stade 10, les crêtes neurales (**A-B2**) commencent à fusionner pour former le **tube neural**. À l'extrémité antérieure apparaît l'encéphale, à la postérieure la moelle. En crânial et caudal le tube neural demeure ouvert : **neuropore supérieur** (**A-B3**) et **neuropore inférieur** (**A-B4**). Au stade 11, l'embryon est courbé et présente une crête céphalique (**B5**) et caudale (**B6**). Les deux premières paires d'arcs branchiaux (**B7**) sont également apparentes, de même que la vésicule optique. Le neuropore supérieur se ferme. Au stade 12, il y a trois paires d'arcs branchiaux, le neuropore inférieur se ferme et la fossette auriculaire est reconnaissable. L'ébauche cardiaque se compose d'une bouche, dans laquelle débute une activité contractile. Les bourgeons de l'extrémité supérieure apparaissent.

**Stades 13-15 (5ᵉ semaine)**. L'embryon est fortement incurvé et possède 30 somites ou davantage (nombre difficilement évaluable). Au stade 13, quatre paires d'arcs branchiaux sont visibles, la placode cristallinienne est ébauchée et les bourgeons de l'extrémité inférieure apparaissent. Au stade 14, les ébauches cristallinienne et nasale sont reconnaissables, la cupule optique est formée, la différenciation des membres progresse. Au stade 15, les vésicules cérébrales sont présentes, et les palettes des mains sont formées.

**Stades 16-18 (6ᵉ semaine)**. Ces stades sont caractérisés par de nouvelles différenciations des extrémités ; les palettes des pieds (**C8**) et les rayons des doigts (**C9**) sont formés. Au stade 18, la courbure des coudes est reconnaissable et les rayons des orteils apparaissent. L'ossification commence dans les ébauches osseuses mésenchymateuses. Au développement de la face contribuent la formation des protubérances auriculaires, des fissures orbito-nasales, de la pointe du nez, des sourcils et la pigmentation des yeux.

**Stades 19-20 (7ᵉ semaine)**. L'embryon est à présent moins incurvé, car le tronc s'allonge et se redresse, et la tête s'agrandit par rapport au tronc. Les extrémités s'allongent également. Elles grandissent en s'éloignant de l'ébauche cardiaque et sont orientées en direction ventrale. Les anses intestinales moyennes, vu le manque de place dans la cavité abdominale, s'introduisent dans le cordon ombilical.

**Stades 21-23 (8ᵉ semaine)**. Les stades de la dernière semaine de la période embryonnaire sont caractérisés par la différenciation des critères typiquement humains. La tête est moins incurvée et le cou se développe (**D-E10**). L'oreille externe (**D11**) se développe et les paupières (**D12**) apparaissent. Les extrémités s'allongent, les doigts sont pluri-articulés et séparés entre eux (**D13**), les orteils se forment, et l'ossification chondrale commence. Aux organes génitaux externes s'annoncent des différences spécifiques du sexe.

## Période fœtale (vue d'ensemble)

La période fœtale est caractérisée par la différenciation et la maturation des appareils d'organes, ainsi que par la croissance rapide du fœtus. La taille fœtale est définie par la longueur vertex-coccyx (taille assise) ou la longueur vertex-talon (taille debout), mesurées en mm ou en cm. À l'échographie, on mesure le diamètre bipariétal du crâne et la longueur fémorale pour l'évaluation exacte de la taille et de l'âge. Le poids du fœtus débute à environ 10 g au début de la 9ᵉ semaine et finit par un poids de naissance moyen d'environ 3 400 g.

Les principales modifications du fœtus sont fixées par étapes mensuelles. La croissance « quasi » disproportionnée de la tête par rapport au tronc et aux extrémités y est au premier plan. Alors qu'au début de la période fœtale la tête représente près de la moitié de la longueur corporelle, elle n'est plus que d'un quart à la fin de la période prénatale.

Périodes embryonnaire et fœtale **315**

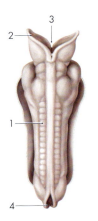

**A** Stade 11 précoce, vue dorsale

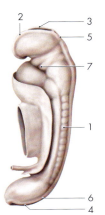

**B** Stade 11 tardif, vue latérale

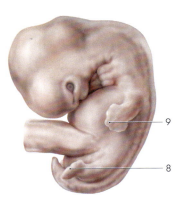

**C** Stade 17

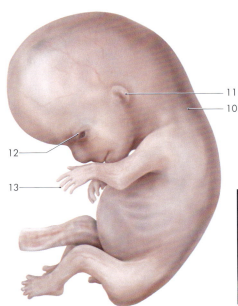

**D** Stade 23

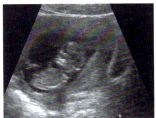

**E** Image échographique au stade 23

**Grossesse et développement humain**

**316 Développement humain :** période prénatale

## Période fœtale (développement mensuel)

**9<sup>e</sup>-12<sup>e</sup> semaines.** Vu la croissance rapide, la longueur vertex-coccyx double jusqu'à la fin de la 12<sup>e</sup> semaine. Le cou et les membres, principalement les membres supérieurs, augmentent de taille proportionnellement au tronc (**A**). La face présente un aspect plus humain, car les yeux initialement situés très latéralement se déplacent en direction ventrale, et les oreilles prennent leur siège définitif latéralement à la tête. Les paupières s'accolent et forment la fente palpébrale. Les anses intestinales situées dans le cordon ombilical retournent vers la 11<sup>e</sup>-12<sup>e</sup> semaine dans la cavité abdominale désormais plus grande. À la 12<sup>e</sup> semaine s'effectue la différenciation définitive entre les organes génitaux externes masculins et féminins.

**13<sup>e</sup>-16<sup>e</sup> semaines.** Cette période est dominée par une croissance très rapide du tronc, du cou et des membres. La tête se redresse. Le *duvet lanugo* apparaît sur le corps, et la topographie de la pilosité crânienne devient reconnaissable. L'ossification progresse à tel point que les os du fœtus âgé de 16 semaines (**B**) deviennent apparents à la radiographie.

**17<sup>e</sup>-20<sup>e</sup> semaines.** La croissance rapide du fœtus se ralentit à nouveau et l'augmentation pondérale est modérée dans cet intervalle. Les segments des membres inférieurs ont à présent atteint leurs proportions définitives (**C**). Les glandes sébacées sécrètent un enduit caséeux, le *vernix caseosa*, une matière grasse qui protège la peau du fœtus contre la macération par le liquide amniotique. La chevelure sur la tête et les sourcils apparaissent. Dans cette période la mère constate pour la première fois les mouvements de l'enfant, et une échographie de routine doit être pratiquée (**D**).

**21<sup>e</sup>-25<sup>e</sup> semaines.** La prise de poids continue. Comme le pannicule adipeux sous-cutané est encore absent et que la peau de l'enfant s'accroît rapidement, elle apparaît rouge et fripée. Les ongles sont formés, la face et le corps ont désormais l'aspect d'un enfant à terme. Les fœtus ne sont cependant habituellement viables que s'ils naissent après la 25<sup>e</sup> semaine, car l'aptitude fonctionnelle de l'appareil respiratoire n'est acquise qu'à ce moment.

**26<sup>e</sup>-29<sup>e</sup> semaines.** Par le développement du pannicule adipeux sous-cutané le corps du fœtus devient plus potelé et enveloppé, et il se produit une prise de poids notable durant cette période. Les paupières s'écartent de sorte que les yeux sont à nouveau ouverts (**D**). Les sourcils et cils sont bien développés. Les cheveux deviennent plus longs. En principe, les fœtus sont déjà viables à ce stade de développement.

**30<sup>e</sup>-34<sup>e</sup> semaines.** Le contingent de tissu adipeux sous-cutané du poids corporel continue à augmenter, les bras et les jambes deviennent plus arrondis, le corps grossit et la peau devient rose. Alors que les ongles atteignent déjà le bout des doigts, ceux des orteils ne font qu'apparaître. Les testicules descendent chez les fœtus masculins (*descensus testis*).

**35<sup>e</sup>-38<sup>e</sup> semaines.** Dans le dernier mois de la grossesse, c'est surtout le tronc du fœtus qui s'épaissit. À la paroi abdominale, l'implantation du cordon ombilical s'est déplacée au milieu. Les ongles atteignent l'extrémité des orteils, et le lanugo est rejeté, de sorte que la peau n'est plus enduite que de vernis caséeux. Alors que les testicules descendent dans le scrotum chez les fœtus masculins, les ovaires demeurent encore au-dessus du petit bassin chez les fœtus féminins.

Période fœtale **317**

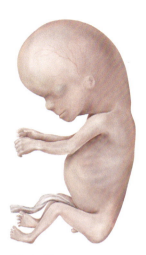

**A** Fœtus 9ᵉ semaine

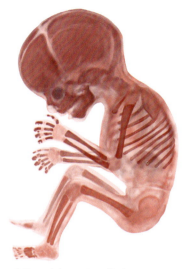

**B** Fœtus 16ᵉ semaine, développement du squelette (rouge alizarine)

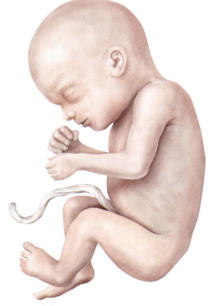

**C** Fœtus 20ᵉ semaine

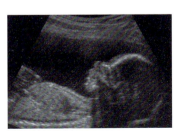

**D** Échographie

**Grossesse et développement humain**

## 318 Développement humain : cavités corporelles et cœur

# Développement des appareils d'organes

## Cavités corporelles

À la fin de la 3e semaine apparaissent dans la lame mésodermique latérale (**A1**) des fentes intercellulaires (fentes cœlomiques), de la fusion desquelles apparaît la **cavité corporelle intra-embryonnaire, le cœlome** (**A-F2**). Celui-ci sépare la lame mésodermique latérale en **mésoderme somatopleural** (**A-D-F3**) dorsal et en **mésoderme viscéropleural** ou **splanchnopleural** (**A-D-F4**) ventral. La cavité cœlomique intra-embryonnaire est tapissée d'un épithélium séreux à une seule couche. De la lame épithéliale somatopleurale se forme le feuillet pariétal des cavités séreuses ; de même, de la lame épithéliale splanchnopleurale se forme le feuillet viscéral des organes.

Le cœlome intra-embryonnaire se constitue d'abord dans le domaine de l'ébauche cardiaque (**B5**), et forme pour le cœur et les poumons une **cavité pleuro-péricardique** (**B6**) commune. Par la plicature de l'embryon, la cavité cœlomique intra-embryonnaire s'agrandit et s'étend à présent du thorax jusqu'à la région pelvienne. Entre le plancher de la cavité pleuro-péricardique et la racine du sac vitellin se trouve une large lame mésodermique transversale, le **septum transversum** (**C7**). Il sépare incomplètement la cavité pleuro-péricardique de la **cavité péritonéale** (**D-E8**) avec laquelle elle est reliée par des couloirs cœlomiques, les **conduits péricardio-péritonéaux** (*ductus pericardio-peritoneales*) (**C9**). La cavité péritonéale (**D-E8**) est en communication avec le sac vitellin et le cœlome extra-embryonnaire (cavité chorionique) par le cœlome ombilical. Cette communication ne s'oblitère qu'après la migration des anses intestinales (**E10**) en formation du cordon ombilical dans la cavité péritonéale. Le septum transversum, dans lequel s'implante l'ébauche du foie, devient finalement le centre tendineux du diaphragme. Les deux cavités corporelles seront séparées l'une de l'autre par des processus de croissance dans la suite du développement.

## Cœur

**Développement initial (3e semaine).** Le développement du cœur et des vaisseaux commence dans la 3e semaine, lorsque l'embryon encore laminaire ne peut plus se nourrir exclusivement par diffusion. Dans la couche mésodermique viscérale de la lame mésodermique latérale apparaissent de chaque côté devant la plaque neurale des îlots sanguins (**F-G11**), d'où se forment des cellules sanguines et des vaisseaux primaires. Des précurseurs de cellules musculaires cardiaques migrent à partir de l'épiblaste latéral de la crête primitive et viennent se placer crânialement à la membrane bucco-pharyngée (**G-H12**). Au voisinage des myoblastes cardiaques (matériel angiogénétique), il se forme par la fusion d'îlots sanguins un conduit en fer-à-cheval tapissé d'endothélium qui ensemble avec l'ébauche musculaire forme la **zone cardiogène** (**G13**). Par la plicature cranio-caudale de l'embryon à la fin de la 3e semaine, l'ébauche cardiaque arrive d'abord en situation ventrale cervicale, puis en situation définitive ventrale thoracique, où s'est formée la cavité (pleuro-) péricardique dans la partie crâniale de la cavité cœlomique. La plicature latérale de l'embryon a pour effet que l'ébauche endothéliale cardiaque paire devienne un **conduit endocardique** (**H14**) continu, accompagné en dehors par du **myocarde** (**H15**). Entre les deux couches se forme une large membrane basale colloïdale, la **colloïde cardiaque.** Au développement ultérieur de l'ébauche cardiaque se recouvre d'un épithélium séreux, l'**épicarde**. L'ébauche cardiaque se voûte de plus en plus dans la cavité péricardique, et y est d'abord fixée par un **mésocarde dorsal** (**H16**), qui régresse finalement, de sorte que la cavité péricardique initialement paire va devenir indivise reliée par le **sinus transverse du péricarde**.

**A-F, H17** Tube neural, gouttière neurale.

**A-E18** Cavité amniotique.

Cavités corporelles et cœur **319**

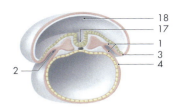

**A** Embryon, 3ᵉ semaine, coupe

**B** Embryon, 5ᵉ semaine, coupe

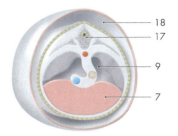

**C** Embryon, 5ᵉ semaine, coupe

**D** Embryon, 4ᵉ semaine, coupe

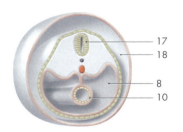

**E** Embryon, 5ᵉ semaine, coupe

**F** Section d'embryon, 3ᵉ semaine

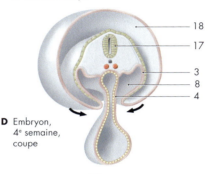

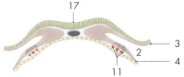

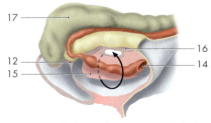

**H** Embryon, 3ᵉ semaine, vue latérale

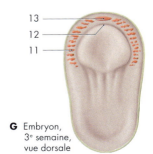

**G** Embryon, 3ᵉ semaine, vue dorsale

Embryon, 3ᵉ semaine

Grossesse et développement humain

# 320 Développement humain : cœur

## Cœur (*suite*)

**Formation de la boucle cardiaque (4e semaine).** L'ébauche cardiaque en forme de conduit possède au pôle crânial le **tronc artériel** (*truncus arteriosus*) (**A1**), au pôle caudal le **sinus veineux** (*sinus venosus*) (**A2**). Elle commence à battre à la fin de la 3e semaine. Par la suite, le conduit cardiaque s'agrandit et s'incurve plus fortement, le pôle crânial allant en ventral, caudal et à droite (**B-C**). Le pôle caudal se déplace en dorsal, en crânial et à gauche. La boucle cardiaque ainsi formée est à présent constituée en crânial du **bulbe cardiaque** (*bulbus cordis*) (**B-C3**) avec le **tronc artériel** (**B-C1**) et le **cône artériel** (*conus arteriosus cordis*) (**B-C4**), d'un **ventricule** commun (**B-C5**), d'un **atrium** commun (**B-C6**) et du **sinus veineux** (**B-C2**) qui s'y rattache. La formation de la boucle cardiaque est achevée au 28e jour.

**Formation de septa intracardiaques (5e-7e semaines).** La liaison entre l'atrium commun et l'ébauche ventriculaire est étroite et forme le **canal atrio-ventriculaire** (**C-G7**). Aux parois dorsale et ventrale se forme un épais **bourrelet endocardique** (**C8**). Ils s'unissent à de plus petits bourrelets endocardiques latéraux, de sorte que le canal atrio-ventriculaire se subdivise en un segment droit et gauche. Une partie des valves atrio-ventriculaires émerge des bourrelets endocardiques. À la surface du cœur se dessine un **sillon interventriculaire** (*sulcus interventricularis*) (**C9**) entre les piliers ventriculaires montant et descendant. À l'intérieur se forment des trabécules myocardiques (**D10**) et le **septum interventriculaire** musculaire (**E-F-G11**), qui pousse en direction des bourrelets endocardiques (**D-E8**). Entre les ventricules, il demeure d'abord une ouverture, le **foramen interventriculaire** (**E12**). Celui-ci ne sera définitivement fermé que par la partie membraneuse du septum (**F13**) qui émerge des bourrelets endocardiques.

Du toit de l'atrium encore unique et indivisé pousse à la fin de la 5e semaine un septum semi-lunaire, le **septum primum** (**D14**), en direction des bourrelets endocardiques, sans cependant s'y fusionner, de sorte qu'il se forme un ostium, le **foramen primum** (**flèche en D**). Au cours de l'évolution ultérieure, le septum primum fusionne avec les bourrelets endocardiques et ferme de cette manière le foramen primum. Auparavant se constituent, dans la partie supérieure du fin septum, des perforations qui confluent et forment un **foramen secundum** (**flèche en E**). À droite du septum primum apparaît une nouvelle cloison semi-lunaire, le **septum secundum** (**E-F15**), qui pousse en direction des bourrelets endocardiques mais ne cloisonne jamais complètement l'atrium. Le foramen secundum va être partiellement recouvert par le septum secundum, l'ouverture résiduelle, le **foramen ovale** (**F16**), permettant la circulation sanguine fœtale de droite à gauche.

Dans la voie d'éjection ventriculaire encore indivise, il se forme à la 5e semaine, aussi bien dans le cône proximal que dans le tronc artériel distal, des bourrelets pairs à disposition spiralée, les **bourrelets du tronc et du cône** (**G17**). Par la croissance des bourrelets du tronc se forme un **septum aortico-pulmonaire** (**G18**), qui sépare l'un de l'autre deux canaux d'éjection imbriqués l'un à l'autre, l'**aorte** (**flèche discontinue**) et le **tronc pulmonaire** (**flèche continue**). La croissance des bourrelets du cône sépare les segments d'éjection à paroi lisse des deux ventricules.

**Transformation du sinus veineux (5e-10e semaines).** Dans la 4e semaine, le sinus veineux reçoit du sang veineux par une **corne sinusienne** (**H19**) droite et gauche de taille identique, qui forme l'abouchement des grandes veines embryonnaires. Le passage entre le sinus veineux et l'atrium primitif est initialement large et se trouve au milieu. Le résultat des transformations des veines embryonnaires et du développement de shunts droite-gauche du flux sanguin est une croissance énorme de la corne sinusienne droite et des veines droites. La corne sinusienne droite se trouve finalement incorporée à l'atrium, et l'abouchement de ce sinus est déplacé à droite. La limite entre le sinus à paroi lisse et l'atrium droit crevassé et trabéculé sera marquée plus tard par la **crête terminale** (*crista terminalis*) et le **sillon terminal** (*sulcus terminalis*). La corne sinusienne gauche perd de son importance, devient plus petite, et va former le sinus coronaire.

Cœur **321**

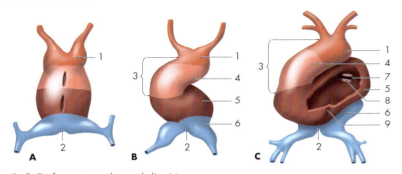

**A–C** Configuration cardiaque de l'extérieur et en ventral, 4ᵉ semaine

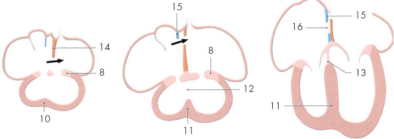

**D** Configuration cardiaque de l'intérieur, 5ᵉ semaine

**E** Configuration cardiaque de l'intérieur, 6ᵉ semaine

**F** Configuration cardiaque de l'intérieur, nouveau-né

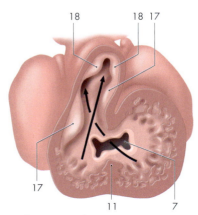

**G** Configuration cardiaque ouverte, 6ᵉ semaine

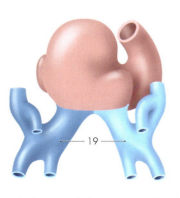

**H** Configuration de l'extérieur et en dorsal, 4ᵉ semaine

Grossesse et développement humain

# 322 Développement humain : vaisseaux

## Développement des vaisseaux

**Vue d'ensemble.** Dans la formation de vaisseaux sanguins, on distingue la **vasculogenèse,** où des **vaisseaux** proviennent d'îlots sanguins, et l'**angiogenèse,** où de nouveaux vaisseaux se forment sur la base de ceux existants. À la 3e semaine, apparaissent les premiers îlots sanguins dans le mésoderme extra-embryonnaire du sac vitellin, peu après dans la plaque mésodermique latérale intra-embryonnaire. À partir d'îlots sanguins se forment des conduits endothéliaux simples, qui fusionnent en réseau. Du mésenchyme embryonnaire environnant se développent les autres structures formatrices de parois des segments vasculaires qui se différencient. Dès que le réseau vasculaire primaire est constitué, d'autres vaisseaux apparaissent par vasculogenèse stimulée à partir d'un VEGF (*vascular endothel growth factor*).

**Système artériel.** Le système artériel humain définitif se constitue à partir d'un système aortique complexe, pair, embryonnaire précoce. Il est formé par une aorte dorsale (**A1**) paire, une aorte ventrale (**A2**) paire (partie élargie du tronc artériel ou sac artériel) et des artères des arcs aortiques (**A I-VI**) (arcs branchiaux ou arcs pharyngés) qui relient les deux axes vasculaires. L'aorte dorsale paire, cheminant le long du tube intestinal, fusionne bientôt en dessous du 6e arc aortique en un vaisseau impair descendant situé devant la colonne vertébrale. En crânial, dans le domaine des arcs branchiaux ou arcs pharyngés, se disposent successivement de chaque côté six arcs aortiques, qui ne sont cependant pas tous présents simultanément. Lors de la formation du 6e arc aortique, les deux premiers ont déjà régressé. Jusqu'à la fin de la période embryonnaire, le système segmentaire va être transformé en système artériel définitif. Les principaux dérivés sont entre autres (**B**) :

1er arc aortique → A. maxillaire ;

2e arc aortique → A. hyoïdienne et A. stapédienne ;

3e arc aortique → A. carotide commune (**B3**) et premier segment de l'A. carotide interne (**B4**) ;

4e arc aortique → à gauche arc de l'aorte (**B5**), à droite A. subclavière droite (**B6**) ;

5e arc aortique → rudimentaire et seulement temporairement présent ;

6e arc aortique → à gauche conduit artériel (**B7**), A. pulmonaire gauche (**B8**), à droite tronc pulmonaire (**B9**).

**Système veineux.** Trois paires de grosses veines s'abouchent, à la fin de la 4e semaine, dans le conduit cardiaque de l'embryon, par l'intermédiaire des cornes sinusiennes (**C**) : les V. vitellines (**C10**) qui transportent le sang pauvre en oxygène du sac vitellin en direction du cœur ; les V. ombilicales (**C11**) qui extraient le sang riche en oxygène du placenta ; les V. cardinales communes (**C12**) qui apportent au cœur le sang pauvre en oxygène venant de l'embryon lui-même. À la hauteur du futur duodénum, les V. vitellines forment des sinusoïdes hépatiques, fondements de la V. porte. Avec la réduction de la corne sinusienne gauche, la V. vitelline gauche régresse.

Des V. ombilicales initialement paires, la droite régresse et la gauche se charge du transport du sang riche en oxygène provenant du placenta jusqu'à l'atrium droit (*voir* Circulation fœtale, p. 8).

Le système des V. cardinales est initialement symétrique. Des V. cardinales antérieures (supérieures) (**D13**) et des V. cardinales postérieures (inférieures) (**D14**) paires s'abouchent, à la 4e semaine, dans les cornes sinusiennes par l'intermédiaire de V. cardinales communes (**D15**). Les V. cardinales supérieures sont reliées par une anastomose. À la 5e semaine, apparaissent d'autres V. cardinales s'anastomosant entre elles : les V. supracardinales (**D16**), les V. subcardinales (**D17**) et les V. sacro-cardinales (**D18**). La plupart des V. cardinales postérieures régressent. Globalement, les V. cardinales participent, comme suit, aux veines définitives du système cave :

**V. cave supérieure** (**D19**) ← V. cardinale commune droite, V. cardinale supérieure droite ;

**V. brachio-céphalique gauche** (**D20**) ← anastomose entre les V. cardinales antérieures ;

**V. cave inférieure** (**D21**) (partie hépatocardiaque) ← V. vitelline droite ;

**V. cave inférieure** (**D22**) (partie rénale) ← V. subcardinale ;

**V. cave inférieure** (**D23**) (partie sacrocardinale) ← V. sacrocardinale droite ;

**V. iliaque commune gauche** (**D24**) ← anastomose entre les V. sacro-cardinales ;

**V. azygos** (**D25**) ← V. supracardinale droite ;

**V. hémi-azygos** (**D26**) ← V. supracardinale gauche.

Vaisseaux **323**

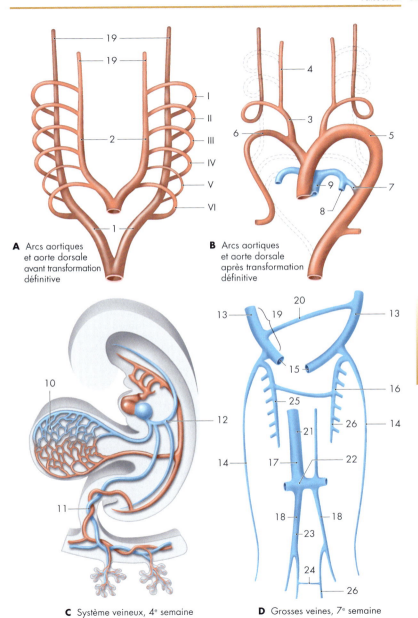

**A** Arcs aortiques et aorte dorsale avant transformation définitive

**B** Arcs aortiques et aorte dorsale après transformation définitive

**C** Système veineux, 4ᵉ semaine

**D** Grosses veines, 7ᵉ semaine

# Appareil respiratoire

Alors que le nez et les cavités sinusiennes se forment en liaison avec le développement de la face, les autres segments proviennent de l'intestin antérieur.

**Nez et cavités sinusiennes.** La face d'un embryon de 5 semaines présente, autour du futur nez, des bourrelets d'ectoderme superficiel et de mésenchyme (**A**) : bourrelet fronto-nasal (**A1**), bourrelets nasaux médial (**A2**) et latéral (**A3**), bourrelets maxillaires (**A4**) et bourrelet mandibulaire (**A5**). Les bourrelets nasaux entourent l'excavation nasale qui, à la 6ᵉ semaine, s'approfondit en poches nasales pour devenir la cavité nasale primordiale (**B6**). Celle-ci est d'abord séparée de la cavité orale primordiale par une fine membrane oronasale (**B7**). La rupture de cette membrane à la fin de la 6ᵉ semaine aboutit à la communication entre les cavités nasale et orale par des choanes primaires (**C8**), qui se situent directement au-dessus du palais primaire. Par le développement du palais secondaire, de cornets nasaux sur la paroi nasale latérale et d'un septum nasal à partir des bourgeons nasaux médiaux résultent les cavités nasales définitives (**D9**) et les choanes définitives, qui se trouvent alors à la jonction entre les cavités nasales et le pharynx. Les cavités sinusiennes se forment à la période fœtale sous forme d'excroissances de la paroi nasale latérale ; leur développement définitif ne se fait qu'après la naissance à partir d'ectoderme superficiel et de mésenchyme de la crête neurale.

**Larynx, trachée et arbre bronchique.** Dans la paroi ventrale de l'intestin antérieur se forme, chez l'embryon de 4 semaines, d'abord une expansion, la **gouttière laryngo-trachéale**, qui s'élargit en un **diverticule trachéo-bronchique** (**E10**). Celui-ci fournit le revêtement épithélial pour le larynx, la trachée et l'arbre bronchique. Le diverticule a d'abord une communication directe avec l'intestin antérieur. Par sa croissance en longueur apparaissent deux plis longitudinaux (**E11**) qui fusionnent et forment le **septum œsophago-trachéal** (**F12**). Celui-ci sépare une partie respiratoire ventrale d'une partie œsophagienne dorsale. En crânial, la partie respiratoire demeure ouverte par l'entrée en forme de T du larynx vers le pharynx. Les cartilages et muscles du larynx se développent à partir du mésenchyme des 4ᵉ à 6ᵉ arcs branchiaux (**G**).

Des excroissances latérales du diverticule trachéo-bronchique forment les bourgeons pulmonaires (**F-H13**) qui, au début de la 5ᵉ semaine, donnent les bronches principales. La prolifération des bourgeons pulmonaires s'engage dans les canaux pleuro-péricardiques (**H14**), qui des deux côtés de développent en une cavité pleurale indépendante des cavités péricardique et péritonéale, avec une lame viscérale (**I15**) et une lame pariétale (**I16**).

Par progression de la prolifération, apparaissent trois bronches lobaires à droite, deux bronches lobaires à gauche. D'après le modèle de partage dichotomique, se forment dans la suite les bronches segmentaires (**H-I**), puis plusieurs générations de bronches et bronchioles. Ce développement des voies aériennes ressemble d'abord à la croissance d'une glande et est qualifiée de **phase pseudoglandulaire.** Jusqu'à la 7ᵉ semaine il se forme des canaux de plus en plus petits à lumière étroite, c'est la **phase canaliculaire** (**J**), avec autour une formation croissante de vaisseaux sanguins (**J17**) à partir de la splanchnoplèvre. Ce n'est qu'à la 26ᵉ semaine que se forment les sacs terminaux (**K18**) précurseurs des alvéoles, c'est la **phase des sacs terminaux.** En même temps, les capillaires arrivent au voisinage étroit des sacs terminaux, dans lesquels se différencient deux types différents de cellules, de sorte que dès la fin du 6ᵉ mois les cellules épithéliales alvéolaires type II productrices de surfactant sont présentes. Dans les deux derniers mois avant la naissance les alvéoles se différencient et grandissent, formant avec les capillaires (**K**) voisins la barrière hémo-aérique, c'est la **phase alvéolaire.**

Appareil respiratoire **325**

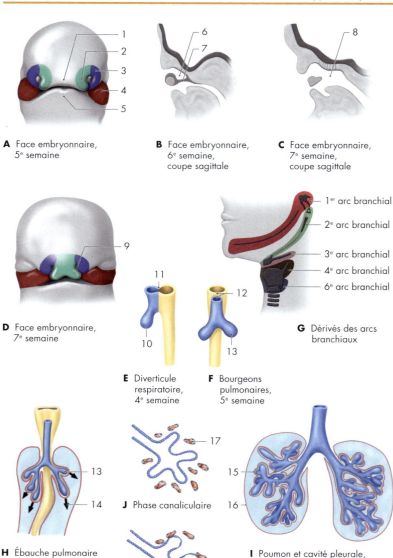

**A** Face embryonnaire, 5ᵉ semaine

**B** Face embryonnaire, 6ᵉ semaine, coupe sagittale

**C** Face embryonnaire, 7ᵉ semaine, coupe sagittale

**D** Face embryonnaire, 7ᵉ semaine

**E** Diverticule respiratoire, 4ᵉ semaine

**F** Bourgeons pulmonaires, 5ᵉ semaine

**G** Dérivés des arcs branchiaux

**H** Ébauche pulmonaire et canal pleuro-péricardique, 5ᵉ semaine

**J** Phase canaliculaire

**I** Poumon et cavité pleurale, 8ᵉ semaine

**K** Phase des sacs terminaux

Grossesse et développement humain

## Appareil digestif, intestin antérieur

Au cours des plicatures de l'embryon à la 4e semaine, une partie du sac vitellin tapissé d'entoderme se trouve invaginé dans l'embryon et forme l'intestin primitif. Celui-ci se divise en intestin antérieur (**A1**), intestin moyen (**A2**) et intestin postérieur (**A3**). L'intestin antérieur et l'intestin postérieur ont chacun une extrémité borgne respectivement à la membrane bucco-pharyngée (**A4**) et la membrane cloacale (**A5**), où le conduit entodermique affleure la surface corporelle et touche l'ectoderme superficiel.

**Intestin antérieur.** De l'intestin antérieur, qui va de la membrane bucco-pharyngée à l'entrée du sac vitellin, vont se former des segments de la cavité orale et du pharynx, ainsi que l'appareil respiratoire, l'œsophage, l'estomac, la partie supérieure du duodénum et le foie, y compris les voies biliaires.

**Cavité orale et pharynx.** Le développement de la cavité orale et du pharynx est lié à celui de la face et du cou, et ainsi au développement des arcs branchiaux. L'excavation orale (**B-C6**), le stomatodeum, se trouve dans le domaine du premier arc branchial, et va être limitée, dans la 5e semaine, par les bourrelets maxillaires pairs (**B-C7**), les bourrelets nasaux médiaux (**B-C8**), le bourrelet fronto-nasal (**B-C9**) et un bourrelet mandibulaire (**B-C10**). Comme les bourrelets maxillaires poussent l'un vers l'autre, les bourrelets nasaux en croissance fusionnent et constituent une sorte de maxillaire intermédiaire (**D11**), qui forme une partie de la lèvre supérieure, du maxillaire, les quatre incisives supérieures et le palais primaire. La majeure partie du palais définitif provient en revanche de deux plaques venant des bourrelets maxillaires (**D-E-F12**), qui se trouvent d'abord des deux côtés contre l'ébauche linguale, se redressent par une croissance rapide et se mettent dès la 7e semaine en position horizontale au-dessus de la langue, puis fusionnent l'une à l'autre, avec le palais primaire et le septum nasal (**E-F13**). Du bourrelet ou arc mandibulaire se forment la lèvre inférieure, le cartilage de Meckel et les muscles masticateurs (*voir* p. 325). Au voisinage étroit du cartilage de Meckel, la mandibule se forme par ostéogenèse desmale. Plusieurs bourrelets participent au développement de l'ébauche linguale, dès la 4e semaine. Deux bourrelets linguaux latéraux (**G-H14**) et un bourrelet médian, le *tuberculum impar* (**G-H15**), proviennent du premier arc branchial, poussent les uns vers les autres et fusionnent pour former la partie présulcale (*pars presulcalis*) de la langue (**H16**). Un autre bourrelet médian (**G17**), la *copula*, émerge des 2e et 3e arcs branchiaux et devient la partie post-sulcale (*pars postsulcalis*) (**H18**) de la langue. Les parties de la langue à développement embryologique différent demeurent durant toute la vie marquées par le foramen cæcum (**H19**) et le sillon terminal (*sulcus terminalis*) (**H20**). Le foramen cæcum est l'origine de l'ébauche thyroïdienne. L'épiglotte (**H21**) et ses liens avec la langue sont formés à partir du 4e arc branchial, qui va aussi donner la musculature pharyngée.

Avec l'œsophage commence le tube intestinal effectif, qui se développe globalement à partir du tube entodermique et du mésenchyme adjacent de la splanchnopleuvre. L'œsophage sera séparé de l'ébauche de l'appareil respiratoire par le septum œsophago-trachéal (*voir* p. 324). Il est d'abord court, mais va rapidement croître en longueur vu la descente des ébauches cardiaque et pulmonaire. Au tiers supérieur de l'œsophage se forme de la musculature striée, au tiers inférieur de la musculature lisse.

Appareil digestif

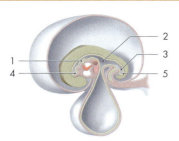

**A** Embryon ; 4ᵉ semaine, coupe sagittale

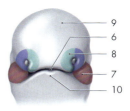

**B** Face embryonnaire, 5ᵉ semaine

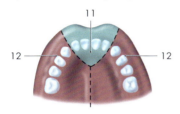

**D** Composants du maxillaire intermédiaire

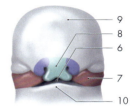

**C** Face embryonnaire, 7ᵉ semaine

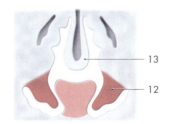

**E** Cavité orale, 7ᵉ semaine, coupe frontale

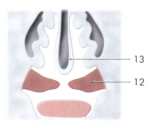

**F** Cavité orale, 8ᵉ semaine, coupe frontale

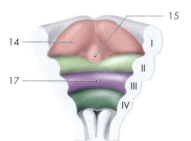

**G** Segment ventral des arcs branchiaux, 5ᵉ semaine

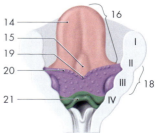

**H** Segment ventral des arcs branchiaux, 5ᵉ mois

Grossesse et développement humain

# Appareil digestif, intestin antérieur (*suite*)

L'**estomac** devient apparent à la 4e semaine sous forme d'un élargissement fusiforme de l'intestin antérieur. Comme les segments de l'estomac ne grandissent pas de façon uniforme, il se produit des modifications de situation pour l'estomac et le duodénum adjacent, qui sont décrites comme rotation de l'estomac autour d'un axe longitudinal (**A**) et d'un axe antéro-postérieur (**B**). La paroi gastrique gauche devient ventrale et la droite devient dorsale. Le N. vague, qui innerve l'estomac, suit des deux côtés la rotation. Par une croissance plus forte de la partie initialement postérieure comparativement à l'antérieure, se constituent la grande courbure (**C1**) et la petite courbure (**C2**). La portion pylorique monte alors à droite vers le haut (**C3**), le cardia arrive à gauche (**C4**). Comme l'estomac est en rapport avec la paroi abdominale postérieure par le mésogastre dorsal (**D-E5**), avec la paroi abdominale antérieure par le mésogastre ventral (**D-E6**), le mésogastre dorsal est déplacé à gauche d'où il résulte, avec la bourse omentale (**E-G7**), un espace en fente dorsal à l'estomac. En même temps, le mésogastre ventral se trouve situé à droite de la ligne médiane. En rapport avec la rotation gastrique et la continuation de croissance, le mésogastre dorsal s'étend en tablier en dessous de la grande courbure (**F8**). La poche à double paroi (quadrifoliée) continue à grandir et couvre le côlon transverse (**F-G9**) et les anses grêles (**F-G10**). Finalement, les feuilles fusionnent en un unique grand omentum (**G11**).

Le **duodénum** (**D-E-H12**) est formé par l'intestin antérieur et le segment supérieur de l'intestin moyen. La limite entre les deux segments est distale à l'origine de l'ébauche du foie, et est indiquée par la séparation de la vascularisation à partir du tronc cœliaque et de l'A. mésentérique supérieure. Au cours de la rotation de l'estomac se constitue la boucle en forme de C du duodénum qui, par les processus de croissance des organes voisins, est déplacé en situation rétropéritonéale

en même temps que le pancréas (**H13**). Seule la partie supérieure du duodénum demeure intrapéritonéale. Au 2e mois embryonnaire, la lumière de la portion supérieure du duodénum se ferme transitoirement par des cellules proliférantes.

À l'extrémité caudale de l'intestin antérieur se forme, au début de la 4e semaine, une excroissance entodermique, le **diverticule hépatique.** Il se développe en cordons hépatiques, s'étend dans le septum transversum (**H14**) et s'enfonce en direction caudale dans la cavité abdominale (**H-I15**). La partie du mésogastre ventral entre l'estomac, la partie supérieure du duodénum et l'ébauche du foie s'amincit alors en petit omentum (**E6**), et celle entre l'ébauche du foie et la paroi abdominale antérieure en Lig. falciforme du foie (**E16**). Des extrémités distales des cordons hépatiques se forment les capillaires biliaires. La vésicule biliaire (**I-J17**) et le conduit cholédoque ont leur origine à la partie caudale du diverticule hépatique (**I-J18**).

L'excroissance la plus caudale du diverticule hépatique forme l'**ébauche ventrale du pancréas** (**I-J19**). Directement en face émerge de l'intestin duodénal une excroissance dorsale, l'**ébauche dorsale du pancréas** (I-J20). Par le développement et la rotation de la boucle duodénale, l'ébauche pancréatique ventrale et le conduit cholédoque arrivent en situation dorsale, alors que l'ébauche pancréatique ventrale définitive arrive dans une position en dessous et derrière l'ébauche dorsale (**J**). Les conduits excréteurs des deux ébauches pancréatiques fusionnent le plus souvent en un conduit pancréatique commun (**J21**). Au 3e mois du développement apparaissent, à partir de l'ébauche pancréatique épithéliale, les îlots endocrines de Langerhans, répartis sur l'ensemble de l'organe.

Appareil digestif

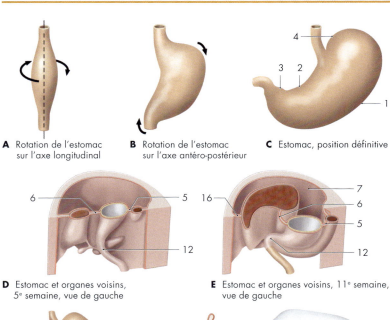

**A** Rotation de l'estomac sur l'axe longitudinal

**B** Rotation de l'estomac sur l'axe antéro-postérieur

**C** Estomac, position définitive

**D** Estomac et organes voisins, 5ᵉ semaine, vue de gauche

**E** Estomac et organes voisins, 11ᵉ semaine, vue de gauche

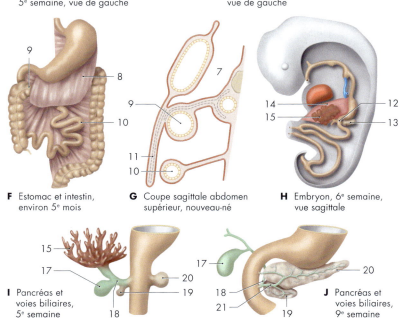

**F** Estomac et intestin, environ 5ᵉ mois

**G** Coupe sagittale abdomen supérieur, nouveau-né

**H** Embryon, 6ᵉ semaine, vue sagittale

**I** Pancréas et voies biliaires, 5ᵉ semaine

**J** Pancréas et voies biliaires, 9ᵉ semaine

Grossesse et développement humain

# 330 **Développement humain** : appareil digestif

## Appareil digestif, intestin moyen et postérieur

Comme le **jéjunum** et l'**iléon (A-B-C1)**, les parties caudales du duodénum proviennent aussi de l'intestin moyen. Les segments de l'intestin grêle sont en communication avec la paroi postérieure par un mésentère dorsal ; il n'y a pas de mésentère ventral. En ventral, l'intestin moyen communique avec le sac vitellin par le **conduit vitellin** (*ductus vitellinus*) **(A-B-C2)**. L'intestin moyen grandit rapidement, avec pour conséquence la formation d'une boucle primaire à orientation ventrale **(B)**, dans l'axe de laquelle se trouve l'A. mésentérique supérieure **(B3)**. À partir de la branche crâniale de la boucle ombilicale se forment les anses grêles **(B-C1)**, à partir de la branche caudale le cæcum **(B-C4)** et les segments du côlon, y compris les deux tiers proximaux du côlon transverse. Par la croissance rapide de la branche crâniale de la boucle intestinale, le tube intestinal devient plus long et ne trouve plus de place dans la cavité corporelle embryonnaire, transitoirement trop étroite. Les anses grêles **(D1)** se déplacent de ce fait, à la 6ᵉ semaine, dans le cœlome extra-embryonnaire du cordon ombilical **(D5)**, hernie ombilicale physiologique. En même temps que la croissance en longueur, il se produit une rotation de la boucle intestinale d'environ 270° antihoraires **(B-C)**. L'axe de rotation est centré sur l'A. mésentérique supérieure. Au cours de la croissance en longueur, le jéjunum et l'iléon forment quelques boucles. Les boucles du jéjunum proximal **(E-F-G6)** sont, à la 10ᵉ semaine, les premières à revenir dans la cavité corporelle et se placent à gauche. Les autres anses grêles se placent en arrière à droite **(E-F-G7)**, ce qui se reflète dans le trajet de la racine mésentérique définitive **(G8)**. Au cours du retour des anses grêles dans la cavité corporelle, le conduit vitellin s'oblitère, et la paroi abdominale antérieure se forme.

> **Remarques cliniques.** Dans 2 à 4 % des cas, le conduit vitellin ne s'oblitère pas, et il persiste une petite expansion de l'iléon, le **diverticule de Meckel**.

Le **cæcum**, le **côlon ascendant** et les deux tiers proximaux du **côlon transverse** se forment à partir de la branche caudale de la boucle ombilicale primaire **(B-C4)** et seront également vascularisés par des rameaux de l'A. mésentérique supérieure. Les segments du gros intestin participent à la « formation herniaire », ont une croissance en longueur, mais ne forment pas de boucles. Le cæcum qui, à la 6ᵉ semaine, apparaît sous forme d'un bourgeon de la boucle crâniale primaire **(C-D9)**, vient d'abord se placer à droite en crânial sous le foie **(E9)**, lors du retour dans la cavité corporelle, puis migre vers le bas dans la fosse iliaque droite **(F-G9)**. Le côlon ascendant et l'angle colique droit **(G10)** vont alors à la paroi dorsale droite, et se mettent en situation rétropéritonéale secondaire par régression du mésentère. Le côlon transverse **(G11)** en revanche garde son méso, qui fusionne avec la paroi postérieure du grand omentum. L'appendice vermiforme **(F-G12)** apparaît comme un diverticule du cæcum et est le plus souvent rétrocæcal. Le tiers distal du **côlon transverse (G13)**, le **côlon descendant (G14)**, le **côlon sigmoïde (G15)**, le **rectum (G-H-I16)** et le **canal anal** se forment à partir de l'intestin postérieur, qui fournit en même temps la couverture épithéliale pour la vessie et l'urètre. Au tiers distal du côlon transverse commence la vascularisation artérielle par l'A. mésentérique inférieure (artère de l'intestin postérieur), qui n'est relayée qu'au niveau du canal anal par l'A. rectale inférieure branche de l'A. pudendale interne. Le côlon descendant arrive à la paroi dorsale gauche en situation rétropéritonéale **(G14)** ; le côlon sigmoïde en revanche demeure intrapéritonéal **(G15)**. Le rectum résulte du **cloaque (H17)** formant à l'extrémité ventro-caudale de l'embryon un élargissement sacciforme couvert d'entoderme, et qui est d'abord fermé par la **membrane cloacale (H18)**. Par la croissance du septum urorectal mésodermique **(H19)** en direction de la membrane cloacale, le cloaque sera divisé en sinus uro-génital **(H20)** en situation ventrale pour la vessie et l'urètre, et ano-rectum en situation dorsale. La membrane cloacale se déchire à la 7ᵉ semaine, libérant l'ouverture urétrale **(I21)** et l'ouverture anale **(I22)**. Par une prolifération épithéliale, l'ouverture du canal anal sera à nouveau fermée courtement par une membrane anale.

Appareil digestif

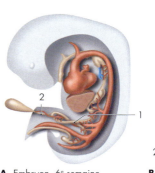

**A** Embryon, 6ᵉ semaine, coupe sagittale

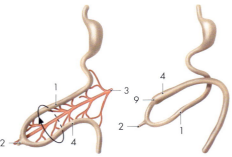

**B** Boucle intestinale autour de l'A. mésentérique supérieure

**C** Boucle intestinale après rotation

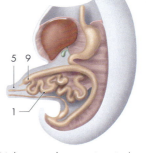

**D** Déplacement des anses intestinales dans le cordon ombilical, 8ᵉ semaine

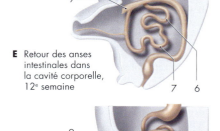

**E** Retour des anses intestinales dans la cavité corporelle, 12ᵉ semaine

**F** Position définitive des anses intestinales, nouveau-né

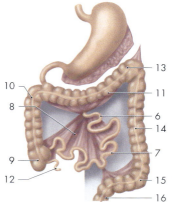

**G** Rapports péritonéaux définitifs de l'intestin grêle et gros

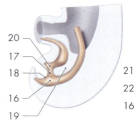

**H** Région cloacale, 6ᵉ semaine, coupe sagittale

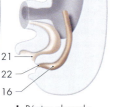

**I** Région cloacale, 8ᵉ semaine, coupe sagittale

Grossesse et développement humain

## Développement de l'appareil urinaire

L'appareil urinaire se développe en commun avec l'appareil génital à partir du mésoderme intermédiaire (**A1**), dans lequel de crânial en caudal apparaissent trois générations d'ébauches rénales : **pronéphros, mésonéphros** et **métanéphros.** Des structures segmentaires, rudimentaires et sans fonction du pronéphros (**B2**), qui apparaissent à la 3e semaine dans la région cervicale, seul le conduit du pronéphros (**B3**) a une signification pour le développement ultérieur. Le mésonéphros segmentaire, qui apparaît à la 4e semaine, a une extension thoraco-lombale (**B4**). Il se compose de canalicules mésonéphrotiques, de boucles vasculaires et du canal de Wolff (**B-C5**) qui prolonge en caudal le conduit du pronéphros. Au voisinage du canal de Wolff se forment des tubules mésonéphrotiques (**C6**) en forme de S, auxquels se joignent médialement des réseaux capillaires (**C7**) provenant des capsules de Bowman issues de l'épithélium tubulaire. Les unités fonctionnelles (néphrons) du mésonéphros ainsi constituées s'abouchent latéralement dans le canal de Wolff par des tubules mésonéphrotiques. Alors que caudalement il se forme encore des néphrons mésonéphrotiques, ils dégénèrent déjà crânialement (**B**). À la fin de la 4e semaine, le canal de Wolff atteint le cloaque (**B8**) et s'y abouche. À la 6e semaine apparaît médialement au canal de Wolff la lame génitale (**C9**) sous l'aspect d'une grosse forme ovale.

Avec l'apparition du métanéphros (**B10**) à la 6e semaine commence le développement du rein permanent. Alors que la morphogenèse du néphron métanéphrotique se déroule de façon semblable à celle du néphron mésonéphrotique, le développement du système excréteur est différent. Près de l'abouchement au cloaque, l'ébauche du conduit du métanéphros sort du canal de Wolff sous forme de **bourgeon urétéral** (**B11**). Ce bourgeon s'introduit d'abord par son extrémité borgne dans le blastème métanéphrotique encore non segmenté. Alors que l'uretère, le pelvis rénal et les calices proviennent du bourgeon urétéral, le blastème métanéphrotique mésenchymal forme des vésicules épithéliales (**D12**), qui apparaissent au voisinage et en interaction avec les calices (**D13**), et où arrivent divers segments tubulaires (**E14**). À une extrémité ils communiquent avec le calice (**flèches en E**), à l'autre extrémité ils forment, après introduction de nodules vasculaires (**F15**), la capsule glomérulaire (capsule de Bowman) (**F16**).

L'ébauche du métanéphros (**G10**) est située initialement dans le pelvis, mais migre crânialement dans l'abdomen (ascension) (**H10**) lors du développement ultérieur. En cela, l'ébauche rénale change de vascularisation, passant de branches des A. iliaques à des branches autonomes de l'aorte, les A. rénales.

La **vessie** (**G-H-I17**) et l'**urètre** (**H-I18**) naissent du sinus uro-génital (**G-H-I19**), qui lui-même émerge du segment ventral du cloaque et se divise en trois niveaux de hauteur. Le segment le plus haut du sinus uro-génital formera la vessie, qui est d'abord en rapport avec l'ombilic par le canal allantoïdien (**G-H20**). Ce canal s'oblitère et devient l'ouraque dans le pli ombilical médian, le long de la paroi abdominale antérieure. Pendant la différenciation de la vessie, le segment terminal du canal de Wolff (**J-K21**) ainsi que l'ébauche urétérale (**J22**) qui en émerge sont introduits dans la paroi dorsale de la vessie (**J-K23**). L'uretère et le canal de Wolff reçoivent un abouchement séparé l'un de l'autre. Par l'ascension du rein, les abouchements urétéraux se déplacent crânialement (**I-K24**). Les abouchements en situation caudale des canaux de Wolff se rapprochent, et marquent chez l'homme le début de la partie prostatique de l'urètre, et dans la vessie le trigone vésical (**K25**). Le segment moyen du sinus uro-génital devient l'urètre chez la femme, la partie prostatique et la partie intermédiaire de l'urètre chez l'homme. Le segment inférieur du sinus uro-génital devient la partie spongieuse de l'urètre chez l'homme, le vestibule du vagin chez la femme.

Appareil urinaire 333

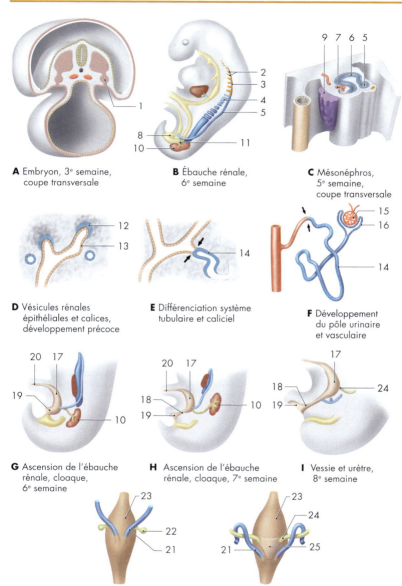

**A** Embryon, 3ᵉ semaine, coupe transversale

**B** Ébauche rénale, 6ᵉ semaine

**C** Mésonéphros, 5ᵉ semaine, coupe transversale

**D** Vésicules rénales épithéliales et calices, développement précoce

**E** Différenciation système tubulaire et caliciel

**F** Développement du pôle urinaire et vasculaire

**G** Ascension de l'ébauche rénale, cloaque, 6ᵉ semaine

**H** Ascension de l'ébauche rénale, cloaque, 7ᵉ semaine

**I** Vessie et urètre, 8ᵉ semaine

**J** Ébauche urétérale et canal de Wolff, développement précoce, vue dorsale

**K** Uretère et canal de Wolff, abouchements définitifs, vue dorsale

Grossesse et développement humain

# Développement de l'appareil génital

Bien que le sexe de l'embryon soit déterminé génétiquement, les ébauches précoces de l'appareil génital, qui se divisent en gonades, voies génitales et organes génitaux externes, demeurent encore indifférenciées. Il est de ce fait logique d'envisager et d'apprendre comparativement le développement de l'appareil génital masculin et féminin.

**Gonade indifférenciée.** À la 5e semaine, l'épithélium cœlomique s'épaissit au bord médial de l'ébauche du mésonéphros en **lame génitale** (**A1**). Les cellules épithéliales forment des cordons, qui vont être entourés de mésenchyme et parcourus de cellules du mésonéphros (**A2**). Ainsi naît une **gonade** initialement **indifférenciée** (**B**), dans laquelle à la 6e semaine migrent des **cellules génitales primordiales** (**A-B3**). Elles sont probablement originaires de l'épiblaste, passent d'abord dans le sac vitellin, et de là dans l'intestin postérieur (**A4**). Les cellules à mobilité amiboïde migrent finalement le long du mésentère dorsal dans l'épithélium cœlomique et s'introduisent dans la lame génitale (**B1**).

**Testicule.** En cas de constitution génétique XY, le gène gonadique majeur *TDF* (*Testis determining factor*) est formé par le SRY (*Sex determining Region Y chromosome*), et la formation du testicule est ainsi initiée, de sorte qu'à la fin de la 7e semaine le testicule puisse être distingué de l'ovaire. Au centre de l'ébauche testiculaire (**C-D**) apparaissent les cordons testiculaires ou médullaires (**C-D5**) qui sont en rapport avec le hile (**C-D6**) par l'intermédiaire du rete testis. Les cordons testiculaires eux-mêmes sont constitués de cellules germinales primordiales et de précurseurs de cellules de Sertoli. Ils sont compacts jusqu'à la puberté. Ce n'est qu'alors qu'ils reçoivent une lumière complète et deviennent des tubes séminifères contournés. Sous l'épithélium superficiel de l'ébauche testiculaire se développe du tissu conjonctif riche en fibres pour la tunique albuginée (**C-D7**), et du tissu conjonctif interstitiel naissent des cellules de Leydig qui produisent de la testostérone à partir de la 8e semaine, ce qui influence la différenciation des voies génitales et des organes génitaux externes.

**Ovaire.** En cas de constitution génétique XX et par conséquent absence de *TDF*, la gonade se développe en ovaire. Les cordons germinaux primaires au centre de la gonade sont transformés en amas cellulaires réticulaires, et ensuite remplacés par un stroma vasculaire ovarique (**E-F8**). La région corticale devient plus large et plus épaisse par l'apparition de cordons germinaux secondaires (**E9**) à partir de l'épithélium cœlomique. Les cordons germinaux sont imbriqués avec le stroma cortical. Au 4e mois, les cordons germinaux se fragmentent en amas cellulaires, qui contiennent chaque fois une ou plusieurs cellules germinales. Ils se divisent par mitose et deviennent des oogones à prolifération synchrone, avec l'entrée en prophase de la méiose. À la période fœtale, par le dépôt d'une couche unique de cellules folliculaires, ils deviennent des follicules primordiaux (**F10**). Jusqu'à la naissance, la plupart des deux millions de follicules primordiaux périssent, de sorte que les ovaires d'un nouveau-né féminin n'en conservent plus qu'environ cent mille.

**Descente des gonades.** Le testicule et l'ovaire se déplacent caudalement depuis le lieu de leur origine à la hauteur de la 1re vertèbre lombale. Dans une première phase, le testicule (**G-H-I11**) arrive dans le petit bassin : **descente abdominale** (**G-H**). Dans une deuxième phase, le testicule franchit le canal inguinal : **descente transinguinale** (**I**). Le déplacement du testicule est testostérone-dépendant et guidé par une bande fibreuse, le **gubernaculum testis** (**G-H-I12**), provenant du mésonéphros. Le péritoine pariétal forme une expansion en entonnoir, le **processus vaginal du testicule** (**H13**), ventral par rapport au gubernaculum testis, et qui se prolonge jusque dans le scrotum comme les autres couches de la paroi abdominale. Le testicule migre vers le bas derrière le gubernaculum testis. Quand la descente est terminée, le processus vaginal du testicule s'oblitère et le testicule s'introduit dans la cavité séreuse restante dans le scrotum (**I14**).

L'ovaire descend jusqu'à la paroi latérale du petit bassin, le long du gubernaculum ovarii. Du segment crânial de celui-ci persiste le Lig. suspenseur de l'ovaire, du segment caudal persiste le Lig. rond de l'utérus, qui traverse le canal inguinal et se termine dans la grande lèvre.

Appareil génital **335**

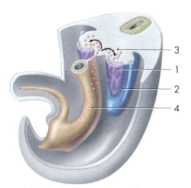

**A** Trajet de répartition des cellules génitales primordiales, 6ᵉ semaine

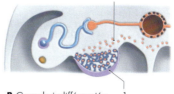

**B** Gonade indifférenciée, coupe transversale, 6ᵉ semaine

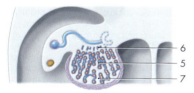

**C** Ébauche du testicule, coupe transversale, 8ᵉ semaine

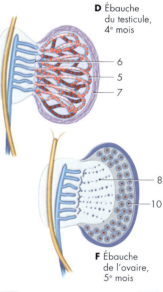

**D** Ébauche du testicule, 4ᵉ mois

**F** Ébauche de l'ovaire, 5ᵉ mois

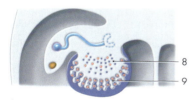

**E** Ébauche de l'ovaire, coupe transversale, 7ᵉ semaine

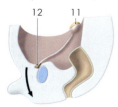

**G** Situation du testicule, 2ᵉ mois

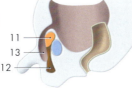

**H** Situation du testicule, 3ᵉ mois

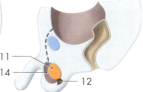

**I** Situation du testicule, 7ᵉ mois

Grossesse et développement humain

# Développement de l'appareil génital (*suite*)

Le développement des conduits génitaux passe d'abord par un stade indifférencié et comporte dans les deux sexes la présence du canal de Wolff (conduit mésonéphrotique, **A-B1**) et du canal de Müller (conduit paramésonéphrotique, **A-B2**), latéralement au mésonéphros.

**Conduits génitaux masculins.** Chez l'embryon masculin, le canal de Müller dégénère presque complètement sous l'influence de l'AMH (*anti-Müller-hormone*) formée par les cellules de Sertoli, tandis que le canal de Wolff persiste sous l'influence de la testostérone, malgré la régression du mésonéphros. Le canal de Wolff devient le conduit déférent (**C1a**) ; dans le segment proche du testicule il forme l'épididyme (**C1b**) dans lequel s'abouchent les canalicules efférents (**C3**) provenant des tubules mésonéphrotiques. L'ébauche des vésicules séminales bourgeonne des parties terminales du canal de Wolff, alors que la prostate provient de bourgeons épithéliaux de l'urètre et du mésenchyme voisin.

**Conduits génitaux féminins.** Alors que chez l'embryon féminin, les canaux de Wolff dégénèrent, les canaux de Müller (**D2**) se développent en conduits génitaux définitifs et fournissent les éléments pour les trompes (**D4**), l'utérus (**D5**) et la partie supérieure du vagin (**D6**). Alors que les segments crâniaux des canaux de Müller forment les trompes (**E-F-G4**), les segments caudaux des deux côtés fusionnent médialement en canal utéro-vaginal (**E-F7**) et soulèvent latéralement un Lig. large de l'utérus. Dans l'utérus, qui se différencie progressivement en corps et col, il y a un transitoirement un septum (**E8**). L'extrémité caudale fusionnée des canaux de Müller (**E9**) arrive au sinus uro-génital (**E-F-G10**), qui de son côté développe des épaississements pairs, les cornes sinuvaginales, par prolifération épithéliale. Celles-ci deviennent une lame vaginale solide (**F11**), qui prolifère en direction du canal utéro-vaginal et forme progressivement une lumière (**F-G12**). L'épithélium vaginal provient ainsi d'au moins deux origines, dont les limites sont encore incertaines. Le sinus uro-génital et la lumière vaginale seront séparés par une fine couche tissulaire, l'hymen (**F-G13**).

**Organes génitaux externes.** Le stade indifférent des organes génitaux externes provient du mésenchyme entourant le cloaque et situé à la paroi antérieure sous-ombilicale. De discrètes élévations autour de l'orifice du cloaque, les plis uro-génitaux (**H14**), fusionnent ventralement en tubercule génital (**H15**) et sont accompagnés latéralement de bourrelets génitaux (**H16**). Après l'arrivée de la membrane cloacale, le septum uro-rectal sépare l'ouverture cloacale en sinus uro-génital (**J10**) à l'avant et ouverture anale (**I-J17**) à l'arrière, et devient le périnée (**I-J18**).

**Organes génitaux externes masculins.** Sous l'influence de la testostérone, le tubercule génital grandit et devient le pénis (**I19**). Les plis génitaux fusionnent en canal urinaire et spermartique et ferment progressivement la fente urétrale (**I20**). Au pénis ainsi formé se joint le scrotum (**I-K21**), qui se développe à partir des bourrelets génitaux.

**Organes génitaux externes féminins.** En cas de constitution XX, le tubercule génital ne grandit que faiblement et devient le clitoris (**L22**). Les plis génitaux forment les petites lèvres (**L23**), les bourrelets génitaux les grandes lèvres (**L24**). Le sinus uro-génital demeure ouvert et devient le vestibule du vagin, où s'abouchent l'urètre (**L25**) et le vagin (**L26**).

Appareil génital **337**

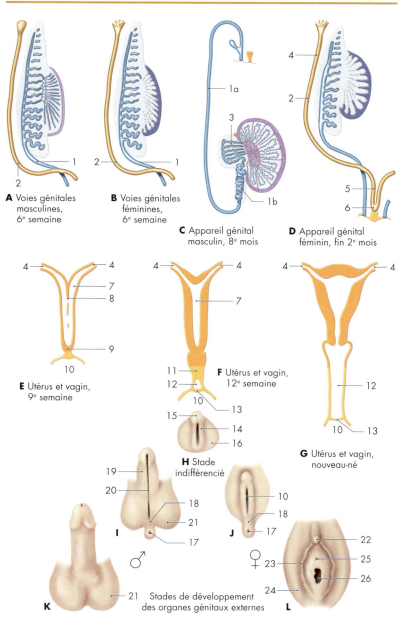

**A** Voies génitales masculines, 6ᵉ semaine

**B** Voies génitales féminines, 6ᵉ semaine

**C** Appareil génital masculin, 8ᵉ mois

**D** Appareil génital féminin, fin 2ᵉ mois

**E** Utérus et vagin, 9ᵉ semaine

**F** Utérus et vagin, 12ᵉ semaine

**G** Utérus et vagin, nouveau-né

**H** Stade indifférencié

Stades de développement des organes génitaux externes

Grossesse et développement humain

**338 Développement humain :** période périnatale

## Le nouveau-né

Le nouveau-né a un poids corporel moyen de 3 400 g et une longueur vertex-coccyx de 36 cm, correspondant à une taille vertex-talon de 50 cm. Environ 16 % du poids corporel correspond à du tissu adipeux, de sorte qu'un nouveau-né présente un aspect potelé. De tous les segments corporels, la tête est relativement le plus grand. Le tronc apparaît comme un ovale dont la largeur maximale se situe au niveau du foie. Le thorax est en forme de tonneau (**A1**), l'abdomen est long (**A2**) et la région pelvienne peu développée (**A3**). Les membres inférieurs relativement courts sont en varus, les pieds en supination. La chevelure est très diversement développée ; généralement peu après la naissance il se produit un remplacement de la chevelure. Au moment de la naissance, l'enfant humain est relativement immature et faible par rapport à d'autres primates. L'achèvement et la maturation des appareils d'organes sont repoussés aux tranches de la vie post-natale. Les caractéristiques morphologiques et fonctionnelles peuvent être résumées comme suit :

**Appareil locomoteur.** En règle les os du nouveau-né sont plus spongieux que ceux de l'adulte. Ils contiennent davantage de moelle osseuse rouge. Le neurocrâne est par rapport au splanchnocrâne nettement plus grand. Entre les os de la voûte du crâne sont développées les **fontanelles**. La **fontanelle antérieure** (**A4**) est la plus grande. Elle englobe le territoire du sinus sagittal supérieur, dont les pulsations sont transmises à la peau sus-jacente. Cette fontanelle se ferme dans la $2^e$ année. L'ossification du squelette est bien avancée, en particulier au niveau des os longs (*voir* Tome 1) ; la présence du centre d'ossification secondaire de l'épiphyse distale du fémur (**A5**) est un signe de maturité.

**Appareil cardio-vasculaire.** Le cœur (**A6**) du nouveau-né est relativement grand. La fréquence cardiaque post-natale est de l'ordre de 120-140/min. Le changement de la circulation se fait peu après la naissance par la fermeture du foramen ovale (*voir* p. 8).

**Appareil respiratoire.** Après la première respiration spontanée du post-partum, la fréquence respiratoire du nouveau-né est de 40-44/min. Vu la position horizontale des côtes, la respiration du nouveau-né est une respiration dite abdominale, assurée par le diaphragme à disposition encore relativement horizontale.

**Appareil digestif.** Dans les premiers mois de la vie, les organes de l'appareil digestif sont adaptés fonctionnellement au lait maternel, donc à une nutrition liquide. Dans les premiers jours de la vie, le nouveau-né élimine un contenu intestinal visqueux et verdâtre, le *méconium*. Le gros foie (**A7**) du nouveau-né représente environ 4 % du poids corporel.

**Appareil urinaire.** La vessie (**A8**) n'a pas encore atteint sa situation définitive dans le petit bassin et les uretères n'ont pas encore de segment pelvien.

**Appareil génital masculin.** La descente des testicules dans le scrotum (**A9**) est un signe de maturité du nouveau-né masculin. Les organes génitaux externes sont relativement grands.

**Appareil génital féminin.** Les ovaires se trouvent dans la fosse iliaque, mais n'ont pas encore atteint leur position définitive dans le pelvis. Le col utérin forme environ les deux tiers de la taille de l'utérus. Les organes génitaux externes apparaissent relativement grands à la période néonatale. Le recouvrement des petites lèvres par les grandes lèvres est un signe de maturité.

**Système nerveux.** La tête du nouveau-né représentant environ un quart de la taille corporelle, l'encéphale sera aussi proportionnellement grand. La moelle spinale descend jusqu'en L2-L3 et la myélinisation du tractus cortico-spinal (faisceau pyramidal) commence chez le nouveau-né mature.

**Peau.** La peau du nouveau-né est épaisse, n'a plus que peu de lanugo et a un pannicule adipeux sous-cutané substantiel (**A10**). Les ongles dépassent le bout des doigts, et à la plante du pied passe un profond pli plantaire.

> **Remarques cliniques.** Dès que possible après la naissance, l'aspect général de l'enfant est examiné. Les facteurs d'évaluation clinique sont : fréquence cardiaque, mouvements respiratoires, tonus musculaire, réflexes, coloration éthnique. Les paramètres sont précisés dans le « **Apgar Index System** ».

Le nouveau-né **339**

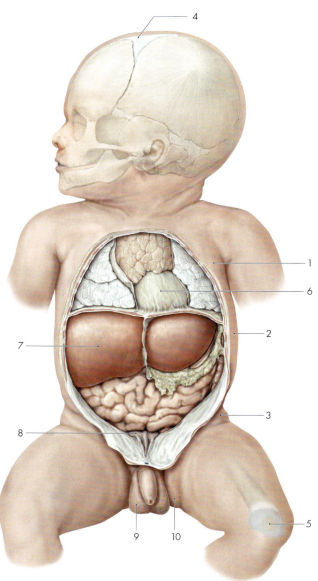

**A** Le nouveau-né

**340 Développement humain :** période post-natale

# Périodes d'âge post-natales

La **phase néonatale** est suivie par la **phase de nourrisson**, qui va jusqu'à la fin de la 1re année, puis suit la **phase de la petite enfance** de la 2e à la 6e année. Celle-ci se continue par l'âge scolaire ou âge de scolarité primaire (7 à 10 ans), suivi par l'**adolescence** (11 à 20 ans). Par **puberté**, on entend le développement de la maturité sexuelle, qui commence à l'âge d'environ 10 ans par une transformation hormonale. Elle est caractérisée par une poussée de croissance et le développement des caractères sexuels secondaires. Elle se termine par l'aboutissement à la taille adulte et la maturité sexuelle.

**Développement pondéral.** Le poids à la naissance, qui est en moyenne de l'ordre de 3,4 kg chez le nouveau-né, sera doublé à l'âge de 5 mois, triplé à 1 an, quadruplé à 2 ans et demi, sextuplé à 6 ans et décuplé à 10 ans. Lors des examens de contrôle réguliers, la croissance et le développement sont évalués d'après des *courbes en pourcentage.* La valeur de 50 % représente la valeur moyenne dans une population saine, p. ex. pour le poids par rapport à la taille (**A**) ; 94 % des enfants se situent entre 3 et 97 %.

**Développement statural.** La taille corporelle est d'environ 50 à 51 cm à la naissance et augmente rapidement dans les 2 premières années. Elle se ralentit alors et reprend nettement au début de l'adolescence (*poussée de croissance pubertaire*). Un important critère d'évaluation est celui des proportions corporelles : taille et poids devraient, avec un état nutritionnel correct, se trouver dans des courbes de pourcentages identiques (**B**).

Par *accélération* on entend l'augmentation plus rapide en taille et poids observée dans l'enfance à partir de 7 ans, comparativement aux décennies précédentes. En liaison avec cette accélération du siècle, la *ménarche* (première apparition du sang menstruel) a lieu actuellement environ 2 ans plus tôt.

**Proportions corporelles.** Les proportions corporelles se modifient considérablement de la période néonatale jusqu'à l'âge adulte ; elles sont liées à la plus grande croissance des membres par rapport à la tête et au tronc. Chez le nouveau-né, la hauteur de la tête représente environ un quart de la longueur corporelle ; chez l'adulte en revanche elle n'est plus que d'un huitième (**C**). Alors que chez le nouveau-né le milieu du corps se situe à peu près à l'ombilic, il se trouve chez l'adulte au bord supérieur (chez la femme) ou inférieur (chez l'homme) de la symphyse.

**Superficie corporelle.** Le rapport entre la superficie et le volume corporel est plus grand chez le nouveau-né et l'enfant que chez l'adulte. La superficie corporelle est de l'ordre de ¼ m² chez le nouveau-né, ½ m² à 2 ans, 1 m² à 9 ans et 1,73 m² chez l'adulte. Il convient d'en tenir compte entre autres pour le dosage des médicaments, et cela joue un rôle important pour le pronostic et le traitement des brûlures.

**Âge osseux.** La croissance de l'enfant peut être évaluée de façon précise par l'âge osseux comparativement à l'âge chronologique. Pour cela, on tient compte du nombre, de la taille et du développement des noyaux d'ossification, p. ex. sur des radiographies de la main (noyaux carpiens). De la même manière, la taille adulte définitive peut être prévue de façon assez précise.

**Périmètre crânien.** La croissance du crâne est suivie durant les 4 premières années et l'on évalue le périmètre crânien, qui chez la plupart des enfants suit les courbes de croissance en pourcentages. Des modifications de taille ainsi que des retards de fermeture des fontanelles et sutures de la voûte sont des indices de *microcéphalie* ou d'*hydrocéphalie.*

**Développement dentaire** (*voir* pp. 162-165).

# Développements durant la période post-natale

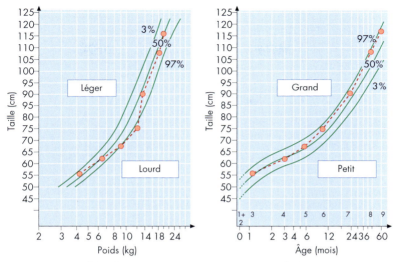

**A** Rapports en % taille/poids  **B** Rapports en % taille/âge

La courbe hachurée rouge montre pour l'exemple d'une fille en bonne santé les variations de poids et de taille dans les 6 premières années.

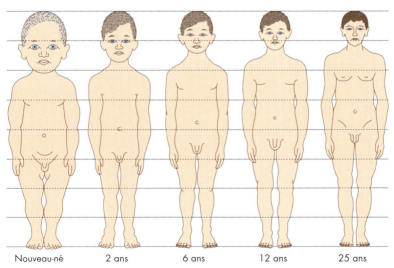

**C** Modifications des proportions corporelles

# Système endocrinien

Glandes  *344*
Système hypothalamo-
  hypophysaire  *350*
Glande pinéale  *360*
Glandes surrénales  *362*
Glande thyroïde  *368*
Îlots pancréatiques  *374*
Système de cellules endocrines
  disséminées  *376*

**344** Système endocrinien : glandes

# Glandes

## Vue d'ensemble

On appelle **cellules glandulaires** des cellules épithéliales dont la tâche principale consiste à synthétiser et à excréter des substances ayant une fonction physiologique et une composition chimique déterminées (sécrétion). Les étapes du processus depuis la captation des précurseurs dans le sang, en passant par la synthèse intracellulaire, jusqu'à l'excrétion du produit fini, constituent la **sécrétion**. Les cellules glandulaires sont souvent rassemblées en groupes cellulaires plus grands qui forment des **glandes.**

## Glandes exocrines (A)

Les glandes exocrines libèrent leur sécrétion soit directement, soit par un conduit excréteur vers une surface épithéliale externe ou interne. Elles peuvent soit être situées dans un épithélium de revêtement superficiel (glandes olfactives) comme des **cellules glandulaires intra-épithéliales unicellulaires (A1)** (cellules caliciformes) ou comme des **glandes intra-épithéliales multicellulaires (A2)**, soit se développer vers la profondeur à partir des épithéliums de revêtement superficiel ou profond sous la forme de solides bourgeons épithéliaux. La communication avec la surface épithéliale se fait par un conduit excréteur que forment les **glandes extra-épithéliales pluricellulaires (A3)** (p. ex. les glandes de Brunner dans le duodénum, les glandes sudoripares et sébacées de la peau). Le tissu glandulaire peut également quitter la paroi de l'organe d'origine et former un **corps glandulaire extramural** (p. ex. les glandes salivaires, lacrymales, le pancréas ; *voir* p. 156).

**Glandes extra-épithéliales (A3, C).** Ce sont des groupes cellulaires épithéliaux constitués sous la forme d'organe, et entourés d'un tissu conjonctif lâche ; ils se composent d'un **système de conduits excréteurs** et de **parties terminales sécrétantes glandulaires**, ce sont les unités fonctionnelles sécrétoires des glandes exocrines. Selon leur configuration, on distingue des parties terminales sécrétantes **tubulaires (C1)**, **acineuses (C2)** (en forme de baies) et **alvéolaires (C3)** (sacciformes). Par ailleurs, on distingue :

- les **glandes simples**, qui ne comportent qu'une partie sécrétante non ramifiée (**C1**). Celle-ci peut être soit droite (p. ex. les glandes gastriques), soit pelotonnée (p. ex. les glandes sudoripares) ;
- les **glandes ramifiées**, dans lesquelles plusieurs parties terminales sécrétantes se jettent dans un conduit excréteur (**C4-6**) (p. ex. les glandes de Brunner) ;
- les **glandes composées**, dans lesquelles le conduit excréteur se ramifie en une arborisation de petits canaux excréteurs ; les parties sécrétantes sont soit purement tubulaires (**C7**), soit purement acineuses (**C8**), soit purement alvéolaires (**C9**), ou bien la glande possède des parties sécrétantes de différents types (p. ex. tubulaires et acineuses, **glandes mixtes**). En fonction des ramifications du système excréteur, on divise la glande en *lobules* et en *lobes glandulaires*.

## Glandes endocrines (B)

Les glandes endocrines n'ont pas de conduit excréteur (**A4-5**). Elles excrètent leur **produit fini (hormone)** dans les *vaisseaux sanguins et lymphatiques* ou dans les *espaces intercellulaires*. Les hormones gagnent l'ensemble du corps humain par la circulation sanguine. Les glandes endocrines se développent à partir soit des épithéliums de revêtement, après perte de communication avec la superficie (**A4-5**), soit de *cellules conjonctives* (p. ex. les cellules interstitielles du testicule). D'autres sont des dérivés des *crêtes neurales*. Les **glandes endocrines (B)** sont : l'*hypophyse* (**B1**), le *corps pinéal* (épiphyse) (**B2**), la *glande thyroïde* (**B3**), les *glandes parathyroïdes* (**B4**) et les *glandes surrénales* (**B5**) (cortico- et médullo-surrénale). Par ailleurs, il y a des **groupes cellulaires endocrines** dans d'autres organes : les îlots de Langerhans du pancréas, dont l'ensemble est désigné comme « organe insulaire » (**B6**), les *cellules de Leydig* dans l'interstitium des tubes séminifères (**B7**), ainsi que les *cellules* thécales lutéales, cellules de la granulosa, cellules du corps jaune et *cellules hilaires de l'ovaire* (**B8**). À l'intérieur de groupes épithéliaux, on trouve aussi des **cellules endocrines uniques**, p. ex. dans le tractus gastrointestinal ou respiratoire ; on les rassemble dans un « **système de cellules endocrines disséminées ou diffuses** » (*voir* p. 384 sq.). Elles donnent des hormones peptidiques et/ou des monoamines et d'autres produits. Des cellules endocrines se trouvent ainsi dans l'*hypothalamus*, région du diencéphale où se situent plusieurs groupes de cellules nerveuses produisant des neuro-hormones.

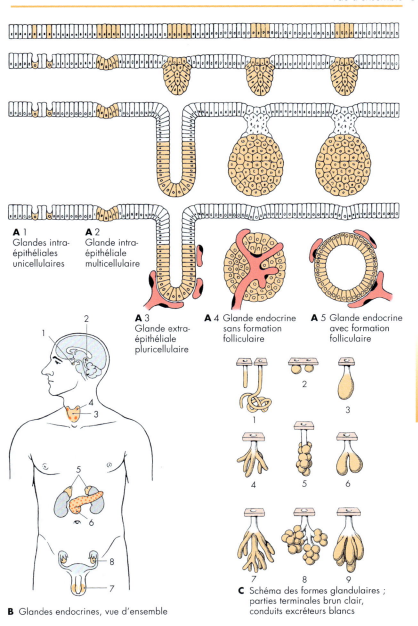

Vue d'ensemble

**A** 1 Glandes intra-épithéliales unicellulaires
**A** 2 Glande intra-épithéliale multicellulaire
**A** 3 Glande extra-épithéliale pluricellulaire
**A** 4 Glande endocrine sans formation folliculaire
**A** 5 Glande endocrine avec formation folliculaire

**B** Glandes endocrines, vue d'ensemble

**C** Schéma des formes glandulaires ; parties terminales brun clair, conduits excréteurs blancs

Système endocrinien

**346** **Système endocrinien :** glandes

## Classification microscopique des parties sécrétantes des glandes exocrines

D'après leur forme et leur réaction aux colorants, on distingue des parties sécrétantes glandulaires **séreuses** et **muqueuses**. Ces descriptions sont purement morphologiques et ne tiennent pas compte de la structure chimique de leur sécrétion.

### Parties sécrétantes glandulaires séreuses (acini) (A1).

Elles sont recouvertes par des cellules hautes, différenciées et orientées vers une lumière étroite. Leur cytoplasme **apical** contient en majorité des granulations de sécrétions **acidophiles**, alors que la partie basale des cellules se comporte de façon **basophile** en raison d'un réticulum endoplasmique rugueux fortement développé. Les noyaux, le plus souvent gros et ronds, sont situés à la partie basale ou moyenne de la cellule.
**Exemples :** pancréas exocrine, glande parotide, glandes de dilution de Von Ebner (dans les bourgeons du goût). Elles produisent une *sécrétion finement fluide et riche en protéines*.

### Parties sécrétantes glandulaires muqueuses (tubules) (A2).

Elles sont en coupe plus grandes que les acini et ont une lumière relativement large. Les cellules orientées de façon conique vers la lumière possèdent, du côté **basal**, un *bord cytoplasmique fin* où se trouvent les noyaux aplatis. Le **cytoplasme supranucléaire** se colore à peine ; il est *pâle, clair* et organisé de façon *radiaire*. Contrairement aux acini séreux, les limites cellulaires sont ici faciles à reconnaître.
Les parties sécrétantes muqueuses produisent un mucus acide, visqueux, la **mucine** ; ce sont des mélanges de mucoprotéines et de glycoprotéines.
**Exemples :** cellules caliciformes intra-épithéliales, épithélium de surface de l'estomac, duodénum.

### Glandes séro-muqueuses (tubulo-acineuses).

Elles contiennent des parties sécrétantes séreuses et muqueuses ; ce sont des **glandes mixtes. Exemples :** glandes sublinguale et submandibulaire ; dans les deux cas, les tubules muqueux prédominent.

**Production des sécrétions.** Les **substances premières** (acides aminés, glucose) prélevées du sang (**B1**) par diffusion gagnent les citernes des **granulations de l'ergastoplasme** (**B2**) dans lesquelles se produisent la synthèse et les modifications post-translationnelles des protéines sécrétées, des mucines et des lipoprotéines. Celles-ci gagnent

l'**appareil de Golgi** (**B3**) grâce aux vésicules de transport dont les membranes les stockent dans les **vacuoles de Golgi** (**B4**). Enfin les produits de sécrétion sont soit libérés dans des vésicules pleines (**B5**), soit libérés par exocytose (**B6**). Les granulations de sécrétion les plus grandes sont visibles au microscope optique sous le terme de **corpuscules de sécrétion.**

## Mécanismes d'excrétion

**Excrétion mérocrin (exocytose).** On appelle ainsi l'**excrétion sans membrane** (**B6, C1**). Les vésicules encore entourées de la membrane de Golgi s'accolent à la face interne de la membrane cellulaire. Au point de contact des 2 membranes, elles fusionnent et le contenu vésiculaire est libéré dans l'espace extracellulaire. Les sécrétions (ou hormones) excrétées de cette façon ne possèdent plus d'enveloppe membraneuse.
**Excrétion aprocrine (apocytose).** Il s'agit ici d'une **excrétion avec membrane** (**B5, C2**). Les produits de sécrétion entourés par leur membrane font saillie à la surface apicale de la cellule et sont libérés entourés de leur enveloppe. Avec la membrane, une partie du cytoplasme peut également être excrétée. Après son excrétion, le produit de sécrétion reste entouré par son enveloppe, p. ex. les graisses du lait de la glande mammaire lactante.
**Excrétion holocrine (holocytose).** Il s'agit d'une **excrétion avec destruction cellulaire** (**C3**), qui ne se produit que chez les glandes sébacées. Les cellules forment massivement des gouttelettes adipeuses et périssent ensuite par mort cellulaire programmée (apoptose). Les cellules glandulaires doivent être constamment reconstituées à partir d'une couche cellulaire basale (couche de régénération).
**Sécrétion moléculaire.** De petites molécules sont véhiculées par des protéines de transport à travers la membrane cellulaire (p. ex. l'acide gastrique) ou traversent la membrane directement grâce à leur solubilité dans les lipides (hormone stéroïde, thyroxine).
Les **cellules myoépithéliales (A3)** sont des **cellules épithéliales contractiles** (dérivés ectodermiques) situées entre les membranes cellulaires basales glandulaires et/ou les membranes basales de l'épithélium des canaux et la lame basale. Les cellules myoépithéliales contiennent des protéines contractiles (filaments d'actine, de desmine et de myosine). Leur contraction déclenche vraisemblablement une compression de la partie sécrétante, initiant ainsi le flux sécrétoire. On trouve des cellules myoépithéliales dans toutes les glandes qui dérivent de l'ectoderme.

## Classification microscopique des parties sécrétantes des glandes exocrines

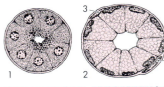

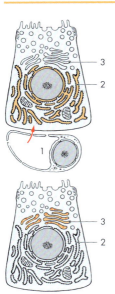

| Caractéristiques | Pièces terminales séreuses | Pièces terminales muqueuses |
|---|---|---|
| Diamètre | Plus petit | Plus grand |
| Aspect | Acinus ou labule | Tube |
| Lumière | Très étroite | Relativement large |
| Forme du noyau | Rond | Aplati |
| Situation du noyau | (Pas tout à fait) basal | Basal, pariétal |
| Cytoplasme | Granuleux, apical | Clair, radiaire |
| Limites cellulaires | Peu nettes | Plus claires |
| Mode d'occlusion | Manque | À démontrer |
| Canalicules sécrétoires | Intercellulaires | Manquent |

**A** Caractéristiques morphologiques différenciant les parties sécrétantes glandulaires séreuses et muqueuses

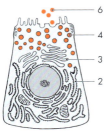

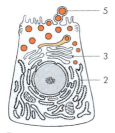

**B** Formation de sécrétions protéiques et formes d'excrétion, en microscopie électronique

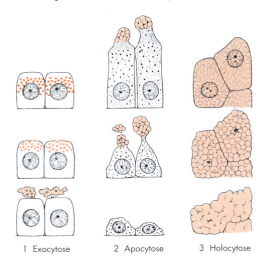

1 Exocytose    2 Apocytose    3 Holocytose

**C** Formes d'excrétion de produits de sécrétion, en microscopie optique

Système endocrinien

**348** **Système endocrinien :** glandes

# Principes communs de fonctionnement des glandes endocrines

Sous le terme de « système endocrinien », on rassemble les **glandes endocrines** et les **cellules endocrines disséminées** dans différents organes. Les glandes endocrines sont des organes richement vascularisés qui, au contraire des glandes exocrines, ne possèdent *pas de conduits excréteurs*. Elles produisent des substances chimiques (**hormones**), qui sont porteuses d'une information et favorisent la communication entre cellules et organes, en rapport avec les systèmes nerveux et immunitaire. Les hormones agissent à des concentrations très faibles et stimulent ou freinent, selon les cas, les performances d'autres cellules ou tissus dans lesquels elles s'unissent à des **récepteurs** complémentaires structurés. Ces récepteurs sont soit *membranaires*, soit intracellulaires (*intracytoplasmique* ou *intranucléaire*). À ces derniers s'unissent préférentiellement des hormones lipophiles qui peuvent traverser les membranes cellulaires (p. ex. hormones stéroïdes et thyroïdiennes).

Les **organes glandulaires** du système endocrine sont *uniques* ou *pairs* et organisés de façon hiérarchique. L'activité des glandes isolées est réglée par un processus de rétrocontrôle, ou *feedback*. Principe général : la chute du taux sanguin d'hormone provoque la sécrétion hormonale, la hausse la freine. Dans ces processus de régulation, plusieurs glandes agissent en général ensemble à différents niveaux hiérarchiques.

**Types de transmission de l'information hormonale.** Les hormones des **glandes endocrines** (**1**) influencent à *grande distance* leur tissu ou organe cible correspondant, qui peut aussi être une autre glande endocrine ; le système sanguin sert aussi de transmetteur du signal chimique.

Les hormones du **système autocrine-paracrine** (**2**) n'agissant que dans l'*environnement immédiat de leur lieu de synthèse*. Grâce à elles, la cellule endocrine se commande elle-même, les cellules épithéliales voisines ou les structures cellulaires à proximité (cellules musculaires lisses, mastocytes, etc.) (*voir* p. 384).

Les hormones du **système neurocrine** servent à la *transmission locale de l'information*.

Des neurones sécrétoires du système nerveux central ou périphérique libèrent leurs produits de sécrétion (peptides, amines) à travers des fibres nerveuses et/ou des synapses en tant que *neurotransmetteurs* (**3**) ou *neuromodulateurs*, ou les excrètent comme *neurohormones* (**4**) dans les vaisseaux sanguins d'une région hémo-neurale (*voir* p. 356). Une action à distance peut ainsi se produire par l'hormone correspondante.

**Classification des hormones.** Les différentes hormones peuvent être classées en fonction de leur lieu de production, de leur lieu d'action, de leur mécanisme d'action ou de leur structure chimique. On distingue par exemple :

– les **stéroïdes**, qui sont synthétisés dans le cortex surrénalien, le testicule, l'ovaire et le placenta (p. ex. les minéralocorticoïdes, les glucocorticoïdes, l'aldostérone, les hormones sexuelles) : ils sont lipophiles et traversent les membranes ;

– les **dérivés des acides aminés** (p. ex. l'adrénaline, la noradrénaline, la dopamine, la mélatonine, la sérotonine) ;

– les **peptides**, c'est-à-dire un assemblage de chaînes d'acides aminés (polypeptides) (p. ex. les hormones de contrôle de l'hypothalamus, l'insuline, le glucagon) ;

– les **protéines** (p. ex. la gonadotrophine, l'hormone de croissance) ;

– les **dérivés d'acides gras** (p. ex. la prostaglandine).

**Synthèse hormonale à partir de molécules-précurseurs.** Certaines cellules endocrines produisent plus d'une hormone. Des hormones peptidiques peuvent être scindées enzymatiquement par un précurseur commun, une **pré-hormone**, et former une **famille peptidique**. La représentation schématique (**5**) montre une telle pré-hormone, la **pro-opiomélanocortine** (POMC) qui se compose par 265 acides aminés, et ses **dérivés** obtenus par division protéolytique (hormones antéhypophysaires). La POMC rassemble, outre les séquences du peptide signal, l'**ACTH** et la β-**LPH**, ainsi qu'un segment terminal qui représente à nouveau la molécule-précurseur pour la γ-*MSH*. Par division protéolytique de l'ACTH apparaissent α-*MSH* et *CLIP*, alors que β-LPH est divisé en γ-*LPH* et en β-*endorphine*. Des hormones formées dans une seule cellule peuvent aussi naître de précurseurs différents (**6**) ou appartenir à différents groupes de substances (**7**). Cela concerne en particulier la coexistence de peptides et d'amines.

Principes communs de fonctionnement des glandes endocrines 349

**1** Sécrétion endocrine  **2** Sécrétion para- et autocrine

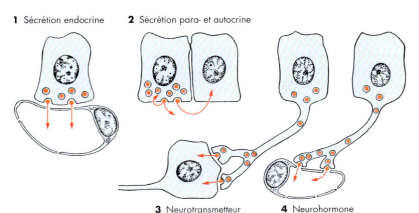

**3** Neurotransmetteur  **4** Neurohormone

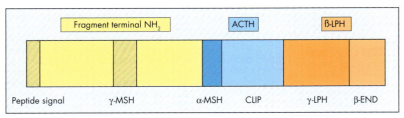

**5** Pro-opiomélanocortine (POMC), molécule mère

Traits verticaux : paires d'acides aminés de base, division en hormone peptidique active

- MSH — Hormone stimulant les mélanocytes
- ACTH — Hormone adrénocorticotrope (corticotropine)
- CLIP — Peptide intermédiaire corticotropine-like
- LPH — Hormone lipotrope
- END — Endorphine

**6** Différents peptides précurseurs situés simultanément dans une même cellule, exemples

| Somatostatine   | + Encéphaline      |
| Substance P     | + Encéphaline      |
| Corticolibérine | + Encéphaline      |
| Corticolibérine | + Vasopressine     |
| Vasopressine    | + Dynorphine       |
| Ocytocine       | + Cholécystokinine |
| TRF*            | + Somatostatine    |
| TRF             | + Somatostatine    |
| TRF             | + Substance P      |

(* *Thyrotropin-releasing factor*)

**7** Monoamines et peptides situés simultanément dans une même cellule, exemples

| Noradrénaline | Somatostatine |
|               | Encéphaline |
|               | Neurotensine |
|               | Vasopressine |
| Dopamine      | Encéphaline |
|               | Cholécystokinine (CCK) |
| Sérotonine    | Substance P |
|               | TRF (*thyrotropin-releasing factor*) |
|               | Calcitonine |

Système endocrinien

# Système hypothalamo-hypophysaire

## Aspect macroscopique

### Hypothalamus

L'hypothalamus (**A1-B**) est formé par la **partie inférieure du diencéphale.** Caudalement, il se continue au niveau du tuber cinereum par le récessus infundibulaire en entonnoir vers la tige hypophysaire (infundibulum) (**A2-B**). **Dorsalement**, il se prolonge jusqu'aux corps mamillaires, et **rostralement**, il arrive au chiasma optique (**A6-B**). La surface **ventrale** de l'hypothalamus est la seule région du diencéphale visible de l'extérieur.
**Fonction.** L'hypothalamus est, par ses noyaux, la région centrale du contrôle des fonctions végétatives et, par ses connexions avec l'hypophyse, l'organe de contrôle suprême des glandes endocrines.

### Hypophyse

L'hypophyse (glande pituitaire), de forme cylindrique, a un poids de 600 à 900 mg. Elle est logée dans la **fosse hypophysaire** de la selle turcique de l'os sphénoïde, au centre de la base du crâne. Elle est séparée de la base de l'encéphale par un feuillet de dure-mère, le *diaphragme sellaire* (**A7, B**). Celui-ci est perforé d'un orifice médian dans lequel passe la tige hypophysaire (infundibulum). L'hypophyse se divise en une partie à structure épithéliale l'adénohypophyse et en une neurohypophyse.
**Adénohypophyse** (**A3-B**) (lobe antérieur de l'hypophyse ou antéhypophyse). Elle se compose d'une **partie distale** qui en occupe la majeure partie, d'une **partie infundibulaire** qui concerne ventralement l'infudibulum (**A2-B**) et des parties du tuber cinereum, ainsi que d'une **partie intermédiaire** (**A4, B**) qui représente une zone marginale étroite au contact de la surface de la neurohypophyse.
**Neurohypophyse** (**A5-B**) (lobe postérieur de l'hypophyse ou post-hypophyse). Elle ne contient que des axones, des terminaisons d'axones, des cellules gliales (pituicytes), pas de médullaire, et des capillaires à large lumière. Elle est reliée à l'hypothalamus par l'**infundibulum** (tige hypophysaire) (**A2-B**). Dans la partie initiale de la tige hypophysaire, le **récessus infundibulaire** (**B**) du 3e ventricule fait saillie en entonnoir. Sa paroi dorsale se soulève dans une région délimitée contre le récessus, l'**éminence médiane** (**B**). Cette région contient un territoire vasculaire fonctionnellement important (*voir* p. 356).
**Topographie.** On distingue un segment hypophysaire suprasellaire et un segment infrasellaire. La partie **suprasellaire** comporte la *tige hypophysaire* (*infundibulum* et *partie infundibulaire de l'adénohypophyse*), qui présente des rapports étroits avec le chiasma optique situé ventralement. Le tuber cinereum repose sur le diaphragme sellaire, entouré par le cercle artériel du cerveau. La partie **infrasellaire** se compose des *lobes antérieur et moyen de l'adénohypophyse*, ainsi que du *lobe postérieur neurohypophyse* (situation extradurale).

### Vascularisation

**Vascularisation** (*voir* p. 355, 357 et Tome 3). L'hypophyse est vascularisée par quatre artères. À droite et à gauche une **A. hypophysaire inférieure** naît de la *partie caverneuse de l'A. carotide interne*, et forme un cercle artériel entourant la neurohypophyse. Elles s'anastomosent avec les **A. hypophysaires supérieures** qui viennent de la *partie cérébrale de l'A. carotide interne*. Celles-ci rejoignent la partie ventrale de l'hypothalamus, la partie infundibulaire de l'adénohypophyse et la tige hypophysaire, où une artère trabéculaire descend devant la tige hypophysaire, traverse l'adénohypophyse et forme des réseaux capillaires de la neurohypophyse. L'*adénohypophyse ne reçoit aucun affluent direct* venant de ces artères, mais seulement par l'intermédiaire d'un détour par un **système porte**. Les deux **artères hypophysaires supérieures**, après leur pénétration dans l'infundibulum, se fragmentent en un réseau capillaire en épingle à cheveux (vaisseaux spéciaux) (**plexus primaire**). Le sang de ce plexus est collecté dans un ou deux **vaisseaux portes** (V. portes hypophysaires), et gagne l'adénohypophyse dans laquelle ces vaisseaux se ramifient à nouveau et forment un réseau capillaire sinusoïdal (**plexus secondaire**) qui entoure les cellules glandulaires. De ce plexus, le sang gagne les **veines** situées en superficie, puis le **sinus caverneux**. Le réseau capillaire du lobe postérieur s'anastomose avec celui du lobe antérieur, mais est directement relié aux vaisseaux sanguins. Il n'y a pas ici de système porte veineux.

## Aspect macroscopique de l'hypothalamus et de l'hypophyse

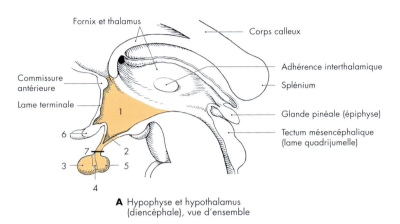

**A** Hypophyse et hypothalamus (diencéphale), vue d'ensemble

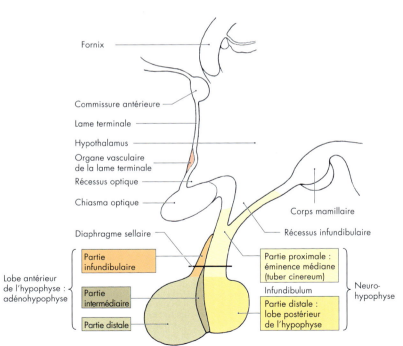

**B** Division de l'adéno- et neurohypophyse

# Système endocrinien : système hypothalamo-hypophysaire

## Structure microscopique de l'hypophyse

L'hypophyse est entourée d'une fine **capsule de tissu conjonctif** (**A1**), qui englobe également les *vaisseaux portes* et les *artères* pour l'adénohypophyse près de la partie infundibulaire (**A2**). Les veines forment sous la capsule un *plexus veineux*.

### Adénohypophyse

L'adénohypophyse se compose de **cordons** irréguliers et de **nids de cellules épithéliales**, qui sont entourés de **capillaires** sinusoïdes à large lumière avec un endothélium cloisonné et des **fibres réticulaires**. Entre l'adénohypophyse et la neurohypophyse, se trouve la partie intermédiaire avec des kystes colloïdes (**A6-D**).

**Cellules glandulaires** (**A4-B**). Elles peuvent être colorées par différentes méthodes. En coloration azoïque, on distingue selon les affinités tinctoriales trois principaux groupes de cellules glandulaires : acidophiles (cellules $\alpha$ ; **B7**), basophiles (cellules $\beta$ ; **B8**) et chromophobes (cellules $\gamma$ ; **B9**). Dans les cellules acidophiles et basophiles sont formées diverses hormones, qui ont soit des caractéristiques de polypeptide, soit sont des glycoprotéines. Les hormones protéiques comme la *somatotropine* (STH), l'*hormone de croissance* (GH, *growth hormon*) et la *prolactine* (PRL) se forment dans des cellules **acidophiles** non glandotropes colorables en orange. L'hormone protéique *corticotrope* (ACTH) ainsi que les glycoprotéines *thyrotropine* (TSH), *folliculostimuline* (FSH), *hormone lutéinisante* (LH), *lipotropine* (LPH) et *mélanotropine* (MSH) sont produites par des cellules **basophiles** glandotropes, PAS-positives. Les cellules **chromophobes** ne sont probablement pas directement impliquées dans la production d'hormones et ne seront donc pas citées au tableau p. 359. Selon les connaissances actuelles, il s'agit soit de cellules précurseurs de formation hormonale, soit de cellules agranulaires (vidées) de tous types. Les **cellules étoilées folliculaires** chromophobes, qui s'étendent par de longs prolongements à travers toute la glande, séparant ainsi des groupes de cellules glandulaires et divisant le lobe antérieur en aires, sont manifestement proches d'une organisation en cellules gliales.

Les cellules glandulaires, en fonction de leurs productions hormonales, peuvent aussi être identifiées par des méthodes immunohistochimiques en microscopie optique et électronique.

**Répartition des cellules glandulaires.** Les cellules glandulaires ne sont ni strictement séparées par type de cellules, ni réparties de façon uniforme dans la glande. Environ 50 % des cellules sont chromophobes, 10 % basophiles et 40 % acidophiles. Les cellules acidophiles formant la **STH** et la **PRL** se trouvent électivement dans les *segments latéraux de la partie distale* ; les cellules basophiles contenant l'**ACTH**, la **MSH** et la **LPH** sont surtout dans les *parties centrale et antérieure* de la glande. Les cellules de la *partie infundibulaire* (tubérale) produisent surtout les gonadotrophines **FSH** et **LH**. Les cellules basophiles formant la **TSH** sont souvent dans la *partie centrale antérieure de la partie distale*. Les cellules chromophobes n'ont pas de siège préférentiel.

**Aspect en microscopie électronique.** Les cellules colorables de façon variable se caractérisent en microscopie électronique par leur contenu en **granulations entourées d'une membrane** (petites vésicules à noyau dense), dont la taille varie de 60 à 900 nm en fonction de l'hormone qu'elle contient. Les cellules se distinguent en outre par la forme et la situation des granulations, ainsi que par le développement variable de l'ergastoplasme (réticulum endoplasmatique) et de l'appareil de Golgi. La libération des hormones se fait selon le mécanisme de l'**exocytose.**

### Neurohypophyse

La neurohypophyse (**A5-C**) se compose à plus de 70 % d'**axones non myélinisés**, dont les péricaryons sont situés dans des noyaux de l'hypothalamus, de terminaisons axonales, de cellules gliales spécifiques, les **pituicytes**, et d'un réseau complexe de **capillaires** à lumière large ; il n'y a pas de cellules nerveuses. Dans les fibres nerveuses non myélinisées, les hormones produites dans les noyaux de l'hypothalamus sont transportées vers la neurohypophyse le long des axones, d'où elles sont déversées dans le sang (**neurosécrétion**) (*voir* Tome 3).

**A3** Infundibulum (tige hypophysaire), **B10** Cellule $\gamma$, **B11** Cellule $\varepsilon$

Structure microscopique de l'hypophyse **353**

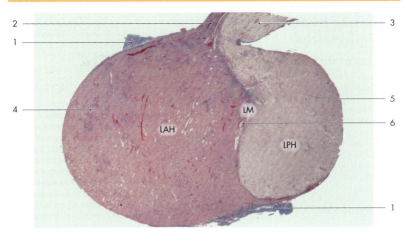

**A** Lobe antérieur de l'hypophyse (LAH), lobe postérieur (LPH), et lobe moyen (LM, partie intermédiaire). Coloration : azan ; agrandissement 7x

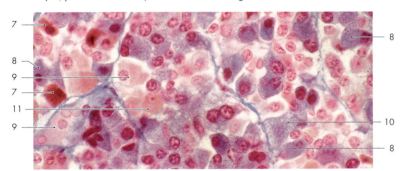

**B** Cytologie de l'adénohypophyse. Coloration : azan ; agrandissement 400x

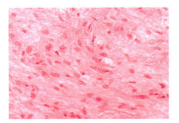

**C** Neurohypophyse. Faisceau de fibres nerveuses non myélinisées. Coloration : hématoxyline-éosine ; agrandissement 100x

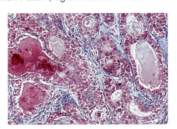

**D** Partie intermédiaire avec kystes colloïdes et invasion basophile. Coloration : azan ; agrandissement 80x

Système endocrinien

**354** **Système endocrinien** : système hypothalamo-hypophysaire

# Relations hypothalamo-hypophysaires

### Efférences de l'hypotalamus

Le rôle principal de l'hypothalamus (**A-B**) est le **contrôle du système nerveux végétatif** et du **système endocrine.** Par l'intermédiaire de zones réceptrices, il enregistre des informations afférentes venant de la périphérie du corps ainsi que d'autres régions du cerveau et les intègre dans le but d'assurer le contrôle supérieur de différentes fonctions (p. ex. la régulation de métabolismes, de la température corporelle, de l'ingestion, de la reproduction). L'hypothalamus envoie 2 types d'efférences : des **efférences neurales**, qui descendent dans le tronc cérébral vers des noyaux viscéromoteurs et agissent sur des glandes endocrines par l'intermédiaire de nerfs végétatifs (*voir* Tome 3) ; des **efférences hormonales**, qui contrôlent les glandes endocrines secondaires par l'intermédiaire du système hypothalamo-hypophysaire.

### Efférences hormonales

Les **neurohormones** sont des vecteurs d'information situés dans les *péricaryons*, les *axones* et les *terminaisons axonales* des cellules nerveuses neurosécrétrices, reliés à des substances vectrices. Par l'intermédiaire des axones, les hormones migrent depuis leur zone de synthèse, le péricaryon, jusqu'à la neurohypophyse où elles sont excrétées soit dans la **neurohypophyse distale** (**B4**) (*principal lieu efférent des hormones*), soit dans l'**éminence médiane** (**B5**) (neurohypophyse proximale, *principal lieu efférent des hormones de contrôle*). Ces dernières gagnent par les vaisseaux portes (**B6**) le lobe antérieur de l'hypophyse (**B7**) où elles influent sur la synthèse et la sécrétion des hormones du lobe antérieur. Le relais hormonal vers l'adénohypophyse se fait donc par des vaisseaux locaux spéciaux et non par la circulation générale.

### Hormones de l'hypothalamus et de l'hypophyse

Peu d'hormones issues de l'hypothalamus ou de l'hypophyse agissent comme hormones effectrices directement sur les organes cibles. La plupart des hormones délivrent leur action indirectement comme hormones de contrôle, celles de l'hypothalamus sur la fonction de l'adénohypophyse et celles de l'adénohypophyse sur la fonction des glandes endocrines périphériques cibles (*hormones glandotropes*). L'hypothalamus et l'hypophyse forment une entité fonctionnelle et sont reliés entre eux par des vaisseaux sanguins.

**Hormones effectrices.** Les hormones hypothalamiques **ocytocine** et **vasopressine** agissent directement sur l'organe cible, c'est-à-dire sans intervention de l'adénohypophyse. Par l'intermédiaire des axones des cellules neurosécrétrices, ces hormones gagnent la neurohypophyse où elles passent dans le sang (**B4**) (*voir* Tome 3). La neurohypophyse fonctionne alors comme organe de stockage et de libération de l'ocytocine et de la vasopressine, mais ne produit elle-même pas d'hormone. Les hormones hypophysaires **somatotropine**, **prolactine** et **mélanotropine** agissent également comme hormones effectrices, c'est-à-dire sans interposition d'une quelconque glande endocrine périphérique – une disposition qui rencontre cependant des restrictions, comme p. ex. la somatotropine qui agit au niveau du foie par l'intermédiaire de la stimulation des *somatomédines*.

**Hormones de contrôle.** En tant que centre supérieur endocrinien, l'hypothalamus contrôle indirectement les glandes endocrines périphériques par l'intermédiaire de l'adénohypophyse, en stimulant ou en inhibant la libération des hormones de l'adénohypophyse au moyen d'hormones de contrôle, respectivement hormones de libération, les **libérines**, ou hormones inhibant la libération, les **statines.** Pour chaque hormone de l'adénohypophyse, il existe une hormone de contrôle. Dans les axones, les hormones de contrôle gagnent l'éminence médiane de la neurohypophyse (**B5**) et, de là, dans des **vaisseaux portes** (**B6**) elles rejoignent le **plexus capillaire de l'adénohypophyse** (**B7**).

Pour l'ACTH, la TSH, la LH et la FSH, on ne connaît que des hormones de stimulation, libérines. Leur sécrétion est bloquée par une élévation du taux d'hormone produite dans les organes cibles par le moyen d'un rétrocontrôle négatif. La libération de prolactine est freinée par la dopamine (prolactostatine ou *prolactin-release inhibiting factor* [PIF]).

Relations hypothalamo-hypophysaires 355

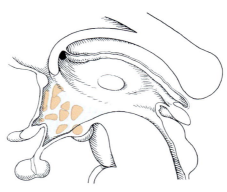

**A** Noyaux neurosécréteurs de l'hypothalamus, vue d'ensemble

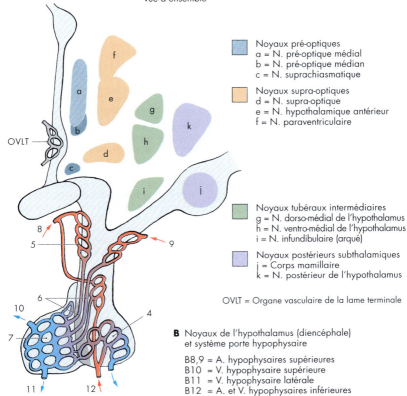

Noyaux pré-optiques
a = N. pré-optique médial
b = N. pré-optique médian
c = N. suprachiasmatique

Noyaux supra-optiques
d = N. supra-optique
e = N. hypothalamique antérieur
f = N. paraventriculaire

Noyaux tubéraux intermédiaires
g = N. dorso-médial de l'hypothalamus
h = N. ventro-médial de l'hypothalamus
i = N. infundibulaire (arqué)

Noyaux postérieurs subthalamiques
j = Corps mamillaire
k = N. postérieur de l'hypothalamus

OVLT = Organe vasculaire de la lame terminale

**B** Noyaux de l'hypothalamus (diencéphale) et système porte hypophysaire

B8,9 = A. hypophysaires supérieures
B10 = V. hypophysaire supérieure
B11 = V. hypophysaire latérale
B12 = A. et V. hypophysaires inférieures

Système endocrinien

## Système hypothalamo-neurohypophysaire (A)

Les péricaryons (corps cellulaires) des neurones neurosécréteurs du système hypothalamo-neurohypophysaire sont situés dans les régions nucléaires à grandes cellules du diencéphale, dans le **noyau paraventriculaire** (**A1**) et le **noyau supra-optique** (**A2**). Les hormones *ocytocine* et *vasopressine* (hormone antidiurétique) sont transportées le long des axones vers la neurohypophyse (**A3**) et libérées seulement là dans le réseau capillaire. Les axones transportant la neurosécrétion forment le **tractus hypothalamo-neurophysaire** (**A4**) qui passe dans la *zone infundibulaire interne*. Le transport apparaît sous la forme de dilatations axonales, les *corps de Herring* (*voir* Tome 3). Les deux neurohormones sont liées à des substances de transport, les *neurophysines*.

Le **plexus capillaire de la neurohypophyse** (**A5**) est directement relié à des vaisseaux sanguins systémiques, de sorte que les hormones hypothalamiques stockées dans les terminaisons axonales puissent gagner directement les tissus cibles à la périphérie du corps. La neurohypophyse est donc un lieu de stockage et de libération des hormones, une **région hémato-neurale pour les hormones effectrices** vasopressine et ocytocine.

## Système hypothalamo-adénohypophysaire (B)

Les neurones provenant des régions nucléaires à petites cellules de l'hypothalamus, le **noyau infundibulaire** (**B1**) et le **noyau ventro-médial** (**B2**) forment avec leurs axones le **tractus tubéro-infundibulaire** (**B3**) qui passe dans la *zone infundibulaire externe*. Les hormones de contrôle formées dans les péricaryons, hormones de libération (*releasing hormones*) et hormones inhibant la libération (*release inhibiting hormones*) gagnent, à partir des terminaisons axonales, des vaisseaux spéciaux et de là, par des **vaisseaux portes** (**B4**), le **réseau capillaire de l'adénohypophyse** (**B5**). Les hormones de contrôle provoquent ou inhibent la libération des hormones de l'adénohypophyse, qui sont essentiellement glandotropes, c'est-à-dire qu'elles influent sur la production et la libération des hormones des glandes endocrines cibles (glande thyroïde, surrénales, glandes génitales).

Les péricaryons des hormones de contrôle *gonadolibérine* (*GnRH*), *somatostatine* (*SS*) et *thyréolibérine* (*TRF*) sont dispersés dans la **zone périventriculaire** (**B6**), les péricaryons de chacune de ces hormones étant dans une autre région de la zone appelée « hypophysiotrope ». Les péricaryons de la *corticolibérine* (*CRH*) sont rassemblés dans le **noyau paraventriculaire** (**A1**). Dans le **noyau infundibulaire** (**B1**) sont situés les péricaryons contenant la *prolactostatine* (*PIF*) et la *somatolibérine* (*GR-RH*). Le noyau infundibulaire est un noyau à petites cellules, bien délimité dans la paroi de l'infundibulum. Il reçoit des afférences neurales provenant d'autres régions du cerveau et règle la libération des hormones de contrôle dans l'éminence médiane.

Les prolongements amyéliniques efférents de ces régions nucléaires de zone de production hormonale, dirigés vers l'éminence médiane, forment, chacun pour soi, un système clos de voies à l'intérieur du tractus tubéro-infundibulaire (*voir* Tome 3).

**Éminence médiane** (**B7**). Elle constitue la **région hémato-neurale des hormones de contrôle hypothalamiques** et se compose de *pelotons vasculaires* qui pénètrent de façon radiaire dans l'hypophyse. Ceux-ci sont entourés de larges *fentes conjonctives périvasculaires* dans lesquelles se terminent les axones des cellules neurohormonales. C'est là que sont déversées les hormones transportées depuis les noyaux de l'hypothalamus. Les neurohormones pénètrent ensuite par des **vaisseaux portes** (**B4**) dans l'*adénohypophyse*, où elles stimulent ou inhibent la libération des hormones antéhypophysaires. Les neurohormones apparaissent dans les axones et les terminaisons axonales sous la forme de vésicules de taille variable à noyau dense. La production et la libération des neurohormones sont contrôlées par la voie humorale, par l'intermédiaire des vaisseaux des noyaux hypothalamiques ou également par la voie nerveuse par le système nerveux central (p. ex. influence psychologique sur le cycle ovarien, influence de la stimulation tactile du mamelon sur la sécrétion lactée, etc.).

Relations hypothalamo-hypophysaires 357

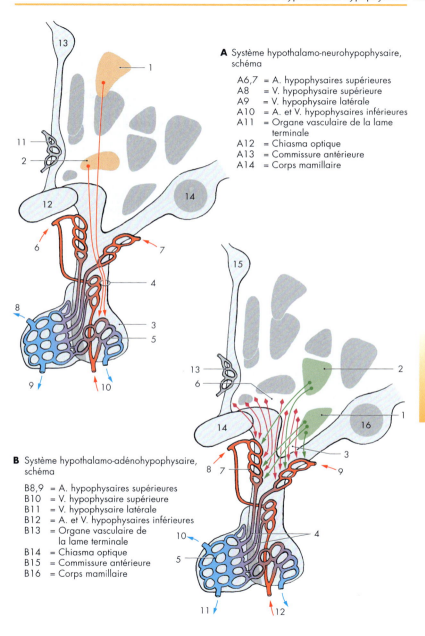

**A** Système hypothalamo-neurohypophysaire, schéma

A6,7 = A. hypophysaires supérieures
A8 = V. hypophysaire supérieure
A9 = V. hypophysaire latérale
A10 = A. et V. hypophysaires inférieures
A11 = Organe vasculaire de la lame terminale
A12 = Chiasma optique
A13 = Commissure antérieure
A14 = Corps mamillaire

**B** Système hypothalamo-adénohypophysaire, schéma

B8,9 = A. hypophysaires supérieures
B10 = V. hypophysaire supérieure
B11 = V. hypophysaire latérale
B12 = A. et V. hypophysaires inférieures
B13 = Organe vasculaire de la lame terminale
B14 = Chiasma optique
B15 = Commissure antérieure
B16 = Corps mamillaire

Système endocrinien

**358 Système endocrinien :** système hypothalamo-hypophysaire

Système endocrinien

| Efférences hormonales du système hypopthalamus-neurohypophyse | | |
|---|---|---|
| Description des hormones hypo-thalamiques et leurs abréviations | Lieu de libération | Rôle de l'hormone |
| **Ocytocine, OXT** (hormone effectrice) | Post-hypophyse | Contraction de la musculature lisse sensibilisée de l'utérus (douleurs de contraction) et des cellules myoépithéliales de la glande mammaire. Une insuffisance crée une faiblesse des contractions utérines |
| **Vasopressine, VP** ou **hormone antidiurétique, ADH** (hormone effectrice) | Post-hypophyse | Augmente la pression sanguine et favorise la rétention d'eau dans le rein. Une insuffisance déclenche le diabète insipide |

Hormones de contrôle – libérines (stimulines)

| | | |
|---|---|---|
| **Follibérine** *Follicle stimulating hormone-releasing hormone* (ou *factor*), **FSH-RH\*** ou **FSH-RF** | Près des pelotons des vaisseaux portes dans la zone infundibulaire externe | Favorise la synthèse et la sécrétion de FSH dans des cellules acidophiles de l'adénohypophyse |
| **Hormone de libération de la lutéinostimuline** *Luteinizing hormone-releasing hormone* (ou *factor*), **LH-RH** (ou **LH-RF**) *Gonadotropin-releasing hormone*, **GnRH** | Près des pelotons des vaisseaux portes dans la zone infundibulaire externe | Favorise la synthèse et la sécrétion de FSH et LH dans des cellules acidophiles de l'adénohypophyse |
| **Corticolibérine** *Corticotropin-releasing hormone* (ou *factor*), **CRH** ou **CRF** | Près des pelotons des vaisseaux portes dans la zone infundibulaire externe | Favorise la synthèse et la sécrétion d'ACTH dans des cellules basophiles de l'adénohypophyse |
| **Thyrolibérine** *Thyrotropin-releasing hormone* (ou *factor*), **TRH** (ou **TRF**) | Près des pelotons des vaisseaux portes dans la zone infundibulaire externe et l'éminence médiane | Favorise la synthèse et la sécrétion de TSH dans des cellules basophiles de l'adénohypophyse |
| **Somatolibérine** *Somatotropin-releasing hormone* (ou *factor*) ou *growth hormone-releasing hormone* (ou *factor*), **GH-RH** ou **GH-RF** | Près des pelotons des vaisseaux portes dans l'éminence médiane | Stimule la libération de la somatotropine (STH) ou de l'hormone de croissance (GH) dans des cellules acidophiles de l'adénohypophyse |
| **Prolactolibérine** *Prolactin-releasing hormone* (ou *factor*), **PRH** ou **PRF** | ? | Stimule la synthèse et la sécrétion de prolactine par des cellules acidophiles de l'adénohypophyse |
| **Mélanolibérine** *Melanotropin-releasing hormone* (ou *factor*), **MRH\*** ou **MRF** | ? | Il est admis que cette substance, libérée dans la neurohypophyse, influe sur la synthèse et la libération de la mélanotropine dans la partie intermédiaire de l'hypophyse |

Hormones de contrôle – statines

| | | |
|---|---|---|
| **Prolactostatine** *Prolactin-release inhibiting hormone* (ou *factor*), **PIH** ou **PIF** (= dopamine, DOPA) | ? | Inhibe la libération de prolactine dans des cellules acidophiles de l'adénohypophyse |

Hormones hypothalamiques et hypophysaires, vue d'ensemble **359**

Hormones de contrôle – statines (*suite*)

| | | |
|---|---|---|
| **Somatostatine** *Somatotropin-release inhibiting hormone* (ou *factor*), **SRIH** ou **SRIF** | Près des pelotons des vaisseaux portes dans la zone infundibulaire externe | Inhibe la sécrétion de STH dans l'adénohypophyse, la sécrétion de TSH induite par la TRH ; existe aussi dans les cellules endocrines disséminées du tube digestif |
| **Mélanostatine** *Melanotropin-release inhibiting hormone* (ou *factor*), **MIH\*** ou **MIF** | ? | Devrait inhiber la libération de la mélanotropine dans la partie intermédiaire de l'hypophyse |

\* L'existence de ces substances est rendue probable par des arguments indirects : leur structure chimique reste inconnue.

### Hormones de l'adénohypophyse

| Description des hormones et abréviations | Histologie (coloration) | Diamètre des granulations en ME* | Rôle de l'hormone |
|---|---|---|---|
| Hormone de croissance Hormone somatotrope **Somatotropine**, **STH** *Growth hormone*, GH | Somatotrope (acidophile) | 300-500 nm | Stimule la croissance ; influe sur les échanges des hydrates de carbone et des lipides |
| Hormone mammotrope Hormone lutéotrope **Prolactine**, **PRL** ou **LTH** | Mammotrope (acidophile) | 600-900 nm | Stimule la prolifération du tissu mammaire et la sécrétion de lait |
| Hormone folliculostimulante **Follitropine**, **FSH** | | 350-400 nm | Rôle sur les gonades ; stimule la maturation folliculaire et la spermatogenèse, la prolifération des cellules de la granulosa, la synthèse d'œstrogènes et l'expression des récepteurs de LH |
| Hormone lutéinisante **Lutotropine**, **LH** ou hormone de stimulation des cellules interstitielles, **ICSH** | Gonadotrope (basophile) | 170-200 nm | Déclenche l'ovulation, stimule la prolifération des cellules épithéliales folliculaires, la synthèse de progestérone, la synthèse de testostérone dans les cellules interstitielles (de Leydig) du testicule ; action globalement anabolique |
| Hormone thyréotrope **Thyrotropine**, **TSH** | Thyrotrope (basophile) | 200-300 nm | Stimule l'activité de la glande thyroïde : augmente la captation d'$O_2$ et la synthèse protéique, influe sur les échanges d'hydrates de carbone et de lipides |
| Hormone adrénocorticotrope **Corticotropine**, **ACTH** | Adrénotrope (basophile) | 200-500 nm | Stimule la synthèse dans les glandes surrénales, influe sur la teneur en eau et en électrolytes et sur la synthèse de glucides par le foie |
| β-/γ-**Lipotropine**, **LPH** Hormone lipotrope | Lipotrope (basophile) | 200-500 nm | Insuffisamment clair chez l'homme |
| α-/β-**Mélanotropine**, **MSH** Hormone mélanotrope | Mélanotrope (basophile) | 200-500 nm | Synthèse de mélanine, pigmentation de la peau, protection contre les UV |
| β-**Endorphine** | (basophile) | 200-400 nm | Action opioïde |

\* ME : microscopie électronique

**Système endocrinien**

**360 Système endocrinien :** glande pinéale

# Glande pinéale

## Aspect macroscopique

La **glande pinéale (A-B1, C)** est une glande d'environ 10 mm de long et pesant à peu près 160 mg qui ressemble à une pomme de pin ; on l'appelle pour cela aussi **corps pinéal** ou **épiphyse** (*epiphysis cerebri*). Elle est située entre la commissure habénulaire (**C14**) et la commissure postérieure (**C15**), à la paroi postérieure du 3e ventricule. La partie principale de la glande se dresse caudalement au-dessus du toit du ventricule et se place dans l'échancrure entre les deux colliculus supérieurs (**A-B3**) de la lame quadrigéminale. Entre les deux commissures se trouve le **récessus pinéal** (**B-C6**) recouvert d'épendyme ; le reste de la surface de la glande pinéale est enveloppé de pie-mère. La glande pinéale fait partie des **organes périventriculaires** et est une **région hémo-neurale** (*voir* Tome 3). Elle est vascularisée par les A. choroïdiennes postérieures provenant des A. cérébrales postérieures droite et gauche. Le sang veineux est évacué par la grande veine cérébrale.

**Développement.** La glande pinéale fait saillie du neuro-épithélium du diencéphale dans le toit du 3e ventricule et reste unie au cerveau par les habénulas (**A-B2**). Au cours de la philogenèse, elle subit une transformation complexe. D'un organe photorécepteur à l'origine (œil pariétal des reptiles) a résulté une **glande neuroendocrine.**

**A-B4** Thalamus, **A5** Ténia choroïde, **B7** Commissure antérieure, **B8** Lame terminale, **B9** Chiasma optique, **B10** Hypophyse, **B11** 3e ventricule, **B12** Corps calleux, **B13** Fornix, **C7** Toit du 3e ventricule.

## Structure microscopique

La glande pinéale, fortement vascularisée, est constituée de **pinéalocytes spécifiques** de l'organe situés dans une armature de prolongements d'astrocytes. Ils sont liés en lobules (**D17**) par des septa conjonctifs (**D16**). Les prolongements des pinéalocytes épaissis en massue comportent des lamelles synaptiques associées à des vésicules synaptiques, et se terminent en commun avec les fibres nerveuses sympathiques dans les espaces péricapillaires.

**Régression.** Le tissu pituitaire régresse déjà précocement. À sa place apparaissent souvent des **taches gliales**, formées d'*astrocytes fibreux.* Leur involution aboutit à la formation de **kystes** remplis de liquide, qui peuvent réduire le parenchyme à une fine zone marginale. Chez presque tous les adultes apparaît un « sable cérébral », l'**acervulus (D18)**, constitué d'une *substance organique colloïdale* stratifiée qui s'est imprégnée de *sels de calcium.* De plus grosses concrétions calcaires, les **corpora arenacea (D18)**, sont entourées de réseaux fibreux grillagés. La richesse de la glande pinéale en corpora arenacea permet sa localisation radiologique.

**Innervation.** La glande pinéale est innervée par des *nerfs sympathiques* dont les péricaryons se trouvent dans le **ganglion cervical supérieur.** Ils pénètrent dans le crâne par le plexus carotidien interne et rejoignent la glande pinéale par des *plexus nerveux périartériels.* Les pinéalocytes sont des **cellules photoréceptrices modifiées**, qui reçoivent des informations sur la luminosité (quantité de lumière) de la rétine. Dans la chaîne de neurones s'étendant depuis la rétine jusqu'à la glande pituitaire, on trouve des *noyaux hypothalamiques* (suprachiasmatiques) et *sympathiques.*

**Hormones.** Les pinéalocytes synthétisent et sécrètent des indoles et des peptides, en particulier l'**hormone stimulant les mélanocytes ($\alpha$-MSH)** et la **mélatonine.** Chez les amphibiens, la MSH entraîne une contraction des mélanocytes et donc un éclaircissement de la peau. Elle agit donc comme antagoniste de la mélanotropine de l'adénohypophyse. Chez l'homme, la mélatonine synthétisée enzymatiquement à partir de la sérotonine, et produite seulement dans l'obscurité, inhibe la libération d'hormones gonadotropes et par conséquent le développement gonadique. La glande thyroïde est probablement aussi un organe cible de la mélatonine.

**Remarques cliniques.** La signification biologique de la mélatonine n'est pas entièrement connue. Elle devrait avoir de l'influence sur les rythmes biologiques et contribue à l'insomnie. Certaines formes de **puberté précoce** seraient dues à un fonctionnement insuffisant de la glande pituitaire. Une tumeur de la glande pituitaire peut bloquer la circulation du liquide cérébro-spinal par compression de l'aqueduc du mésencéphale, et aboutir à une **hydrocéphalie bloquée.**

Aspect macroscopique et microscopique de la glande pinéale 361

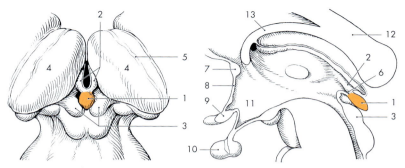

**A** Situation de la glande pinéale, vue postéro-supérieure montrant le toit du diencéphale et le mésencéphale

**B** Situation de la glande pinéale par rapport au 3ᵉ ventricule, coupe sagittale du diencéphale

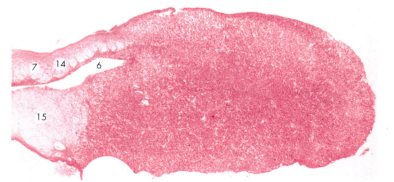

**C** Coupe longitudinale de la glande pinéale. Coloration : hématoxyline-éosine ; agrandissement 30x

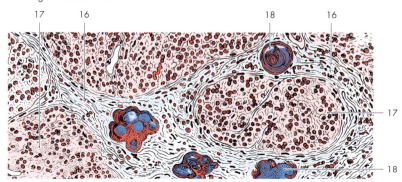

**D** Coupe histologique de la glande pinéale. Coloration : azan ; agrandissement 150x

Système endocrinien

# Glandes surrénales

## Aspect macroscopique

Les **glandes surrénales** (A1-2), paires, rétropéritonéales, comportent chacune deux glandes endocrines d'origine phylogénétique différente, réunies en un organe compact et entouré d'une capsule conjonctive commune. Une *partie mésodermique*, le **cortex surrénal** (D9), dérivé de l'épithélium cœlomique de la paroi postérieure, entoure la *partie neuro-ectodermique* (sympathoblastes de la crête neurale), la **médullaire surrénale** (D10). Chaque surrénale pèse environ 4,2 à 5 g. Les surrénales sont entourées par le tissu adipeux de la *capsule adipeuse périrénale* et se situent sur le pôle supérieur des reins (**A-B1, A-C2**). À sa face dorsale, chaque surrénale possède un **hile** d'où sortent des *veines* et des *vaisseaux lymphatiques*. Les *artères* et les *nerfs*, au contraire, pénètrent en de nombreux endroits de la **surface** dans la glande.

**Topographie.** La glande surrénale **droite** (**A-B1**) a, vue de **l'avant**, une forme triangulaire avec une pointe nette (*apex*). La **base** de sa face rénale est au contact direct du *pôle supérieur du rein*, et est ainsi arrondie. **Latéralement**, elle est en rapport avec le *pilier médial du diaphragme* et recouvre aussi bien le *N. grand splanchnique* qu'une partie droite du *ganglion cœliaque*. **Ventralement**, elle est recouverte par le *lobe droit du foie* et en partie par la *V. cave inférieure*. La glande surrénale **gauche** (**A-C2**), de forme semi-lunaire, est adossée au bord supérieur médial du rein et n'a pas de pointe. Elle recouvre également le *N. grand splanchnique*, et vers **l'avant** entre en contact étroit avec la *bourse omentale* et la *paroi postérieure de l'estomac*. Les deux glandes surrénales se projettent sur la paroi abdominale postérieure au niveau du col des 11e et 12e côtes. Les deux organes sont caractérisés par la présence d'un épais plexus nerveux ramifié, le plexus surrénal, en rapport étroit avec le *ganglion cœliaque* et le *plexus cœliaque* (**A3**). Le **plexus surrénal** est une suite du *plexus cœliaque* qui reçoit des afférences du *N. splanchnique*, du *N. phrénique* et du *N. vague* ; ses fibres pénètrent dans l'organe depuis la surface.

## Vaisseaux, nerfs et drainage lymphatique

**Artères.** Chaque glande surrénale est vascularisée à partir d'un réseau artériel subcapsulaire alimenté par trois sources : 1) l'**A. surrénale supérieure** venant de l'*A. phrénique inférieure* ; 2) l'**A. surrénale moyenne** venant de l'*aorte abdominale* (**A4**) ; 3) l'**A. surrénale inférieure** venant de l'*A. rénale* (**A5**). Outre cette constellation typique de la vascularisation artérielle, il existe de nombreuses variantes. Les artères et artérioles superficielles se ramifient en un **réseau capillaire** qui passe à des sinus corticaux et médullaires, d'où le sang arrive dans les veines médullaires. Les **veines médullaires** sont élargies en forme de sinus et munies de colonnes musculaires longitudinales qui agissent comme système de freinage (*veines de ralentissement*). Grâce à elles, le sang enrichi d'hormones peut être stocké transitoirement et rejeté rapidement dans la circulation selon nécessité. Indépendamment de cela, des **A. perforantes** arrivent directement dans la médullo-surrénale.

**Veines.** Le sang veineux de chaque surrénale se collecte dans une unique *V. centrale*, qui, à la sortie du hile surrénal, s'abouche comme **V. surrénale gauche** dans la *V. rénale* (**A6**) et comme **V. surrénale droite** dans la *V. cave inférieure* (**A7**).

**Innervation.** Les nerfs des glandes surrénales sont principalement des fibres des *N. splanchniques*, c'est-à-dire des fibres sympathiques préganglionnaires venant du *noyau intermédio-latéral* des segments thoraciques (Th5-Th12). Elles donnent l'innervation cholinergique des cellules médullaires chromaffines.

**Drainage lymphatique.** Les vaisseaux lymphatiques issus des glandes surrénales suivent en majorité les artères. Les lymphonœuds primaires des deux surrénales sont les **lymphonœuds para-aortiques et lombaux** (**A8**). Quelques vaisseaux lymphatiques accompagnent les N. splanchniques thoraciques ; après la traversée du diaphragme, ils rejoignent les **lymphonœuds médiastinaux postérieurs**.

Aspect macroscopique des glandes surrénales 363

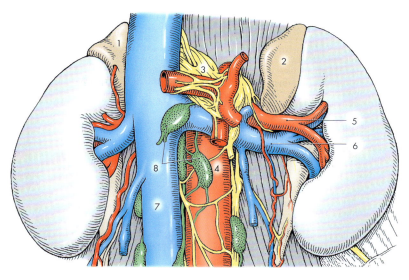

**A** Topographie des glandes surrénales

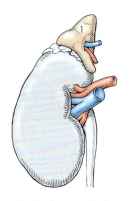

**B** Glande surrénale droite

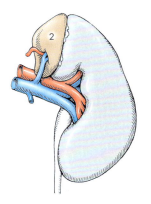

**C** Glande surrénale gauche

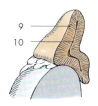

**D** Glande surrénale droite, en coupe

Système endocrinien

**364** **Système endocrinien** : glandes surrénales

## Structure microscopique du cortex surrénal

La structure épithéliale du cortex surrénal est entourée de lames basales et de fibres grillagées. Elle est riche en lipides et apparaît donc jaunâtre. Le cortex (**A, C**) se divise en 3 zones.

**Zone glomérulée (A-C1).** Elle se compose de petites cellules arrondies avec un noyau compact et un cytoplasme dense et granuleux. Les cellules contiennent un *ergastoplasme riche et lisse*, des *lysosomes isolés* et des *gouttelettes de graisse*. Les *mitochondries* appartiennent surtout au type « crista ». Entre les nids cellulaires passent de **larges sinus capillaires**, qui se dirigent en dedans vers les capillaires sinusoïdes à orientation radiaire de la zone fasciculée. Leur endothélium comporte des pores.

**Zone fasciculée (A-C2, B).** Les cellules sont organisées en **cordons et lames parallèles**. Elles sont riches en *lipides*, en *cholestérol* et en *cholinesters,* détruits par les méthodes classiques de préparation histologique et de ce fait lacunaires (spongiocytes). Les cellules sont par ailleurs riches en *vitamines A et C* et contiennent des *mitochondries tubulaires ou sacculaires*.

**Zone réticulée (A-C3).** Ses cellules parenchymateuses sont disposées en **réseau** ou en **amas**. Elles sont relativement petites et pauvres en lipides, leur cytoplasme est acidophile. Avec l'âge, elles se chargent en granulations de lipofuscine.

**Transformation du cortex (D).** La zone réticulée est fortement développée avant la naissance. Après avoir surmonté une **involution physiologique** qui commence peu avant la naissance et persiste d'abord en post-natal (suppression de l'hormone gonadotrope chorionique), suit l'édification du cortex permanent à partir de la 3e année (**période d'élaboration**). Durant cette phase, le rapport cortex-médullaire se modifie au détriment du cortex. À l'âge adulte, la zone glomérulaire et la zone fasciculée sont fortement développées. À la ménopause et chez l'homme à partir de la soixantaine, la zone fasciculée s'élargit, tandis que le volume des zones glomérulaire et réticulée diminue. On décrit les domaines de transformation du cortex comme des champs de transformation. Le **champ de transformation externe** correspond au territoire de la capsule, à la zone glomérulée et à la région fasciculée la plus externe. Le **champ de transformation interne** correspond à la région fasciculée interne et à la zone réticulée.

**A4** Médullaire de la surrénale, **A5** Capsule conjonctive.

Des hormones stéroïdes sont formées dans le cortex surrénal. Fonctionnellement on distingue 3 groupes principaux :

**Minéralocorticoïdes.** Ils sont synthétisés principalement dans la *zone glomérulée* et agissent sur le **métabolisme du calcium et du sodium**, en éliminant plus de calcium et en retenant le sodium. Les plus importants sont l'**aldostérone** et la **désoxycorticostérone**.

> **Remarques cliniques.** Une hypersécrétion provoque l'hyperaldostéronisme primaire (**syndrome de Conn**), qui conduit à une augmentation de la pression sanguine et à une hypokaliémie. L'insuffisance d'aldostérone et de cortisol déclenche au contraire la **maladie d'Addison** avec comme signes cliniques une hypotonie, une hyperkaliémie, une hyperpigmentation et une asthénie.

**Glucocorticoïdes.** Ils influent surtout sur le **métabolisme des hydrates de carbone et des protéines**, ainsi que sur le **système immunitaire**. Ils agissent sur l'augmentation de la glycémie, l'abaissement du nombre de lymphocytes du sang et inhibent la phagocytose (action immunosuppressive et antiphlogistique). Ils sont synthétisés surtout dans les *zones fasciculée et réticulée*. Les plus importants sont le **cortisol**, la **cortisone** et la **corticostérone**.

> **Remarques cliniques.** L'hypersécrétion de glucocorticoïdes entraîne un **syndrome de Cushing** : adiposité tronculaire, faciès lunaire, hyperglycémie, hypertension artérielle, atrophie musculaire et ostéoporose. Des symptômes identiques apparaissent lors d'un traitement par glucocorticoïdes à fortes doses.

**Androgènes.** Ils sont synthétisés dans la zone réticulée. Les plus importants sont la **déhydroépiandrostérone** (DHEA) et l'**androstènedione**. La testostérone elle-même n'est synthétisée qu'en faible quantité.

> **Remarques cliniques.** Une hypersécrétion d'androgènes surrénaliens déclenche un **syndrome adrénogénital**.

Les deux zones internes de la surrénale sont sous la dépendance de l'hypophyse (ACTH). Les sites de production de chaque hormone ne peuvent cependant pas encore être attribués avec certitude aux différentes formes de cellules ou zones. Les minéralocorticoïdes font exception, on sait qu'ils sont produits dans la zone glomérulée, indépendamment du système hypothalamohypophysaire, mais sous l'influence du système rénine-angiotensine du rein.

Structure microscopique du cortex surrénal **365**

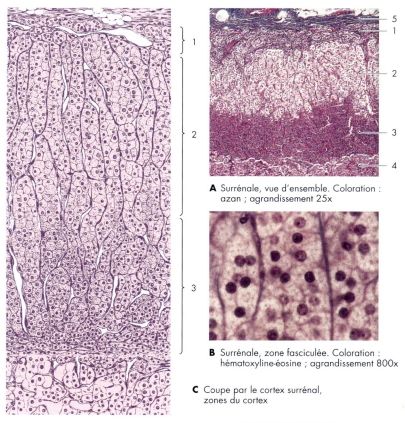

**A** Surrénale, vue d'ensemble. Coloration : azan ; agrandissement 25x

**B** Surrénale, zone fasciculée. Coloration : hématoxyline-éosine ; agrandissement 800x

**C** Coupe par le cortex surrénal, zones du cortex

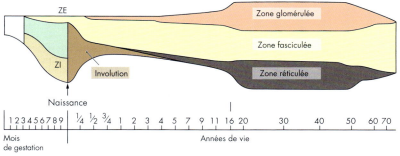

ZE = zone de transformation externe
ZI = zone de transformation interne

**D** Transformation du cortex surrénal au cours des différentes périodes de la vie

Système endocrinien

**366** **Système endocrinien** : glandes surrénales

## Structure microscopique de la médullaire surrénale

**Développement.** La **médullaire surrénale** dérive des *sympathoblastes neuro-ectodermiques* (crête neurale), qui migrent au cours du développement prénatal à travers le cortex. Ceux-ci donnent naissance à plusieurs types cellulaires par une différenciation variable.

**Disposition.** La médullaire se compose de grandes cellules d'aspect épithélial (**A1**). Elles sont agencées en *cordons* ou *amas*, entre lesquels passent de larges capillaires, les **sinus capillaires** (**A2**). Les cellules arrondies ou polygonales, sans prolongements, ont des noyaux de structure lâche. Leur cytoplasme faiblement basophile contient de *fines granulations*, qui prennent une coloration brune par un traitement aux sels de chrome. Les cellules médullaires sont de ce fait aussi appelées **cellules chromaffines ou phéochromes.** Elles produisent des **catécholamines** (*adrénaline* et *noradrénaline*) qui sont libérées dans les sinus sanguins. Au microscope optique, on peut distinguer les cellules chromaffines médullaires, en raison des propriétés différentielles de leurs granulations, en cellules A (adrénaline) et cellules N (noradrénaline).

**Cellules A.** Elles prédominent dans la médullaire (environ 80 %). Elles sont riches en *phosphatases acides* et se colorent fortement à l'azocarmin, mais ne réagissent pas aux sels d'argent et ne montrent aucune autofluorescence.

**Cellules N.** Elles sont *argentaffines* et *autofluorescentes* et représentent environ 5 % de la population cellulaire totale de la médullaire. Leur coloration par l'azocarmin est faible et la réaction histochimique aux phosphatases acides est négative.

Une différenciation est également possible en **microscopie électronique.** Les cellules A contiennent des granulations denses d'un diamètre moyen de 200 nm ; les cellules N sont plus grosses et mesurent environ 280 nm. Les **cellules chromaffines** peuvent, en fonction de leur origine, être considérées comme des **cellules post-ganglionnaires modifiées du sympathique.** Comme le 2e neurone sympathique dans le système nerveux végétatif périphérique, elles sont innervées par des fibres sympathiques préganglionnaires cholinergiques. Dans les cellules chromaffines et les terminaisons nerveuses, la microscopie par immunofluorescence et les méthodes immunohistochimiques permettent en outre de reconnaître de nombreux **neuropeptides**, entre autres la *substance P, le neuropeptide Y, le VIP, la β-endorphine, l'α-mélanotropine, la somatostatine,* mais aussi l'*ocytocine* et la *vasopressine*.

À côté des cellules chromaffines, la médullaire surrénale contient des fibres nerveuses et des **cellules ganglionnaires sympathiques multipolaires** (**A3**) qui ont de longs prolongements et sont éparpillées ou rassemblées en petits groupes. À leur proximité ainsi qu'entre les cellules chromaffines, il existe des **cellules satellites** qu'il est difficile de distinguer de cellules conjonctives.

**Remarques cliniques.** Les cellules chromaffines peuvent dysfonctionner et former des tumeurs, comme le **phéochromocytome**, caractérisé par une hypersécrétion de catécholamines. Les signes cliniques sont une forte hypertension artérielle accompagnée de graves poussées tensionnelles, des palpitations, des céphalées, une transpiration, une augmentation de la dépense d'énergie, etc.

Les **paraganglions** (organes glomiques) (**C**) sont des **complexes épithéliaux** de la taille d'un pois, qui contiennent des nodules ou cordons de cellules chromaffines, produisant également des **catécholamines.** Comme la médullaire surrénale (paraganglion surrénal), ils proviennent de la crête neurale et sont décrits comme des « *groupes cellulaires chromaffines extramédullaires* », par référence à la médullaire surrénale. Ces paraganglions libres, dont le plus gros connu est le **paraganglion aortique abdominal** (organe de Zuckerkandl à l'origine de l'A. mésentérique inférieure), sont répartis de façon irrégulière dans l'espace rétropéritonéal. D'autres paraganglions sont le **glomus carotidien** (**C**) situé dans la bifurcation de l'A. carotide et agissant comme chémorécepteur, le **paraganglion subclavier**, les **paraganglions aortico-pulmonaires** supérieur, moyen et inférieur, ainsi que le **paraganglion nodosum.** L'hypoxie est la stimulation sécrétoire des paraganglions parcourus de capillaires fenestrés.

**B4** Cellules médullaires, **B5** Rembourrage musculaire, **C6** Petits groupes de cellules chromaffines, **C7** Sinus capillaire.

## Structure microscopique de la médullaire surrénale

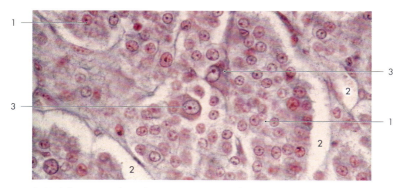

**A** Médullaire surrénale. Coloration : azan ; agrandissement 400x

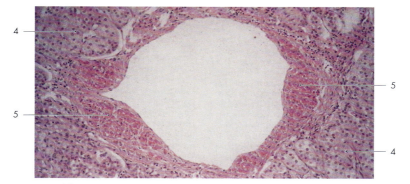

**B** Médullaire surrénale avec une veine de ralentissement. Coloration : hématoxyline-éosine ; agrandissement 80x

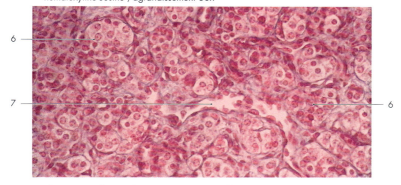

**C** Glomus carotidien. Coloration : azan ; agrandissement 200x

**Système endocrinien**

# Glande thyroïde

## Aspect macroscopique

La **glande thyroïde** se développe à partir de l'épithélium du plancher buccal (foramen cæcum à la racine de la langue) et se compose de deux lobes latéraux de forme pyramidale, le **lobe droit** (**A-C1**) et le **lobe gauche** (**A-C2**), disposés de chaque côté du larynx et de la trachée. Ils sont unis près de leur base par l'**isthme de la glande thyroïde** (**A-C3**).

La taille et le poids de la thyroïde sont très variables. La glande isolée pèse de 2 à 3 g chez le nouveau-né, 20 à 60 g chez l'adulte. La couleur de l'organe est habituellement rouge-brun foncé.

**Lobes thyroïdiens.** Chaque lobe latéral mesure 4 à 8 cm en hauteur, 2 à 4 cm en largeur et 1,5 à 2,5 cm d'épaisseur au milieu. Le lobe droit est le plus souvent un peu plus large et plus long que le lobe gauche. Les lobes sont obliques en haut et en arrière ; du tissu conjonctif lâche et des ligaments de renforcement capsulaire (**C5**) fixent les lobes à la trachée et aux cartilages cricoïde et thyroïde.

**Rapports topographiques.** En coupe, les lobes apparaissent triangulaires ; leur **face antéro-latérale** est convexe, leur **face interne** adjacente à la trachée et au larynx est concave. Leur **bord dorsal** est situé de chaque côté le long de la gaine des gros vaisseaux du cou (**C7** ; *voir* p. 121). Le **pôle supérieur** de chaque lobe atteint la ligne oblique de la lame latérale du cartilage thyroïde. Le **pôle inférieur** descend jusqu'au 4e ou 5e anneau trachéal. Les *muscles infrahyoïdiens* (**C8**) ne couvrent qu'incomplètement la thyroïde. La *lame prétrachéale* (**C11**), feuillet moyen du fascia cervical, passe devant elle.

**C12** Peau du cou, **C13** Platysma, **C14** Feuillet superficiel du fascia cervical et M. sterno-cléido-mastoïdien, **C15** Feuillet profond du fascia cervical, **C16** Œsophage, **B9, B-C10** Glandes parathyroïdes, **C6** Capsule fibreuse, **A22** M. scalène antérieur, **A23** Conduit thoracique, **A24** Tronc thyro-cervical, **A25** V. thyroïdienne moyenne.

**Isthme et lobe pyramidal.** L'isthme est variable dans sa taille et sa forme, parfois complètement absent ; il a 1,5 à 2 cm de large et 0,5 à 1,5 cm d'épaisseur. De son bord crânial ou de celui d'un lobe, habituellement le droit, monte un prolongement vers l'os hyoïde, le **processus ou lobe pyramidal** (**A4**), vestige du canal thyréoglosse fœtal. Lui aussi est très variable en taille et en forme et peut totalement manquer.

**Capsule thyroïdienne.** La glande thyroïde est enveloppée d'une épaisse capsule (**C5-6**), qui se compose de deux feuillets. La **capsule interne** (**C5**) est fine et adhère partout au parenchyme thyroïdien. Elle envoie des cloisons porte-vaisseaux vers l'intérieur de la glande qui la divisent en *lobules* plus ou moins grands. La **capsule externe** (**C6**) (« capsule chirurgicale ») est plus épaisse et considérée comme faisant partie de la *lame prétrachéale*. Entre les deux feuillets se trouve un **espace de glissement** rempli de tissu conjonctif lâche dans lequel se trouvent les *principales ramifications vasculaires* et dorsalement les *glandes parathyroïdes* (**B9, B-C10**). La capsule externe est en rapport en arrière et latéralement avec le tissu conjonctif du pédicule vasculaire du cou (**C7**).

**Artères.** La glande thyroïde fait partie des organes les plus vascularisés du corps. Elle est vascularisée par deux paires d'artères. L'**A. thyroïdienne supérieure** (**A17**), première branche de l'A. carotide externe (**A21**), décrit un arc convexe vers le haut, donne l'*A. laryngée supérieure*, puis gagne le pôle crânial du lobe latéral. Elle irrigue les parties supérieure, antérieure et latérale de la glande. L'**A. thyroïdienne inférieure**, branche du tronc thyro-cervical, monte jusqu'au niveau de la 7e vertèbre cervicale puis s'incline médialement et vers le bas. Elle irrigue les parties inférieure, postérieure et médiale de la glande. Parfois on trouve une **A. thyroïdienne ima** impaire.

**Veines.** Le drainage veineux se collecte en haut vers la **V. thyroïdienne supérieure** (**A18**) qui s'abouche dans la *V. jugulaire interne* (**A19**) soit seule, soit avec la V. faciale. Les **V. thyroïdiennes inférieures** naissent du plexus thyroïdien impair (**A20**) situé dans l'espace prétrachéal. Elles s'abouchent derrière le sternum dans les *V. brachio-céphaliques*.

**Vaisseaux lymphatiques.** Les vaisseaux lymphatiques sont aussi divisés en un territoire supérieur et un territoire inférieur. Des parties supérieure et moyenne de la glande partent des voies lymphatiques qui gagnent les **Ln. cervicaux latéraux** le long de la V. jugulaire interne. Les vaisseaux lymphatiques caudaux sont reliés aux **Ln. médiastinaux antérieurs**.

**Nerfs.** La glande thyroïde reçoit des afférences **sympathiques** à partir des fibres post-ganglionnaires issues du *ganglion cervical supérieur* ainsi que du *ganglion cervico-thoracique* du tronc sympathique, sous forme de réseaux périartériels. Les afférences **parasympathiques** viennent du *N. laryngé supérieur* et du *N. laryngé récurrent*.

## Aspect macroscopique de la glande thyroïde

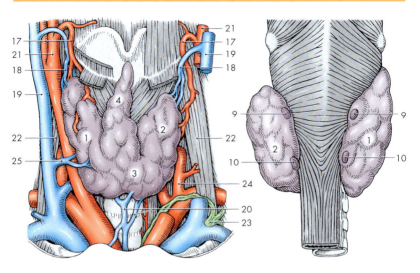

**A** Situation de la glande thyroïde, vue antérieure

**B** Situation de la glande thyroïde, vue postérieure

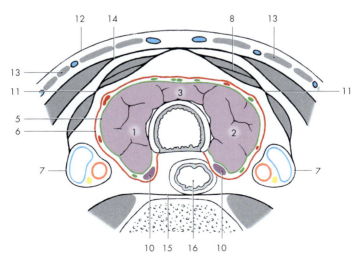

**C** Situation de la glande thyroïde par rapport aux organes cervicaux, coupe horizontale, schéma

Système endocrinien

## Structure microscopique

L'aspect histologique de la thyroïde se rapproche beaucoup de celui d'une glande exocrine, car elle se compose de **follicules épithéliaux clos** (environ 3 millions), distribués dans des lobules irréguliers. Ceux-ci ressemblent à des cavités terminales stockant une grande partie de la sécrétion riche en hormones. Cette sécrétion est appelée **colloïde** (A-B1).

**Follicules thyroïdiens.** La **paroi** des follicules, de taille diverse (diamètre environ 50-900 μm), de forme sphérique ou tubulaire, est constituée par un épithélium *monostratifié* avec des limites cellulaires nettes. La **hauteur de l'épithélium** dépend du stade de fonctionnement ; il est aplati et isoprismatique durant la *phase de stockage* (stade inactif) (A2), prismatique ou même cylindrique haut lors de la *phase de sécrétion* (stade actif) (B2). La surface cellulaire apicale sécrétant ou réabsorbant la sécrétion est recouverte de microvillosités (C3). Le noyau cellulaire est en règle central, le cytoplasme contient tous les organites cellulaires connus. Avec l'âge apparaît un pigment, témoin de dégénérescence. La **surface des follicules** est entourée de fines *fibres de tissu conjonctif* (A-B4) et d'un épais réseau de *capillaires fenestrés* (C5, E).

**Cellules C ou parafolliculaires** (C6). Les cellules C sont situées dans le tissu conjonctif interfolliculaire et isolément entre les cellules des follicules épithéliaux orientés vers les pôles. Elles sont cependant localisées à l'intérieur de la membrane basale (**C7**), groupées avec les cellules épithéliales folliculaires, mais sans communication avec la lumière folliculaire. Les cellules parafolliculaires contiennent de *nombreuses mitochondries*, un *appareil de Golgi* bien développé et des *granulations* entourées de membrane, d'un diamètre entre 100 et 180 nm. Elles contiennent la **calcitonine** comportant 32 acides aminés. Par ailleurs, les cellules C contiennent de la sérotonine et de la dopamine, sans doute aussi de la somatostatine. Embryologiquement, les cellules C dérivent de la crête neurale et sont ainsi d'origine neuro-ectodermique. Les cellules C font partie du **système APUD** (*amine precursor uptake and decarboxylation*).

**Hormones.** La glande thyroïde produit la thyroxine ($T_4$) et la triiodothyronine ($T_3$), en outre de la calcitonine. Le principal produit de biosynthèse est la $T_4$, tandis que la $T_3$ n'est synthétisée qu'en faible quantité. La **thyroxine** et la **triiodothyronine** stimulent le métabolisme et sont indispensables à la croissance normale et au développement psychique de l'individu. La **calcitonine** abaisse la calcémie et stimule l'ostéogenèse. Comme antagoniste de la parathormone formée par les glandes parathyroïdes, elle inhibe l'activité des ostéoclastes et par là la résorption osseuse.

> **Remarques cliniques.** L'hypertrophie de la thyroïde est appelée goitre (struma). Un hyperfonctionnement de la thyroïde (**hyperthyroïdie**, maladie de Basedow) provoque une augmentation du processus de combustion cellulaire. Les conséquences sont un amaigrissement, une élévation de la température, une accélération du rythme cardiaque et une excitabilité nerveuse exagérée. L'hypofonctionnement (**hypothyroïdie**, p. ex. thyroïdite de Hashimoto) entraîne un ralentissement du métabolisme, de la croissance et de l'activité intellectuelle, et conduit à un empâtement du tissu conjonctif subcutané, appelé *myxœdème*. L'**hypothyroïdie congénitale** entraîne un *nanisme* et une *débilité* (crétinisme).

**Synthèse et libération hormonale.** La thyroxine et la triiodothyronine sont formées peu à peu et liées à la thyroglobuline, produit de synthèse primaire des cellules épithéliales folliculaires, puis stockées dans la lumière folliculaire jusqu'à leur libération dans le sang selon nécessité. Dans la thyroïde interviennent donc deux réactions couplées à contre-courant : d'abord la formation de la **thyroglobuline**, protéine dimère, dans les cellules des follicules épithéliaux. La **iodine** captée dans le sang est oxydée en **iode** en présence de $H_2O_2$, et liée à des **restes de thyrosine** de la thyroglobuline, qui est libérée dans la cavité folliculaire à ce moment. Interviennent alors différents procédés de condensation des restes de thyrosine dont résultent la **tétraiodothyronine** ou la **triiodothyronine**. Ensuite se produit la **résorption du contenu folliculaire** (colloïde) stimulée par la *thyrotropine* (TSH) de l'adénohypophyse, avec formation de vésicules d'endocytose. Celles-ci fusionnent avec des lysosomes situés apicalement dans le cytoplasme des cellules épithéliales folliculaires, alors que les liaisons entre hormone et thyroglobuline se détachent. Les hormones sont aussitôt libérées dans la circulation par diffusion.

Structure microscopique de la glande thyroïde **371**

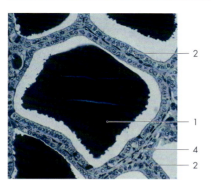

**A** Follicule thyroïdien (stade inactif, accumulation de sécrétion). Coloration : hématoxyline-fer ; agrandissement 200x

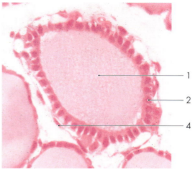

**B** Follicule thyroïdien (stade actif, formation de sécrétion). Coloration : hématoxyline-éosine ; agrandissement 200x

**C** Cellules parafolliculaires (cellules C) dans la paroi d'un follicule thyroïdien, en microscopie électronique

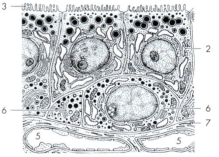

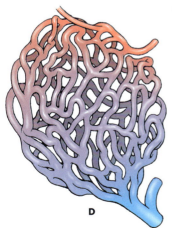

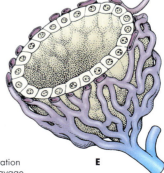

**D,E** Réseau capillaire à la surface d'un follicule, préparation par macération, en microscopie électronique à balayage

**Système endocrinien**

**372 Système endocrinien :** glande thyroïde

## Glandes parathyroïdes

**Situation.** Les quatre **glandes parathyroïdes** (**B1**), de couleur brun-rouge ou jaunâtre, proviennent de l'épithélium entodermique des diverticules dorsaux des 3e et 4e poches branchiales (**A**). Elles ont la taille d'un grain de blé et la forme d'une lentille (5 x 3 x 2 mm) et pèsent au total 120-160 mg. Elles sont au contact dorsal de la glande thyroïde et sont situées entre les deux feuillets de la capsule thyroïdienne. Les **glandes parathyroïdes supérieures** (dérivées de la 4e poche branchiale) sont paires et se trouvent à la hauteur du *bord caudal du cartilage cricoïde*. Les **glandes parathyroïdes inférieures** (dérivées de la 3e poche branchiale) sont également paires et situées à la base des lobes latéraux à la hauteur des *3e et 4e cartilages trachéaux*. Il y a de **nombreuses variantes de situation** qui s'expliquent par l'embryologie et qui sont importantes à connaître pour la chirurgie.

**Vaisseaux et nerfs.** Chaque glande parathyroïde possède sa propre artère, l'**A. parathyroïdienne**, provenant d'une des artères thyroïdiennes, en règle l'*A. thyroïdienne inférieure* (**B2**). Les veines s'abouchent aux *V. thyroïdiennes* situées à la surface de la thyroïde. Les nerfs proviennent des **plexus autonomes périartériels thyroïdiens.**

**A1-5** Poches branchiales, **A6** Méat acoustique externe, **A7** Sinus cervical, **A8** Glande parathyroïde inférieure, **A9** Glande parathyroïde supérieure. Les flèches indiquent la migration cellulaire. **B3** A. thyroïdienne supérieure, **B4** Œsophage, **B5** Trachée, **B6** Os hyoïde, grande corne, **B7** Triangle de Laimer.

**Structure microscopique.** Les glandes parathyroïdes, entourées d'une fine **capsule de tissu conjonctif**, se composent d'un **ensemble épithélial** compact par endroits, ailleurs plus lâche en colonnes et en amas cellulaires avec des *fibres conjonctives* (**C1**) et des *cellules adipeuses* (**C2**), entouré par un épais réseau de *capillaires fenestrés*. On distingue des cellules principales et des cellules oxyphiles. Les **cellules principales** (**C3**), grandes et nettement limitées, d'une clarté aqueuse, sont caractéristiques avec leur cytoplasme qui apparaît optiquement presque vide lors des colorations suite à la libération des inclusions de graisse et de glycogène. Le cytoplasme des **cellules principales foncées**, souvent plus petites et contenant également du glycogène, possède

des *granulations fines, faiblement acidophiles, et de nombreuses mitochondries*. Les **cellules oxyphiles** (**C4**) se distinguent des cellules principales par un plus grand corps cellulaire et une affinité marquée pour les colorants acides. Cette *acidophilie* (oxyphilie) repose sur la présence de *nombreuses mitochondries très agglutinées*. Leur noyau cellulaire est petit, parfois picnotique. Le nombre des cellules oxyphiles augmente avec l'âge. Leur signification n'est pas claire.

**Rôle hormonal.** La **parathormone** (PTH), polypeptide composé de 84 acides aminés, est probablement formée dans les cellules principales activées. Sa signification est primordiale pour le métabolisme du calcium et des phosphates. Elle mobilise le calcium des os en stimulant les ostéoclastes dans la destruction du tissu osseux. Il en résulte une **augmentation de la concentration de calcium dans le sang** (hypercalcémie). En même temps, la PTH accélère l'élimination urinaire des phosphates (**phosphaturie**) en empêchant la réabsorption des phosphates dans le tube rénal distal. L'absorption intestinale du calcium, du magnésium et des phosphates est augmentée. La sécrétion de l'hormone est régulée par un simple mécanisme de rétroconnexion.

**Remarques cliniques.** Un hyperfonctionnement (**hyperparathyroïdisme**), p. ex. par une tumeur (adénome) autonome autosécrétante conduit à une élimination accrue des phosphatases et une augmentation de la calcémie. Elle provoque des dépôts calciques pathologiques dans les parois vasculaires, un catabolisme du système osseux squelettique (risque de fractures spontanées) et des transformations osseuses complexes. Un manque de parathormone (**hypoparathyroïdisme**) conduit au contraire à une minéralisation exagérée du squelette et des dents. Le taux de calcium sanguin est diminué (hypocalcémie), pouvant provoquer une hyperexcitabilité du système neuromusculaire allant jusqu'à des crampes (tétanie). D'autres hormones contribuent également à l'**ossification** et aux **transformations osseuses** : outre la PTH, la vitamine D (**calcitriol**) synthétisée dans les reins stimule aussi la destruction osseuse. La **calcitonine**, venant des cellules C de la thyroïde, l'inhibe, et fonctionne donc comme antagoniste de la parathormone.

Glandes parathyroïdes **373**

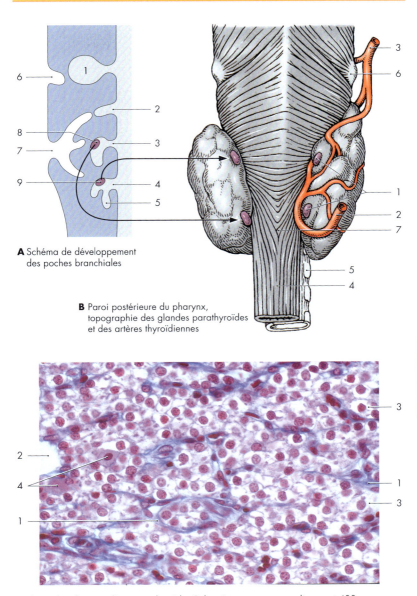

**A** Schéma de développement des poches branchiales

**B** Paroi postérieure du pharynx, topographie des glandes parathyroïdes et des artères thyroïdiennes

**C** Coupe histologique d'une parathyroïde. Coloration : azan ; agrandissement 400x

Système endocrinien

**374 Système endocrinien :** îlots pancréatiques

# Îlots pancréatiques

Dans le pancréas (*voir* p. 221) se trouvent, soit à l'intérieur soit au bord des lobules du pancréas exocrine, les **îlots de Langerhans (A-B)** que l'on désigne dans leur ensemble comme « organe insulaire » (poids total 2 à 5 g). Les 0,5 à 1,5 million d'îlots (diamètre environ 100-200 μm) apparaissent comme des zones pâles de forme ronde ou ovoïde (**A**) au milieu du parenchyme glandulaire exocrine intensément coloré. Il s'agit d'**ensembles de cellules épithéliales** assemblées en cordons et parcourus de capillaires sanguins avec un endothélium fenestré. Les îlots se développent à partir de bourgeons épithéliaux endodermiques de l'ébauche pancréatique ventrale et dorsale.

**A-B1** Acini glandulaires exocrines, **A5** Vaisseaux dans le pancréas exocrine.

## Structure microscopique

En raison de leur réaction aux colorants et compte tenu de leur structure microscopique, on reconnaît dans les îlots de Langerhans **cinq types de cellules endocrines**. Toutes les cellules produisent des **hormones peptidiques** et ont de ce fait un appareil de synthèse et de transport bien développé.

**Cellules A (B3)** (environ 15 à 20 % de toutes les cellules insulaires). Elles se trouvent préférentiellement à la périphérie des îlots, orientées vers le système capillaire. Elles produisent le **glucagon**, une hormone peptidique monocaténaire faite de 29 acides aminés, ainsi que les protéines neuronales chromogranine-A et synaptophysine.

> **Remarques cliniques.** Le glucagon stimule dans le foie la production de glucose à partir du glycogène (**glycogénolyse**) et la formation de glucose à partir des acides aminés (**néoglucogenèse**). Le glucagon provoque ainsi une **augmentation de la glycémie.** Par ailleurs, il stimule la lipolyse.

**Cellules B (B4)** (environ 70 % des cellules insulaires). Elles sont réparties uniformément dans l'organe insulaire. Elles produisent l'**insuline**, une hormone peptidique formée de 51 acides aminés, contenue dans des granulations β d'environ 270 nm de taille. En outre, les cellules B contiennent le neurotransmetteur inhibiteur GABA (acide γ-aminobutyrique).

> **Remarques cliniques.** L'insuline déclenche la **synthèse du glycogène** dans le foie et dans la musculature striée et **abaisse la glycémie.**

S'il manque de l'insuline ou si le taux d'insuline sécrétée est insuffisant, il se produit une augmentation de la glycémie (hyperglycémie). Si la glycémie demeure durablement au-dessus de 120 mg par 100 ml, il s'agit d'un **diabète.** Lorsque au contraire le taux d'insuline est trop élevé, la glycémie peut chuter jusqu'à la possibilité de perte de connaissance et de paralysie respiratoire (**coma hypoglycémique**). Cela peut apparaître en cas d'hyperfonctionnement de l'appareil insulaire, p. ex. à la suite d'une tumeur des cellules B, appelée *insulinome* ou *adénome insulaire.*

**Cellules D** (environ 5 % des cellules insulaires). Elles sont situées préférentiellement le long des cordons de cellules insulaires et contiennent des granulations hormonales homogènes d'environ 320 nm de taille. Celles-ci sont remplies de **somatostatine**, peptide hormonal régulateur composé de 14 acides aminés.

> **Remarques cliniques.** La somatostatine **inhibe l'excrétion de l'insuline et du glucagon.** Une tumeur des cellules D, le *somatostatinome*, déclenche une augmentation de la glycémie (diabète). Les cellules D contiennent également de la β-endorphine.

**Cellules PP** (cellules F). Elles produisent le **polypeptide pancréatique** (PP) que l'on retrouve également dans les cellules endocrines de l'épithélium intestinal. Il agit en antagoniste de la cholecystokinine et freine la sécrétion des cellules pancréatiques exocrines.

**Autres types cellulaires.** Les **cellules D1** ou cellules **VIP** contiennent le polypeptide intestinal vaso-actif qui dilate les vaisseaux sanguins et augmente leur perméabilité. Les cellules à gastrine (**cellules G**) ne sont présentes dans l'organe insulaire que dans les périodes embryonnaire et fœtale.

**Vascularisation et innervation.** La vascularisation des îlots est assurée par des artérioles, les **vasa afferentia**, venant des artères lobulaires du pancréas exocrine, et constituent un **plexus capillaire insulaire** (**A-B2**). Celui-ci se draine par de nombreux **vasa efferentia** dans le **système capillaire du pancréas exocrine** (système porte). Le sang riche en hormones qui quitte les îlots traverse ainsi le pancréas exocrine et influence la fonction des acini avant de rejoindre le foie par les **veines pancréatiques** et la **V. porte.** Des fibres nerveuses sympathiques et parasympathiques accompagnent les vaisseaux ; elles se terminent en synapse à la surface des cellules insulaires.

Structure microscopique des îlots pancréatiques **375**

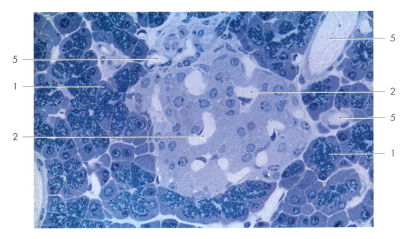

**A** Coupe du pancréas avec un îlot de Langerhans, coloration : bleu méthylène-azur II ; agrandissement 400x

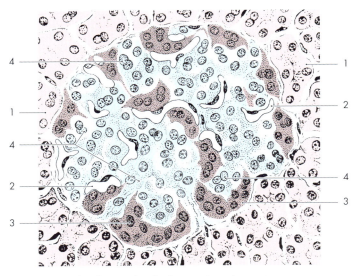

**B** Coupe histologique d'un îlot de Langerhans du pancréas

**Système endocrinien**

# Système des cellules endocrines disséminées

## Fonctions endocrines du testicule

Les **cellules interstitielles de Leydig** (**1**) produisent les hormones génitales masculines, les **androgènes**. Au milieu de fibres nerveuses myélinisées et amyéliniques, de fibrocytes, de mastocytes, de macrophages et de lymphocytes, elles se disposent dans le tissu conjonctif lâche (**2**) du testicule entre les tubes séminifères contournés (espace intertubulaire), au voisinage immédiat des capillaires (**3**). Leur corps cellulaire polygonal contient un noyau arrondi avec un nucléole proéminent, un **cytoplasme acidophile** d'un réticulum endoplasmique lisse, des mitochondries de type tubulaire, de nombreux lysosomes, des granulations de lipofuscine et des *cristaux dits de Reinke* (**4**). Ceux-ci se composent de protéines qui prennent, en microscopie optique, la forme d'éléments allongés, rectangulaires ou losangiques.

## Actions de la testostérone

**Période prénatale.** L'induction gonadique du sexe ainsi que la différenciation du testicule au cours du développement embryonnaire et fœtal ne sont pas sous la dépendance de la testostérone. La testostérone est le facteur de croissance spécifique de tous les autres organes de l'appareil génital masculin. Elle induit l'empreinte du phénotype masculin chez les fœtus génétiquement masculins, empêche l'oblitération des canaux de Wolff et stimule leur développement ultérieur en vésicules séminales et conduits déférents.

**Période post-natale.** Après la naissance apparaît d'abord une involution des cellules de Leydig, qui se traduit par une importante diminution de la **sécrétion des 17-cétostéroïdes** chez le nouveau-né. Vers la 5e année, la sécrétion de cétostéroïdes augmente à nouveau, en poussée à la puberté marquant le retour à un fonctionnement normal des cellules de Leydig, et atteint son maximum vers 25 ans. Puis elle commence à diminuer de façon continue. La testostérone stimule la **spermatogenèse** par une action directe sur les tubes séminifères ; par le système vasculaire, elle agit sur les voies séminales et **développe les vésicules séminales et la prostate**. Elle active le développement et le maintien des caractères sexuels secondaires (relief musculaire, type de pilosité, pigmentation cutanée, croissance du larynx et mue de la voix) et stimule la fonction des glandes sébacées et sudoripares (acné pubertaire). Elle stimule la libido et la puissance sexuelle et influe sur les **comportements sexuels**. La testostérone et son métabolite plus actif, la *dihydrotestostérone (DHT)* (**5**), induisent dans différents organes cibles la formation de récepteurs aux androgènes et la synthèse de 5α-réductase, enzyme qui transforme la testostérone en DHT.

## Système hypothalamo-hypophysaire

La formation de spermatozoïdes ainsi que la sécrétion de testostérone dans le testicule ne sont pas autonomes, mais sont sous la dépendance des hormones gonadotropes sécrétées par l'adénohypophyse. L'inhibition et l'activation de la sécrétion hormonale sont régulées par un mécanisme de rétrocontrôle (feedback). Les hormones gonadotropes sécrétées par l'adénohypophyse stimulent les testicules, alors qu'un taux sanguin élevé de testostérone va inhiber la synthèse de gonadotrophines dans l'adénohypophyse. Dans ces mécanismes de rétrocontrôle sont impliqués des noyaux hypothalamiques spécifiques, qui influent sur la formation de LH (hormone lutéinisante) et de FSH (hormone folliculostimulante) dans l'adénohypophyse par l'intermédiaire de la gonadolibérine (**GnRH**). La **LH** stimule la synthèse de testostérone par les cellules de Leydig ; la **FSH** stimule la formation d'inhibine (glycoprotéine) par les cellules de Sertoli et active la spermatogenèse. Les cellules de Sertoli forment également une *protéine de fixation des androgènes (ABP)* (**6**).

> **Remarques cliniques.** La diminution de sécrétion d'inhibine suite à une anomalie des cellules de Sertoli déclenche une augmentation durable du taux de FSH dans le sérum, et conduit à une perturbation grave de la spermatogenèse – **hypogonadisme hypergonadotrope**. Une forme particulière de ce syndrome est le **syndrome de Klinefelter**, une altération chromosomique avec un caryotype 47XXY.

Fonctions endocrines du testicule **377**

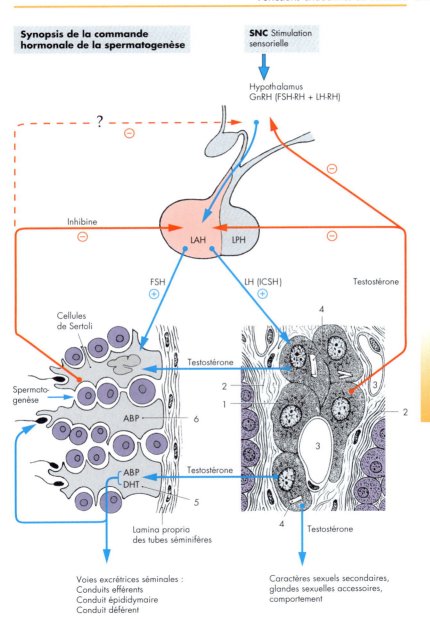

**Synopsis de la commande hormonale de la spermatogenèse**

**378 Système endocrinien :** système des cellules endocrines disséminées

## Fonctions endocrines de l'ovaire

La régulation des fonctions corporelles par des processus endocriniens devient surtout apparente par le cycle génital féminin. On distingue les actions du système hypothalamo-hypophysaire sur l'ovaire de celles que l'ovaire exerce sur la muqueuse utérine (*voir* p. 278) et avec rétroaction sur l'hypothalamus et l'hypophyse.

## Cycle ovarien

C'est par l'intermédiaire de la libération pulsatile de l'hormone de contrôle hypothalamique **GnRH** (*gonadotropin-releasing hormone* ou gonadolibérine), qui se fait dans l'adénohypophyse par le système porte hypophysaire, que sont induites la synthèse et la libération des gonadotrophines **FSH** (hormone folliculostimulante) et **LH** (hormone lutéinisante).

**1er au 4e jour du cycle ovarien.** Plusieurs follicules primordiaux sont recrutés sous l'influence de la FSH.

**Phase folliculaire ou œstrogénique (5e au 14e jour).** Lors de cette phase, les follicules primordiaux mûrissent en follicules primaires et secondaires, puis tertiaires, parmi lesquels le follicule dominant sera sélectionné entre le 5e et le 7e jour. Celui-ci se développe en un **follicule pré-ovulatoire** et synthétise presque toute la quantité d'œstrogène (**E**) dans la phase folliculaire tardive (11e au 14e jour), ce qui provoque la chute brutale de la libération de FSH par l'adénohypophyse (rétrocontrôle inhibiteur des œstrogènes). Le follicule dominant libère en plus de l'inhibine, qui inhibe encore davantage l'excrétion de FSH. La montée progressive du taux des œstrogènes représente ainsi un signal pour l'adénohypophyse pour libérer massivement la LH mais aussi la FSH (« **pic de LH** », rétrocontrôle positif des œstrogènes), ce qui conduit vers le 14e jour du cycle à la maturation définitive de l'ovule et à l'**ovulation** (rupture folliculaire).

**Phase lutéinique ou progestative (15e au 28e jour).** En quelques heures, les cellules épithéliales folliculaires (cellules de la granulosa) se différencient en **cellules lutéiniques de la granulosa**, les cellules de la thèque interne (*voir* p. 272) se transforment en **cellules thécales lutéiniques** produisant des œstrogènes (lutéinisation). La transformation du follicule devenu « vide » ne se fait que sous l'influence de la LH. S'il n'y a pas de pic de LH, il n'y a pas d'ovulation. Dans le corps jaune sont synthétisés la **progestérone (P)** et l'**œstrogène (E)** qui bloquent, par un mécanisme de rétrocontrôle, la libération de la GnRH, donc de FSH et de LH. Si l'ovule n'est pas fécondé, le corps jaune commence à régresser vers le 23e jour, la production de progestérone se tarit. Il en résulte une ischémie de l'endomètre qui sera évacué lors de la **phase de menstruation** (phase de desquamation ; 1er au 5e jour du nouveau cycle).

Deux autres hormones participent aux mécanismes de régulation du cycle : la **PRL** (prolactine, aussi appelée hormone mammotrope ou lutéotrope, LTH) et la **PIF** (*prolactin-release inhibiting factor* ou prolactostatine). La prolactine stimule la croissance du tissu mammaire, induit la synthèse de lait et sa libération.

**Thèque folliculaire.** On distingue une **thèque interne** riche en vaisseaux et une **thèque externe** riche en tissu conjonctif. Dans la thèque interne sont produits des **androgènes**, surtout l'androstènedione, sous le contrôle de la LH. Ce sont des précurseurs de la biosynthèse des œstrogènes. **Cellules du hile.** Ces cellules épithéloïdes sont situées dans le hile de l'ovaire et le mésovarium adjacent, le plus souvent près des vaisseaux. Elles ressemblent aux cellules de Leydig du testicule et produisent des **androgènes.**
**Atrésie folliculaire.** La plupart des follicules ne vont pas jusqu'à l'ovulation, ils restent fermés (atrésies) et régressent. Alors que les follicules primaires et secondaires disparaissent sans laisser de trace, les follicules tertiaires atrésiques laissent des cellules de la thèque interne qui forment l'organe thécal de fonction endocrine et constituent, comme des cellules interstitielles, une source permanente d'œstrogènes.
**Corps blanc** (*corpus albicans*). Après avoir joué son rôle, le corps jaune est remplacé par un tissu conjonctif filamenteux, brillant, la cicatrice du corps jaune.

Fonctions endocrines de l'ovaire **379**

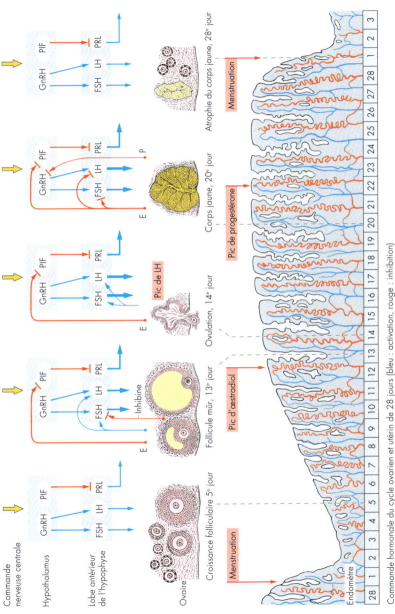

**380  Système endocrinien :** système des cellules endocrines disséminées

## Fonctions endocrines du placenta

Le placenta constitue non seulement le lieu d'échanges tissulaires sélectif entre la mère et le fœtus, mais aussi un **lieu de synthèse de nombreuses hormones** et de **facteurs de croissance** dont les effets se font sur les échanges fœto-maternels ainsi que sur la fonction du placenta lui-même. Le **lieu de synthèse** des hormones protéiques et des facteurs de croissance se trouve surtout à la surface des villosités placentaires, où l'on peut distinguer le **syncytiotrophoblaste** (**1**) et en dessous de lui le **cytotrophoblaste** (**2**) (cellules de Langhans). Durant toute la grossesse, les cellules du cytotrophoblaste s'incluent dans le syncytiotrophoblaste de sorte qu'à la naissance elles ne recouvrent plus qu'environ 20 % de la surface interne du syncytiotrophoblaste.

### Hormones protéiques placentaires

**Gonadotrophine chorionique (humaine) (hCG).** C'est la plus importante hormone protéique du $1^{er}$ trimestre de la grossesse ; elle est synthétisée dans le syncytiotrophoblaste.

**Fonction.** La hCG empêche la régression prématurée du corps jaune de l'ovaire (**lutéolyse**) et **stimule la synthèse de la progestérone** dans le corps jaune gravidique. Ainsi, la structure et la fonction de l'endomètre restent une condition inéluctable de la poursuite d'une grossesse. Des perturbations de la biosynthèse de la hCG provoquent une interruption de grossesse. En outre, de la testostérone est synthétisée sous l'influence de la hCG dans les cellules de Leydig des fœtus masculins, des œstrogènes et progestatifs, principalement la progestérone, dans les gonades féminines.

> **Remarques cliniques.** La hCG est éliminée par les reins. La détection d'hCG dans l'urine des femmes enceintes est possible très tôt, et à la base des **tests de grossesse.** Cette détection d'hCG est faite actuellement immunologiquement.

D'autres hormones protéiques placentaires sont la **choriothyrotropine** (hCT = *human choriothyrotropin*), la **choriosomatomammotropine** (hCS = *human choriomammatropin* ou *human placentalactogen*) et la **choriocorticotropine** (hCC = *human choriocorticotropin*).

### Hormones stéroïdes placentaires

Dans l'unité fonctionnelle materno-fœto-placentaire, des hormones stéroïdes ou leurs précurseurs sont échangés entre la mère et le fœtus. Cela est essentiel, car le placenta et le fœtus par eux-mêmes sont incapables de former tous les produits ou les intermédiaires dans l'échange métabolique des hormones stéroïdes. Vers la fin de la grossesse, des quantités énormes d'hormones stéroïdes sont synthétisées chaque jour.

**Progestérone.** La **synthèse de la progestérone** est autonome dans le placenta ; elle augmente constamment au cours de la grossesse. La progestérone synthétisée par le placenta est distribuée pour deux tiers dans la circulation maternelle et un tiers dans la circulation fœtale.

**Fonction.** La fonction biologique de la progestérone placentaire est le maintien au **repos de la musculature utérine**, le maintien de la déciduale, et la différenciation de la glande mammaire. Dans ce but, lors des 5 à 6 premières semaines de grossesse, c'est la progestérone ovarique qui agit, formée sous l'influence de la hCG, ensuite prédomine la progestérone placentaire.

**Œstrogènes.** Ils sont aussi formés dans le placenta. Les produits finaux sont les hormones stéroïdes synthétisées par le fœtus, le *sulfate de déhydroépiandrostérone* (DHAS) et le *16α-hydroxy-DHAS*. Le principal œstrogène à la fin de la grossesse est l'**œstradiol.** Fonction : croissance de l'utérus et de la glande mammaire.

### Autres produits de synthèse du placenta

**Facteurs de croissance.** Les processus de croissance lors de la grossesse sont contrôlés par différents hormones et facteurs régulateurs de croissance. La croissance spécifique du fœtus est régulée par l'*insuline* et des facteurs de croissance de type insuline (**IGF, somatomédine**). Un facteur de croissance propre au placenta est formé dans l'espace villostaire du syncytiotrophoblaste, essentiellement lors du $1^{er}$ trimestre.

**Libérine et statine placentaires.** Dans le cytotrophoblaste du placenta sont également formées de la **gonadolibérine** (GnRH), de la **corticolibérine** (CTF) et de la **somatostatine.**

Fonctions endocrines du placenta **381**

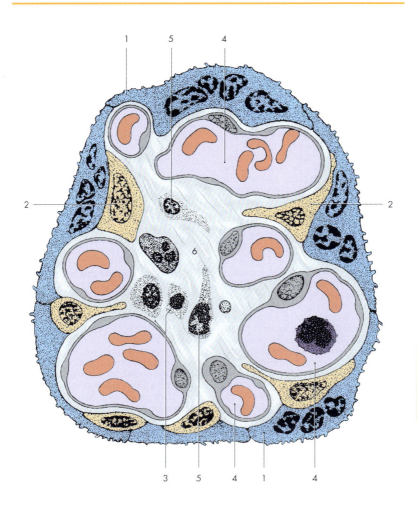

1 Syncytiotrophoblaste, multinucléé, microvillosités courtes en surface
2 Cytotrophoblaste, cellule de Langhans
3 Macrophage
4 Capillaires fœtaux, sinusoïdes avec érythrocytes
5 Fibroblaste
6 Chorion-mésoderme

Coupe passant par une villosité terminale d'un placenta humain mûr, en microscopie électronique (par Prof. Dr. P. Kaufmann, Aachen)

## 382 Système endocrinien : système des cellules endocrines disséminées

### Hormones cardiaques – Peptides atriales

Dans les parties minces et trabéculaires des **atria** et des **auricules** (**A1**) se trouvent des cellules musculaires cardiaques (cardiomyocytes) qui contiennent des granulations de 0,2 à 0,4 µm de taille, entourées d'une membrane et à contenu dense (**B4**), et se distinguent ainsi des autres cellules à « fonction proprement musculaire ». Dans ces granulations est stockée une hormone formée par les cardiomyocytes eux-mêmes, de 28 acides aminés, le **peptide atrial natriurétique** (**PAN**) (ou cardiodilatine [CDD] ou atriopeptide) et un précurseur, de 131 acides aminés, le Pro-PAN. Les cellules cardiaques sécrétant l'hormone sont appelées **cellules myoendocrines** (**B**) ; le cœur intervient donc aussi comme organe endocrine.

**Cellule myoendocrine atriale.** Elle possède, comme les myocardiocytes ventriculaires, un ou plusieurs noyaux, allongés et centraux, entourés d'un sarcoplasme étendu avec des myofibrilles séparées par des colonnes de mitochondries. À la différence des cellules de la musculature ventriculaire, les cellules myoendocrines ont un **appareil sécrétoire bien développé**. On trouve ainsi des profils d'un *réticulum endoplasmique grossier* (**B2**), un *appareil de Golgi* très étalé (**B3**) souvent situé sous le sarcolemme, et un entassement de *granules de sécrétion spécifiques* (**B4**) qui arrivent à proximité du plasmalemme et sont libérés par exocytose sous l'effet de la dilatation atriale et par stimulation sympathique. Les cellules myoendocrines reçoivent en outre de **nombreuses afférences** par un plexus nerveux de fibres catécholaminergiques, cholinergiques et peptidiques, qui jouent probablement aussi un rôle dans la stimulation sécrétoire.

**B5** Capillaires.

**Fonction.** Les hormones cardiaques jouent un important rôle dans la régulation de la pression sanguine, de la volémie et des échanges d'eau et d'électrolytes. Les **organes cibles** sont les *reins*, la *musculature lisse des vaisseaux*, le *cortex surrénal* et manifestement aussi l'*hypophyse*. Les peptides atriaux **diminuent le volume sanguin et la pression sanguine**. Dans le rein, le segment artériel des vaisseaux sanguins corticaux se dilate, le vaisseau efférent au contraire se contracte. Simultanément le PAN produit une natriurèse, c'est-à-dire une excrétion accrue d'ions $Na^+$ dans le rein. Le filtre glomérulaire s'élargit, ce qui influe sur le transport tubulaire, et modifie le comportement sécrétoire de l'appareil juxtaglomérulaire. Les peptides atriaux ont une influence importante sur les cellules glomérulaires du cortex surrénal productrices d'aldostérone et sur la libération de vasopressine par la neurohypophyse. Ces deux systèmes sont inhibés dans leur activité, ce qui conduit finalement encore à une baisse de la volémie et de la pression sanguine.

Un peptide chimiquement apparenté et à effet semblable, le *brain natriuretic peptide* (BNP), est sécrété par les myocardiocytes ventriculaires. En cas d'insuffisance myocardique le BNP est augmenté dans le plasma.

### Ganglions cardiaques

Le cœur possède environ 550 petits ganglions situés dans le tissu adipeux épicardique (*ganglions épicardiques*) et contenant plus de 14 000 cellules nerveuses, qui sont en majorité des neurones parasympathiques multipolaires. La répartition des ganglions est variable. On distingue des ganglions **atriaux** (**C**), surtout denses près du pli de réflexion de l'enveloppe péricardique au côté dorsal des atria, et des ganglions **ventriculaires** (**D**), surtout près de la racine de l'aorte.

**Ganglions atriaux** (**C**) **et ventriculaires** (**D**) :

1. Tronc pulmonaire et valve du tronc pulmonaire.
2. Aorte et valve aortique.
3. V. cave supérieure.
4. V. pulmonaires droites.
5. V. cave inférieure.
6. Sinus coronaire.
7. V. pulmonaires gauches.
8. Ganglions atriaux supérieurs gauches.
9. Ganglions atriaux supérieurs droits.
10. Ganglions atriaux postéro-médiaux gauches.
11. Ganglions postérieurs descendants.
12. Ganglions antérieurs descendants.
13. Ganglions de la racine de l'aorte.
14. Ganglions marginaux droits.

Hormones et ganglions cardiaques **383**

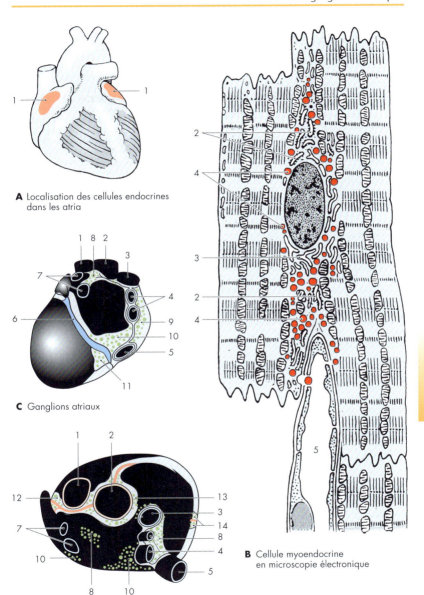

**A** Localisation des cellules endocrines dans les atria

**C** Ganglions atriaux

**B** Cellule myoendocrine en microscopie électronique

**D** Ganglions ventriculaires

**Système endocrinien**

**384 Système endocrinien :** système des cellules endocrines disséminées

## Cellules endocrines disséminées dans différents organes

Outre les glandes endocrines compactes, il existe des **cellules endocrines isolées** disséminées dans des groupes épithéliaux de divers organes. Dans leur ensemble, on les décrit comme système neuroendocrine disséminé ou diffus (**DNES**). Les types de cellules qui y appartiennent (environ 40 différents) contiennent et sécrètent des **monoamines biogènes** (sérotonine, histamine) et divers peptides, qu'ils forment par absorption et décarboxylation de substances de dégradation des amines (**concept des cellules APUD**). Comme beaucoup de cellules endocrines ont des fonctions aussi bien de récepteurs que d'effecteurs, et ressemblent ainsi à des cellules sensorielles et nerveuses, on les appelle aussi **paraneurones**. Les cellules endocrines disséminées, à différenciation polaire, sont divisées en deux groupes :

**Cellules de type ouvert (A1).** Leur pôle apical étroit rejoint la lumière de l'organe creux correspondant. Elles portent des microvillosités (**A2**). L'apex cellulaire fonctionne probablement comme récepteur d'excitations chimiques intraluminales.

**Cellules de type fermé (A3).** Elles n'ont pas de communication avec la surface épithéliale libre.

Indépendamment de cette division, il existe environ 16 types différents de cellules endocrines disséminées en fonction de leur produit de sécrétion et de leurs granulations sécrétantes spécifiques.

**Cellules entéro-endocrines.** Les cellules endocrines du tractus gastro-intestinal sont ovales, en forme de bouteille ou de pyramide, et reposent largement sur la lame basale (**A-C6**). Leurs granules de sécrétion sont disposés à la base (« cellules à granulations basales ») (**B8**) et y sont libérés par exocytose (**A-C4**).

Quelques hormones polypeptides « classiques » entéro-endocrines (p. ex. la gastrine, la cholécystokinine) existent également dans le pancréas endocrine (*voir* p. 374). Inversement, on rencontre des hormones typiques des îlots de Langerhans dans l'épithélium du tractus gastro-intestinal. C'est pourquoi on rassemble les cellules produisant ces hormones sous le terme de **système gastro-entéro-pancréatique** (GEP).

**Estomac.** Ici prédominent des cellules endocrines de type fermé. Dans le fundus et le corps, elles se répartissent uniformément dans l'épithélium des glandes principales.

**Intestin grêle.** Le duodénum, essentiellement le bulbe duodénal, contient de nombreuses cellules endocrines dans l'épithélium des cryptes, isolément aussi dans l'épithélium cilié ainsi que dans les glandes duodénales. Leur nombre diminue dans le jéjunum et l'iléon. Les cellules de Paneth (**B9**) sont des cellules à granulations apicales, dont les granules éosinophiles contiennent des substances antimicrobiennes, p. ex. α-défensine et lysozyme.

**Côlon.** On trouve des cellules endocrines surtout au fond des cryptes.

**Tractus respiratoire.** Des cellules endocrines existent isolément dans l'épithélium de la trachée et des bronches, en groupes au niveau des bronchioles. Comme elles ont des rapports étroits avec les fibres nerveuses, on les décrit comme des **corpuscules neuro-épithéliaux.** Il s'agit probablement de *chémorécepteurs*, sensibles aux modifications du contenu de l'air inspiré en $O_2$ et en $CO_2$.

**Tractus urinaire.** Il existe des cellules endocrines dans l'épithélium de l'urètre, dans les glandes urétrales et dans les glandes de Bartholin chez la femme.

## Contrôle et mode d'action

Les cellules endocrines disséminées sont contrôlées par voie sanguine et/ou par le système nerveux autonome (**innervation à distance**). Beaucoup parmi les hormones formées par les cellules endocrines atteignent également leurs cellules cibles par la voie sanguine (**mode d'action endocrine ; A-C5**).

Quelques hormones (amines ou peptides) ont des actions locales limitées (**mode d'action paracrine**) et influencent par stimulation ou inhibition des cellules endocrines voisines (**A-C7**) et des cellules épithéliales normales (**C10**) du groupe épithélial correspondant. D'autres cellules cibles possibles sont les cellules musculaires lisses (**C11**), des fibres nerveuses (**C12**) et des cellules libres du tissu conjonctif, p. ex. des mastocytes (**C13**). D'autres cellules endocrines règlent le *flux sanguin local* par action directe sur les capillaires (**A-C5**) ou indirecte par stimulation de la libération de substances vaso-actives par des mastocytes.

Quelques hormones sont libérées par un **mode de sécrétion exocrine** au pôle cellulaire apical (**A-C4**). Des hormones extracellulaires provenant de cellules endocrines disséminées peuvent, par un mécanisme de rétrocontrôle, influencer le mode de sécrétion du type cellulaire endocrine concerné (**mode d'action autocrine**).

**Remarques cliniques.** Les cellules endocrines disséminées peuvent développer des tumeurs (**tumeurs neuroendocrines**), p. ex. des adénomes bénins, des carcinomes malins, des carcinoïdes.

Cellules endocrines disséminées dans différents organes **385**

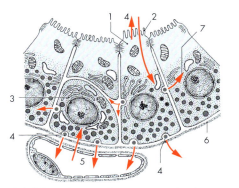

**A** Cellules endocrines, de type ouvert et fermé, microscopie électronique

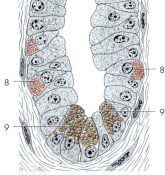

**B** Cellules à granulations basales et cellules de Paneth dans le duodénum

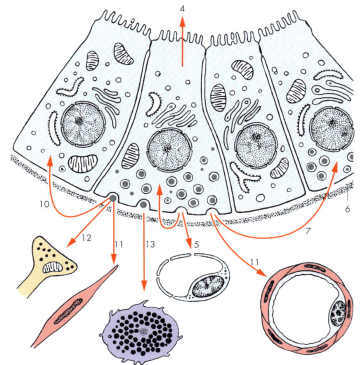

**C** Cellules glandulaires endocrines à mode d'action paracrine, en microscopie électronique

Système endocrinien

**Système endocrinien**

## Les produits de synthèse des cellules endocrines disséminées et leurs actions

| Type cell. | Hormone | Lieu de synthèse | Facteur stimulant la libération | Action |
|---|---|---|---|---|
| A | Glucagon | Cellules A des îlots de Langerhans | Chute de la glycémie (hypoglycémie), repas riches en protéines, travail physique lourd et stress | Augmente la glycémie<br>Antagoniste de l'insuline dans le foie : glycogénolyse pour libérer le glucose hors du foie, stimule la glycogénèse et la β-oxydation des acides gras libres dans le foie, action lipolytique sur le tissu adipeux |
| B | Insuline (chaînes α et β) et ses précurseurs : pro-insuline, pré-pro-insuline (hormone de stockage) | Cellules B des îlots de Langerhans | Augmentation de la glycémie (hyperglycémie) | Baisse la glycémie (utilisation du glucose), inhibe la protéolyse et la lipolyse (action lipogène), stimule la synthèse de glycogène |
| D | Somatostatine = somato-tropine release inhibiting factor (SRIF) | Cellules D des îlots de Langerhans ; fundus corps et pylore de l'estomac, intestin grêle et côlon, terminaisons nerveuses | Acides gras, glucose, peptides et acides biliaires dans l'intestin grêle | Diminue la sécrétion de liquide gastrique et la libération de gastrine, baisse l'action vagale, la mobilité digestive, la libération de VIP et de motiline et l'absorption intestinale dans le grêle<br>Inhibe d'autres cellules endocrines |
| D1 | Polypeptide intestinal vaso-actif (VIP) | Cellules nerveuses, terminaisons nerveuses | Neurotransmetteur | Provoque une relaxation de la musculature lisse (vasodilatation, contrôle sphinctérien), stimule la sécrétion intestinale et la libération de plusieurs hormones, inhibe la sécrétion de l'acide gastrique et de la gastrine |

Les produits de synthèse des cellules endocrines disséminées et leurs actions **387**

| | | | | |
|---|---|---|---|---|
| EC | Sérotonine (5-OH-tryptamine) et divers peptides | Cellules entérochromaffines dans le pylore, le grêle et le côlon, isolées dans le pancréas et dans les bronches, SNC | ? | Agit en contractant la musculature lisse des vaisseaux (vasoconstriction), de la paroi intestinale et des bronches, augmente l'activité nerveuse de sécrétion cholinergique et augmente la mobilité intestinale |
| ECL EC-like | Histamine | Cellules entérochromaffines dans le fundus gastrique, mastocytes, basophiles | Forte activité du N. vague | Augmente la sécrétion d'HCl et de pepsinogène, renforce localement la perméabilité capillaire ; contraction de la musculature lisse ; prurit |
| ENK | Encéphaline | Estomac, surtout l'antre, le grêle et le côlon, terminaisons nerveuses | ? | Inhibe l'action de la somatostatine |
| G | Gastrine | Antre, pylore, duodénum et jéjunum proximal | Peptides gastriques ; pH gastrique élevé, efférences vagales et concentration plasmatique élevée en catécholamines, prise alimentaire | Stimule la sécrétion d'HCl des cellules basales et la sécrétion de pepsinogène ; augmente la mobilité gastrique, surtout le péristaltisme de l'antre ; stimule la sécrétion du pancréas exocrine, la sécrétion biliaire et la contraction de la vésicule biliaire (action CCK) ; diminue la résorption de l'eau et des électrolytes dans le grêle ; action anabolique (croissance) sur les cellules épithéliales de l'estomac et du duodénum |
| GRP | *Gastrin-releasing peptide* (GRP, bombésine) | Estomac et duodénum, bronches, terminaisons nerveuses | Forte sécrétion du pancréas ; forte libération de CCK | Stimule la libération de gastrine et donc la sécrétion d'acide gastrique ; dans les bronches, probable action paracrine sur la musculature lisse de la paroi bronchique |

**Système endocrinien**

## Les produits de synthèse des cellules endocrines disséminées et leurs actions (*suite*)

| Type cell. | Hormone | Lieu de synthèse | Facteur stimulant la libération | Action |
|---|---|---|---|---|
| I | Cholécystokinine (CCK) = pancréozymine (PZ) | Duodénum, pancréas et encéphale | Acides gras, acides aminés, peptides et trypsine dans le duodénum ; pH bas dans l'intestin | Stimule la sécrétion d'enzymes pancréatiques, de pepsinogène et biliaire ; augmente la contraction vésiculaire ; diminue la sécrétion d'HCl ; stimule les cellules insulaires et est anabolique pour le pancréas ; potentialise l'action de la sécrétine ; transmet la sensation de satiété (« hormone de satiété ») |
| K | *Glucose-dependent insulin-releasing peptide = gastric inhibitory peptide (GIP)* | Jéjunum | Acides gras, acides aminés et glucose dans le duodénum, pH duodénal bas | Antagoniste de la gastrine ; stimule la sécrétion d'insuline ; inhibe la sécrétion d'HCl et la motilité gastrique |
| L | Entéroglucagon = *glucagon-like peptide* 1 (GLP-1) | Grêle distal et côlon | Acides gras et glucose dans l'iléon | Comme les cell. A des îlots ; augmente la sécrétion d'insuline ; inhibe la motilité gastrique et intestinale ; trophique pour les cell. épithéliales des cryptes intestinales |
| Mo | Motiline | Duodénum | Acides gras et biliaires dans le duodénum : taux bas de somatostatine sanguine | Stimule la vidange et la motricité gastrique ; contraction de la musculature lisse |
| N | Neurotensine (NT) | Duodénum | Acides gras dans le grêle | Inhibe la sécrétion gastrique ; libéré dans le sang après un repas, hyperglycémie, baisse de la pression artérielle |
| P | Polypeptide pancréatique (PP) | Organe insulaire | Peptides dans le grêle ; activité vagale | ? |

| S | Sécrétine (+ sérotonine) | Duodénum et jéjunum | pH duodénal bas, acides biliaires et gras dans le duodénum | Libère une sécrétion pancréatique riche en $HCO_3^-$ ; stimule la synthèse de pepsine et la sécrétion intestinale, pancréatique et biliaire ; inhibe la vidange gastrique et a une action catabolique sur l'épithélium gastrique |
|---|---|---|---|---|
| T | Tétragastrine (TG) | Grêle | ? | ? |
|   | Neuropeptide Y (NPY) | Terminaisons nerveuses | Neurotransmetteur | Potentialise la noradrénaline |
|   | Substance P (p = douleur) | Terminaisons nerveuses | Neurotransmetteur | Stimule la contraction de la musculature lisse et la motricité sécrétoire |

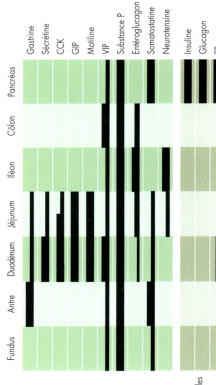

Distribution d'un échantillon de cellules endocrines gastro-intestinales chez l'homme

**Système endocrinien**

# Système hémo-lymphatique

Sang  *392*
Systèmes de défense  *400*
Organes lymphoïdes  *404*

# Sang

## Composants du sang

Le sang, organe systémique liquide, se compose d'un liquide coagulable, le **plasma sanguin**, et d'éléments figurés, les **cellules sanguines**, en suspension dans le plasma sanguin. Si on laisse coaguler le sang et qu'on le centrifuge, on obtient le **sérum sanguin** (plasma sanguin sans protéine de coagulation).

**Volume sanguin** (ou volémie). Il est **fonction du poids corporel**. Un volume sanguin normal (environ 8 % = $1/12^e$ du poids corporel) est indispensable au maintien de la circulation et du milieu intérieur. On décrit comme **hématocrite** le pourcentage du volume des cellules sanguines par rapport au volume total (100 %). Il se situe autour de 45 %.

**Fonction.** Le sang sert d'intermédiaire dans les **échanges métaboliques** cellulaires (apport d'oxygène et de substances nutritives, évacuation du $CO_2$ et des produits de dégradation) et sert en outre au **transport** des hormones, des anticorps et des cellules de défense ainsi qu'à l'élimination de chaleur par la peau.

**Érythrocytes.** Leur nombre dépend des besoins en oxygène du corps et de l'offre en oxygène. L'érythrocyte humain ne possède pas de noyau cellulaire et mesure environ 7,5 µm de diamètre (*voir* p. 395). En raison de sa forme de disque biconcave, il a une surface d'échange gazeux optimale ; son pouvoir déformant est important pour la microcirculation et repose sur son squelette membraneux. Son contenu se compose à plus de 90 % d'**hémoglobine** contenant du fer, qui donne au sang oxygéné sa couleur rouge claire, et rouge foncée au sang désoxygéné. Les érythrocytes jeunes du sang (environ 1 %) sont les **réticulocytes**. Ils contiennent des granulations basophiles et des structures réticulées (substance réticulo-granulo-filamenteuse). La **durée de vie** des érythrocytes est de 100 à 120 jours. Ils sont ensuite dégradés surtout dans la rate et le foie. À partir des parties d'hémoglobine dépourvues de fer, les pigments biliaires se constituent dans le foie ; le fer est réutilisé lors de l'érythropïèse dans la moelle osseuse.

> **Remarques cliniques.** Une **augmentation des réticulocytes** dans le sang périphérique se produit après des pertes sanguines et témoigne d'une augmentation de la production d'érythrocytes. Une forte augmentation des érythrocytes dans le sang s'appelle une **polyglobulie**, une diminution est une anémie. Les érythrocytes portent à leur surface différentes macromolécules contenant du sucre, des glycolipides et des glycoprotéines (glycocalyx), qui ont des fonctions antigéniques. Celles-ci déterminent la spécificité des groupes sanguins dans le **système ABO**.

**Leucocytes.** Les globules blancs (incolores) (environ 5 000/µl sang) ont une mobilité amiboïde. Ils interviennent dans la défense contre l'infection et les corps étrangers. Leur nombre varie dans la journée et dépend de facteurs comme l'activité digestive, l'activité physique, etc. Une augmentation au-delà de 10 000/µl s'appelle une **leucocytose**, une diminution en dessous de 2 000/µl une **leucopénie**. Appartiennent aux leucocytes les *granulocytes*, les *monocytes* et les *lymphocytes*.

**Granulocytes.** Leur noyau cellulaire est lobulé et divisé en segments par des étranglements – granulocytes à **noyau segmenté**. La segmentation manque dans les cellules jeunes – granulocytes à **noyau en bâtonnet**. En fonction des affinités tinctoriales des granulations, on distingue trois types cellulaires. Les granulocytes **neutrophiles** contiennent de petites granulations azurophiles qui comportent des *enzymes lysosomales* et des éléments bactéricides. Les granulocytes **éosinophiles** avec des granulations éosinophiles serrées sont comme les neutrophiles destinés à la *phagocytose* surtout de complexes antigène-anticorps, et participent à la *limitation de réactions allergiques*. Leur noyau est moins segmenté. Les granulocytes **basophiles** contiennent des noyaux de forme bizarre, non segmentés, et des granulations grossières qui se colorent en bleu-noir par les colorants basiques. Ces granulations contiennent l'*héparine* qui inhibe la coagulation ainsi que l'*histamine* qui augmente la perméabilité vasculaire et déclenche des réactions allergiques immédiates mais aussi des *facteurs chimiotactiques*. Une diminution des granulocytes aboutit à une **agranulocytose**.

**Thrombocytes.** Les plaquettes sanguines ne sont pas d'authentiques cellules, mais des *fragments cytoplasmiques* formés irrégulièrement à partir de *mégacaryocytes*. Ils se décomposent facilement et libèrent alors la *thrombokinase*, une enzyme de la coagulation sanguine ; ils transportent également la *sérotonine* localement vasoconstrictrice.

Manque de plaquettes = thrombocytopénie.
Excès de plaquettes = thrombocytose.

Composants du sang **393**

**A** Cellules provenant de la moelle osseuse rouge

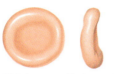

Globules rouges (érythrocytes)

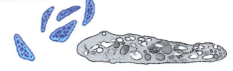

Plaquettes sanguines (thrombocytes)
en microscopie optique et électronique

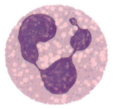

Granulocyte neutrophile

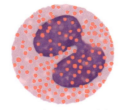

Granulocyte éosinophile

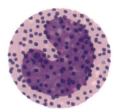

Granulocyte basophile

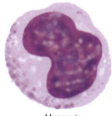

Monocyte

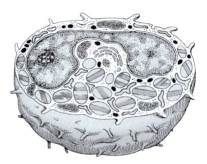

Granulocyte éosinophile en microscopie électronique

**Système hémo-lymphatique**

**B** Cellules provenant des organes lymphoïdes

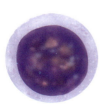

Petit lymphocyte

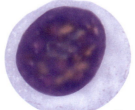

Grand lymphocyte

**394 Système hémo-lymphatique** : sang

## Valeurs numériques normales des cellules sanguines dans la numération globulaire et leurs fonctions

| Type cellulaire | Nombre par µl de sang (valeurs normales) | % leucocytes (moyenne) | Durée de vie, de séjour dans le sang | Fonction |
|---|---|---|---|---|
| Nombre total de leucocytes | 7 400 (4 000 – 9 000) | 100 | | Mécanismes de défense de l'organisme |
| Granulocytes neutrophiles | 4 250 (2 200 – 6 300) | 55 – 70 | 6 – 7 h | Défense non spécifique Microphages, chimiotactisme, phagocytose et lyse des parasites (virus, bactéries), leucodiapédèse : formation de lysozyme, lactoferrine, radicaux $O_2$ Libération de substances à effet leucotactile (leucotriène) |
| • À noyau segmenté | 4 150 (2 000 – 6 300) | 50 – 70 | | |
| • À noyau en bâtonnet | 285 (120 – 450) | 3 – 5 | | |
| Granulocytes éosinophiles | 220 (80 – 360) | 2 – 4 | 8 h | Défense contre les parasites, par ex. les filaires (nématodes), synergie avec les mastocytes et les granulocytes basophiles, par ex. lors des réactions allergiques |
| Granulocytes basophiles | 45 (0 – 90) | 0 – 1 | 5 – 6 h | Libération d'histamine et d'héparine, défense contre les parasites et les helminthes |
| Monocytes | 265 (80 – 540) | 2 – 6 | 15 – 20 h | Cell. souches du système des phagocytes mononucléés (p. 400), macrophages |
| Lymphocytes | 2 150 (1 000 – 3 300) | 5 – 40 | Mois-années | Lymphocytes B et T, immunité humorale et cellulaire |
| Érythrocytes | ♂ : 4,6 – 5,9 M ♀ : 4,0 – 5,5 M | | Environ 120 jours | Transport de l'oxygène, échanges $CO_2/O_2$ dans les poumons |
| Thrombocytes | 150 000 – 450 000 | | 9 – 12 jours | Adhésion et coagulation sanguine |

## Tailles des différentes cellules sanguines (diamètre)

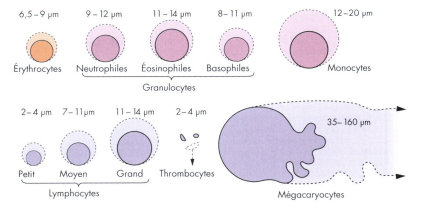

## Les principales protéines plasmatiques et leurs fonctions

| Protéine | Concentration (g/l) | Fonctions |
|---|---|---|
| Albumine | 36 – 50 (55 – 65 %) | Maintien de la pression osmotique dans le sang ; transport de $Ca^{2+}$, bilirubine, acides gras et autres substances lipophiles |
| $\alpha_1$-Globuline | 1 – 4 (2,5 – 4 %) | Transport de lipides et lipoprotéines, de thyroxine et d'hormones cortico-surrénaliennes |
| $\alpha_2$-Globuline | 5 – 9 (7 – 10 %) | Fonction d'oxydase, inhibiteur plasmatique |
| β-Globuline | 6 – 11 (8 – 12,5 %) | Transport des lipoprotéines et du fer, de la protéine sérique du complément |
| γ- ou Immunoglobulines (IgA, D, E, G, M) | 7 – 15 (11 – 20 %) | Majorité des anticorps circulants, mécanismes de défense |
| Fibrinogène | 2 – 4,5 | Coagulation (précurseur de la formation locale de fibrine) |
| Prothrombine | 0,06 – 0,10 | Coagulation (précurseur de la thrombine) |

# Hématopoïèse

## Hématopoïèse prénatale

Le lieu de l'**hématopoïèse** embryonnaire et fœtale change plusieurs fois pendant le développement prénatal. On distingue les périodes hématopoïétiques suivantes (**C**) :

**Période mégaloblastique.** La 1re hématopoïèse commence environ 2 semaines après la fécondation dans le **mésoderme extra-embryonnaire** de la **paroi de la vésicule vitelline** et du **cordon ombilical embryonnaire**. Le mésenchyme de ces foyers décrits comme îlots sanguins fournit autant des cellules souches sanguines, les **hémocytoblastes**, que les **angioblastes**, cellules primaires des parois vasculaires. À la fin de la 3e semaine, les vaisseaux sanguins de l'embryon entrent en relation avec les vaisseaux extra-embryonnaires et transportent du sang. Les érythrocytes de grande taille (diamètre 15-18 μm) possèdent encore un noyau et s'appellent des *mégaloblastes*. Les granulocytes et lymphocytes manquent. La période mégaloblastique dure jusqu'à la fin du 3e mois fœtal.

**Période hépato-splénique.** Au début de la 6e (7e) semaine embryonnaire, le **tissu mésenchymateux** du **foie**, de la **rate** et des **lymphonœuds** participe à l'hématopoïèse. Les érythrocytes perdent leur noyau et atteignent leur taille normale ; les formes immatures diminuent. Des *mégacaryocytes* et des *granulocytes* apparaissent. La période hépato-splénique diminue progressivement à partir du 5e mois de la grossesse.

**Période médullaire (myéloïde).** Au 5e mois fœtal, l'hématopoïèse apparaît dans la **moelle osseuse** de tous les os (« moelle rouge »), ce sont les lieux définitifs de l'hématopoïèse. Les *granulocytes*, encore immatures à ce stade, sont bien différenciés à la fin du 6e mois, les *monocytes* apparaissent. Les *lymphocytes* sont, au 4e mois, d'abord formés dans le foie, puis dans la moelle osseuse. De là, ils migrent en partie dans le thymus et occupent ensuite les organes lymphatiques sous la forme de *lymphocytes T*, et s'y multiplient ; une autre partie formant les futurs *lymphocytes B* va directement de la moelle osseuse aux organes lymphatiques périphériques (système de défense spécifique ; *voir* p. 400).

## Hématopoïèse post-natale

Après la naissance, les cellules sanguines se forment avant tout dans la **moelle osseuse rouge** (**A**) ; les lymphocytes se multiplient dans les **organes lymphatiques**, thymus, lymphonœuds et rate. La lymphocytopoïèse atteint vers la 6e année l'ordre de grandeur de celle de l'adulte.

Avec la fin de la croissance en longueur, l'hématopoïèse médullaire se déplace à la **moelle osseuse épiphysaire des os longs** et des **os courts et plats.** Lors de pertes sanguines chroniques ou en cas de lésion de la moelle osseuse, l'hématopoïèse peut reprendre dans les diaphyses et dans le tissu conjonctif du foie et de la rate.

**Moelle osseuse.** Elle remplit les cavités médullaires de os longs et les lacunes du tissu spongieux. Comme organe médullaire elle pèse environ 2 000 g. Chez l'adulte, la moitié est de la moelle rouge, l'autre moitié de la moelle jaune (grasse). **La moelle rouge** héberge entre les travées osseuses et les cellules adipeuses (**B1**) du *tissu conjonctif réticulé* (cellules réticulées fibroblastiques) dans les mailles duquel se trouvent les *foyers hématopoïétiques* (cellules de l'érythrocytopoïèse **B2**, de la granulocytopoïèse ainsi que les cellules géantes médullaires **B3** pour la thrombocytopoïèse). Elle est traversée par de larges *sinus sanguins avec un endothélium fenestré*, qui naissent des vaisseaux nourriciers de l'os. Les cellules sanguines matures rejoignent les sinus médullaires à travers les brèches des cellules endothéliales. Ceux-ci se jettent dans des veines médullaires qui suivent le même trajet que les artères. La moelle osseuse ne contient pas de vaisseaux lymphatiques. **B4** Myélocyte éosinophile.

**Hémocytoblaste.** C'est une **cellule souche pluripotente** destinée à la formation de toutes les cellules sanguines. Il est fonctionnel, mais pas nettement caractérisé morphologiquement, et ressemble plutôt à un lymphocyte de taille moyenne. Les cellules souches pluripotentes peuvent rester à l'état de repos ou se diviser, soit sans modification de leurs propriétés soit en se spécialisant dans l'une des diverses lignées de cellules sanguines. La lignée lymphocytaire est la première à quitter l'arbre généalogique commun (*voir* p. 399).

**Remarques cliniques.** Une augmentation des faisceaux conjonctifs dans la moelle osseuse est appelée **myélofibrose.**

Hématopoïèse **397**

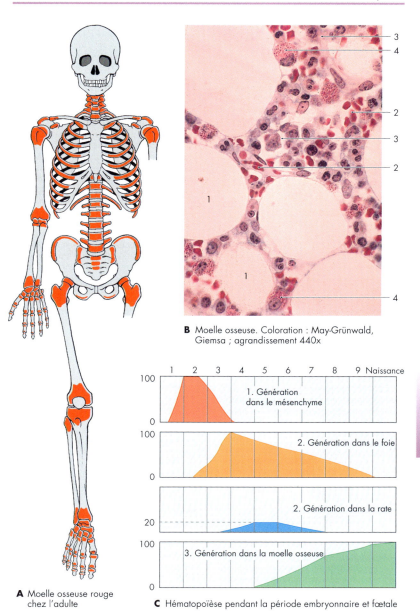

**A** Moelle osseuse rouge chez l'adulte

**B** Moelle osseuse. Coloration : May-Grünwald, Giemsa ; agrandissement 440x

**C** Hématopoïèse pendant la période embryonnaire et fœtale

**Système hémo-lymphatique**

# Hématopoïèse (*suite*)

Les cellules du sang et du système de défense proviennent en partie de la moelle osseuse rouge (érythro-, granulo-, mono-, lympho- et thrombocytes), en partie des organes lymphoïdes (cellules du système immunitaire). L'**hémocytoblaste** (1) multipotent est la cellule souche de toutes les cellules sanguines. De sa mitose résultent deux cellules, l'une reste pluripotente, l'autre se différencie sous l'action de différents facteurs de croissance et de différenciation en **cellule souche de lignée** irréversible (cellule souche unipotente d'une lignée déterminée). Les cellules précurseurs deviennent des **blastes** et, par des étapes intermédiaires, des **cellules sanguines matures.**

**Érythrocytopoïèse.** Environ 30 % des cellules immatures de la moelle osseuse en font partie. À partir de l'**hémocytoblaste** (1) se forment le **proérythroblaste** (2) et l'**érythroblaste** (3). Les deux sont identifiables morphologiquement. La prolifération des érythroblastes polychromatiques, qui se produit en quatre étapes de division cellulaire, conduit à rétrécir les cellules et leur noyau, alors que la quantité d'hémoglobine augmente ; les cellules deviennent acidophiles. Les érythroblastes sont le plus souvent rassemblés en petits groupes périsinusoïdaux, au centre desquels se trouvent une à deux cellules réticulées, qui fournissent le fer pour la synthèse de l'hémoglobine (« **cellules nourricières** ») et interviennent aussi dans la régulation de l'érythropoïèse.

Les divisions cellulaires des érythroblastes aboutissent à des **normoblastes** (4), dont le noyau cellulaire devenu excentré et dense est expulsé, puis phagocyté par les macrophages de la moelle osseuse. Ce processus aboutit à des **érythrocytes** (5). Des érythrocytes incomplètement mûris, les **réticulocytes** (6), contiennent encore des restes de ribosomes basophiles organisés en réseau, la *substance granulo-filamenteuse.* Le plus important facteur de régulation de l'érythropoïèse est l'**érythropoïétine**, hormone de type glycoprotéine produite par le rein ; par ailleurs, la *vitamine B12,* l'*acide folique* et des *facteurs de croissance* sont également nécessaires.

**Cycle du fer.** Les érythrocytes vieillis sont phagocytés et dégradés dans la rate. Le fer de l'hémoglobine est transitoirement stocké dans les phagocytes du tissu conjonctif réticulé sous la forme d'**hémosidérine** (détection par réaction au bleu de Berlin). L'hémosidérine est transformée en **ferritine.** Dans le sang, le fer fixé à une molécule protéique, la **transferrine**, sous la forme d'ions $Fe^{3+}$, rejoint la moelle osseuse où il est capté par les cellules réticulées et transmis aux érythroblastes adjacents.

**Granulocytopoïèse.** Le développement des trois lignées granulocytaires passe par les **myéloblastes** (7) contenant peu de granulations, par les **promyélocytes** (8), vers les **myélocytes** (9) granuleux. Le potentiel de coloration des granulations définit l'appartenance aux lignées de développement neutrophile, éosinophile ou basophile, qui passe respectivement par les **métamyélocytes** (10), le **granulocyte à noyau non segmenté** (11) avant de devenir le **granulocyte** terminal à **noyau segmenté** (12). Les critères de **maturité** sont des étranglements filiformes du noyau avec le plus souvent 3 à 4 segments. Les granulocytes migrent à travers la paroi des capillaires de la moelle osseuse. La moelle osseuse comporte une réserve de granulocytes qui atteint plusieurs fois le nombre de granulocytes circulants dans le sang ; des cellules complémentaires peuvent être rapidement mobilisées selon nécessité. La néoformation des granulocytes est en général stimulée par des facteurs de croissance. Elle peut également être inhibée de façon globale ou sélective, p. ex. réduction des éosinophiles par l'adrénaline ou les glucocorticoïdes.

**Monocytopoïèse.** Les monocytes (13) dérivent de **monoblastes** (14) par des **promonocytes.**

**Thrombocytopoïèse.** Les mégacaryocytes (15), cellules géantes de la moelle osseuse, se forment en passant par des étapes intermédiaires : les **mégacaryoblastes** (16) et les **mégacaryocytes immatures** (17). Les **mégacaryocytes** (15) ont un gros noyau lobulé et un cytoplasme à fines granulations et des expansions de type pseudo-podes. Les **thrombocytes** (18) résultent de la fragmentation des mégacaryocytes qui disparaissent après une formation répétée de thrombocytes.

**Lymphocytopoïèse.** Les précurseurs, immunologiquement encore incompétents, quittent la moelle osseuse et sont transformés en lymphocytes T ou B (19) dans les organes lymphoïdes. Après un premier contact avec des antigènes se forment les **immunoblastes** T ou B (20), à partir desquels résultent des **immunocytes T** (21), des **plasmocytes B** (22) ou des **cellules mémoire** avec potentialité T ou B (23) (*voir* p. 402).

Hématopoïèse (*suite*) **399**

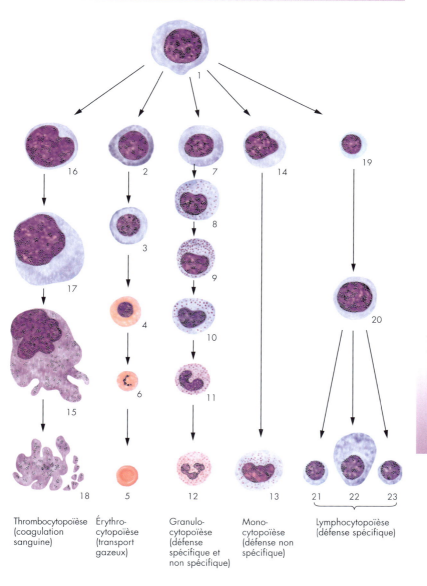

Formation des cellules sanguines et de défense au niveau des foyers hématopoïétiques

# Systèmes de défense

Chaque jour, notre organisme est confronté à de nombreux agents pathogènes microbiens (bactéries, virus, protozoaires, champignons) et à des corps étrangers toxiques, pénétra dans le corps par la peau, le tractus gastro-intestinal ou les voies respiratoires. Compte tenu du grand nombre de sources infectieuses rencontré dans l'environnement ou la nourriture, l'homme tombe rarement malade, et si cela arrive, la plupart des infections sont rapidement circonscrites et ne laissent que peu de séquelles. Cela est dû à un **système immunitaire** actif reposant sur une action combinée complexe de cellules et de protéines solubles.

Le **principal rôle** du système immunitaire consiste à empêcher l'entrée de micro-organismes infectieux ou à combattre les germes et/ou les corps étrangers introduits dans le corps. La notion d'**immunité** repose sur la capacité à distinguer les structures propres au corps (le « soi ») de celles qui sont étrangères (le « non-soi »), et à produire contre les corps étrangers des anticorps spécifiques (= *immunité humorale*) et/ou des lymphocytes à réaction spécifique (= *immunité cellulaire*). Les **antigènes** sont des substances solubles ou particulaires qui déclenchent cette réponse immunitaire. Le contact avec l'antigène laisse dans l'organisme un souvenir, la **mémoire immunitaire**, qui permettra lors de la prochaine confrontation avec le même antigène de déclencher une réponse immunitaire rapide.

**Système de défense spécifique** (immunité acquise ou d'adaptation). Les principaux acteurs en sont les **lymphocytes T immunologiquement compétents** (réponse immunitaire cellulaire) et les **anticorps** solubles produits par les **lymphocytes B** (réponse immunitaire humorale). Les deux types de lymphocytes développent leur **compétence immunologique** à travers des cellules précurseurs (*voir* p. 398). Les substances propres à l'organisme sont ainsi reconnues par les lymphocytes et non attaquées, contrairement au matériel étranger.

> **Remarques cliniques.** L'absence de réponse immunitaire à des substances propres au corps est appelée **tolérance immunitaire**. Si cette tolérance s'étend à

des antigènes étrangers, il peut en résulter de graves problèmes de santé. À l'opposé, une hyperactivité du système de défense spécifique peut conduire à la destruction de structures et molécules propres au corps, à l'origine de **maladies auto-immunes**.

**Système de défense non spécifique** (immunité naturelle ou congénitale). Il a pour but une destruction instantanée et locale des agents pathogènes (corps étrangers) et des cellules dégénérées dans le corps. Les cellules les plus importantes de cette défense non spécifique sont les **phagocytes**: Granulocytes neutrophiles (*voir* p. 392 et 403 E). Ils se rassemblent dans les premières heures au foyer inflammatoire, attirés par les agents pathogènes et les produits de dégradation cellulaire. Ils phagocytent le matériel étranger et le dégradent grâce aux *enzymes lysosomales*. Simultanément, ils libèrent des *enzymes protéolytiques* pour ramollir l'infiltrat inflammatoire, ce qui peut conduire à la formation d'un abcès. Les granulocytes périssent alors formant des corpuscules du pus.

**Macrophages** (*voir* p. 403 G). Ils proviennent des monocytes. Comme **macrophages exsudatifs** » **mobiles**, ils rejoignent le foyer inflammatoire et forment dans les cavités séreuses les *macrophages pleuraux et péritonéaux*, dans les poumons les *macrophages alvéolaires*. Les **macrophages tissulaires sessiles** sont les *cellules stellaires de Kupffer* dans le foie ainsi que les *cellules réticulées histiocytaires* dans la rate, les lymphonœuds et la moelle osseuse. Ces cellules sont rassemblées sous le terme de **système phagocytaire mononucléé** (**MPS**) (autrefois système réticulo-endothélial [SRH]). Elles jouent également un rôle important dans le système de défense spécifique en produisant, comme cellules sécrétrices très actives, un grand nombre de facteurs humoraux qui, à leur tour, interviendront dans l'arrivée et l'activation de nouveaux phagocytes. La phagocytose et la toxicité cellulaire sont soutenues par des facteurs humoraux comme le lysozyme, la protéine de phase aiguë, les cytokines et les protéines du système du complément. Appartiennent également aux macrophages provenant des monocytes les *ostéoclastes* qui dégradent l'os, et les *cellules mésogliales*, cellules de défense et de déblaiement du système nerveux central.

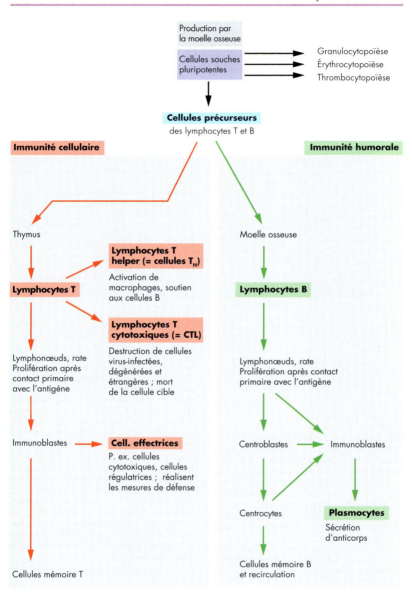

**A** Double voie du système immunitaire

**402** **Système hémo-lymphatique :** systèmes de défense

## Cellules du système immunitaire

Les cellules du système immunitaire spécifique sont les lymphocytes (**A**). On distingue des **cellules T** et des **cellules B**. Elles se caractérisent par un noyau le plus souvent rond et riche en chromatine (**A**).

**Lymphocytes T.** Les lymphocytes dépendant du thymus se développent dans le **cortex du thymus** pour donner différents sous-types (*voir* plus bas) et sont soumis à une sélection. Seules quittent le thymus les cellules qui reconnaissent les tissus propres au corps et qui développent des fonctions de défense exclusivement contre des tissus étrangers au corps. Ces lymphocytes T rejoignent par voie sanguine les **organes lymphatiques des régions T**, et repassent par voie lymphatique dans le flux sanguin comme cellules immunocompétentes. Les lymphocytes sont caractérisés par des molécules de surface spécifiques. Ils portent un **récepteur de cellule T**, responsable de la connexion spécifique avec l'antigène.

**Sous-populations** (*voir* p. 401). Y appartiennent entre autres les **cellules T helper** dont le rôle est essentiellement de *coordonner la réponse immunitaire*. Par la libération de cytokines, elles influent sur le développement, la différenciation et l'activation des autres cellules immunitaires, p. ex. des lymphocytes B, dont la réponse immunitaire (prolifération et sécrétion d'anticorps) dépend de l'aide des cellules T réagissant spécifiquement contre l'antigène correspondant. Les **lymphocytes T suppresseurs**, au contraire, peuvent supprimer la réponse immunitaire des cellules B, des cellules T helper et des cellules T cytotoxiques par un mécanisme pas encore bien connu. Les **lymphocytes T cytotoxiques** peuvent détruire des cellules antigéniques, des cellules infectées par un virus et des cellules propres dégénérées par contact direct, et jouent un rôle important dans le rejet des allo-transplantations. Les peptides cytotoxiques qu'ils libèrent, p. ex. la perforine, détruisent les cellules cibles sans être eux-mêmes détruits.

La spécificité de chacune de ces fonctions apparaît au premier contact antigénique, le **contact primaire**, par lequel le lymphocyte T est activé en **immunoblaste T** proliférant (**B**). Simultanément avec la prolifération des immunoblastes T apparaissent des **cellules mémoire** qui reconnaissent à long terme l'antigène déclencheur.

**Lymphocytes B.** Ce sont également des cellules immunocompétentes, qui provoquent la réaction immunitaire humorale spécifique. Ils portent sur leur membrane des **récepteurs de l'immunoglobuline** (anticorps) à haute spécificité. Après le contact avec l'antigène adéquat (principe clef-serrure), ils prolifèrent et se différencient essentiellement en plasmocytes produisant des anticorps (= **formation directe de plasmocytes**).

**Plasmocytes (C, F).** Ce sont des cellules différenciées, **basophiles**, de grande taille (diamètre 15 à 20 μm). Leur noyau est excentré et présente une **structure en rayons de roue** reconnaissable en microscopie optique (**C**). Comme **producteurs d'anticorps les plus efficaces**, ils contiennent un réticulum endoplasmique grossier étendu (**F1**), site de formation des immunoglobulines. Le plasmocyte ne se divise plus ; sa durée de vie est d'environ 4 jours. Les immunoglobulines sont libérées dans le tissu conjonctif et rejoignent par voie sanguine l'antigène, avec lequel elles s'unissent et qu'elles détruisent.

**Formation indirecte de plasmocytes.** Des **cellules mémoire** spécifiques sont activées par un contact répété avec un antigène précis (**contact secondaire**). Celles-ci possèdent des récepteurs pour l'antigène rencontré et se constituent lors du premier contact à partir de lymphocytes B sous différentes formes de transition (**centroblaste, centrocyte**) au centre germinatif du follicule secondaire (*voir* p. 410). Les cellules mémoire réagissent encore après plusieurs années contre « leur » antigène avec une rapide différenciation en plasmocytes producteurs d'anticorps. Les cellules mémoire constituent ainsi la base cellulaire de la mémoire immunologique.

**Mastocytes (D).** Ils dérivent de cellules précurseurs hématopoïétiques de la moelle osseuse et contiennent de grosses granulations fortement basophiles à cause de leur contenu en héparine (inhibe la coagulation) et sulfate de chondroïtine. Le mastocyte est la principale cellule active en cas d'allergie. Les mastocytes sont partout dans le tissu conjonctif, surtout nombreux à proximité des vaisseaux et dans toutes les muqueuses.

**E** Granulocyte neutrophile avec phagolysosomes (1).

**G** Macrophage avec phagosome (1).

Cellules du système immunitaire **403**

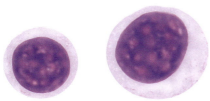
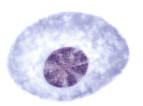

**A** Lymphocyte  **B** Immunoblaste  **C** Plasmocyte, microscopie optique

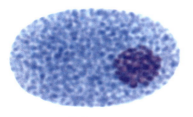
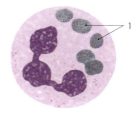

**D** Mastocyte  **E** Granulocyte neutrophile avec phagolysosomes

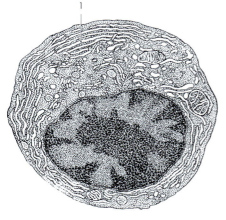
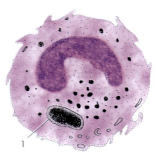

**F** Plasmocyte, microscopie électronique  **G** Macrophage avec phagosome

Cellules du système immunitaire

**404** Système hémo-lymphatique : organes lymphoïdes

# Organes lymphoïdes

## Vue d'ensemble

Les organes lymphoïdes sont des organes importants du système de défense spécifique (*voir* p. 400). Les **organes lymphoïdes primaires** servent à la formation, au développement et à la maturation des cellules immunitaires. Dans les **organes lymphoïdes secondaires** a lieu la dégradation des cellules immunitaires avec les tissus étrangers.

## Organes lymphoïdes primaires

**Moelle osseuse.** La moelle osseuse (*voir* p. 396) contient entre autres les cellules souches lymphocytaires dérivées des hémocytoblastes, mais aussi les cellules précurseurs du système des phagocytes mononuclées (MPS).

**Thymus.** Il prend parmi les organes lymphoïdes une position prédominante pour la constitution du système immunitaire (*voir* p. 406).

## Organes lymphoïdes secondaires

**Organes lympho-épithéliaux.** Il s'agit de la *tonsille pharyngée*, de la *tonsille palatine*, de la *tonsille linguale*, de la *tonsille tubaire* à l'entrée de la trompe auditive, de la *traînée latérale* sur les parois latérale et postérieure du pharynx (*voir* p. 416).

**Tissu lymphoïde des muqueuses** (*mucosa associated lymphoïd tissue*, **MALT**). Il comporte : le tissu lymphoïde intestinal (*gut associated lymphoïd tissue*, **GALT**) : lymphocytes intraépithéliaux et lymphocytes de la lamina propria, les Ln. solitaires à l'intérieur de la lamina propria muqueuse de l'intestin grêle, les Ln. en agrégats (plaques de Peyer) dans la lamina propria muqueuse et la couche submuqueuse de l'intestin grêle et de l'appendice (*voir* p. 418), le tissu lymphoïde bronchique (*bronchus associated lymphoïd tissue*, **BALT**) ; du tissu lymphoïde du tractus urogénital, de la conjonctive palpébrale et des voies lacrymales.

**Tissu lymphoïde de la peau** (*skin associated lymphoïd tissue*, **SALT**).

**Organes lymphoréticulaires.** Ils comprennent les *lymphonœuds* (*voir* p. 410) et la *rate* (*voir* p. 412).

## Éléments constitutifs

**Éléments cellulaires.** Dans les organes lymphoïdes, on trouve des lymphocytes B et T, des monocytes (**A**) et des macrophages, des granulocytes à noyau polymorphe, des mastocytes (**B**) et des plasmocytes, des cellules tueuses naturelles.

**Tissu conjonctif réticulé.** C'est une forme spéciale de tissu conjonctif pauvre en fibres. Ses **cellules réticulées fibroblastiques** ramifiées, riches en prolongements, forment un ensemble tissulaire à larges mailles (**C**). Elles font apparaître des **fibres réticulées** imprégnables aux sels d'argent. On distingue par ailleurs des **cellules réticulées histiocytaires**, capables de phagocytose, qui sont à considérer comme des dérivés de monocytes. Les **cellules dendritiques** ont des prolongements ramifiés en arbuste avec lesquels elles entourent les lymphocytes. Il faut distinguer les *cellules dendritiques interdigitiformes* (*CDI*) avec des noyaux irrégulièrement formés et de longs prolongements digitiformes, qui établissent des contacts avec les lymphocytes T, et les *cellules dendritiques folliculaires* (*CDF*) qui peuvent être plurinuclées et sont presque exclusivement dans les centres germinatifs (*voir* p. 410). Les cellules dendritiques sont des cellules accessoires du système immunitaire.

**Régions des cellules B et T.** Les organes et tissus lymphoïdes sont localement différemment colonisés par des lymphocytes B et T. Les lymphocytes B sont préférentiellement situés dans les follicules primaires et secondaires (*voir* p. 410) ; les lymphocytes T au contraire se trouvent dans des territoires variables, spécifiques de chaque organe lymphoïde.

**Vaisseaux lymphatiques.** Ils transportent vers le sang veineux une partie du liquide tissulaire depuis l'interstitium et les espaces conjonctifs intercellulaires des organes et des tissus (excepté le SNC) (*voir* p. 410).

**Veinules épithélioïdes.** Ce sont des veinules post-capillaires avec un endothélium cubique ou cylindrique (*high endothélial venules*, **HEV**), qui portent à leur surface des molécules d'adhésion qui peuvent être reconnues par des récepteurs de lymphocytes circulants et qui décident de l'importance du retour des lymphocytes (**Homing**).

Vue d'ensemble des organes lymphoïdes **405**

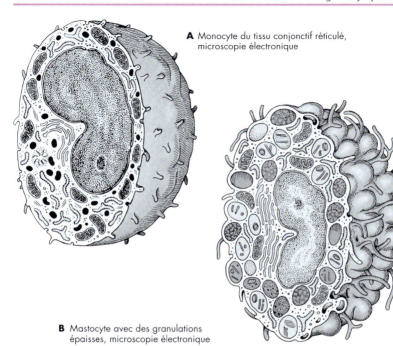

**A** Monocyte du tissu conjonctif réticulé, microscopie électronique

**B** Mastocyte avec des granulations épaisses, microscopie électronique

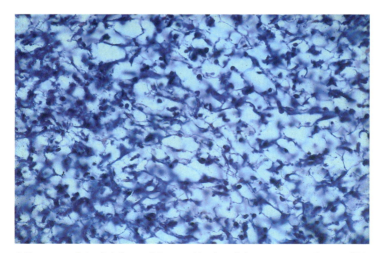

**C** Tissu conjonctif réticulé de la rate. Coloration : bleu de méthylène-éosine ; agrandissement 200x

**Système hémo-lymphatique**

## Thymus

Le thymus est l'organe lymphoïde primaire du système des cellules T et constitue ainsi l'**organe de contrôle primordial** pour la formation de la défense immunitaire. Il est dérivé des arcs branchiaux.

### Développement

L'épithélium du thymus provient de chaque côté de l'entoderme ventral de la 3e poche branchiale, et probablement de l'ectoderme de la vésicule cervicale. Son armature de base est composée de **cellules réticulées** d'origine épithéliale, qui se distinguent par conséquent des cellules réticulées du tissu conjonctif réticulaire mésenchymateux qui accompagne les vaisseaux. À la 8e semaine embryonnaire, des **capillaires** se développent dans l'ébauche purement épithéliale ; entre la 9e et la 12e semaine, la surface épithéliale de l'ébauche du thymus est modelée par des **cloisons mésenchymateuses** pénétrantes formant des *pseudo-lobules*. L'ébauche du thymus arrive finalement des deux côtés derrière l'ébauche de la glande thyroïde dans le médiastin, où elle perd toute connexion avec le pharynx. Le tissu de soutien formé de cellules réticulées thymiques épithéliales est colonisé à partir des 8e/9e semaines de grossesse par des **cellules souches de lymphocytes** d'origine mésenchymateuse, et sans doute d'abord par des cellules venant des îlots sanguins du sac vittelin, puis par des cellules du tissu hématopoïétique du foie et de la rate, et après la naissance par des cellules précurseurs de lymphocytes de la moelle osseuse. À partir des cellules précurseurs une intense prolifération aboutit à des **lymphocytes T** (lymphocytes du thymus), des **cellules régulatrices** (*cellules T helper, cellules T suppresseurs*) et des **cellules T cytotoxiques**. Toutes les cellules lymphoïdes produites dans le thymus sont aussi appelées **thymocytes**.

### Forme et situation

Le thymus est composé de **deux lobes**, de taille le plus souvent inégale, non ou incomplètement fusionnés. Il est situé derrière le sternum dans le **médiastin supérieur** (**A**), en avant des gros vaisseaux, c'est-à-dire devant les *V. brachio-céphaliques* et la *V. cave supérieure*, au-dessus du péricarde. Il est en rapport de chaque côté avec la réflexion des feuillets de la plèvre costale avec la plèvre médiastinale. Ces feuillets de réflexion forment à la hauteur de l'articulation sternale de la 2e côte le « **triangle thymique** » (triangle rouge en **A**), dont la pointe inférieure est dirigée contre la pointe supérieure du « triangle du cœur ».

Chez le **nouveau-né** (**B**), le thymus pair est un cordon d'environ 5 cm de long, 1,5 cm de large et d'épaisseur. Il pèse environ 11 à 13 g. Entre 1 et 3 ans, son poids augmente jusqu'à environ 27 g. Au maximum de son développement à la puberté, le thymus pèse entre 20 et 30 g.

Chez l'**enfant**, le thymus est particulièrement développé. Les deux lobes thymiques atteignent crânialement le bord inférieur de la glande thyroïde, caudalement le 4e espace intercostal. À cette taille, le thymus peut présenter un élargissement de l'opacité radiologique de la base du cœur. Un prolongement supérieur, uni- ou bilatéral, peut s'étendre au-delà de l'ouverture supérieure du thorax derrière le feuillet moyen du fascia cervical.

Chez l'**adulte**, il ne persiste qu'un **vestige thymique** actif (**C**), qui occupe, derrière le manubrium sternal, un plus petit espace que le thymus chez l'adolescent.

### Vaisseaux, nerfs et drainage lymphatique

**Artères.** Des *R. thymiques* proviennent essentiellement de l'**A. thoracique interne** ainsi que des **A. péricardiaco-phréniques**, occasionnellement aussi des A. thyroïdiennes.

**Veines.** Les *V. thymiques* vont aux deux **V. brachio-céphaliques**, de petites veines vont aussi aux V. thyroïdiennes inférieures.

**Vaisseaux lymphatiques.** Ils se drainent vers les **Ln. médiastinaux antérieurs** proches des V. brachio-céphaliques et de l'arc aortique. Le thymus n'a pas de vaisseaux lymphatiques afférents.

**Nerfs végétatifs.** Ils proviennent du **N. vague** et du **tronc sympathique**. Ils gagnent le thymus aussi bien avec les nerfs cardiaques et leurs plexus qu'avec le N. phrénique et les nerfs des vaisseaux. Les vaisseaux et nerfs pénètrent en profondeur de l'organe par des cloisons conjonctives jusqu'à la jonction cortico-médullaire, à partir d'où ils s'enfoncent en se ramifiant dans la médullaire et alimentent la corticale.

Thymus **407**

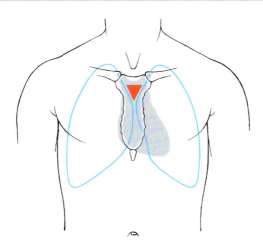

**A** Situation du thymus

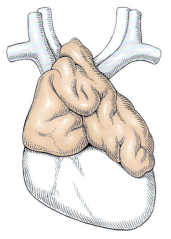

**B** Thymus chez le nouveau-né

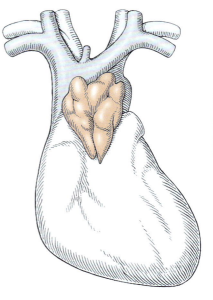

**C** Thymus chez l'adulte

**Système hémo-lymphatique**

# Structure microscopique du thymus

L'armature de base du thymus est composée de **cellules réticulées épithéliales** (épithéliocytes) et de **lymphocytes** (organe lympho-épithélial). Elle se compose d'une arborisation de **cordons tissulaires** ramifiés, qui ressemble en coupe à des *lobules* (**A1, B**), avec une **corticale** externe (**A-B2**) riche en cellules et une **médullaire** centrale (**A-C3**) pauvre en cellules. À l'extérieur, le thymus est entouré d'une **capsule de tissu conjonctif**, à partir de laquelle partent vers l'intérieur de l'organe de courtes cloisons conduisant des vaisseaux (**A-B4**).

**Cellules réticulées épithéliales** ou **cellules épithéliales du thymus.** Elles ont de grands noyaux, de coloration pâle, et un cytoplasme faiblement éosinophile qui contient des filaments de cytokératine. Leurs longs et fins **prolongements** sont reliés entre eux par des *desmosomes* et forment un **réseau de mailles** spongieux dans lequel se trouvent les lymphocytes.

**Zone corticale.** Les espaces des mailles épithéliales sont remplis de façon dense de lymphocytes T (thymocytes) (**A-B2**) et apparaissent ainsi de coloration foncée. Sous la capsule conjonctive (**B4**) se trouve une *couche compacte d'épithéliocytes corticaux* avec des *complexes de Golgi* prononcés et des *réservoirs de réticulum endoplasmique grossier*. Dans la **zone marginale du cortex** immédiatement sous-jacente se multiplient les lymphocytes immigrés dans le thymus. Ils vont être entourés par les prolongements des épithéliocytes (*cellules nourricières*).
La population des petits lymphocytes du cortex thymique se renouvelle tous les 3 à 4 jours. Les lymphocytes du thymus vont constamment dans le sang, en quantité cependant plus faible avec l'âge. La plus grande partie des lymphocytes immigrés dans le thymus périssent dans le cortex thymique durant la formation de la tolérance immunitaire spécifique.

**Zone médullaire.** Dans les mailles étroites de l'épithélium (**A-C3**) il y a moins de lymphocytes. À la **jonction cortico-médullaire**, les **cellules réticulées médullaires** forment un ensemble cellulaire proche d'un épithélium. Les **corpuscules éosinophiles de Hassall** (**C5**) sont caractéristiques (diamètre 30-150 μm) : formations sphériques de *cellules réticulées dégénérées* groupées en pelure d'oignon. Ils peuvent se composer de peu de cellules ou former des kystes de 0,1 à 0,5 mm avec des débris cellulaires. Les corpuscules de Hassall apparaissent en rapport avec des processus immunologiques ; leur signification reste inconnue. **C6** Cellule myoïde.

**Vascularisation.** Des **R. thymiques** venant de l'A. péricardiaco-phrénique (*voir* p. 52, p. 406) perforent la capsule de l'organe, cheminent dans les *cloisons conjonctives*, arrivent dans le *parenchyme thymique* et se terminent à la jonction cortico-médullaire par des artérioles et des capillaires.
Les **capillaires corticaux** ont un *endothélium sans pores*. Ils sont entourés par une *membrane basale*, du *tissu conjonctif périvasculaire* et une *couche compacte d'épithéliocytes*. Ces couches forment la corrélation morphologique de la **barrière sang-thymus** : des antigènes ne peuvent pas pénétrer dans le parenchyme thymique. Les drainages veineux suivent les artères.

**Modifications avec l'âge.** À partir de la puberté, le parenchyme du thymus, en particulier le cortex, involue ; c'est l'**involution avec l'âge** (**D**). Le corps adipeux du thymus se constitue par stockage de graisse (**D7**) dans les cellules réticulées fibroblastiques satellites des vaisseaux. Il reste cependant toujours des vestiges actifs de thymus (*corps vestigial thymique*). Il faut différencier l'involution liée à l'âge avec une **involution accidentelle** après une irradiation, des infections ou intoxications.

**Fonction.** Le thymus joue un rôle central dans la **formation du système immunitaire cellulaire.** Jusqu'à la puberté, il est la plus importante source de lymphocytes T. Dans le cortex du thymus, les lymphocytes proliférants entrent en contact avec les prolongements des cellules réticulées épithéliales, ce qui les fait rencontrer des antigènes spécifiques à l'organisme. Ils deviennent ainsi immunologiquement compétents, c'est-à-dire qu'ils apprennent à différencier ce qui est « propre » de ce qui est « étranger ». Des antigènes étrangers pourront perturber cette reconnaissance et doivent donc être maintenus à distance du cortex. C'est ce que permet la **barrière sang-thymus** limitée à la corticale. Dans la médullaire du thymus, des lymphocytes T immunocompétents passent dans la circulation à travers l'endothélium capillaire fenestré et colonisent les zones thymo-dépendantes dans les organes lymphoïdes périphériques. Les lymphocytes « non conformes » sont phagocytés par des macrophages. La production, la différenciation et la maturation des lymphocytes T dans le thymus ainsi que la différenciation des organes lymphoïdes périphériques sont stimulées et régulées par la **thymopoïétine**, polypeptide hormonal formé dans les cellules réticulées épithéliales, et probablement aussi par d'autres facteurs humoraux (*thymosine, thymuline*).

Structure microscopique du thymus **409**

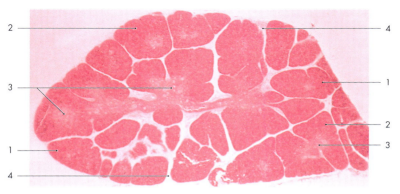

**A** Thymus (vue d'ensemble). Coloration : érythrosine ; agrandissement 25x

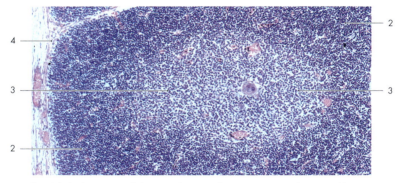

**B** « Lobule thymique ». Coloration : hématoxyline-éosine ; agrandissement 80x

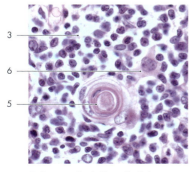

**C** Corpuscule de Hassall. Coloration : hématoxyline-éosine ; agrandissement 400x

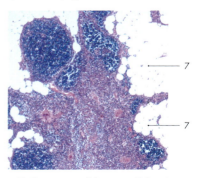

**D** Corps vestigial thymique. Coloration : hématoxyline-éosine ; agrandissement 30x

Système hémo-lymphatique

**410 Système hémo-lymphatique :** organes lymphoïdes

## Lymphonœuds

Les lymphonœuds sont des organes lympho-réticulaires (**A**) en forme de haricot, de taille variable (quelques millimètres à plus de 1 cm de long), branchés sur le trajet des vaisseaux lymphatiques comme des filtres biologiques. Les **Ln. régionaux** constituent le premier relais de filtration de la lymphe et des antigènes d'un organe ou d'une région corporelle circonscrite qu'elle transporte. Les **Ln. collecteurs** reçoivent la lymphe de plusieurs Ln. régionaux.

**Structure.** Le lymphonœud est entouré d'une **capsule de tissu conjonctif** (**A-D1**), à partir de laquelle partent des septa conjonctifs, les **trabécules** (**A-B2**), qui forment l'appareil de soutien traversant l'intérieur de façon radiaire et divisant le Ln. en segments. Plusieurs vaisseaux lymphatiques, les **vaisseaux afférents** (**A3**), apportent la lymphe sur la face convexe ; au hile la lymphe quitte le Ln. par des **vaisseaux efférents** (**A4**). Dans le parenchyme (pulpe) on distingue le **cortex**, la **zone paracorticale** et la **médullaire**. Vu sa richesse en cellules, le cortex (**A-B5**) apparaît foncé dans les colorations en coupe. Dans la médullaire (**A-B6**) plus claire, les lymphocytes sont moins agglutinés.

## Division fonctionnelle

**Compartiment des sinus du Ln.** Les vaisseaux afférents se vident dans un **sinus marginal** (**A-D7**) pauvre en lymphocytes, situé sous la capsule du lymphonœud, et traversé par quelques cellules réticulées, le *réticulum sinusien*. Des **sinus intermédiaires** (**A8**) traversant le cortex de façon radiaire conduisent aux **sinus médullaires** (**A-B9**) centraux, à large lumière, qui communiquent au hile avec les vaisseaux efférents. Dans les sinus revêtus de cellules endothéliales plates on trouve, outre les lymphocytes, des macrophages et des monocytes.

**Compartiment vasculaire.** Au hile du lymphonœud entrent de petites artères et sortent de petites veines. Les artères se divisent en artérioles dans la médullaire. Celles-ci rejoignent dans le cortex un **réseau capillaire** qui enveloppe en corbeille les follicules et les vaisseaux. Dans le paracortex (*voir* plus bas), on rencontre des veinules post-capillaires spécialisées avec un endothélium cubique (**high endothélial venules** = HEV), qui est équipé de « *lymphocyte homing receptors* ». Ceux-ci sont reconnus par les lymphocytes et facilitent leur transfert du sang dans le Ln. Les lymphocytes quittent le lymphonœud par les vaisseaux efférents (**A4**).

**Compartiment parenchymateux.** Le cortex contient les **follicules lymphoïdes** (**C**) et correspond à la *région des cellules B* ; la zone paracorticale correspond à la *région des cellules T*. Dans les cordons de la médullaire se trouvent surtout des plasmocytes et des macrophages. Lorsque les follicules lymphoïdes se composent de lymphocytes identiques (cellules B non immunocompétentes), on parle de **follicules primaires**. La plupart des follicules possèdent au contraire un *centre germinatif* clair (**C10**) avec des lymphocytes B activés (*centroblastes* et *centrocytes*) et des cellules dendritiques folliculaires (**follicules secondaires, C**). À ce niveau, un contact antigénique a déjà eu lieu.

**C-D11** Mur de lymphocytes du follicule secondaire.

**Fonction.** Les Ln. remplissent des **fonctions de filtre** et garantissent les **réactions immunitaires**. Dans leur trajet à travers le Ln., les corps étrangers, les agents pathogènes, les débris cellulaires, les cellules tumorales et les colorants des cellules endothéliales sinusiennes sont retenus et phagocytés. De même les antigènes sont prélevés par des macrophages, cellules d'aide à la défense immunitaire, préparés et présentés aux cellules du système immunitaire spécifique comme antigène, ce qui déclenche, en fonction du type d'antigène, une réaction à cellules T ou B.

> **Remarques cliniques.** Les Ln. peuvent être isolément malades : **adénopathie**. Des cellules tumorales dispersées dans les Ln. peuvent se multiplier et former des **adénopathies métastatiques**.

**Vaisseaux lymphatiques.** Les vaisseaux lymphatiques forment un **système de drainage** qui ramène la lymphe vers la circulation veineuse. Il commence de façon aveugle par des canaux tissulaires, lacunes de l'interstitium dépourvues d'endothélium, par lesquels la lymphe arrive dans des capillaires lymphatiques à paroi fine. Puis ce sont des **précollecteurs** possédant des valvules. Ils passent à des collecteurs dont la paroi comporte les tuniques typiques (*intima, media, adventice*). Ces collecteurs forment les **vaisseaux lymphatiques afférents** qui arrivent au Ln. Les **vaisseaux lymphatiques efférents** sont aussi appelés post-nodaux ; ils se terminent dans d'autres Ln. (collecteurs) ou dans des **troncs lymphatiques**. Ceux-ci s'unissent enfin dans des **conduits lymphatiques**. Le conduit lymphatique le plus grand est le *conduit thoracique*, d'un diamètre de plusieurs millimètres.

Lymphonœuds **411**

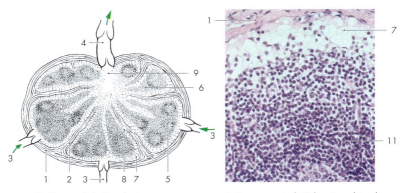

**A** Chemin de la lymphe à travers le lymphonœud, schéma

**D** Sinus marginal. Coloration : hémalun-éosine ; agrandissement 200x

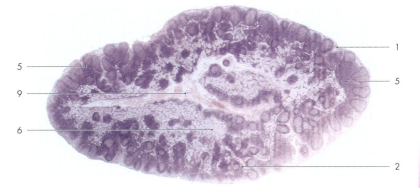

**B** Lymphonœud de la région inguinale. Coloration : hématoxyline-éosine ; agrandissement 20x

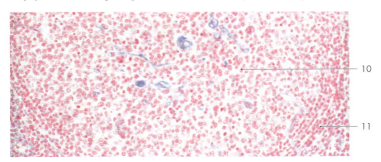

**C** Follicule lymphoïde. Coloration : azan ; agrandissement 200x

**Système hémo-lymphatique**

**412 Système hémo-lymphatique :** organes lymphoïdes

## Rate

La rate, **organe lympho-réticulaire** impair, est, au contraire des lymphonœuds, branchée sur la circulation sanguine, mais peut comme ceux-ci être comparée à un **filtre**. En outre, la rate assure des **fonctions immunitaires**.

**Développement.** L'ébauche splénique, **dérivé du mésoderme**, apparaît dans la 5ᵉ semaine embryonnaire comme un épaississement mésenchymateux non vascularisé entre les feuillets du mésogastre dorsal. Avec la **vascularisation** de l'ébauche splénique à la 16ᵉ semaine, les cellules mésenchymateuses se différencient en un tissu réticulé typique. Simultanément commence la **colonisation par des cellules lymphatiques**. Dans les premiers mois, la rate est un important **organe hématopoïétique**. Des **rates accessoires** se forment d'ébauches spléniques aberrantes ; elles sont uniques ou multiples, de la taille d'un pois à celle d'un œuf de poule. Elles sont le plus souvent adjacentes à la rate principale ou le long des branches de l'A. splénique ; elles peuvent aussi apparaître le long de la grande courbure de l'estomac, dans le grand omentum et ailleurs.

## Aspect macroscopique

La rate est rouge-bleu, molle et a la forme d'un grain de café (**B**). Elle a une longueur de 10 à 12 cm, une largeur de 6 à 8 cm, une épaisseur de 3 à 4 cm et pèse 150 à 200 g.

**Faces et bords.** La **face diaphragmatique** (**B1**) convexe est orientée vers le haut ; la **face viscérale** (**C**) concave comporte des facettes orientées vers le bas. Le **bord supérieur** (**B-C2**), orienté en haut et en avant, est mince et crénelé ; le **bord inférieur** (**B-C3**), orienté en bas et en arrière, est large et émoussé. Le **pôle postéro-supérieur** (**B-C4**) arrive à 2 cm du corps de la 10ᵉ vertèbre thoracique ; le **pôle antéro-inférieur** (**B-C5**) atteint environ la ligne axillaire moyenne – il est difficilement palpable. La rate est maintenue essentiellement par le **Lig. phrénico-colique** qui joint l'angle colique gauche à la paroi abdominale latérale et forme le plancher de la *loge splénique*.

**Hile de la rate.** Le lieu d'entrée et de sortie des vaisseaux et des nerfs se trouve à la face viscérale (**C**) ; il a la forme d'une bande étroite et longue dans le **sillon du hile**, par lequel la face viscérale est divisée en une *partie supérieure* et une *partie inférieure*. La partie située derrière le hile (**D6**) est en rapport avec le rein gauche (**D7**), la partie en avant du hile est en rapport avec l'estomac (**D8**), la queue du pancréas (**D9**) et l'angle colique gauche.

**D12** Foie.

**Situation.** La rate est **intrapéritonéale**. Elle est située en arrière dans l'hypochondre gauche (**A**), sous le diaphragme à la hauteur des 9ᵉ à 11ᵉ côtes. Son axe longitudinal est parallèle à la 10ᵉ côte (**A1**).

**A2** Bord inférieur du poumon.
**A3** Bord inférieur de la plèvre.

Le **Lig. gastro-splénique** (**C-D10**) va du hile de la rate à la grande courbure de l'estomac (**D8**) ; dans lui cheminent l'*artère et la veine gastriques courtes* ainsi que l'*A. gastro-omentale gauche*. Le **Lig. spléno-rénal** (**C-D11**) avec l'*A. et la V. spléniques*, plus court, rejoint la paroi abdominale postérieure et le diaphragme. C'est jusqu'ici que s'étend le **récessus splénique** de la bourse omentale (flèche) (*voir* p. 185). La rate se déplace avec les mouvements respiratoires.

> **Remarques cliniques.** Les ruptures traumatiques de la rate provoquent des hémorragies dans la cavité péritonéale. Les patients éprouvent une douleur du flanc, et suite à l'irritation phrénique des douleurs irradiées dans l'épaule gauche.

## Vaisseaux, nerfs et drainage lymphatique

**Artères.** L'**artère splénique** (**C12**) (*voir* p. 44), la plus grosse branche du tronc cœliaque, longe le bord supérieur du pancréas (**D9**) et arrive au hile de la rate par le Lig. spléno-rénal. Les premières ramifications se font encore dans le Lig. spléno-rénal, de sorte que l'artère pénètre dans l'organe par six *R. spléniques* ou davantage.

**Veines.** La **V. splénique** (**C13**) se constitue au hile de la rate à partir de plusieurs veines issues de la rate, et constitue l'une des trois grosses veines d'origine de la V. porte (*voir* p. 216). Elle chemine derrière le pancréas (**D9**).

**Drainage lymphatique.** Les vaisseaux lymphatiques passent par les **Ln. spléniques** du hile de la rate pour gagner des **Ln. pancréatiques supérieurs** au bord supérieur du pancréas et des **Ln. cœliaques** au tronc cœliaque.

**Nerfs.** Les fibres parasympathiques et sympathiques, c'est-à-dire *viscérosensibles* et *viscéro- ou vasomotrices* provenant du *plexus cœliaque* forment un **plexus splénique** qui accompagne l'A. splénique vers la rate. Les myofibroblastes des trabécules de la rate et les artères trabéculaires sont innervés par des fibres adrénergiques, qui entre autres commandent une contraction du système trabéculo-capsulaire.

Rate **413**

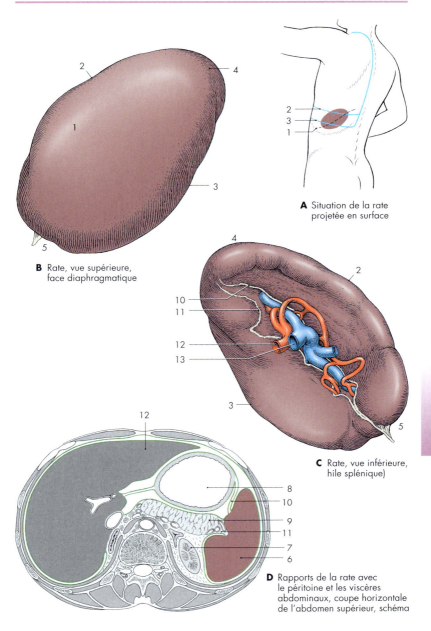

**A** Situation de la rate projetée en surface

**B** Rate, vue supérieure, face diaphragmatique

**C** Rate, vue inférieure, hile splénique)

**D** Rapports de la rate avec le péritoine et les viscères abdominaux, coupe horizontale de l'abdomen supérieur, schéma

Système hémo-lymphatique

## Structure microscopique de la rate

La rate possède une **capsule conjonctive** (**A-B1**) recouverte de péritoine, à partir de laquelle plusieurs travées conjonctives, les **trabécules** (**B2**), pénètrent dans le parenchyme et le divisent en plusieurs segments. La plupart des trabécules sont fixées au hile de la rate. Entre la capsule et les trabécules spléniques se situe le tissu réticulé conjonctif « mou », la **pulpe splénique**, traversée par des vaisseaux sanguins.

**Pulpe.** La « **pulpe rouge** » (**A3**) se distingue par un important contenu sanguin et se compose de **cordons pulpaires** séparés par des **sinus veineux**. La « **pulpe blanche** » (**A4**) est formée de follicules lymphoïdes et de gaines lymphatiques périartérielles. À la jonction avec la pulpe rouge, les follicules spléniques se terminent par une **zone marginale** (**B9**) moins riche en cellules (prédominance de lymphocytes B).

**Vaisseaux sanguins.** La structure de la rate s'explique le mieux par l'armature vasculaire. Les branches de l'**A. splénique** pénétrant dans le hile forment des **A. trabéculaires** (**B5**), accompagnées des V. trabéculaires (**B6**), et entrent dans le parenchyme en devenant des **A. pulpaires**. À l'intérieur de la pulpe, elles sont entourées de *gaines lymphocytaires périartérielles* (prédominance de lymphocytes T) et se prolongent en **A. centrales** (**B7**) dans les cordons lymphocytaires, en partie aussi dans les follicules lymphoïdes (**B8**). Chaque A. centrale donne de nombreuses collatérales qui irriguent le réseau capillaire de la zone marginale (**B9**) ou s'abouchent directement dans les sinus de la pulpe rouge. Les follicules lymphoïdes (région B) (**B8**) sont adossés aux cordons lymphocytaires (région T). Enfin, chaque A. centrale se divise en une arborisation d'une cinquantaine d'artérioles terminales (**artérioles pénicilles**) (**B10**) qui arrivent dans la pulpe rouge adjacente, où elles continuent à se diviser en capillaires. Ceux-ci sont entourés sur un court parcours par une gaine fusiforme ou ovalaire, la *gaine de Schweigger-Seidel* (ellipsoïde) (**B11**), composée de macrophages étroitement serrés et entourée de cellules contractiles (**capillaires engainés**). Aux capillaires engainés suivent les **capillaires artériels**, qui par l'intermédiaire d'un **réseau de travées conjonctives** réticulées (**B12**) entourent les sinus, s'abouchent dans les larges **sinus spléniques** (**B13**) de la pulpe rouge (« *circulation ouverte* »). Quelques capillaires peuvent aussi s'aboucher directement dans les sinus spléniques (« *circulation fermée* »). Le drainage veineux se fait enfin par des **V. pulpaires et trabéculaires** (**B6**) qui rejoignent la **V. splénique**.

**Cordons pulpaires et sinus veineux.** Les cordons pulpaires sont constitués d'un réseau de cellules réticulées, s'y trouvent également des plasmocytes et des macrophages. Les sinus veineux de la pulpe rouge forment un réseau à larges mailles d'espaces vasculaires communiquant entre eux. La **paroi du sinus** comporte des *cellules endothéliales fusiformes* (**C14**), orientées en longueur, dont les noyaux font saillie à l'intérieur de la lumière. Entre elles, persistent des *lacunes en forme de fente* (fentes endothéliales) par lesquelles les cellules sanguines (**C15**) peuvent passer du cordon pulpaire voisin dans la lumière du sinus. À l'endothélium sinusien manque une membrane basale continue. Suivent des *fibrilles de réticuline* en forme de fibres circulaires (**C16**) et une couche incomplète de *cellules réticulées spécialisées* avec des *macrophages* phagocytants (**C17**) puis un *tissu réticulé* (**C18**).
**C19** Mitose, **C20** Macrophage.

**Formation de cellules sanguines.** De grandes quantités de lymphocytes et de plasmocytes sont formées dans la rate. En cas d'insuffisance de la moelle osseuse, mais aussi dans d'autres situations pathologiques, la granulocytopoïèse et l'érythrocytopoïèse, transitoires lors du développement embryonnaire, peuvent reprendre dans la rate.

**Dégradation et stockage de cellules sanguines.** Des érythrocytes vieillis sont retenus dans la pulpe rouge de la rate, captés et dégradés par des macrophages. L'**hémoglobine** est dégradée en **bilirubine**, transportée au foie par la V. porte et excrétée par la **bile**. Le fer de l'hémoglobine est lié à une protéine et transporté à la moelle osseuse sous forme de **transferrine**, où il est à nouveau disponible pour les érythroblastes. Un excès de fer hémoglobinique est stocké dans la rate et peut apparaître microscopiquement sous forme d'**hémosidérine**, macroscopiquement dans des cas extrêmes avec une coloration brune du foie (**hémosidérose**).

Structure microscopique de la rate **415**

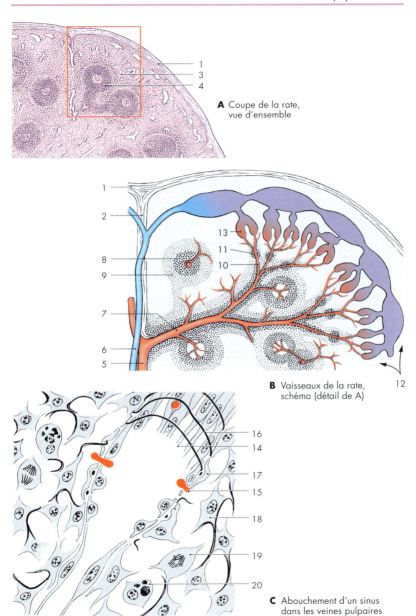

**A** Coupe de la rate, vue d'ensemble

**B** Vaisseaux de la rate, schéma (détail de A)

**C** Abouchement d'un sinus dans les veines pulpaires

Système hémo-lymphatique

# Tonsilles

Les tonsilles entourent le passage des cavités orale et nasales vers le pharynx et sont décrites dans leur ensemble comme **anneau de Waldeyer** ou **anneau lymphoïde pharyngé**. Ce sont des organes lymphoïdes secondaires. En raison de leur proximité avec l'épithélium, on les appelle aussi **organes lympho-épithéliaux**.

**Structure générale.** Dans les tonsilles il y a du tissu lymphoïde sous forme de follicules secondaires étroitement serrés, situés immédiatement sous l'épithélium, dont la surface est crevassée par des élévations et des dépressions (**cryptes**). Les **follicules secondaires** se composent d'un *centre réactionnel* clair et d'un *mur* opaque de *lymphocytes*, dont la face orientée vers l'épithélium s'épaissit encore par une *coiffe de lymphocytes*. Les lymphocytes et les granulocytes migrent dans la profondeur des cryptes où la tunique épithéliale est perforée comme une éponge. En raison de cette **leucodiapédèse**, le tissu épithélial et les limites du tissu lympho-réticulé sont souvent difficiles à reconnaître. Des **vaisseaux lymphatiques efférents** sortent des tonsilles vers des lymphonœuds plus profonds. Les tonsilles sont séparées de leur environnement par du tissu conjonctif dense, proche de celui d'une capsule.

**Tonsille pharyngée.** La tonsille pharyngée (**A-C1, E**) émerge du **toit du pharynx**, en arrière des choanes, en forme de choux-fleur. Au lieu de cryptes profondes, il n'y a ici que des **dépressions aplaties** entre des reliefs muqueux disposés dans un plan sagittal. La tonsille pharyngée est recouverte, en fonction de sa situation dans l'épipharynx, par un épithélium pluristratifié cilié et prismatique haut (respiratoire) (**E12**) et avec des cellules caliciformes.

> **Remarques cliniques.** Chez les enfants, la tonsille pharyngée peut être agrandie par des infections (adénoïdes ou **polypes**). Lorsque les choanes sont obstruées, des sinusites, une respiration buccale et des troubles du sommeil peuvent apparaître, ainsi qu'une otite moyenne chronique si la trompe auditive est aussi obstruée.

**Tonsille palatine.** Les tonsilles palatines (**A-B2, D**) (*voir* p. 145-149) sont situées dans les **fosses tonsillaires** comprises entre les arcs palatins (**A-B3**). Elles sont recouvertes de muqueuse orale (épithélium malpighien pluristratifié non kératinisé) et comportent 10 à 20 cryptes, les **fossettes tonsillaires** (**D8**). Dans les tonsilles, le tissu lymphoïde prend la forme de **follicules agglomérés** (**D7**).

Les tonsilles palatines sont des organes immunitaires importants, dans lesquels se fait une multiplication active de lymphocytes B. Elles entrent en contact avec les agents pathogènes qui entrent par la bouche et le nez, et produisent ainsi une activation précoce de la défense spécifique (« **système d'alerte immunologique précoce** »).

> **Remarques cliniques.** Une atteinte infectieuse excessive aboutit à une inflammation aiguë des tonsilles pharyngées (**tonsillite**). Les symptômes en sont des douleurs cervicales (angine) et des difficultés de déglutition (dysphagie). Des tonsilles augmentées de volume peuvent être enlevées chirurgicalement (**tonsillectomie**).

**A6** Aditus laryngé, **C10** Selle turcique, **C11** Palais mou, **D13** Épithélium de la cavité orale.

**Tonsille linguale.** La tonsille linguale (**A4**) (*voir* p. 149) avec une surface bosselée se trouve à la racine de la langue ; elle est aplatie et comporte de nombreuses dépressions de la muqueuse orale en forme de cryptes entourées de follicules secondaires (« **piliers de langue** »). Au fond des cryptes s'abouchent les glandes muqueuses linguales postérieures.

**Tonsille tubaire.** La tonsille tubaire (**A5**) se trouve à l'ostium pharyngien de la trompe auditive, sous la muqueuse, et peut être considérée comme un prolongement de la tonsille pharyngée. Elle est composée d'un aggloméré de petits follicules seondaires.

> **Remarques cliniques.** Une augmentation de volume de la tonsille tubaire peut obstruer l'ostium pharyngé de la trompe auditive. Les conséquences possibles sont une hypoacousie, une voix nasonnée et une otite moyenne chronique.

**Traînées latérales.** Ce terme rassemble l'ensemble du tissu lymphoïde dans la muqueuse des parois latérales et postérieure du pharynx (**A7**). De petits nodules peuvent se constituer dans la paroi postérieure.

> **Remarques cliniques.** Ce tissu lymphoïde participe à l'œdème inflammatoire de la muqueuse pharyngée (pharyngite) avec des douleurs cervicales et une dysphagie.

Tonsilles **417**

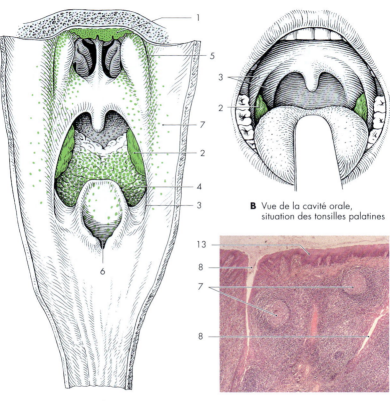

**A** Pharynx ouvert à sa face postérieure, localisation du tissu lymphoïde (vert)

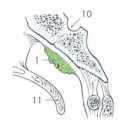

**C** Situation de la tonsille pharyngée chez le nouveau-né, coupe sagittale médiane par le toit du pharynx

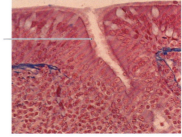

**B** Vue de la cavité orale, situation des tonsilles palatines

**D** Tonsille palatine. Coloration : hématoxyline-éosine ; agrandissement 20x

**E** Tonsille pharyngée. Coloration : azan ; agrandissement 25x

Système hémo-lymphatique

**418** **Système hémo-lymphatique :** organes lymphoïdes

## Tissu lymphoïde associé aux muqueuses (MALT)

On trouve également du tissu lymphoïde organisé dans la lamina propria de la muqueuse des voies aériennes (**BALT**), du tractus uro-génital, de la conjonctive de l'œil, de la peau (**SALT**) et en grande quantité dans la muqueuse du tractus gastro-intestinal (**GALT**).

### GALT

On rassemble sous la dénomination de tissu lymphoïde associé à l'intestin (*gut associated lymphoid tissue*, GALT) les parties du système de défense spécifique situées dans la muqueuse de l'œsophage, de l'estomac, de l'intestin grêle, du côlon et de l'appendice. Il est constitué de différents composants.

Les **cellules isolées** sont surtout des **lymphocytes intrapéritonéaux**, dont environ 70 % font partie des cellules suppressives, ainsi que des **cellules effectrices** immunitaires réparties de façon diffuse dans la lamina propria muqueuse, comme des lymphocytes, des plasmocytes, des macrophages, des granulocytes éosinophiles et des mastocytes spécialisés (mastocytes muqueux).

**Lymphonœuds solitaires.** Il s'agit ici de **conglomérats de lymphocytes** prenant la forme de nodules dans la lamina propria de l'intestin grêle. On distingue des **follicules primaires** avec une distribution uniforme de lymphocytes (le contact antigénique n'a pas encore eu lieu) et des **follicules secondaires** à centre clair et bordure foncée faite de lymphocytes très serrés (le contact antigénique a eu lieu). Les centres clairs sont des centres réactionnels et simultanément des centres germinatifs où de nouveaux lymphocytes sont formés (*voir* p. 410).

**Lymphonœuds en agrégats (plaques de Peyer) (A-D1).** Ce sont de grandes **accumulations de follicules lymphoïdes** dans la lamina propria de la muqueuse et la tunique submuqueuse de l'appendice vermiculaire (**D1**) et de l'iléon (surtout en face de l'insertion mésentérique). Un ensemble de 10 à 50 follicules forment des plaques de 1 à 4 cm de long, qui soulèvent la muqueuse, dépourvue à ce niveau de villosités et de cryptes, de façon cupuliforme dans la lumière intestinale. La zone de muqueuse soulevée est appelée le **dôme** (**A-B2**) et l'épithélium couvrant correspondant est l'épithélium du dôme (**B3**). Il

est plutôt cubique que prismatique haut, ne contient pas de cellules caliciformes et possède des entérocytes spécialisés, qui présentent à la place de microvillosités des microplis (cellules M, pour *microfold cells*). Les **zones de cellules M** (**C**) comportant des lymphocytes intra-épithéliaux (**C8**) recouvrent en outre des lymphocytes et des macrophages (**C9**). À ces éléments structuraux des plaques de Peyer s'ajoutent en outre des **lymphoblastes B** (**B4**), la **couronne** (**B5**), une bordure autour du follicule faite de petits lymphocytes B, et la **région** dite **interfolliculaire** (**B6**), surtout colonisée par des lymphocytes T.

**B7** Lame musculaire muqueuse, **D2** Muqueuse avec des cryptes, **D3** Couche submuqueuse, **D4** Tunique musculaire.

**Fonction.** Parmi les tissus lymphoïdes associés à la muqueuse, le GALT forme un **complexe lymphoïde indépendant** qui s'attaque à de nombreux antigènes tels des bactéries, des parasites, des virus et des allergènes alimentaires. La **surface de contact** intestinale qu'il faut considérer est estimée à environ 100 m$^2$, et est donc 60 fois plus grande que la surface de la peau.

Les lymphocytes B dans la lamina propria des muqueuses mûrissent en plasmocytes sécrétant des anticorps. Ils produisent toutes les classes d'anticorps, avec une prédominance des IgA (immunoglobulines A) à environ 80 %. L'IgA est liée à une protéine sécrétrice des entérocytes et libérée par ceux-ci dans la lumière intestinale. Les lymphocytes T sont en majorité des cellules T helper.

Au niveau des plaques de Peyer, des antigènes sont captés par des cellules M de l'épithélium du dôme, phagocytés et présentés aux lymphocytes T voisins. Ceux-ci arrivent au centre du follicule lymphoïde, où ils transmettent leurs informations à des lymphocytes B qui partent finalement par la voie lymphatique. Ils passent par des lymphonœuds régionaux et le conduit thoracique dans la circulation sanguine systémique. Par la voie sanguine, ils retournent préférentiellement dans la muqueuse intestinale (« **recirculation des lymphocytes** »), où se produit une nouvelle transformation en plasmocytes sécrétants d'IgA. Le contact antigénique à l'intérieur d'une plaque de Peyer peut ainsi déclencher une réaction de défense généralisée dans tout l'intestin grêle. Des lymphocytes B activés cheminent aussi par voie lymphatique et sanguine vers d'autres organes sécréteurs, p. ex. dans la glande mammaire ou les glandes salivaires et lacrymales, et y induisent la production d'IgA, libérées à leur tour avec les produits de sécrétion spécifiques de ces glandes.

Tissu lymphoïde associé aux muqueuses

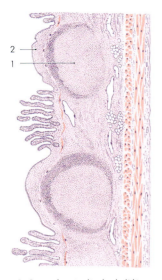

**A** Coupe longitudinale de l'iléon avec des plaques de Peyer

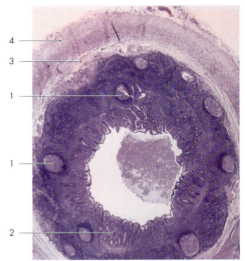

**D** Coupe transversale de l'appendice. Coloration : hématoxyline-éosine ; agrandissement ×3

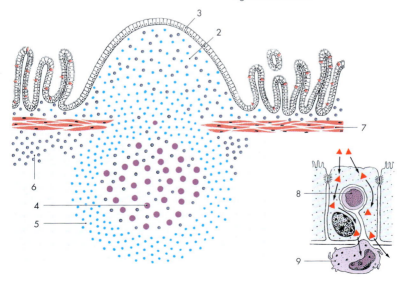

**B** Schéma de la structure d'une plaque de Peyer

**C** Cellule M, schématique

Système hémo-lymphatique

# Peau

Couverture cutanée  *422*
Annexes de la peau  *430*
Sein et glande mammaire  *436*

# Couverture cutanée
## Structure générale et fonctions

La **peau** (*cutis*) ou **tégument** (*integumentum commune*) a, en fonction de la taille corporelle, une surface de 1,6 à 2,0 m$^2$. Elle recouvre le corps comme enveloppe protectrice et le sépare de l'environnement (organe frontière entre le milieu intérieur et l'environnement). Elle se compose de l'**épiderme** et du **derme**, et représente environ 16 % du poids du corps. L'épaisseur de l'épiderme et du derme varie en fonction des régions de 1 à 5 mm ; celle de l'épiderme en coupe entre 0,04 et 0,3 mm (dans les zones à forte contraintes mécaniques comme la paume de la main et la plante du pied elle est particulièrement épaisse avec 0,75 à 1,4 mm, dans les callosités elle mesure jusqu'à 2 à 5 mm). En règle, les femmes ont une peau plus fine que les hommes. Au niveau des orifices corporels, la peau se continue avec les muqueuses de la bouche, du nez, de l'anus, de l'urètre et du vagin. Des formations spécifiques de la peau sont les « **annexes de la peau** » – *glandes cutanées, poils et ongles*.

## Fonctions

La peau est un organe ayant de multiples rôles : elle **protège** le corps contre les agressions mécaniques, chimiques et thermiques, ainsi que contre de nombreux agents pathogènes.

Ses cellules immunocompétentes participent aux processus de défense ; la peau est un **organe immunitaire** hautement actif. Elle joue un rôle dans la **régulation de la température** par des modifications de sa perfusion sanguine et de l'élimination liquidienne par les glandes cutanées (protection contre l'hypothermie).

Elle participe à la régulation de l'**équilibre hydrique**, en protégeant d'une part le corps contre la déshydratation et en éliminant d'autre part de l'eau et des sels par les sécrétions glandulaires (régulation de la rétention et de l'élimination hydrique).

Elle possède des **structures nerveuses** qui en font un organe sensoriel pour la perception de la pression, du toucher, de la température et de la douleur. Elle intervient dans la **transformation de la provitamine D** en métabolites bio-actifs. C'est dans la peau que la vitamine D est synthétisée par photo-oxydation à la lumière UV à partir de la 7-dihydroxycholestérine.

Elle agit en **organe de communication** par sa capacité à rougir, à pâlir ou à « dresser les poils ». Elle possède une **résistance électrique** qui se modifie lors d'un stress psychique – principe du détecteur de mensonges.

**Texture de la peau.** La peau est **molle, élastique, extensible** et caractérisée par la **kératinisation** de son épithélium. À part la paume de la main, la plante du pied et le cuir chevelu, la peau est souple par rapport aux tissus sous-jacents et **légèrement mobilisable**. Au niveau des articulations, elle forme des **plis de réserve**, ce qui donne la liberté de mouvement nécessaire. La peau peut prendre des charges électrostatiques surtout par le port de vêtements synthétiques et en présence d'un air sec ; il peut ainsi se produire des tensions de plusieurs milliers de volts.

> **Remarques cliniques.** La peau est, plus que tout autre organe, accessible à l'observation directe et permet ainsi le **diagnostic de nombreuses maladies générales.** Ainsi, une coloration bleutée (cyanose) oriente vers des affections cardiaques, une rougeur localisée (hyperhémie, érythème) vers une infection. Une peau particulièrement blanche fait penser à une anémie ou une dépigmentation (défaut de mélanine), une coloration jaune évoque le passage dans le sang de pigments biliaires, p. ex. en cas de cirrhose hépatique.

## Couleur de la peau

La couleur normale de la peau saine est essentiellement déterminée par **quatre composants** : la mélanine (pigment brunnoir) des mélanocytes (**A**), le carotène des aliments végétaux (**B**), le sang oxygéné (**C**) ou désoxygéné (**D**) des vaisseaux cutanés. Ces composants caractérisent la couleur de la peau localement différente, qui peut jusqu'à un certain point être déterminée par des influences externes (p. ex. par l'exposition au soleil ou l'alimentation), mais le plus souvent par des facteurs génétiques, sexuels ou ethniques. La **pigmentation mélanique** (**A**) est renforcée dans la peau de la fosse axillaire, des organes génitaux externes, de la face interne de la cuisse ainsi que de la région péri-anale. Le **carotène** (**B**) donne une coloration jaunâtre, surtout à la face, à la paume de la main et la plante du pied. La couleur rouge du **sang artériel** (**C**) explique la couleur de la peau de la face, de la paume de la main, de la plante du pied, de la moitié supérieure du tronc et de la région fessière. La couleur bleutée du **sang veineux** (**D**) prédomine à la moitié inférieure du tronc et sur le dos de la main et du pied.

Structure générale et couleur de la peau **423**

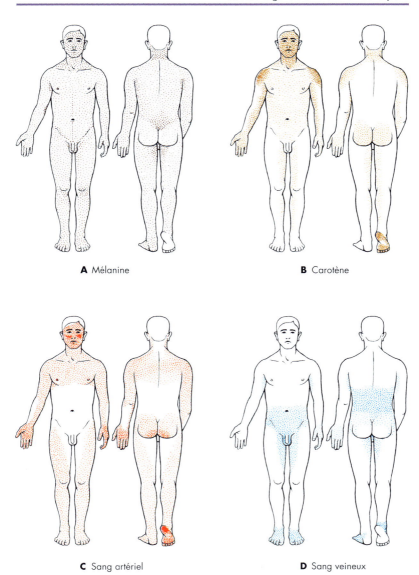

**A** Mélanine

**B** Carotène

**C** Sang artériel

**D** Sang veineux

Répartition des composantes
de la pigmentation cutanée chez l'homme

**424 Peau :** couverture cutanée

## Surface de la peau

L'aspect extérieur (relief superficiel) de la peau est caractérisé par des **sillons** et des **plis**, ainsi que des **champs** et des **crêtes.** De gros sillons se forment aux *mouvements des articulations* et lors de la *mimique à la face.*

**Lignes de tension.** Au niveau de la peau il existe des lignes de tension maximale et minimale. Les **lignes de tension maximale** (**A**), créées par le jeu musculaire et importantes en chirurgie, sont décrites comme « lignes de force » (*relaxed skin tension lines* dans la littérature anglaise). Ces lignes de force passent en général transversalement à la direction des fibres de la musculature et correspondent souvent aux plis cutanés, appelés avec l'âge les rides.

**Remarques cliniques.** Les incisions cutanées devraient être effectuées en suivant les lignes de tension de la peau, car la suture des plaies subira un minimum de tension. Si au contraire la section est perpendiculaire au trajet de ces lignes de tension, la peau s'écarte, la cicatrisation est plus longue et le résultat cosmétique n'est pas satisfaisant.
Lorsque la peau est soumise à une distension exagérée, p. ex. la peau de l'abdomen lors de la grossesse ou en cas d'obésité, il se produit des ruptures dans la structure du derme (*voir* p. 428), qui apparaissent d'abord en stries violettes, plus tard claires, ce sont les **stria distensae (vergetures).** Elles se développent habituellement perpendiculairement à l'axe des tensions.

**Peau « à papilles adélomorphes » ou en mosaïque (B).** La plus grande partie de notre peau présente un motif fait de sillons triangulaires, rhomboïdes ou polygonaux, qui déterminent un ensemble de champs. À leur **surface** s'abouchent les *glandes sudoripares eccrines*, dans certaines régions du corps également des *glandes sudoripares apocrines.* Dans les **sillons** se trouvent les *poils* et les *pores de glandes sébacées.* Les papilles conjonctives de la couche papillaire (*voir* p. 426) ne sont souvent que faiblement développées. Dans les segments de la peau recouverts de poils, les papilles forment avec les follicules pileux et les conduits excréteurs des glandes sudoripares des figures groupées à la surface de la peau, dites *crêtes épithéliales en cocarde* et *bourrelets épithéliaux en rosette.*

**Peau « à papilles delomorphes » (C).** Sur la plante du pied, la paume de la main et surtout à la pulpe des doigts, la surface de la peau est parcourue par de fines crêtes parallèles, d'environ 0,5 mm de largeur, séparées par des sillons parallèles, dans lesquels s'abouchent des glandes sudoripares eccrines (**C1**). Il n'y a ni poil, ni glande sébacée, ni glande sudoripare apocrine. Les crêtes rendent cette peau rêche et facilitent la préhension. Ces crêtes sont formées par l'**organisation en rangées des papilles de la couche papillaire** du chorion (*voir* p. 428). Celle-ci est déterminée génétiquement et donc caractéristique de l'individu. Cette constatation est à la base de l'emploi des empreintes digitales (*dactylogramme*) par les services d'anthropométrie (*dactyloscopie*). On distingue **4 types de dermatoglyphes** au niveau de la pulpe des doigts : arc (**D I**), boucle (**D II**), tourbillon (**D III**) et boucle jumelée (**D IV**).

**Régénération cutanée.** La peau se régénère bien. Après des blessures (pertes de substance, plaies) les cellules de défense s'opposent aux infections locales dans le derme ; les capillaires et les structures conjonctives se reconstituent. À partir du bord de la plaie, l'épithélium pousse sur le tissu conjonctif en voie de régénération, c'est la **cicatrisation.** La forte capillarisation détermine initialement la couleur rosée de la cicatrice, plus tard des fibres de collagène brillent de façon blanchâtre à travers l'épithélium. Des annexes de la peau (glandes, poils) ne se formeront plus au niveau de la cicatrice.

**Modifications avec l'âge.** Elles se composent d'une atrophie du derme, d'un amincissement de l'épiderme, d'un aplatissement du corps papillaire et d'une atrophie du tissu adipeux subcutané (*voir* p. 426). Ces modifications ne sont cependant pas en rapport direct avec le vieillissement général du corps, mais dépendent aussi de facteurs exogènes agissant à long terme (lumière solaire, temps, climat) et du type de pigmentation de la peau. Les modifications dues à l'âge touchent surtout les individus à peau claire, ainsi que les régions corporelles découvertes et les plus exposées à la lumière (visage, nuque, dos des mains, avant-bras). La modification de la composition chimique du tissu conjonctif conduit à une déshydratation et une réduction des fibres élastiques du derme et de l'hypoderme. La peau devient relativement large, fine, molle, froissable et vulnérable ; les plis cutanés ne reviennent que lentement à leur niveau antérieur ; des irrégularités de pigmentation apparaissent. L'exposition aux ultraviolets (« lampe UV ») accélère la perte d'élasticité de la peau.

Surface de la peau **425**

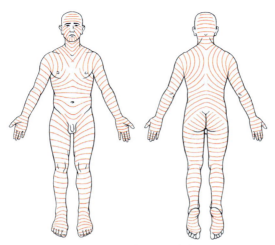

**A** Lignes de tension de la peau

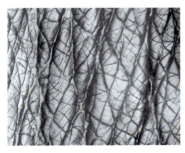

**B** Peau à papilles adélomorphes, microscopie électronique à balayage

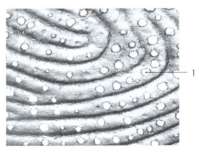

**C** Peau à papilles délomorphes, microscopie électronique à balayage

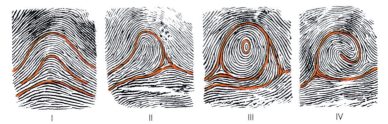

I   II   III   IV

**D** Dermatoglyphes de la pulpe du doigt

# Couches de la peau

La peau se compose de l'**épiderme** (**A-B1**) épithélium pavimenteux pluristratifié et kératinisé, et du **derme** (chorion) (**A-B-C-D2**), couche conjonctive. Dans le derme, on distingue la *couche papillaire* (**C-D2**) en forme de cône engrenée avec l'épiderme, et la *couche réticulaire* qui assure les propriétés mécaniques de la peau. L'épiderme et le derme sont nettement délimités l'un de l'autre ; entre le derme conjonctif et l'**hypoderme** (**A-B3**) conjonctif il n'y a le plus souvent pas de limite nette. L'hypoderme constitue la transition avec les structures situées sous la peau (fascias, périoste) ; il contient du *tissu adipeux* et comporte de plus gros *vaisseaux et nerfs* (*voir* p. 428).

**Peau à papilles délomorphes :A4** Glande sudoripare mérocrine (eccrine), **A5** Corpuscule nerveux lamelleux de Vater-Paccini, **A6** Corpuscule du tact de Meissner. **Peau à papilles adélomorphes : B7** Poil, **B8** Glande sébacée, **B9** Muscle érecteur du poil (horripilateur) ; **B10** Glande sudoripare apocrine.

# Épiderme

Dans la couche basale de l'épiderme se forment constamment de nouvelles cellules par mitose ; en l'espace de 30 jours elles migrent à la surface et forment des substances de kératine. Dans l'épiderme à papilles délomorphes (**A**) la stratification épidermique est marquée, alors qu'elle est peu importante dans l'épiderme à papilles adélomorphes (**B**).

**Couche de régénération.** La couche germinative englobe la couche basale et la couche épineuse. La **couche basale** (*stratum basale*) se compose de cellules prismatiques hautes (**C11**) situées directement sur la lame basale. Au-dessus se place la **couche épineuse** (*stratum spinosum*) (**C-D12**) avec 2 à 5 strates de grands kératinocytes polygonaux dont les prolongements épineux sont liés ensemble par des *desmosomes*. Le cytoplasme contient un épais réseau de *filaments intermédiaires* (filaments de kératine, filaments plastiques) qui irradient dans les desmosomes. L'ensemble des espaces intercellulaires, étroit de 18 à 20 μm, forme un système de fentes.

**Couche de production cornée.** Elle comprend la couche granuleuse (*stratum granulosum*) (**C-D13**) et la couche lumineuse (*stratum lucidum*) (**C-D14**). Les *kératinocytes* aplatis et désormais parallèles à la surface de la fine **couche granuleuse** (2 à 3 couches cellulaires) contiennent des corpuscules lamellaires (*corpuscules d'Odland*) et des grains de kératohyaline basophiles, qui annoncent le début de la kératinisation. Le contenu des corpuscules d'Odland (glycoprotéine, lipides et enzymes) se transforme en extracellulaire en couches lipidiques qui comblent les fentes intercellulaires et les rendent imperméables. Les lipides forment une barrière de protection contre la perte de liquide. Enfin, se forme la fine **couche lumineuse** (**C-D14**) dans laquelle on ne reconnaît plus aucun noyau cellulaire, ni aucune limite cellulaire. Les cellules kératinisées contiennent une substance acidophile, fortement opaque, l'éléidine, qui donne à cette couche son nom.

**Couche cornée.** Dans la **couche cornée** (*stratum corneum*) (**C-D15**) résistante et presque totalement imperméable, dont les cellules n'ont plus de noyau ni d'organites, les *cornéocytes* et les substances cornées (*kératine*) fusionnent pour former des plaques, qui sont finalement éliminées sous forme de squames cornées. Elles résistent aux acides, mais se gonflent dans les bases (lessive). La kératinisation est dirigée par la vitamine A. Une carence en vitamine A entraîne une kératinisation exagérée, l'*hyperkératose*.

**Symbiontes épidermiques.** Sous cette dénomination, on rassemble les cellules épidermiques non kératinisantes. Dans les couches cellulaires inférieures il y a des **mélanocytes** (**C16**), cellules dendritiques d'origine neuroectodermique qui produisent un pigment, la *mélanine*. Leur corps cellulaire est au contact de la lame basale, leurs prolongements dendritiques vont dans les espaces intercellulaires jusque dans le milieu de la couche épineuse. Les mélanocytes transmettent leur pigment aux cellules épithéliales basales. Un mélanocyte pourvoit environ 5 à 12 cellules basales. La mélanine protège la couche basale (mitoses !) contre l'action nocive des rayons ultraviolets. Les **cellules de Langerhans** (**C17**), très ramifiées, sont des cellules dendritiques du système immunitaire, suprabasales, situées dans la couche épineuse. Elles dérivent de la moelle osseuse, peuvent former des antigènes, stimuler les lymphocytes T helper, et peuvent ainsi initier une réponse immunitaire primaire. Dans la couche basale on trouve également des **cellules de Merkel** isolées, cellules sensorielles du toucher d'origine neuro-ectodermique, qui siègent directement sur la lame basale et qui sont reliées à des cellules basales voisines par des desmosomes. Sous la cellule de Merkel se trouve chaque fois une terminaison nerveuse provenant d'un axone myélinisé.

Couches de la peau **427**

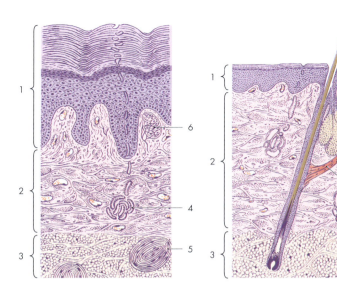

**A** Coupe de la peau à papilles délomorphes

**B** Coupe de la peau à papilles adélomorphes

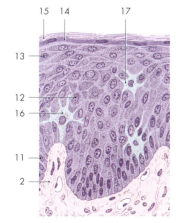

**C** Cellules pigmentaires (mélanocytes) et cellules de Langerhans de l'épiderme

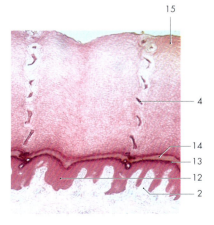

**D** Coupe de la peau à papilles délomorphes. Coloration : hématoxyline-éosine ; agrandissement 40x

Peau

**428 Peau :** couverture cutanée

## Derme

Le derme (**A-B2**) ou chorion est beaucoup plus épais que l'épiderme (**A-B1**). On y trouve les annexes de la peau, les vaisseaux sanguins et lymphatiques, des cellules conjonctives, des cellules libres du système immunitaire ainsi que des terminaisons nerveuses et des nerfs. Sa grande **résistance mécanique** et sa **déformabilité réversible** (élasticité) reposent sur des fibres de collagène étroitement entremêlées et mêlées à des réseaux de fibres élastiques. L'élasticité de la peau résulte surtout de modifications des angles dans les mailles de ce plexus de fibres collagènes. Les réseaux élastiques assurent la rétraction des fibres après leur déformation. On distingue **deux couches** dans le derme :

**Couche papillaire** (*stratum papillare*) (**A4**). Elle est située immédiatement en dessous de l'épiderme et est engrenée avec lui par des **boucles en cône de fibres de collagène**, les papilles conjonctives. Elles pénètrent plus ou moins profondément dans l'épiderme et s'opposent ainsi à une abrasion de l'épiderme. La hauteur et le nombre des papilles sont proportionnels aux contraintes mécaniques de la région corporelle correspondante, p. ex. faibles dans la peau de la paupière et très développées dans la peau recouvrant le genou et le coude. Le corps papillaire contient des **boucles capillaires en épingle à cheveux** (**B12**), de **fins nerfs** et des **terminaisons nerveuses sensitives**. Les fibres de collagène sont ici étonnamment fines. Cette couche à structure lâche contient plus de collagène de type III que de type I.

**Couche réticulaire** (*stratum reticulare*) (**A5**). Le feutrage lâche de fibres collagènes (collagène type III) de la couche papillaire passe à un **faisceau serré de fibres collagènes** de la couche réticulaire formant ici un épais réseau (collagène type I). Celui-ci est orienté à peu près parallèlement à la surface de la peau et est accompagné d'un réseau de **fibres élastiques**. Entre les faisceaux de fibres se trouvent des fibroblastes, des macrophages, des mastocytes et des lymphocytes isolés. Les intervalles contiennent une **substance fondamentale géliforme**, dans laquelle on trouve des protéoglycanes (acide hyaluronique, sulfates de chondroïtine et de dermatane), des protéines et des minéraux. Comme les protéoglycanes ont un potentiel hydrophile élevé, le derme aura une fonction déterminante dans la *régulation thermique* de la peau.

## Hypoderme

L'hypoderme (**A-B3**) (*couche subcutanée*) fait la jonction entre le revêtement cutané et les fascias superficiels (**A6**) ou le périoste, et permet le glissement de la peau. L'hypoderme contient du tissu adipeux en quantité variable selon les régions ; il constitue une *réserve de graisse* et forme un **isolant contre la déperdition de chaleur**. On distingue une **graisse de structure** et une graisse de dépôt. La graisse de structure est divisée en loges par des tractus conjonctifs formant des coussinets adipeux, p. ex. à la plante du pied. La **graisse de dépôt** est plus fréquente, p. ex. le *panicule adipeux* sous la peau du tronc. La **répartition de la graisse** est déterminée par des facteurs génétiques et contrôlée par des facteurs hormonaux : les hommes ont tendance à avoir une graisse plutôt au niveau de l'abdomen, alors que chez les femmes elle se situe préférentiellement aux hanches, aux fesses et aux seins. Par endroits, l'hypoderme est lâche et dépourvu de graisse (paupières, auricules, lèvres, pénis, scrotum). Au niveau de la face et du cuir chevelu (galéa aponévrotique), l'hypoderme est fermement adhérent à la musculature et aux tendons (bases de la mimique).

**A7** Poil, **A8** Glande sébacée, **A9** Muscle arrecteur du poil, **A10** Glande sudoripare eccrine, **A11** Couche musculaire.

**Vaisseaux sanguins.** Les **artères** (**B15**) forment un réseau entre la peau et l'hypoderme, dont les branches vont à la racine des poils, aux glandes sudoripares (**B14**), aux coussinets adipeux de l'hypoderme et au corps papillaire. Là se forme un **plexus subpapillaire** d'où partent des boucles capillaires (**B12**) dans les papilles. Les **veines** (**B16**) forment des réseaux sous les papilles, dans le derme et entre la peau et l'hypoderme, c'est le **plexus veineux cutané** (**B13**). La vitesse circulatoire peut être influencée par des **anastomoses artério-veineuses**, y compris des shunts spécifiques, les *glomus anastomotiques* des extrémités (p. ex. la pulpe des doigts, la pointe du nez). Des modifications dans la perfusion sanguine de la peau sont particulièrement importantes pour la thermorégulation. Les vaisseaux lymphatiques forment également des plexus.

Nerfs et organes sensoriels de la peau, *voir* p. 434.

### Derme et hypoderme

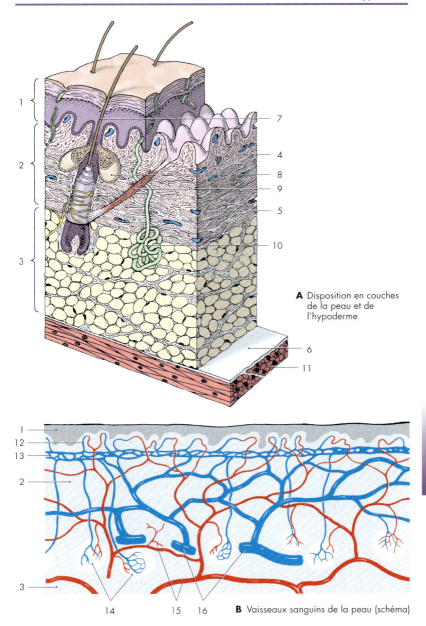

**A** Disposition en couches de la peau et de l'hypoderme

**B** Vaisseaux sanguins de la peau (schéma)

## Annexes de la peau

### Glandes de la peau

Les glandes de la peau (**A-E**) sont, comme les poils et les ongles, des annexes de la peau. Elles naissent de massifs épithéliaux solides de l'épiderme, qui pénètrent dans le mésenchyme voisin (derme) et se différencient en plusieurs types glandulaires.

### Glandes sudoripares

**Glandes sudoripares eccrines (A-B).** Les **glandes sudoripares eccrines** sont environ de 2 à 4 millions, innervées de façon cholinergique et réparties de façon variable selon les individus et la région du corps. Elles sont fréquentes sur le front, la paume des mains et la plante des pieds, rares à la nuque et aux cuisses. Les glandes sudoripares eccrines sont des **tubes épithéliaux étroits non ramifiés** (**A-B1**) qui s'enfoncent profondément dans le derme ou le haut hypoderme, et dont la partie terminale se rassemble en un peloton de 0,3 à 0,5 mm de diamètre (**pelotons glandulaires**). Les **parties terminales** tubulaires sont formées d'un épithélium monostratifié, parfois pluristratifié, *cylindro-cubique* dont les cellules contiennent des gouttelettes adipeuses, des granulations de glycogène et de pigments. Entre l'épithélium glandulaire et la membrane basale se trouvent des *cellules myoépithéliales* (**B2**) contractiles, ectodermiques, réparties de façon discontinue. La partie terminale se prolonge par un **canal excréteur** (**A3**) allongé un peu en tire-bouchon, couvert d'un épithélium cubique bistratifié et qui s'abouche à la surface de l'épiderme. Les tubes glandulaires sont entourés d'un tissu conjonctif à fibres fines (**A-B4**), riche en capillaires et en petites fibres nerveuses.

La **sécrétion acide** (pH 4,5) s'oppose à la croissance bactérienne (*gaine de protection acide*), sert par l'évaporation à la *thermorégulation* (fraîcheur d'évaporation), et sert à l'élimination d'électrolytes $Na^+$, $K^+$, $CL^-$ et $HCO_3^-$ (teneur en sel de cuisine environ 4 %). La sécrétion normale de sueur est de 100 à 250 ml par jour ; en cas de travail corporel intensif ou de température extérieure élevée, elle peut atteindre jusqu'à 5 litres par jour.

**A9** Vacuoles de graisse, **B10** Capillaires.

**Glandes sudoripares apocrines (C-D).** Les **glandes sudoripares apocrines**, innervées de façon adrénergique, se trouvent aux endroits recouverts de poils (fosse axillaire, mont du pubis, grande lèvre, scrotum, région périanale) mais aussi au mamelon et à l'aréole du sein, et au vestibule nasal. Elles sont constituées de **pelotons glandulaires tubulaires simples** avec souvent des pièces terminales alvéolaires élargies. Elles sont situées dans l'hypoderme et s'abouchent dans le follicule pileux. Leurs parties tubulaires sécrétrices sont couvertes par un épithélium unistratifié de hauteur variable. Ce qui les caractérise, ce sont les *reliefs cytoplasmiques* (**C5**) faisant saillie dans la lumière tubulaire et qui seront éliminés selon le mode de l'apocytose. Entre l'épithélium glandulaire et la membrane basale se trouvent des *cellules myoépithéliales* (**C-D6**) fusiformes en amas serrés.

Les glandes sudoripares apocrines produisent une **sécrétion alcaline** contenant des *matières odorantes* qui jouent un rôle dans la vie sexuelle et le comportement social. La sécrétion commence à la puberté. Les glandes sudoripares apocrines peuvent être le siège d'abcès. Les *glandes cérumineuses* du méat acoustique externe et les *glandes ciliaires* (glandes de Moll) de la paupière sont des glandes sudoripares modifiées.

### Glandes sébacées

Les **glandes sébacées holocrines** (**E**) proviennent le plus souvent d'ébauches de poil et débouchent dans le follicule pileux. Il existe des glandes sébacées libres, c'est-à-dire sans rapport avec un poil, au niveau des lèvres, de l'orifice nasal, de la bordure de la muqueuse jugale, du mamelon, de la paupière, de la petite lèvre, du gland du pénis et du prépuce. Les glandes sébacées pleinement développées, situées dans la couche supérieure du derme, sont des **glandes isolées multilobulaires, en forme de baies**, avec un conduit excréteur commun. Les **blocs sébacés** capables de se diviser possèdent une couche périphérique de *cellules matricielles proliférantes* (cellules germinatives) (**E7**). Celles-ci se glissent vers l'intérieur des blocs sébacés totalement dépourvus de lumière et y grandissent en cellules polyédriques faiblement colorables, qui se remplissent progressivement de vacuoles graisseuses et dont le noyau devient picnotique (**E8**). Finalement, les cellules se transforment complètement en **sébum.**

Le sébum, dont 1 à 2 g sont produits chaque jour, sort du follicule pileux et se répartit à la surface des cheveux et de l'épiderme, les rend souples et hydrophobes. Par son contenu en acides gras, le sébum est par ailleurs antiseptique.

Glandes de la peau **431**

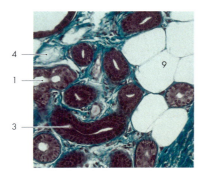

**A** Glandes sudoripares eccrines.
Coloration : trichrome ;
agrandissement 130x

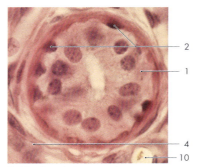

**B** Glande sudoripare eccrine.
Coloration : hématoxyline-éosine ;
agrandissement 600x

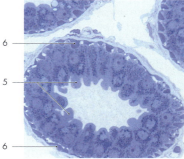

**C** Glandes sudoripares apocrines.
Coloration : bleu de méthylène-azur II ;
agrandissement 400x

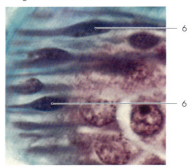

**D** Glande sudoripare apocrine.
Coloration : trichrome ;
agrandissement 650x

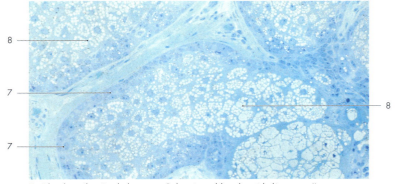

**E** Glandes sébacées holocrines. Coloration : bleu de méthylène-azur II ;
agrandissement 200x

# 432 **Peau** : annexes de la peau

## Poils

Les **poils** sont des fibres de corne pliables et résistants à la traction, et formés comme les ongles par l'épiderme (produits de transformation cornée de l'épiderme). Ils servent à la *perception tactile* et à la *protection thermique*. On distingue plusieurs types de poils : le **lanugo** (duvet) apparaît chez le fœtus et va jusqu'à l'âge de 6 mois ; il est court, fin, peu coloré et a ses racines dans le derme. Il est remplacé par un **poil intermédiaire** qui est transformé en poil définitif à la puberté. Les **poils définitifs** sont plus longs, plus épais, pigmentés, se disposent en groupes et ont leurs racines dans le haut de l'hypoderme. Ils comprennent les cheveux, les poils axillaires, pubiens et de la poitrine, les cils, les sourcils et la barbe. La face interne de la main, la plante du pied et certaines parties des organes génitaux externes restent sans poil.
Le poil définitif est inséré obliquement par rapport à la surface (courants, tourbillons) dans une **gaine radiculaire** cylindrique. Dans celle-ci s'abouche la *glande sébacée* (**A-D1**). Au-dessus se trouve l'*entonnoir pileux* (infundibulum) ; en dessous se détache un muscle lisse, le **M. arrecteur du poil** (**A-D2**). Il se termine sous l'épiderme, se contracte sous l'effet du froid ou de sensations psychiques comme la frayeur ou la crainte et redresse le poil (horripilation, chair de poule). Il peut en outre comprimer la glande sébacée.

**Structure microscopique.** On distingue la racine du poil (*radix pili*) (**A3**) et la tige du poil (*scapus pili*) (**A-D4**), qui dépasse la surface de l'épiderme. La **racine du poil** se place avec le **bulbe du poil** (**A5**) au-dessus de la *papille conjonctive* (**A6**), soulèvement arrondi du derme. Le bulbe, la papille et le tissu conjonctif adjacent forment ensemble le **follicule pileux**. Le **corps du poil** se compose essentiellement d'une écorce solide qui est constituée à partir de cellules kératinisées longitudinalement l'une sur l'autre comme des tuiles d'un toit et reliées par des tonofilaments. Elles entourent la *moelle* de façon tubulaire. La forme et la disposition des cellules kératinisées diffèrent selon les individus.

**Formation du poil.** C'est une **kératinisation modifiée** qui se fait à partir d'une dépression circonscrite de l'épiderme (**A-D7**) ; le poil est l'extrémité kératinisée, la gaine radiculaire épithéliale (**A8**), l'entonnoir épidermique et la gaine radiculaire conjonctive (**A9**) forment le « corps papillaire ». Le poil grandit à partir des cellules du bulbe pileux, nourries par la papille. Après destruction de cette matrice il n'y a plus de repousse possible.

**Couleur du poil.** Elle est déterminée par l'**inclusion de mélanine**, produite par les **mélanocytes de la matrice** provenant de la crête neurale et transmise ensuite aux cellules du bulbe pileux. Lors du grisonnement, la teneur en pigment diminue, la production de mélanine se tarit, les mélanocytes périssent. Il n'y a plus de mélanocytes dans le bulbe des poils blancs. L'inclusion de petites bulles d'air dans la moelle aboutit aussi au poil blanc. Chez les albinos, par un déficit d'enzyme les mélanocytes ne produisent pas de pigment.

**Cycle du poil.** La durée de vie d'un poil varie selon son type et sa localisation entre quelques semaines et plusieurs (3 à 5) années. Les cils et sourcils durent 100 à 150 jours. La croissance du poil est cyclique. La phase de croissance (0,3 à 0,4 mm/j ; **phase anagène**) est suivie d'une phase d'involution (**phase catagène**) et d'une phase de repos (**phase télogène**), puis le poil tombe. Environ 80 % des follicules pileux sont en phase de croissance, 15 à 20 % sont au repos. La chute quotidienne est de 50 à 100 poils. La matrice suspend son activité, les mélanocytes se retirent transitoirement, le bulbe épithélial (**B-D10**) se détache de la papille conjonctive et est éliminé vers l'extérieur avec l'extrémité inférieure épaissie en massue (**B-C-D**), « *poil en massue* » (**D11**). Des cellules qui subsistent au niveau de la papille (**C12**) étirée en cordon, il se forme un nouveau bulbe (**D13**) à partir duquel pousse un nouveau poil.

**Pilosité (E).** Elle est influencée par les hormones. Les **androgènes** stimulent la croissance des poils dans la barbe et la région génitale. Chez l'homme, la pilosité typique comporte des poils pubiens remontant en losange vers l'ombilic, la pilosité de la face interne des cuisses et de la poitrine ainsi que la barbe. Les **œstrogènes** prolongent la phase anagène, ce qui conduit à un épaississement de la pilosité. Chez la femme, la pilosité pubienne triangulaire et la faible pilosité sur le tronc sont typiques.

Poils **433**

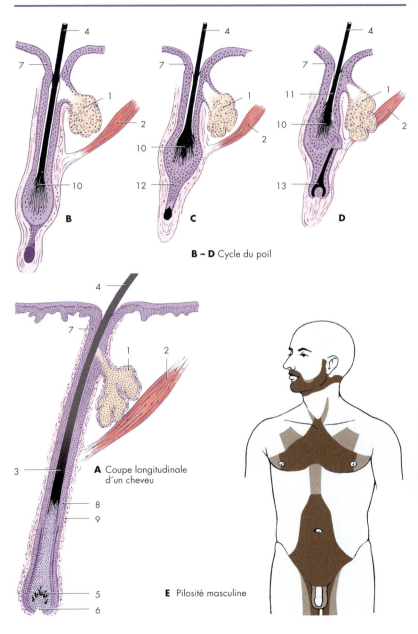

**B – D** Cycle du poil

**A** Coupe longitudinale d'un cheveu

**E** Pilosité masculine

# Ongles

Les **ongles**, produits de l'épiderme, protègent les extrémités des doigts et des orteils et servent en même temps à la sensation tactile, en formant une résistance à la pression qui s'exerce sur les coussinets tactiles des doigts (**C12**). La perte d'un ongle restreint la sensibilité tactile de la phalange correspondante.

**Structure.** Les ongles sont des **plaques cornées** (**B-C1**), ternes mais encore transparentes, bombées, épaisses d'environ 0,5 mm, qui se composent de squames cornées polygonales, placées comme les tuiles d'un toit, dans lesquelles les tonofibrilles ont fusionné en trois couches qui s'entrecroisent. L'ongle repose dans le **lit de l'ongle** (**B-C2**) et l'hyponychium (**B3**) (*voir* plus bas). En proximal, l'ongle est entouré par un pli cutané, le **vallum de l'ongle** (**B-C4**), qui forme au niveau de la **racine de l'ongle** (**B5**) le **sinus de l'ongle**, profond d'environ 0,5 cm. Au fond du sinus se trouve la matrice de l'ongle (**B6**). Sa limite antérieure, une zone blanchâtre, est décrite comme la lunule (**A7**). À partir du bord libre du vallum de l'ongle (**B-C4**), une pellicule épithéliale, l'**éponychium** (**C8**), pousse sur la surface de l'ongle ; elle est remplacée à la manucure par la lunule. Le bord latéral de l'ongle est incurvé, formant la **rainure de l'ongle** (**C9**). La rainure proximale de l'ongle se prolonge en distal par la **cuticule**.

**Lit de l'ongle et hyponychium** (**B-C2**). Le lit de l'ongle est formé en proximal par du tissu épithélial sous la racine de l'ongle (**B5**), la **matrice** (**B6**), à partir de laquelle l'ongle croît de 0,5 à 1 mm par semaine. Le lit de l'ongle se prolonge distalement à la **lunule** (**A7**) par l'**hyponychium** (**A-B3**) qui apparaît de couleur rose sombre à travers l'ongle ; il ne se compose plus que d'une *couche germinative* sur laquelle l'ongle est poussé distalement. Il se pose directement contre la couche cornée de l'ongle. Son corps papillaire est formé de *fines crêtes longitudinales* qui s'engrènent avec les crêtes correspondantes du derme. Le chorion à son tour est relié au périoste des phalanges distales (**C10**) par de *solides rétinacula*. Dans les crêtes du derme se trouvent des *pelotons capillaires*, qui produisent la teinte rosée de l'ongle.

L'hyponychium se prolonge en distal par le **bord de l'ongle** (**B11**).

> **Remarques cliniques.** À l'occasion de certaines maladies, les ongles peuvent subir d'importantes modifications en taille, en surface et en couleur. Après des traumatismes au niveau de la matrice, il se produit fréquemment des modifications permanentes de l'ongle. Lorsque la matrice est complètement détruite, il ne se forme plus d'ongle. Avec l'âge, il se produit chez beaucoup d'individus une striation longitudinale du corps de l'ongle, assez souvent aussi une constitution superficielle en lamelles. Une fragilité anormale des ongles se manifeste par une cassure, une fragmentation ou une fissure à partir du bord libre de l'ongle (onychorrhexis).

## Fonction sensorielle de la peau – Organes de la sensibilité somato-viscérale

Toutes les couches de la peau sont richement innervées, en faible partie par des **nerfs végétatifs** destinés aux glandes, aux cellules musculaires lisses et aux vaisseaux, en grande partie par des **nerfs sensitifs**. Ils font de la peau un organe sensoriel indispensable à la vie, grâce auquel l'homme perçoit des **sensations tactiles, thermiques, douloureuses et vibratoires**. La qualité des perceptions ainsi que les nerfs sensitifs sont répartis de façon variable sur la peau des différentes régions corporelles. Des **corpuscules nerveux terminaux** de divers types de structure (organes de la sensibilité somato-viscérale) sont mis en connexion avec différents types de perceptions. Des mécano-récepteurs de la peau sont entre autres les **corpuscules de Ruffini** (perception de la pression) dans le derme de la peau à papilles délomorphes et adélomorphes, les **corpuscules du tact de Meissner** (**D1**) (toucher) qui se trouvent dans les papilles de la peau délomorphe (surtout denses à l'extrémité des doigts, sensation du toucher), les **corpuscules de Vater-Paccini** (**D2**) (vibration) que l'on rencontre surtout dans l'hypoderme (**D3**). La figure (**D**) ne donne qu'une présentation approximative. Des mécano-récepteurs de l'appareil locomoteur sont les **fuseaux musculaires** et les **organes de Golgi tendineux** (*voir* détails Tome 3).

Ongles et fonction sensorielle de la peau **435**

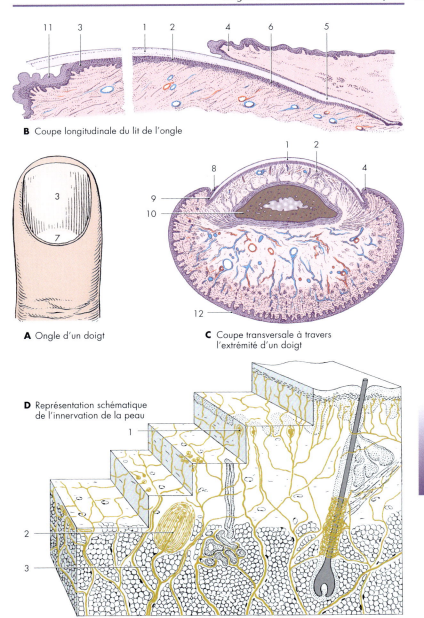

**B** Coupe longitudinale du lit de l'ongle

**A** Ongle d'un doigt

**C** Coupe transversale à travers l'extrémité d'un doigt

**D** Représentation schématique de l'innervation de la peau

Peau

# Sein et glande mammaire

Le **sein** est constitué de la **glande mammaire** et d'un stroma conjonctif. Le tissu glandulaire se développe à partir d'ébauches de glandes apocrines.

**Développement du sein.** Dans les deux sexes se développe vers la fin du $1^{er}$ mois embryonnaire, de chaque côté, sur le tronc entre la région des arcs branchiaux et la queue, un épaississement épithélial en forme de bande, la **bande lactifère** ; à partir de celle-ci à la $6^e$ semaine embryonnaire apparaît la **crête lactifère**, entre les points de départ des ébauches des membres. Dans cette crête se forment des groupes de glandes apocrines. Au cours du $3^e$ mois de grossesse, la crête lactifère régresse à l'exception d'un reliquat situé au-dessus du $4^e$ espace intercostal, l'**éminence lactée**. L'**ébauche de la glande mammaire définitive** se compose d'environ 15 à 20 petits conduits lactifères avec des embouts terminaux, d'où va plus tard se développer le parenchyme glandulaire.

Chez le **nouveau-né**, aussi chez le garçon, les glandes mammaires sont développées sous l'influence des hormones placentaires maternelles, de telle sorte qu'elles présentent une surface bombante visible et palpable, et émettent le « lait de sorcière » dans les premiers jours après la naissance. Pendant l'**enfance** la croissance de la glande est lente ; à la **puberté** elle s'accélère rapidement, et il se forme d'abord le « bourgeon mammaire ». Le développement du sein féminin à la puberté se fait sous l'influence des œstrogènes, de la prolactine et de l'hormone de croissance, avec de grandes variantes individuelles dans la taille, la forme et la consistance. L'inclusion de tissu adipeux en quantité variable joue un rôle important. Lors de la **grossesse**, la glande mammaire se développe fortement. Vers la fin de la grossesse commence la sécrétion lactée. Après le **sevrage**, les glandes involuent et le tissu conjonctif se renforce.

## Aspect macroscopique

**Sein (B).** Chez la femme en activité génitale, les seins ont la forme d'hémisphères modifiés (sein discoïde, hémisphérique, conique). Ils se placent entre la $3^e$ et la $7^e$ côte, de part et d'autre de la ligne médiane, entre le sternum et la fosse axillaire sur le fascia pectoral. Entre le sein et les fascias, il y a une mince couche de *tissu conjonctif interstitiel*, qui permet la mobilité du sein sur la paroi thoracique antérieure (**D**). Le sein est fixé par des faisceaux de fibres de collagène, les **Lig. suspenseurs du sein** (ligaments de Cooper) entre le derme et le système conjonctif du sein, de sorte que la situation du sein ne bouge que très peu en fonction des différentes attitudes du corps. Il y a souvent un prolongement, le **processus axillaire latéral**, au-dessus du bord du M. grand pectoral en direction de la fosse axillaire (**C**). La dépression entre les deux seins est le **sillon intermammaire**.

**Mamelon.** La **papille mammaire** (**A1**), haute de 10 à 12 mm, légèrement orientée vers le haut et l'extérieur, s'élève le plus souvent au milieu de l'**aréole mammaire** (**A2**), plus pigmentée. La peau fripée du mamelon et de l'aréole est généralement plus colorée que celle autour, en particulier chez les femmes qui ont eu des grossesses. La pointe du mamelon reste non pigmentée. Dans la région périphérique de l'aréole se trouvent 10 à 15 petits tubercules arrondis, les **glandes aréolaires** (**A3**) (tubercules de Montgomery). Elles contiennent des **glandes sudoripares apocrines et eccrines**, ainsi que des *glandes sébacées holocrines* dont les sécrétions augmentent durant la lactation afin d'humidifier le mamelon pour les lèvres de l'enfant.

**Variantes.** Lorsque le mamelon est **aplati** ou **rétracté**, la succion peut devenir difficile. Il peut exister des **glandes mammaires surnuméraires** plus ou moins développées (hypermastie) (**E**) ; quand il y a seulement des mamelons surnuméraires, on parle d'**hyperthélie**.

**Sein de l'homme.** L'ébauche du **sein chez l'homme** correspond à celle de la femme, mais demeure sous-développée. Le corps glandulaire a environ 1,5 cm de large et 0,5 cm d'épaisseur et ne contient que quelques conduits épithéliaux ramifiés. À la puberté peut apparaître un développement transitoire plus intense du corps glandulaire (**gynécomastie**).

**Remarques cliniques.** Des modifications de la mobilité ou de la symétrie des seins, aussi en rapport avec la situation du mamelon, peuvent résulter de maladies du sein (carcinome) ou de l'appareil locomoteur. Les chiffres en C renseignent sur la **fréquence des carcinomes** du sein selon les quadrants. Pour la vascularisation lymphatique des seins, *voir* p. 82.

Aspect macroscopique du sein **437**

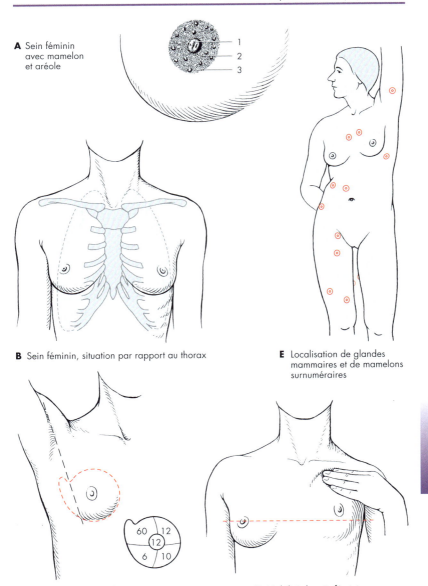

**A** Sein féminin avec mamelon et aréole

**B** Sein féminin, situation par rapport au thorax

**C** Extension de la glande mammaire vers la fosse axillaire, et fréquence des carcinomes selon Bailey

**D** Mobilité du sein féminin

**E** Localisation de glandes mammaires et de mamelons surnuméraires

Peau

## Structure microscopique et fonction

Le sein se compose d'un **corps glandulaire** (**A1**) qui comporte des lobes glandulaires coniques et d'un tissu graisseux, le **corps adipeux** (**A2**) qui est entouré et cloisonné par du tissu conjonctif. La taille du sein dépend surtout de la taille du corps adipeux. Dans les petits seins prédomine le tissu glandulaire, dans les gros seins le tissu adipeux. La tension du sein dépend de l'état du tissu conjonctif et du remplissage des loges adipeuses.

L'**involution du tissu glandulaire** débute entre 35 et 45 ans. Les lobes glandulaires sont alors remplacés par du tissu adipeux. Les Lig. suspenseurs du sein (**A3**) perdent leur solidité. Avec l'âge, le tissu adipeux diminue aussi.

**A4** Fascia pectoral, **A5** M. grand pectoral, **D** Image radiologique des conduits lactifères (mammographie).

**Glande mammaire au repos (B).** L'architecture d'une glande mammaire post-pubertaire au repos est caractérisée par une organisation radiaire irrégulière en **15 à 20 glandes** séparées, tubulaires et ramifiées, dont les branches terminales forment les lobes glandulaires. Chaque lobe glandulaire possède un **conduit excréteur** (**A-C6**), tube épithélial ramifié avec lumière étroite. Ses branches, les **conduits lactifères** (**A-B7**), sont séparées par du tissu conjonctif (**B-C8**), possèdent un épithélium bi- ou pluristratifié et se terminent en petite boule à leur extrémité. Sous le mamelon, au niveau de sa base, les conduits lactifères s'élargissent en **sinus lactifères** (**A9**), fusiformes, larges d'environ 1 à 2 mm, et qui peuvent atteindre 8 mm en période de lactation. Ils se jettent dans d'étroits **conduits excréteurs** qui s'abouchent à la surface du mamelon. Les conduits lactifères, les tubules ramifiés et les pièces terminales sont inclus dans un **stroma conjonctif dense** (**B-C8**), qui ne devient lâche que dans l'environnement immédiat de ces structures, c'est la *gaine conjonctive* (**B10**). Lors du cycle menstruel, le sein augmente de volume, de 15 à 45 ml, par un accroissement des conduits lactifères.

**Glande mammaire au cours de la lactation** (**C**). Dès la 5e à 6e semaine de grossesse, les conduits lactifères s'accroissent sous l'influence œstrogénique ; simultanément de nouveaux bourgeons glandulaires apparaissent et le tissu conjonctif est repoussé. Vers le milieu de la grossesse, les conduits lactifères deviennent perméables ; les bourgeons latéraux et terminaux se transforment, sous l'influence de la progestérone et de la prolactine, en alvéoles (**C11**) couvertes d'un épithélium cubique monostratifié. Parallèlement à l'accroissement du parenchyme glandulaire, les tissus conjonctif et adipeux diminuent ; le sein se gonfle et change de consistance. Au 9e mois de grossesse, débute la production de **colostrum**, induite par la prolactine et contenant des gouttelettes graisseuses, des lymphocytes, des phagocytes et des débris cellulaires. Environ trois jours après l'accouchement, on observe la « **montée de lait** », qui contient outre des gouttelettes lipidiques, des protéines, du lactose, des ions et des anticorps. Environ à partir du 14e jour post-partum le **lait maternel mûr** est sécrété.

Au **moment le plus fort de la lactation**, des **gouttelettes de graisse** sont formées dans les cellules glandulaires devenues cylindriques et libérées dans la lumière des alvéoles entourées d'une membrane (apocytose). Simultanément apparaît une production active de protéines, avant tout de la **caséine**. Les alvéoles et les conduits lactifères sont entourés de cellules myoépithéliales, qui se contractent sous l'influence de l'ocytocine et participent ainsi à l'allaitement. La sécrétion de la prolactine et de l'ocytocine est entretenue par la stimulation tactile du mamelon (**réflexe neuro-hormonal**). Lors du **sevrage**, il se produit une stase lactée. Les alvéoles sont hypertrophiées puis éclatent, la sécrétion de lait se tarit. Des phagocytes éliminent les reliquats lactés ; le tissu glandulaire involue.

Sous le mamelon et l'aréole (*voir* p. 436) se trouve un système de *cellules musculaires lisses circulaires et radiaires* (**A12**), qui sont fixées par de puissantes fibres élastiques à la peau, aux conduits lactifères et aux veines. Ce **système musculo-élastique** entraîne l'érection du mamelon, en contractant l'aréole et en dilatant les conduits lactifères et les veines. Lors de l'allaitement, le nourrisson, par pression alternante des lèvres et des maxillaires, vide les sinus lactifères qui se remplissent aussitôt après.

Structure microscopique et fonction du sein et de la glande mammaire **439**

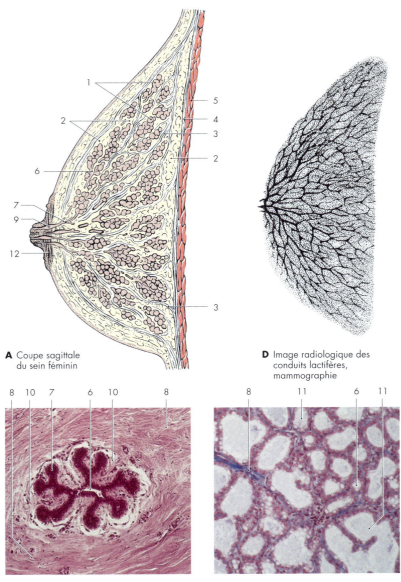

**A** Coupe sagittale du sein féminin

**D** Image radiologique des conduits lactifères, mammographie

**B** Glande mammaire au repos. Coloration : hématoxyline-éosine ; agrandissement 80x

**C** Glande mammaire au cours de la lactation. Coloration : azan ; agrandissement 120x

Peau

# Bibliographie

## Anatomie

Appell HJ, Stang-Voss C. Funktionelle Anatomie. 4. Aufl. Heidelberg: Springer 2008

Aumüller G. Duale Reihe Anatomie. Buch und DVD. 2. Aufl. Stuttgart, New York: Thieme 2010

Benninghoff A. Anatomie. Makroskopische Anatomie, Histologie, Embryologie, Zellbiologie. Hrsg. von Drenckhahn D. München, Jena: Urban & Fischer. Bd. 1. Zellen- und Gewebelehre, Entwicklungslehre, Skelett- und Muskelsystem, Atemsystem, Verdauungssystem, Harn- und Genitalsystem. 17. Aufl. 2008; Bd. 2. Herz-Kreislauf-System, Lymphatisches System, Endokrines System, Nervensystem, Sinnesorgane, Haut. 16. Aufl. 2004

Bommas-Ebert U, Teubner P, Voß R. Kurzlehrbuch Anatomie und Embryologie. 3. Aufl. Stuttgart, New York: Thieme 2011

Buchmann P. Lehrbuch der Proktologie. 4. Aufl. Bern, Güttingen, Toronto, Seattle: Hans Huber; 2002

Caspar W. Medizinische Terminologie. 2. Aufl. Stuttgart, New York: Thieme 2007

Drake LR, Vogel W, Mitchell AWM. Gray's Anatomie für Studenten mit Student Consult-Zugang. Über-setzt und herausgegeben von Friedrich Paulsen. Jena, München: Elsevier-Urban & Fischer 2007

Gertz SD. Basiswissen Neuroanatomie. Leicht verständlich, knapp, klinikbezogen. Übersetzung und Bearbeitung von Schünke M und Schünke G. 4. Aufl. Stuttgart, New York: Thieme 2003

Faller A. Die Fachwörter der Anatomie, Histologie und Embryologie, Ableitung und Aussprache. 29. Aufl. München: Bergmann 1978

Faller A, Schünke M. Der Kürper des Menschen. Ein-führung in Bau und Funktion. 16. Aufl. Stuttgart, New York: Thieme 2012

Feneis H, fortgeführt von Dauber W. Feneis' Bild-Lexikon der Anatomie. 10. Aufl. Stuttgart, New York: Thieme 2008

Frick H, Leonhardt H, Starck D. Allgemeine Anatomie. Spezielle Anatomie I, Extremitäten, Rumpfwand, Kopf, Hals. Taschenlehrbuch der gesamten Anatomie, Bd. I. 4. Aufl. Stuttgart, New York: Thieme 1992

Frick H, Leonhardt H, Starck D. Spezielle Anatomie II. Eingeweide, Nervensystem, Systematik der Muskeln und Leitungsbahnen. Taschenlehrbuch der gesamten Anatomie, Bd. II 4. Aufl. Stuttgart, New York: Thieme 1992

Fritsch H, Lienemann A, Brenner E, Ludwikowski B. Clinical Anatomy of the Pelvic Floor. In: Advances in Anatomy, Embryology and Cell Biology. Vol. 175. Berlin, Heidelberg, New York, Hong Kong, London, Milan, Paris, Tokyo: Springer 2004

Hansen JT, Lambert DR. Netters Klinische Anatomie. Stuttgart, New York: Thieme 2006

Henne-Bruns D. Duale Reihe Chirurgie. 4. Aufl. Stuttgart, New York: Thieme 2012

Kahle W, Frotscher M. Taschenatlas Anatomie. Bd. 3. Nervensystem und Sinnesorgane. 11. Aufl. Stuttgart, New York: Thieme 2013

Küpf-Maier R Wolf-Heideggers Anatomie des Menschen. Bd. 1: Allgemeine Anatomie, Rumpfwand, obere und untere Extremität. Bd. 2: Kopf und Hals, Brust, Bauch, Becken, ZNS, Auge, Ohr. 6. Aufl. Basel: Karger 2004

Lippert H. Lehrbuch Anatomie. 8. Aufl. München, Jena: Urban & Fischer/Elsevier 2011

Moses KP, Banks JC, Nava PB, Petersen D. Atlas of Clinical Gross Anatomy. Elsevier Mosby 2005

Netter FH. Atlas der Anatomie. 4. Aufl. München: Elsevier 2008

Netter FH. Atlas der Anatomie. 5. Aufl. München: Elsevier 2011

Platzer W. Taschenatlas der Anatomie. Bd. 1. Bewegungsapparat, 11. Aufl. Stuttgart, New York: Thieme 2013

Rauber/Kopsch. Anatomie des Menschen. Lehrbuch und Atlas. Hrsg. von Leonhardt H, Tillmann B, Töndury G, Zilles K. Band I: Bewegungsapparat. Hrsg. und bearbeitet von Tillmann B. 3. Aufl. Stuttgart, New York: Thieme; 2003 Band II. Innere Organe. Hrsg. von Leonhardt H. Stuttgart, New York: Thieme; 1987 Band III: Nervensystem und Sinnesorgane. Hrsg. und bearbeitet von Krisch B, Kubik S, Lange W, Leonhardt H, Leuenberger P, Tiindury G und Zilles K. Stuttgart, New York: Thieme; 1987 Band IV: Topographie der Organsysteme. Systematik der Leitungsbahnen. Hrsg. und bearbeitet von Leonhardt H, Tillmann B, Zilles K. Stuttgart, New York: Thieme 1988

Rohen J, Lütjen-Drecoll, E. Funktionelle Anatomie des Menschen. 11. Aufl. Stuttgart, New York: Schattauer 2006

Rohen J. Topographische Anatomie des Menschen. 10. Aufl. Stuttgart, New York: Schattauer; 2000, Nachdruck 2008

Schiebler TH, Korf HW Anatomie. 10. Aufl. Berlin, Heidelberg: Steinkopff/Springer 2007

Schünke M, Schulte E, Schumacher U, Voll M, Wesker K. PROMETHEUS - LernAtlas der Anatomie. Allgemeine Anatomie und Bewegungssystem. 3. Aufl. Stuttgart, New York: Thieme 2011

Schünke M, Schulte E, Schumacher U, Voll M, Wesker K. PROMETHEUS – LernAtlas der Anatomie. Kopf, Hals und Neuroanatomie. 3. Aufl. Stuttgart, New York: Thieme 2012

Schulze P, Donalies C. Anatomisches Würterbuch. Lateinisch-Deutsch/Deutsch-Lateinisch. 8. Aufl. Stuttgart, New York: Thieme 2008

Schumacher GH, Aumüller G. Topographische Anatomie des Menschen. 7. Aufl. München, Jena: Elsevier – Urban & Fischer 2004

Sobotta J. Anatomie des Menschen. Der komplette Atlas in einem Band. Hrsg. von Putz R, Pabst R. München, Jena: Elsevier-Urban & Fischer 2007

Standring S. Gray's Anatomy. 40th ed. New York, Edinburgh, London, Oxford, St. Louis, Sidney, Toronto: ELSEVIER Churchill Livingstone 2008

Terminologia Anatomica. International Anatomical Terminology. Ed. by the Federative International Programme on Anatomical Terminologies (FIPAT). 2nd ed. Stuttgart, New York: Thieme 2011

Thiel W. Photographischer Atlas der Praktischen Anatomie. 2. Aufl. Berlin, Heidelberg, New York, Hongkong, London, Mailand, Paris, Tokyo: Springer 2006

Tillmann B. Atlas der Anatomie mit Muskeltrainer. 2. Aufl. Berlin, Heidelberg: Springer 2009

Tillmann B. Farbatlas der Anatomie-Zahnmedizin – Humanmedizin. Kopf, Hals, Rumpf. Stuttgart, New York: Thieme 1997

Trepel M. Neuroanatomie mit StudentConsult-Zugang. Struktur und Funktion. 5. Aufl. Jena, München: Elsevier-Urban & Fischer 2011

Ulfig N. Kurzlehrbuch Neuroanatomie. 1. Aufl. Stuttgart, New York: Thieme 2008

Waldeyer A. Anatomie des Menschen. Hrsg. von Anderhuber F, Pera F, Streicher J.19. Aufl. Berlin, New York: Walter de Gruyter 2012

Whitaker RH, Borley NR. Anatomiekompass. Taschenatlas der anatomischen Leitungsbahnen. 2. Aufl. Stuttgart, New York: Thieme 2003

## Histologie, biologie cellulaire et anatomie microscopique

Alberts B, Johnson A, Lewis J, Raff M, Roberts K, Walter P. Hrsg. u. übers. von Schäfer U. Molekularbiologie der Zelle. 5. Aufl. Weinheim: Wiley-VCH 2011

Bucher O, Wartenberg H. Cytologie, Histologie und mikroskopische Anatomie des Menschen. 12. Aufl. Bern: Huber 1997

Junqueira LC, Carneiro J, Hrsg. Von Gratzl M: Histologie. 6. Aufl. Berlin, Heidelberg: Springer 2005

Kühnel W. Taschenatlas Histologie. 12. Aufl. Stuttgart, New York: Thieme 2008

Lüllmann-Rauch R. Taschenlehrbuch Histologie. 4. Aufl. Stuttgart, New York: Thieme 2012

Michna H. The Human Macrophage System: Activity and Functional Morphology. In: Bibliotheca Anatomica. Ed. W. Lierse. Basel: Karger 1988

Rohen J, Lütjen-Drecoll E. Funktionelle Histologie. 4. Aufl. Stuttgart, New York: Schattauer 2000

Sobotta J. Atlas Histologie. Zytologie, Histologie und Mikroskopische Anatomie. Hrsg. von Welsch U. 7. Aufl. München, Jena: Urban & Fischer 2005

Sobotta J. Lehrbuch Histologie. Hrsg. von Welsch U. München, 3. Aufl. Jena: Elsevier-Urban & Fischer 2010

Ulfig N. Kurzlehrbuch Histologie. 3. Aufl. Stuttgart, New York: Thieme 2011

## Embryologie, biologie du développement et pédiatrie

Baraitser M, Winter RM. Fehlbildungssyndrome. 2. Aufl. Bern, Güttingen, Toronto, Seattle: Hans Huber 2001

Christ B, Brand-Saberi B. Molekulare Grundlagen der Embryonalentwicklung. Berlin: Lehmanns Media 2004

Christ B, Wachtler F. Medizinische Embryologie. Molekulargenetik-Morphologie-Klinik. Wiesbaden: Ulistein Medical 1998

Drews U. Taschenatlas Embryologie. 2. Aufl. Stuttgart, New York: Thieme 2006

Hinrichsen KV (Hrsg.). Humanembryologie. Lehrbuch und Atlas der vorgeburtlichen Entwicklung des Menschen. Berlin, Heidelberg: Springer 1990

Moore KL, Persaud TVN, Viebahn C. Embryologie. München, Jena: Elsevier-Urban & Fischer 2007

Niessen KH. Pädiatrie. 6. Aufl. Stuttgart, New York: Thieme 2001

O'Rahilly R, Müller F, Rager G. Embryologie und Teratologie des Menschen. Bern, Güttingen, Toronto, Seattle: Huber 2002

Sadler TW. Medizinische Embryologie. 11. Aufl. Stuttgart, New York: Thieme 2008

Ulfig N. Kurzlehrbuch Embryologie. 2. Aufl. Stuttgart, New York: Thieme 2009

## Imagerie

Fleckenstein P, Tranum-Jensen J. Rüntgenanatomie. Normalbefunde in Rüntgen, CT, MRT, Ultraschall und Szintigraphie. München, Jena: Elsevier – Urban & Fischer 2004

Kopp H, Ludwig M. Checkliste Doppler- und Duplexsonografie. Checklisten der aktuellen Medizin. 4. Aufl. Stuttgart, New York: Thieme 2012

Koritke JG, Sick H. Atlas anatomischer Schnittbilder des Menschen. München: Urban & Schwarzenberg 1982

Möller TB, Reif E. Rüntgennormalbefunde. 4. Aufl. Stuttgart, New York: Thieme 2003

Möller TB, Reif E. Taschenatlas der Schnittbildanatomie. Bd. 2. Thorax, Abdomen, Becken. Computertomographie und Kernspintomographie. 3. Aufl. Stuttgart, New York: Thieme 2010

Oestmann JW. Radiologie. Vom Fall zur Diagnose. 2. Aufl. Stuttgart, New York: Thieme 2005

Weiser HF, Birth M (Hrsg.). Viszeralchirurgische Sonographie. Lehrbuch und Atlas. Berlin, Heidelberg: Springer 2000

## 442 Bibliographie

### Système cardiocirculatoire

Anderson RH, Becker AE. Anatomie des Herzens. Ein Farbatlas. Stuttgart, New York: Thieme 1982

Balletshofer B, Claussen C, Haring HU. Herz und Gefäge. Ein handlungsorientierter Leitfaden für Me-dizinstudenten. Tübinger Curriculum. Stuttgart, New York: Thieme 2006

Bargmann W, Doerr W. Das Herz des Menschen. Bd. I. Stuttgart, New York: Thieme 1963

Block B. Pol-Leitsymptome. Herz-Kreislauf-System. Stuttgart, New York: Thieme 2006

Földi M, Casley-Smith JR. Lymphangiology. Stuttgart: Schattauer 1983

Kubik S. Visceral lymphatic system. In Viamonte (jr.) M, Rüttimann A. Atlas of Lymphography. Stuttgart, New York: Thieme 1980

Loose KE, van Dongen RJAM. Atlas of Angiography. Stuttgart, New York: Thieme 1976

Staubesand J. Funktionelle Morphologie der Arterien, Venen und arteriovenüsen Anastomosen. In: Angiologie. Hrsg. von Heberer G, Rau G, Schoop W, begr. von Ratschow M. 2. Aufl. Stuttgart, New York: Thieme 1974

Tomanek RJ, Runyn RB. Formation of the Heart and its Regulation. Basel: Birkhäuser 2001

### Appareil respiratoire

Becker W. Atlas der Hals-Nasen-Ohren-Krankheiten einschlieglich Bronchien und Ösophagus. 2. Aufl. Stuttgart, New York: Thieme 1991

Block B. Pol-Leitsymptome. Respiratorisches System. Stuttgart, New York: Thieme 2006

Crystal RG, West JB, Barnes PJ, Weibel ER (eds). The Lung. Scientific Foundations., 2 Vol. 2nd ed. Philadelphia: Lippincott Williams & Wilkins 1997

Lang J. Klinische Anatomie der Nase, Nasenhöhle und Nasennebenhöhlen. Stuttgart, New York: Thieme 1995

Muarray JF. Die normale Lunge. Grundlagen für Diagnose und Therapie von Lungenkrankheiten. Stuttgart, New York: Thieme 1978

Tillmann B, Wustrow I. Kehlkopf. In Berendes J, Link R, Züllner F. Hals-Nasen-Ohren-Heilkunde in Praxis und Klinik (S.1-101). 2. Aufl. Bd. IV/I. Stuttgart, New York: Thieme 1982

### Appareil digestif

Berkovitz BKB, Boyde A, Frank RM, Hôhling HJ, Moxham BJ, Nalbandian J, Tonge CH. Teeth. Handbook of Microscopic Anatomy (ed. by Oksche A, Vollrath L). Vol V/6. Berlin, Heidelberg: Springer 1989

Block B. Pol-Leitsymptome. Gastrointestinaltrakt. Leber, Pankreas und biliäres System. Stuttgart, New York: Thieme 2006

Krentz K. Endoskopie des oberen Verdauungstraktes. Atlas und Lehrbuch. 2. Aufl. Stuttgart, New York: Thieme 1982

Liebermann-Meffert D, White H. The Greater Orpnentum. Berlin, Heidelberg: Springer 1983

Motta P, Muto M, Fujita T. Die Leber: Rasterelektronenmikroskopischer Atlas. Stuttgart: Schattauer 1980

Schroeder HE. The Periodontium. Handbook of Microscopic Anatomy (ed. By Oksche A, Vollrath L). Vol. V/5. Berlin, Heidelberg: Springer 1986

Schroeder HE. Orale Strukturbiologie. Entwicklungsgeschichte, Struktur und Funktion normaler Hart- und Weichgewebe der Munclhühle und des Kiefergelenks. 5. Aufl. Stuttgart, New York: Thieme 2000

Stelzner F. Die anorectalen Fisteln. 3. Aufl. Berlin, Heidelberg: Springer 1981

### Appareil urinaire

Gosling JA, Dixon JS, Humpherson JR. Funktionelle Anatomie der Nieren und ableitenden Harnwege. Ein Farbatlas. Stuttgart, New York: Thieme 1990

Inke G. Gross Structure of the Human Kidney. Advances of Morphological Cells Tissues, p. 71. New York: Liss AR 1981

Kuhlmann U. u. a. (Hrsg). Nephrologie. Pathophysiologie-Klinik-Nierenersatzverfahren. 5. Aufl. Stuttgart, New York: Thieme 2008

Sökeland J, Rübben H. Taschenlehrbuch Urologie. 14. Aufl. Stuttgart, New York: Thieme 2007

### Appareil génital masculin

Aumüller G. Prostate gland and seminal vesicles. In: Oksche A. Vollrath L. Handbuch der mikroskopischen Anatomie des Menschen. Bd. 7/6. Berlin, Heidelberg: Springer 1979

Holstein AF, Rossen-Runge EC. Atlas of human spermatogenesis. Berlin: Grosse 1981

Nieschlag E, Bartlett J. Testes. In Bettendorf G, Breckwoldt M (Hrsg.): Reproduktionsmedizin. 5.100115. Stuttgart: Fischer 1989

Schirren C. Praktische Andrologie, 2. Aufl. Berlin: Schering 1982

Wartenberg H. Differentiation and development of the testes. In: Burger H, de Kretser D (eds.): The Testis. New York: Raven Press 1981

### Appareil génital féminin

Benirschke K, Kaufmann P, Baergen RN. Pathology of the Human Placenta. 5th ed. New York: Springer 2006

Breckwoldt M, Kaufmann M, Pfleiderer A. Gynäkologie und Geburtshilfe. 5. Aufl. Stuttgart, New York: Thieme 2007

Döring GK. Empfängnisverhütung. Ein Leitfaden für Arzte und Studenten. 12. Aufl. Stuttgart, New York: Thieme 1990

Frangenheim H, Lindemann H-J. Die Laparoskopie in der Gynäkologie, Chirurgie und Pädiatrie. 3. Aufl. Stuttgart, New York: Thieme 1977

Horstmann E, Stegner H-E. Tube, Vagi na und äugere weibliche Geschlechtsorgane. In: Handbuch der

## Bibliographie **443**

mikroskopischen Anatomie des Menschen. Erg. zu Bd. VII/1. Hrsg. von Bargmann W. Berlin, Heidelberg: Springer 1966

Kaufmann P. Plazentation und Plazenta. In: Hinrichsen KV (Hrsg): Humanembryologie. Berlin, Heidelberg, New York: Springer 1991

Krebs D, Schneider HPG. Reproduktion, Infertilität, Sterilität. München, Wien, Baltimore: Urban & Fischer 1998

Künzel W. Schwangerschaft I. In: Bender HG, Diedrich K, Künzel W, Klinik der Frauenheilkunde und Geburtshilfe, Band 4.4. Aufl. München, Jena: Urban & Fischer 2002

Künzel W. Schwangerschaft II. In: Bender HG, Diedrich K, Künzel W, Klinik der Frauenheilkunde und Geburtshilfe, Band 5.4. Aufl. München, Jena: Urban & Fischer 2002

Künzel W. Geburt I. In: Bender HG, Diedrich K, Künzel W, Klinik der Frauenheilkunde und Geburts-hilfe, Band 6.4. Aufl. München, Jena: Urban & Fischer 2002

Künzel W, Wulf KH. Geburt II. In: Wulf KH, Schmidt-Matthiessen H, Klinik der Frauenheilkunde und Geburtshilfe, Band 7.4. Aufl. München, Jena: Urban & Fischer 2002

Netter FH. NETFERs Gynäkologie. Stuttgart, New York: Thieme 2006

Stauber M, Weyerstahl T. Duale Reihe Gynikologie und Geburtshilfe. Buch und CD-ROM. 3. Aufl. Stuttgart, New York: Thieme 2007

## Système endocrinien

Aschoff J, Daan S, Groos GA. Vertebrate Circadian Systems. Structure and Physiology, Berlin, Heidelberg: Springer 1982

Bachmann R. Die Nebenniere. In: Handbuch der mikroskopischen Anatomie des Menschen, Bd. VI/5, hrsg. von Bargmann W. Berlin, Heidelberg: Springer 1954

Bargmann W. Die Schilddrüse. In v. Müllendorff W. Handbuch der mikroskopischen Anatomie des Menschen, Bd. VI/2. Berlin, Heidelberg: Springer 1939 (S. 2-136)

Bargmann W. Die Epithelkürperchen. In v. Müllendorff W. Handbuch der mikroskopischen Anatomie des Menschen, Bd. VI/2. Berlin, Heidelberg: Springer 1939 (S. 137-196)

Bargmann W. Die Langerhansschen Inseln des Pankreas. In v. Müllendorff W. Handbuch der mikroskopischen Anatomie des Menschen, Bd. VI/2. Berlin, Heidelberg: Springer 1939 (S. 197-288)

Bargmann W. Über die neurosekretorische Verknüpfung von Hypothalamus und Neurohypophyse. Z. Zellforsch. 34: 610-634 (1949)

Bargmann W. Das Zwischenhirn-Hypophysensystem. Berlin, Heidelberg: Springer 1964

Bargmann W. Die funktionelle Morphologie des endokrinen Regulationssystems. In Altmann HW, Büchner F, Cottier H u. Mitarb. Handbuch der allgemeinen Pathologie, Bd. VIII/1. Berlin, Heidelberg: Springer 1971 (S. 1-106)

Bargmann W., Scharrer B. Aspects of Neuroendocrinology. Berlin, Heidelberg: Springer 1970

Bloom SR, Polak JM. Gut Hormones, 2nd ed. Edinburgh: Churchill-Livingstone 1981

Ma P. The Paraganglia. In Oksche A, Vollrath L. Handbuch der mikroskopischen Anatomie des Menschen, Bd. VII/8. Berlin, Heidelberg: Springer 1973

Costa E, Trabucchi M. Regulatory Peptides, from Molecular Biology to Function. New York: Raven Press 1982

Coupland RE, Forssmann WG. Peripheral Neuroendocrine Interaction. Berlin, Heidelberg: Springer 1978

Coupland RE, Fujita T. Chromaffin, Enterochromaffin and Related Cells. Amsterdam: Elsevier 1976

Cross BA, Leng G. The Neurohypophysis: Structure, Function and Control. Progr. Brain Res. 60,1983

Diedrich K. Endokrinologie und Reproduktionsmedizin I. In: Wulf K-H und Schmidt-Matthiesen H, Klinik der Frauenheilkunde und Geburtshilfe, Band 1.4. Aufl. München, Jena: Urban & Fischer 2001

Diedrich K. Endokrinologie und Reproduktionsmedizin II. In: Wulff K-H und Schmidt-Matthiesen H, Klinik der Frauenheilkunde und Geburtshilfe, Band 2.4. Aufl. München, Jena: Urban & Fischer 2003

Felig Ph, Frohman LA. Endocrinology and Metabolism, 4th ed. New York: McGraw-Hill 2001

Fujita T. Endocrine Gut and Pancreas. Amsterdam: Elsevier 1976

Fujita T. Concept of paraneurons. Arch. Histol. Jap. 40, (Suppl.): 1-12 (1977)

Fuxe K, Hiikfelt T, Luft R. Central Regulation of the Endocrine System. New York: Plenum Press 1979

Guillemin R. Control of adenohypophysial functions by peptides of the central nervous system. Harvey Lect. 71: 71-131 (1978)

Gupta D. Endokrinologie der Kindheit und Adoleszenz. Stuttgart: Thieme 1997

Heitz PhU. Das gastro-entero-pankreatische endokrine System. Med. uns. Zeit 4: 15-22 (1980)

Hesch RD. Endokrinologie. Teil A Grundlagen. Mün-chen, Wien, Baltimore: Urban & Schwarzenberg 1989

Hesch RD. Endokrinologie. Teil B Krankheitsbilder. München, Wien, Baltimore: Urban & Schwarzenberg 1989

Kalimi MY, Hubbard JR. Peptide Hormone Receptors. Berlin: de Gruyter 1987

Krieger DT, Liotta AS, Brownstein MJ, Zimmermann EA. ACTH, f3-Lipotropin, and related peptides in brain, pituitary, and blood. Recent Progr. Horm. Res. 36: 277-344 (1980)

Krisch B. Immunocytochemistry of neuroendocrine systems (vasopressin, somatostatin, luliberin). Progr. Histochem. Cytochem. 13/2: 1-167 (1980)

Krisch B. Ultrastructure of regulatory neuroendocrine neurons and functionally related

**444** Bibliographie

structures. In Ganten D, Pfaff D: Morphology of Hypothalamus and its Connections. Current Topics in Neuroen-docrinology, Vol. 7. Berlin, Heidelberg: Springer 1986 (pp. 251-290)

Marischler C. BASICS Endokrinologie. München: ELSEVIER-Urban & Fischer 2007

Neville AM, O'Hare MJ. The Human Adrenal Cortex. Berlin, Heidelberg: Springer 1982

Oksche A, Pévet P. The Pineal Organ: Photobiology, Biochronometry, Endocrinology. Developments in Endocrinology, vol. XIV. Amsterdam: Elsevier 1981

Pearse AGE. The diffuse neuroendocrine system and the APUD concept: related „endocrine" peptides in brain, intestine, pituitary, placenta and anuran cutaneous glands. Med. Biol. 55: 115-125 (1977)

Polak JM. Regulatory Peptides. Basel: Birkhäuser 1989

Reinboth R. Vergleichende Endokrinologie. Stuttgart, New York: Thieme 1989

Scharrer E, Korf HW, Hartwig HG. Functional Mor-phology of Neuroendocrine Systems. Berlin, Heidelberg, New York, London, Paris, Tokyo: Springer 1987

Schulster D, Levitski A. Cellular Receptors for Hormones and Neurotransmitters. New York: Wiley 1980

Vollrath L. The pineal organ. In Oksche A, Vollrath L.: Handbuch der mikroskopischen Anatomie des Menschen, Bd. VI/7. Berlin, Heidelberg: Springer 1981

Welsch U. Die Entwicklung der C-Zellen und des Fol-likelepithels der Säugerschilddrüse. Elektronen-mikroskopische und histochemische Untersu-chungen. Ergebn. Anat. Entwickl.-Gesch. 46: 1-52 (1972)

## Système hémo-lymphatique

Aiuti F, Wigzell H. Thymus, Thymic Hormones and Lymphocytes. London: Academic Press 1980

Begemann M. Praktische Hämatologie. Klinik, Therapie, Methodik. 11. Aufl. Stuttgart, New York: Thieme 1998

Bessis M. Living Blood Cells and their Ultrastructure. Berlin, Heidelberg: Springer 1973

Brücher H. Knochenmarkzytologie. Diagnostik und klinische Bedeutung. Stuttgart, New York: Thieme 1986

Dormann A, Luley C, Heer C. Laborwerte. 5. Aufl. München, Jena: Elsevier-Urban & Fischer 2009

Dörner K. Taschenlehrbuch Klinische Chemie und Hämatologie. 7. Aufl. Stuttgart, New York: Thieme 2009

Drößler K, Gemsa D. Wörterbuch der Immunologie. Aufl. Heidelberg, Berlin: Spektrum Akademischer Verlag 2000

Eisen HN. Immunology, 3rd ed. New York: Harper & Row 1981

Frick P. Blut- und Knochenmarksmorphologie, Blutgerinnung. 19. Aufl. Stuttgart, New York: Thieme 2003

Haferlach T, Bacher U, Theml H, Diem H. Taschenatlas der Hämatologie, 6. Aufl. Stuttgart, New York: Thieme 2012

Ham AW, Axelrad AA, Cormack DH. Blood Cell Formation and the Cellular Basis of Immune Responses. Philadelphia: Lippincott 1979

Keller R. Immunologie und Immunpathologie, Aufl. Stuttgart, New York: Thieme 1994

Kirchner H, Kruse A, Neustock P, Rink L. Cytokine and Interferone. Botenstoffe des Immunsystems. Heidelberg, Berlin, Oxford: Spektrum Akademischer Verlag 1993

Lennert K, Harms D. Die Milz/The Spleen. Berlin, Heidelberg: Springer 1970

Lennert K, Müller-Hermelink H-K. Lymphozyten und ihre Funktionsformen-Morphologie. Organisation und immunologische Bedeutung. Anat. Anz., Suppl. 138: 19-62 (1975)

McDonald GA, Dodds TC, Cruickshank B. Atlas der Hämatologie, 3. Aufl. Stuttgart, New York: Thieme 1979

Miiller-Hermelink HK. The Human Thymus, Histophysiology and Pathology. Current Topics of Pathology, Berlin, Heidelberg: Springer 1985

Müller-Hermelink HK, von Gaudecker B. Ontogenese des lymphatischen Systems beim Menschen. Anat. Anz. Suppl. 74 (1980) 235-259

Noll S, Schaub-Kuhnen S. Praxis der Immunhistochemie. Hrsg. von Höfler H und Müller K-M. München, Jena: Urban & Fischer 2000

Queiger W. Das Knochenmark. Morphologie, Funktion, Diagnostik. Stuttgart, New York: Thieme 1978

Ruzicka F. Elektronenmikroskopische Hämatologie. Wien: Springer 1976

Staines N, Brostoff J, James K.: Immunologisches Grundwissen. 3. Aufl. Heidelberg: Spektrum Akademischer Verlag 1999

Tischendorf F. Die Milz: In: Handbuch der mikroskopischen Anatomie des Menschen, Bd. VI/6, hrsg. von Bargmann W. Berlin, Heidelberg: Springer 1969

## Peau

Breathnach AS. An atlas of the ultrastructure of human skin. London: Churchill 1971

Fitzpatrick TB, Eisen AZ, Wolff K, Freedberg IM, Austen KF. Dermatology in General Medicine, 2nd ed. New York: McGraw-Hill 1979

Halata Z. Die Sinnesorgane der Haut und der Tiefensensibilität. In Handbuch der Zoologie, Bd.V111 Mammalia, Teilband 57. Herausgegeben von Niet-hammer J, Schliemann H, Starck D. Berlin, New York: Walter de Gruyter 1993

Horstmann E. Die Haut. In: Handbuch der mikroskopischen Anatomie des Menschen, Erg. zu Bd.111/1, hrsg. von Bargmann W. Berlin, Heidelberg: Springer 1957

## Bibliographie

Iggo A, Andres KH. Morphology of cutaneous receptors. Ann. Rev. Neurosci. 5: 1-31 (1982)

Kobori T, Montagna W. Biology and Disease of the Hair. Baltimore: University Park Press 1975

Odland GF. Structure of the skia. In Goldsmith LA.: Biochemistry and Physiology of the Skin. New York: Oxford University Press 1983 (pp. 3-63)

Plewig G, Landthaler M, Burgdorf WHC, Hertl M, Ruzicka T. Braun-Falco's Dermatologie, Venerologie und Allergologie. 6. Aufl. Berlin, Heidelberg: Springer 2012

Rassner G. Dermatologie. Lehrbuch und Atlas. 9. Aufl. München: Elsevier-Urban & Fischer 2009

# Sources des illustrations

- 433 B-D d'après Aubertin G : Oas Vorkommen von Kolbenhaaren und die Veränderungen derselben beim Haarwiederersatz. Arch mikrosk Anat 47: 472-500 (1896)
- 425 A d'après : Bethmann; Zoltán
- 347 A d'après : Bucher O, Wartenberg H: Cytologie, Histologie und mikroskopische Anatomie des Menschen. 11. Aufl. Bem: Huber; 1989
- 433 E d'après : Conrads
- 423 A-D d'après : Edwards EA, Ountley SQ: The pigments and color of living human skin. AmJ Anat 65: 1-34 (1939)
- 81 ABC, 83 ABDF, 85 ABCD, 97 C d'après : Feneis H: Anatomisches Bildworterbuch der internationalen Nomenklatur. 8. Aufl. Stuttgart: Thieme; 1998
- 389 Cellules endocrines d'après : Heitz PU: Das gastro-entero-pankreatische endokrine System. Medizin unserer Zeit 4: 15-22 (1980)
- 429 B d'après : Horstmann E: Die Haut. In: Handbuch der mikroskopischen Anatomie des Menschen. Erg. zu Bd. III/l, hrsg. von W Bargmann. Berlin: Springer; 1957
- 397 AB d'après : Knoll
- 401 Système immunitaire d'après : Müller-Hermelink HK, von Gaudecker B: Ontogenese des lymphatischen Systems beim Menschen. Verh Anat Ges 74: 235 -259 (1980)
- 419 B d'après : Pabst R: The anatomical basis for the immune function of the gut. Anat Embryol 176: 135 -144 (1987)
- 25 AB, 31 ABC, 33 A, 35 B, 83 E, 103 AB, 105 B, 121 A, 125 AB, 131 B, 137 A, 139 A, 179 AB, 185 AB, 187 B, 189 B , 195 AB, 197 C, 201 B, 207 B, 217 B, 223 AB, 231 C,239 A, 241 B, 243 A, 245 AB, 249 B, 251 C, 257 C. 263 C, 269 C, 271 A, 281 A, 285 AB, 369 AB d'après : Platzer W: Atlas der topographischen Anatomie. Stuttgart: Thieme; 1982
- 435 B d'après : Rauber/Kopsch: Anatomie des Menschen. Lehrbuch und Atlas. Hrsg. von H Leonhardt, B Tillmann, G Töndury, K Zilles. Band III: Nervensystem/Sinnesorgane, hrsg. und bearb. von B Krisch, S Kubik, W Lange, H Leonhardt, P Leuenberger, G Tôndury, K Zilles. Stuttgart: Thieme; 1987
- 365 C d'après : Rotter W: Die Entwicklung der fetalen und kindlichen Nebennierenrinde. Virchows Arch path Anat 316 (1949)
- 381 Placenta d'après : Schiebler TH, Kaufmann P: Reife Plazenta. In: Becker V, Schiebler TH, Kubli F (Hrsg.): Die Plazenta des Menschen. Stuttgart, New York: Thieme; S. 51-100 (1981)
- 367 AC d'après : Watzka M: Die Paraganglien. In: Handbuch der mikroskopischen Anatomie des Menschen, Bd. VI/4. Springer: Berlin; 1943
- 435 D d'après : Weddell G: The morphology of peripheral nerve terminations in the skin. Quart J Microsc Sei 95: 483 -501 (1954)
- 425 D d'après : Wendt GG: Fingerleisten und Krankheit. Zur menschl. Vererbungs- und Konstitutionslehre 30: 588-601 (1952)

# Index

## A

Abcès (formation d'), 400
Abdomen
– bas
– – coupe transversale, 226
– – organes, **186**
– haut
– – coupe transversale, 224
– – organes, **184**
– lymphonœuds régionaux, **82**
– organes (rapport), 182
– paroi, 226
– – dorsale, 182, **188**
– – ventrale, 182, **188**
– pression, 134
– – défécation, 210
– veines, 76
ABO (système de groupes sanguins), 392
Absorption intestinale, 200
Accélération, 340
Accouchement, 304
– phase d'engagement, 306
– phase d'expulsion, 306, 308
– processus de régression, 308
Acervulus, 360
Acide(s)
– aminés (dérivés des), 348
– désoxyribonucléique (ADN), 294
– gras (dérivés des), 348
– lactique, sécrétion vaginale, 282
Acidose métabolique, 308
Acinus
– glande salivaire, 156
– pancréas, **220**
– pièce terminale glandulaire, 344, **346**
Acné pubertaire, 376
Acrosine, 296
ACTH (hormone corticotrope), 348, **359**
Adénohypophyse, 350
– cellules, 352
– hormone gonadotrope, 354
– réseau capillaire, 350, **356**
Adénopathie lymphatique, 410
ADH (hormone antidiurétique, vasopressine), 354, 356, **358**, 366
Adiurétine, 354, 356, **358**, 366
Adrénaline, 348, 360

Âge scolaire, 340
Agranulocytose, 392
Aires gastriques, 190
Albumine, 395
Aldostérone, 364
Alvéole
– dentaire, 162, **164**
– pulmonaire, 6, 124, **126**, 158
Améloblaste, 164
Ampoule
– du canal déférent, 256
– duodénale, 196
– hépato-pancréatique, 218
– rectale, 208
– tubaire utérine, 294, 298
– urétrale, 262
Anastomose(s)
– artério-veineuse, 88
– cavo-cave, **66, 76**
– glomiques, 408
– porto-cave, **66, 76**, 216
Androgène
– surrénalien, 364
– synthèse ovarique, 378
– testiculaire, 376
Androstènedione, 364
Anémie, 392
Angine, 416
Angle
– ano-rectal, 208, 286
– de la bouche, 144
– droit du colon, 330
– duodéno-jéjunal, 186, **196**, 222
– gauche du colon, 186, 224
– sacral, 208
– du sternum, 32
– supérieur du duodénum, **196**
Anneau
– fibreux du cœur, 18
– inguinal externe/interne, 188
– – profond, 256
Annexes, 268
Antagonistes, dents, 166
Antéflexion de l'utérus, 276
Antéversion de l'utérus, 276
Anticorps, **400**
Antigène, **400**
Antre pylorique, 190

**448** Index

Anus, 208, 308
Aorte, 8, 10, 16, **44**, 188, 230, 320, 322
– abdominale, 44
– arc, 8, 10, 16, **44**, 138, 178
– ascendante, 44
– bifurcation, 58
– descendante, 36, **44**
– rétrécissements, 10, 176
– valve aortique, 16, 22, 34, 38
Apex
– cœur, 10, 32
– langue, 148
– nez, 96
– poumon, 122
Apocytose, 346
Aponévrose palatine, 146
Appareil
– cardiocirculatoire, 2, **6**
– génital féminin, 2, 268, 287
– génital masculin, 2, 248, 265
– juxtaglomérulaire, 236
– locomoteur, architecture vasculaire, 86
– respiratoire, 2, **94**
– urinaire, **230**
– uro-génital, cellules endocrines, 384
Appendice(s)
– épididymaire, 250
– fibreux du foie, 212
– omentaux, 186, 202
– testiculaire, 250
– vermiforme, 186, **202**, 330
Appendicite, 204
APUD
– concept cellulaire, 384
– système, 370
Arc
– aortique, 8, 10, **44**, 138, 178, 322
– cartilage cricoïde, 108
– palatoglosse, **144**
– palato-pharyngien, **144**
– veineux
– – azygos, 66
– – dorsal du pied, 76
– – jugulaire, 68
– – palmaire profond, 72
– – plantaire, 76
Arcade(s)
– artérielle, intestin grêle, 200
– palmaire profonde/superficielle, **56**
– plantaire profonde/superficielle, **64**
– vasculaires
– – de la main, **56**
– – du pied, **64**

Aréole mammaire, 436
Artère(s)
– alvéolaire
– – inférieure, **48**, 166
– – supérieure, 166
– – – antérieure/postérieure, 48
– angulaire, **46**, 96
– appendiculaire, 204
– des arcs aortiques, 322
– auriculaire postérieure, 46
– – profonde, **48**
– axillaire, **54**, 72
– basilaire, **50**, 52
– brachiale, **54**
– buccale, 48
– du bulbe
– – pénien, 58, 262
– – vestibulaire, 58
– cæcale antérieure/postérieure, 204
– canal
– – déférent, 58, 254, 256
– – ptérygoïdien, 48
– carotico-tympanique, 50
– carotide
– – commune, 12, 44, **46**
– – externe, **46**
– – interne, **50**, 70
– cérébrale antérieure/moyenne, **50**
– cervicale ascendante/profonde, 52
– choroïdienne antérieure, 50
– circonflexe
– – fémorale latérale/médiale, **60**
– – humérale antérieure/postérieure, **54**
– – iliaque profonde/superficielle, **60**
– – de la scapula, **52**, **54**
– colique moyenne, 206
– collatérale
– – médiale, 54
– – radiale, 54
– – ulnaire inférieure/supérieure, **54**
– communicante postérieure, **50**
– coronaires droite/gauche, 22, **24**, 44
– – coupe transversale, 38
– crémastérique, 60, 254
– cystique, **218**
– descendante du genou, **60**
– digitales
– – dorsales, **56**, **62**
– – palmaires, **56**, **64**
– – plantaires, **64**
– dorsale
– – du clitoris, 58
– – du nez, 96

Index **449**

– – du pénis, 58, 262
– – du pied, **62**
– de la scapula, **52**
– épigastrique
– – inférieure, 52, 58, **60**
– – superficielle, **60**
– – supérieure, 52
– ethmoïdale antérieure/postérieure, 98, 100
– faciale, 46, 96, 144
– fémorale, **60**, 76
– fibulaire, **64**
– gastrique(s)
– – courtes, 194
– – droite, 194
– – gauche, 44, 180, 194
– gastro-duodénale, 194, 200, 220
– gastro-omentale, 194, 412
– glutéale inférieure/supérieure, **58**, 74
– hélicines, 260, 262
– hépatique, 184, 212
– – commune, 44
– – propre, 214, **216**
– hyoïdienne 322
– hypophysaire inférieure/supérieure, 50, 350
– iléales, 200
– iléo-colique, 206
– iliaque
– – commune, 44, 58
– – externe, 44, 58, **60**
– – interne, 44, **58**, 242
– ilio-lombale, **58**, 60
– inférieure
– – antérieure du cerveau, 50
– – latérale du genou, **62**
– – médiane du genou, **62**
– – postérieure du cerveau, 50
– infra-orbitaire, **48**, 96
– intercostale
– – postérieure, 44, 130
– – suprême, **52**
– interlobulaire, 214, 234
– interosseuse commune/récurrente, 54, **56**
– jéjunales, 200
– labiale inférieure/supérieure, 46
– labyrinthique, 50
– laryngée supérieure, 46
– du ligament rond utérin, 60
– linguale, **46**, 150, 154
– lombales, 44
– lusoria, 44
– malléolaires antérieures, **62**
– massétérique, 48
– maxillaire, 46, **48,** 96, 98, 322

– médiane du genou, **62**
– méningée
– – moyenne, 48
– – postérieure, 46
– mésentérique inférieure, 44
– – supérieure, 44, 78, 200, 220, 330
– métacarpiennes dorsales, **56**
– métatarsiennes
– – dorsales, **62**
– – plantaires,**64**
– musculo-phrénique, **52**, 130
– nasales postérieures latérales, 48
– nourricière de la fibula, 64
– obturatrice, **58**
– occipitale, **46**
– ombilicale, 8, **58**, 256
– ophtalmique, 46, **50**, 96, 98, 100
– ovarique 44, 274
– palatine(s)
– – ascendante, 46
– – descendante, **48**
– – majeure/mineures, 48
– pancréatico-duodénale
– – inférieure, 200, 220
– – supérieure, 200, 220
– parathyroïdienne, 372
– perforantes, 60
– péricardiaco-phrénique, 30, **52**, 406, 408
– périnéale, 58
– pharyngée ascendante, **46**, 170
– phrénique inférieure/supérieure, 44, 180
– plantaire latérale/médiale, **64**
– poplitée, 60, **62**
– principale du pouce, **56**
– profonde
– – du bras, 54
– – du clitoris, 58
– – du fémur, **60**
– – de la langue, 46, 150
– – du pénis, 58, 262
– pudendale
– – externe, 60
– – interne, 58, 254, 282, 284
– pulmonaires
– – droite, 6, 10, 36, **128**, 132
– – gauche, 6, 10, 36, **128**, 132, 178, 322
– radiale, **56**
– – de l'index, **56**
– rectale
– – inférieure, 58, 210, 330
– – moyenne, **58**
– – supérieure, 210
– récurrente

**450** Index

Artère(s) (*suite*)
– – radiale, 54, **56**
– – tibiale antérieure/postérieure, **62**
– – ulnaire, 54, **56**
– rénale, 44, 78, 234, **238**
– sacrale
– – latérale, **58**
– – médiane, 44
– sigmoïdienne, 206
– sphéno-palatine, 48, 98, 100
– spinale antérieure/postérieure, 50
– splénique, 44, 194, 412, 414
– – rameaux pancréatiques, 220
– stapédienne, 322
– stylo-mastoïdienne, 46
– subclavière, 10, 12, **44, 52**, 54, 132, 322
– subcostale, 44
– sublinguale, **46**, 150
– submentale, 46
– subscapulaire, **54**
– supérieure
– – cérébelleuse, 50
– – latérale du genou, **62**
– – médiale du genou, **62**
– surrénale
– – inférieure, 362
– – moyenne, 44, 362
– – supérieure, 44, 362
– suprascapulaire, **52**
– surales, **62**
– tarsienne latérale/médiane, **62**
– temporale
– – profonde antérieure/postérieure, 48
– – superficielle, **46**
– testiculaire, 44, 254
– thoracique
– – interne, **52**, 130, 406
– – latérale/supérieure, **54**
– thoraco-acromiale, **54**
– thoraco-dorsale, **54**
– thyroïdienne
– – ima, 44, **368**
– – inférieure, **52**, 118, 180, **368**
– – supérieure, **46, 368**, 372
– tibiale antérieure/postérieure, **62, 64**
– transverse
– – du cou, 52
– – de la face, 46
– tympanique
– – antérieure, **48**
– – inférieure/postérieure, 46
– – supérieure, 48
– ulnaire, 54, **56**

– urétrale, 58
– utérine, **58**, 274, **280**
– vaginale, **58**
– vertébrale, 50, **52**
– vésicale inférieure/supérieure, **58**, 282
– zygomatico-orbitaire, 46
Artériole(s) 6
– glomérulaires afférentes/efférentes, **234**
– structure pariétale, 88
Articulation
– arcades dentaires, 166
– crico-aryténoïdienne, **110**
– crico-thyroïdienne, **110**
Aschoff-Tawara (nœud d'), 26
Asthme bronchique, 128
Atlas, coupe transversale, 94
Atrésie folliculaire, 378
Atrium, *voir* Cœur, atrium
Auerbach (plexus d'), 142
Auricule droit/gauche, 10
Auscultation du cœur, 34
Auto-immune, maladie, 400
Autocrine – paracrine système, 348
Azygos système, **66**

# B

B, Lymphocytes, **400**
BALT (*bronchus associated lymphoid tissue*), **404**, 418
Barorécepteurs (sinus carotidien), 46
Barrière
– hémo-testiculaire, 252
– placentaire, 302
– thymus – sang, 408
Bartholin (glandes), 284
Basophile, 392, **394**
Bassin, *voir* Pelvis
Bifurcation
– aorte, 44
– carotide, 50
– trachée, **118**, 132
Bile, voie biliaire, 214
Bilirubine, 414
Blastocyte, 298, 312
Blastomères, 298, 312
Bombésine, **387**
Bourgeon(s)
– de la face, 324, 326
– pulmonaire, 324
Bourrelets vaginaux, 282
Bourse omentale, **184**, 188, 222
Bowman (capsule), 322

## Index **451**

Bronche(s)
– arbre bronchique, 324
– intrapulmonaires, 126
– lobaires, 124
– principale, **118, 124**, 132
– segmentaires, 124
Bronchioles, 124
Brunner (glande), 198
Bulbe
– aortique, 22
– du cœur, 320
– duodénal, **196**
– inférieur de la veine jugulaire, **68**
– pénien, 208, 260, 290
– supérieur de la veine jugulaire, **68**
– vestibulaire, 284, 290
Bulle ethmoïdale, 98, **102**, 104

## C

Cæcum, 186, **202**, 226
– développement, 330
– drainage lymphatique, **204**
– fixe, 202
– fonction, 204
– innervation, **204**
– libre, 202
– rapports avec le péritoine, 202
– relief muqueux, **204**
– vascularisation, **204**
Calcémie, 372
Calcitonine, **370**, 372
Calcitriol, 372
Calices rénaux, **240**
Canal, *voir aussi* Conduit
– des adducteurs, 60, 62, 76
– d'Alcock, 286, 290
– alvéolaire, **126**
– anal, **208**, 210, 290
– atrio-ventriculaire, 320
– carotidien, 50
– cervical de l'utérus, 276, 296
– lacrymal, 98
– de Müller, 336
– naso-lacrymal, 104
– obturateur, 58, 286
– palatin majeur, 48
– ptérygoïdien, 48
– pudendal, 286, 290
– pylorique, 190
– radiculaire, dents, 160
– utéro-vaginal, 336
– de Wolff, 332, 336

Canalicules
– alvéolaires, 124
– biliaires, 214, **218**
– efférents du testicule, **252**
– éjaculateurs, 262
– prostatiques, 258
– spermatiques, 252
Cannon-Böhm (point de), 206
Capillaires 6
– glomérulaires, 236
– structure pariétale, **88**
Capsule
– adipeuse rénale, 238, 312
– de Bowman, 322
– fibreuse rénale, 232, 238
– glomérulaire, 234
– prostatique, 258
Cardia, 184, **190**
Carina urétrale du vagin, 282
Carnegie (stades), 312
Caroncule(s)
– de l'hymen, 282, **284**
– sublinguale, 152, 154
Carotène, 422
Carotide
– bifurcation, **46**, 50
– siphon, 50
Cartilage(s)
– aryténoïde, **108**, 110
– corniculé, 108
– cricoïde, **108**, 114
– cunéiforme, 114
– épiglottique, **108**
– de Meckel, 326
– septum nasal, 100
– thyroïdien, **108**, 120
– trachéaux, 118
– triticé, 110
Catécholamines, 366
Cavité
– abdominale, *voir* Abdomen
– amniotique, **300**, 302, 312
– blastocytaire, 298
– dentaire, 160
– laryngée, **114**
– nasale, 96, **98**
– péricardique, 2, 36
– péritonéale, 2, **182**
– – infracolique, 184, **186**
– – supracolique, **184**
– pleurale, 2
– pleuro-péricardique, 318
– sous-glottique, 114

**452** Index

CCK (cholécystokinine), **388**
Cellule(s)
– A
– – médullaire surrénale, 366
– – organe insulaire, 374
– B, organe insulaire, 374
– C, **370**
– chromaffines extramédullaires, 366
– D, 374
– D1, 374
– dendritiques, 404
– endocrines, 344
– – de l'appareil respiratoire, 384
– – disséminées, 344, **348, 384**
– – gastro-intestinales, 389
– – hypothalamiques, 384
– entérochromaffines, 387
– entéro-endocrines, **384**
– – glandes gastriques, 192
– – glandes intestinales, 198
– ethmoïdales, 98, **102**
– formant la gastrine, 192
– G, 192, 374
– glandulaires
– – adénohypophysaires, 352
– – disséminées, 344, 348
– K, **402**
– myoendocrines, **382**
– myoépithéliales, 156, 346
– N, 366
– photoréceptrices modifiées, 360
– plasmatiques, 396, **398, 402**
– PP, 374
– principales
– – des glandes gastriques, 192
– – des parathyroïdes, 372
– souches pluripotentielles, 396
– T
– – helper, **402**, 406
– – récepteurs, 402
– thécales lutéiniques, 378
– tueuses, **402**
– *voir* aussi Lymphocytes
Cément, 160, 164
Centre tendineux du périnée, 306
Centroblastes, 402
Centrocytes, 402
17-Cétostéroïdes, synthèse, 376
Chémorécepteurs, glomus carotidien, 46
Choanes, 100, **106**, 324
Choriocorticotropine, 380
Choriogonadotropines, 380
Choriomammotropine, 38

Choriothyrotropine, **380**
Chromosomes, 294
Circulation fœtale, **8**
Citerne du chyle, 6, **78**
CLIP (*corticotropin-like intermediate lobe peptide*),
348
Clitoris, 268, **284**
Cloaque, 330
Cloison(s), *voir aussi* Septum
– atriale, **14**, 16, 38
– atrio-ventriculaire, 40
– corps caverneux, 284
– interalvéolaire, **126**
– interatriale, **14**, 16, 38
– interradiculaire, 158
– interventriculaire, 16
– intra-alvéolaire, 158
Cœur, 6, **10**
– anatomie radiologique 34
– atrium
– – droit, 6, 10, 12, **14**, 32, 34, 40
– – gauche, 6, **16**, 40
– auscultation, 34
– cavités, 6, **14**
– couches pariétales, **18**
– développement, 318
– fonction endocrine, 42
– hormone, **382**
– innervation, 28
– paroi antérieure/postérieure, 12
– pointe, 18, 32, 40
– système circulatoire, 2, **6**
– vaisseaux, **24**
– valve(s), 14, 16, **22**, 34
– ventricule(s)
– – droit, 6, 10, **14**
– – gauche, 6, 10, **16**, 40, 178
– – septum, 38, 40
Col
– utérus, 276, 278, 304, 306
– vésicule biliaire, 218
– vessie, 242
Collicule séminal, 262
Colon, 202
– ascendant, 184, 186, 202, **206**, 330
– descendant, 184, 186, 202, **206**, 330
– sigmoïde, 186, 202, **206**, 330
– transverse, 184, 186, 202, **206**, 328, 330
Colonnes anales, 210
Colostrum, 438
Complexe d'excitation cardiaque, 26
Conduit(s), *voir aussi* Canal
– allantoïdien, 332
– artériel, **8**, 322

Index **453**

– cholédoque, 198, **218**, 328
– cystique, **218**
– déférent, 248, **256**, 336
– éjaculateur, 256
– épididymaire, 250, **254**
– excréteurs, glandes, 156, 344
– hépatique, 212, 214, **218**
– lactifères, 438
– lymphatiques, 6, 66, **78**, 410
– pancréatique, 218, 220, 328
– – accessoire, 198, 220
– parotidien, 154
– péricardio-péritonéal, 318
– sublingual principal ,154
– submandibulaire, 150, 154
– thoracique, 6, 66, **78**, 410
– vitellin, 330
Cône
– artériel, 14, 320
– élastique, **110**, 114
Confluent des sinus, 70
Contraception, 300
Corde du tympan, 148, 154
Cordon
– ombilical, 8, 58, 300, 308
– spermatique, **256**, 290
– tendineux, **14**
Corona radiata, 294
Corps
– adipeux
– – fosse ischio-anale, 290
– – joue, bouche, 144
– – mammaire, 438
– – rétrosternal, 36
– albicans, blanc, 272, 378
– ano-coccygien, 208
– caverneux
– – pénis, 260
– – rectum, 210
– jaune, 272, 298, 300, 344, **378**
– os sphénoïde, 100, 102, 106
– pancréas, **220**
– pénis, 260
– périnéal, 208
– spongieux du pénis, 260
– utérus, 276, 278
– vésicule biliaire, 218
– vessie, 242
Corpuscule(s)
– du goût, 148
– neuro-épithéliaux, 384
– rénal, **234**
Cortex

– ovarique, 270
– rénal, 232
– surrénalien, 360, 364
– thymus, 408
Corticolibérine, **358**
Corticostérone, 364
Corticotropine, 348, **359**
*Corticotropin releasing hormone* (CRH), **358**
Cortisol, 304, 364
Cortisone, 364
Cou
– artères, 46
– ensemble conjonctif, 120, 174
– fascias, **120**
– muscles profonds, 174
– pédicule vasculo-nerveux, 46, **68**, 174
– veines, 68
Courbures estomac, 184, 190, 328
Couronne
– dentaire, **158**, 160
– du gland, 260
Cowper (glande de), 248
Crête(s)
– lactée, 436
– neurale, 312
– supraventriculaire, 6
– terminale, 320
Cryptes
– gastriques, 190, 192
– intestinales, 198
Culs-de-sac
– alvéolaires, 126
– vaginaux, 282, 306
Cupule pleurale, 130
Cushing (syndrome de), 364
Cycle ovarien, **378**
Cytotoxicité cellulaire dépendant
    des anticorps, 402
Cytotrophoblaste, 298, 302, 380

# D

Déciduale
– basale, 300, 302
– capsulaire, 300
– pariétale, 300
Défécation, 210
Déglutition **170**
Déhydroépiandrostérone (DHEA), 364
– sulfate (DHEA-S), fœtal 380
Délivrance, 308
Dent(s), **158**
– antagonistes, 166
– appareil de fixation, 160

**454** Index

Dent(s) (*suite*)
– arcade, **158**
– cément, formation, 164
– déciduales, 158, **162**
– développement, 162, **164**
– disposition, 158, **166**
– drainage lymphatique/veineux, 166
– formule, 158, **162**
– innervation, 166
– papille, 164
– percée, 162, 164
Dentine, 160,162, 164
Derme, 422, **428**
Désoxycorticostérone, 364
Détroit inférieur/supérieur, 304
Diabète, 374
Diaphragme, 32, **134**, 178
– oral, 144, **152**
– pelvien, 208, 288
– rétrécissement du, œsophage, 176
– uro-génital, 288, 290
Diastème, 158
Diastole, 22, 42
Diencéphale, 350
Dihydrotestostérone, 376
Diploé, 70
Diverticule(s)
– hépatique, 328
– œsophagiens, 176
– trachéo-bronchique, 324
Dopamine, 348 ,354
Dos
– de la langue, 148
– de la main, veines, **72**
Douglas (espace de), **188**, 208, 268, 280, 286
Duodénum, 184, 186, 190, **196**, 330
– développement, 328
– drainage lymphatique, **200**
– innervation, **200**
– rapports péritonéaux, 186
– relief muqueux, **198**
– vascularisation, **200**
Duvet, 412

# E

*Early pregnancy factor* (EPF), 300
Ebner (glandes de von), 346
Échanges gazeux, 94, 124
Échocardiographie, 40
– transœsophagienne, 178
Éjaculat (composition), 294
Éjaculation, 262
Électrocardiogramme, 26

Éléidine, 426
Émail, 160, 164
Embryoblaste, 298, 312
Éminence médiane, **356**
Encéphaline, **387**
Encéphale, **18**, 318
Endocarde, **18**, 318
Endocrine(s)
– organes, **374**
– système, 2, 344, 348, 354
Endomètre, **278**, 298, 300
Endorphine, 348, **359**, 366
Entéroglucagon, 388
Éosinophile, 392, **394**
Épiblaste, 312
Épicarde, **18**, 318
Épiderme, 422, 426
Épididyme, 248, 250, 252, 254
Épigastre, 184
Épiglotte, **114**, 326
Epiorchium, 250
Épipharynx, **106**, 168
Épisiotomie, 306
Éponychium, 434
Érection 260, 262
Érythroblaste, 398
Érythrocytes, **392**, 394, 398
Érythropoïèse, 396, **398**
Érythropoïétine, 398
Espace
– extrapéritonéal, 182
– parapharyngé, **168**
– péripharyngé, **168**
– périsinusoïdal, 214
– périvitellin, 296
– rétropéritonéal, 2, **182, 230**
– rétropharyngé, 168
– rétropubien, 264
– subpéritonéal, **182**
Estomac, 142, 184, **190**
– développement, 328
– drainage lymphatique, **194**
– innervation, **194**
– paroi, **190**, 192
– rotation, 328
– vascularisation, **194**
Eugnathie, 166
Excavation
– recto-utérine, **188**, 208, 268, 280, 286, 306
– recto-vésicale, **188**, 208, **248**
– vésico-utérine, 188, 268
Excitation cardiaque, 20, **26**
Exocytose, 346, 352
Expiration, **134**

# F

Face
- diaphragmatique du foie, **212**
- inférieure de la langue, 148, **152**
- viscérale du foie, **212**

Facteurs de croissance placentaires, 380
Faisceau atrio-ventriculaire, 26
Fascia
- bucco-pharyngé, 168
- cervical, 120
- crémastérique, 250
- endothoracique, 130, 136
- inférieur du diaphragme pelvien, 288, 290
- obturateur, 290
- pénis profond/superficiel, 260
- pharyngo-basilaire, 168
- rénal, 238
- spermatique externe/interne, 250
- supérieur du diaphragme pelvien, 288

Faux cervelet/cerveau, 70
Fente uro-génitale, 288, 306
Fer (cycle du), 398
Ferritine, **398**
Fibrinogène, 395
Foie, 142, 184, **212**
- acinus, **214**
- drainage lymphatique, 216
- fonctions, 214
- innervation, 216
- rapports péritonéaux, 212
- segments, **214**
- sinusoïdes, 214
- vascularization, **216**

Follibérine, **358**
*Follicle-stimulating hormone – releasing hormone* (FSH-RH), **358**
Follicule(s)
- atrésie, 378
- de la langue, 148
- maturation, 272
- phase, **378**
- préovulatoire, 378
- primaire, 272
- – lymphonœuds, 410
- primordial, 270, **272**
- secondaire, 272
- – lymphonœuds, 410
- – tonsilles, 416
- tertiaire, 272
- thyroïdien, **370**

Follitropine, 352, **359**, 376

Foramen
- apex dentaire, 160
- cæcum, 148, 326
- infrapiriforme, 58
- interventriculaire, 320
- jugulaire, 68, 70
- obturé, 74
- omental, 184, 188, **222**
- ovale, 8, 320
- primaire/secondaire, 320
- sphéno-palatin, 104
- suprapiriforme, 58, 74

Fornix
- du pharynx, 106
- du vagin, 282, 306

Fosse
- iliaque droite, 330
- iliopectinée, 60
- inguinale latérale/médiale, 188
- ischio-anale, 208, 264, **290**
- lombale, 230
- ovale, 8, **14**
- poplitée, 60, 62
- ptérygo-palatine, 48, 98
- supravésicale, 188
- vésicule biliaire, 184, 212

Fossettes gastriques, 190, 192
Frankenhaüser (plexus de), 280
Frein
- du clitoris, 284
- des lèvres, 144
- de la langue, 152
- de l'orifice iléo-cæcal, 204
- du prépuce, 260

FSH (follitropine), 352, **359**, 376
FSH-RH (follibérine), **358**
Fundus (fond)
- gastrique, 184, 190
- de l'utérus, 276,
- de la vésicule biliaire, 218
- de la vessie, 242

# G

GABA, 374
GALT (*gut associated lymphoid tissue*), **418**
Gamètes, 294
Ganglion
- cardiaque, 28
- cervical moyen, 28
- – supérieur, 28, 360, 368
- cervico-thoracique, 28, 180, 368
- cœliaque, 362

**456** Index

Ganglion (*suite*)
– otique, 154
– submandibulaire, 154
*Gap junctions*, 304
Gastrine, 192, 374, **387**
*Gastrin-releasing peptide* (GRP), **387**
Gastrique(s)
– angle, 190
– cellules endocrines, 364
– glandes, **192**
– musculature, **192**
– muqueuse, **190**, 192
– péristaltisme, 194
– plis, 190
Gastro-entéro-pancréatique, système, 384
Gastrulation, 312
Gencive, 144, **160**
GIP (*glucose-dependent insulin-releasing peptide*), **388**
Gland
– du clitoris, 284
– du pénis, 260
Glande(s), 344, **346**
– aréolaires, 436
– biliaires, 218
– bulbo-urétrales, 248, 262
– du cardia, **192**
– cervicales, 276, 278, 306
– ciliaires, 430
– duodénales, 198
– endocrines, **344**, 346, 348
– exocrines, **344**, 346
– gastriques, **192**
– intestinales, **198**
– labiales, 144
– lacrymales, 346
– mammaire, 436, 438
– mixtes, 344
– orales, 144
– palatines, **146**
– parotides, 154, 156, 346
– pharyngées, 168
– du pylore, **192**
– salivaires, 142, 144, **154**, 156
– sébacées, 430
– séreuses, 346
– sublinguales, **154**, 156
– submandibulaires, **154**
– sudoripares apocrines/eccrines, 430
– thyroïde, *voir* Thyroïde
– urétrales, 244
– vestibulaires, 268, 284
Glisson (triade de), 214

Globulines, 395
Glomérule, 234
Glomus carotidien, **46, 366**
Glotte, **116**
Glucagon, 348, **374**, 386
Glucocorticoïdes, **364**
Gluconéogenèse, 374
Glycémie, 374
Glycogène
– endomètre, 300
– épithélium vaginal, 282
– synthèse du, 374
Glycogénolyse, 374
GnRH (*gonadotropin-releasing hormone*), **358**, 376
Golgi (vésicule de), 346
Gonade
– descente, 334
– indifférente, 334
Gonadotropine, 348, 252, **359**
Graaf (follicule de), 272
Granulations
– des cellules myocardiques, 382
– entourées de membranes, 346, 352
Granulocytes, **392**
– basophiles, 392, **394**
– critères de maturation, 398
– éosinophiles, 392, **394**
– neutrophiles, 392, **394**, 400
– à noyau segmenté, 392, **394**, 398
– à noyau non segmenté, 392, **394**, 398
Granulocytopoïèse, 396, **398**
Grossesse, 300
– ectopique, 298
– extra-utérine, 298
– test de, 300, 380
– tubaire, 298
Gubernaculum ovarii/testis, 334
Gynécomastie, 436

# H

Habénulas, 360
Hassall (corpuscules de), 408
Haustrations coliques, 186, **202**
Hématome rétroplacentaire, 308
Hémocytoblaste, 396, **398**
Hémoglobine, **392**, 414
Hémolymphatique (système), 2, **392**
Hémo-neurale (région), 356, 360
Hémorroïdes, 210, 216
Hémosidérine, 398, 414
Hémosidérose, 414

## Index  457

Hépatocytes, 214
Hering (canalicules de), 356
Hernie
 – hiatale, 176
 – interne, 196
Herring (corps de), 356
Hiatus
 – œsophagien, 176
 – saphène, 76
 – semi-lunaire, 104
 – de Winslow, 184, 188, **222**
Hile
 – de l'ovaire, 270
 – rénal, 232
 – splénique, 412
His (faisceau de), 26
Histamine, **387**
Holocytose, 346
Hormone(s), 348
 – action autocrine/endocrine/paracrine, 384
 – adrénocorticotropes, 348
 – antidiurétique (ADH), 354, 356, **358**, 366
 – anti-Müller (AMH), 336
 – corticotrope (ACTH), 348, **359**
 – de croissance (somatotropine), 352, 354, **359**
 – gonadotrope, **359**
 – hypophysaire, 354
 – hypothalamique, 348, **354**
 – lipotrope, 348, 352, **359**
 – lutéinisante, 352, **359**, 376
 – pinéale, 360
 – placentaire, **380**
 – somatotrope, 348, 352, 354, **359**
 – de stimulation
 – – folliculaire, 352, **359**, 376
 – – des mélanocytes, 360
 – thyréotrope, 352, **359**, 370
Hymen, 282, **284**, 336
Hyperglycémie, 374
Hyperparathyroïdie, 372
Hyperréactivité immunologique, 400
Hypertension portale, 180
Hyperthyréose, 370
Hypoblaste, 312
Hypogonadisme hypergonadotrope, 376
Hyponychium, 434
Hypoparathyroïdie, 372
Hypopharynx, 108, **168**
Hypophyse, 344, **350**
 – hormone, 354
 – voie d'abord opératoire, 102
Hypothalamo-adénohypophysaire (système), **356**

Hypothalamo-hypophysaire (système), **350**
Hypothalamo-hypophyso-testiculaire (système), **376**
Hypothalamo-neurohypophysaire (système), **356**
Hypothalamus, **350**, 354
Hypothyréose, 370

## I

Ictère par rétention, 222
Iléon, 186, **196**, 330
 – drainage lymphatique, **200**
 – innervation, **200**
 – relief muqueux, **198**
 – vascularisation, **200**
Îlots pancréatiques, 344, **374**, 388
Immunitaire
 – réaction, **400**, 410
 – système, **400**, 408
Immunité, **400**
 – cellulaire, 400
 – humorale, 400
Immunoblaste, **398**
Immunocompétence, **400**
Immunocyte, **398**
Immunoglobuline, 395, 402, 418
Implantation, 298
Incisure
 – angulaire, 190, **192**
 – interaryténoïdienne, 114
 – pancréatique, 220
 – sphénopalatine, 98
 – thyroïdienne supérieure, 108
Incontinence, 288
Information, transmission par voie hormonale, **348**
Infundibulum
 – cœur, 14
 – trompe utérine, 298
Inhibine, 376
Insuline, 348, **374**, **386**
Insulinome, 374
Intestin
 – antérieur, 326
 – grêle, 142, 186, **196, 198, 200**
 – moyen, 330
 – postérieur, 330
Involution, vaisseaux endomètre, 308
Iode, 370
Isthme
 – de l'aorte, 44
 – du gosier, **144**, 168
 – de la thyroïde, 368
 – de l'utérus, 276

## J

Jambe
– artères, **66, 76**
– veines, **76**
Jéjunum, 186, **196**, 330
– drainage lymphatique, **200**
– innervation, **200**
– relief muqueux, **198**
– vascularisation, **200**
Jonction ano-rectale, 210
Joue, corps adipeux, 144
Juxtaglomérulaire, appareil, 236

## K

Keith et Flack (nœud de), 26
Kératine, 422, 426
Kératinocytes, 426
Kerckring (plis de), 198
Klinefelter (syndrome de), 376
Kohlrausch (plis de), 208

## L

Labyrinthe cortical, 232
Lactation, 438
Lacune
– musculaire, 60, 230
– vasculaire, 60
Laimer (triangle de), 176
Lame (lamina)
– cartilage cricoïde, 108
– criblée de l'os ethmoïde, 100
– épithéliale du tube digestif, 142
– muqueuse, estomac, **192**
– musculaire muqueuse, tube digestif, 142
– pariétale péricarde, 30
– perpendiculaire
– – os ethmoïde, 100
– – os palatin, 98
– prétrachéale, 120
– prévertébrale, 120
– propria du tube digestif, 142
– superficielle, fascia cervical, 120
– viscérale péricarde, 30
Langerhans
– cellules de, 426
– îlots de, 328, 344, **374**, 388
Langhans (cellules placentaires de), 302, 380
Langue, 144, **148**
– ébauche, 326
– glandes salivaires, 154

– innervation, 148, **150**
– muscles, **150**
– papilles, 148
– racine, 148
– tonsille, **416**
Lanugo, 316, 432
Laryngopharynx, 108, **168**
Laryngoscopie, 116
Larynx, 108, 324
– articulations, **110**
– configuration interne, **114**
– ligaments, **110**
– membranes, **110**
– mouvements, 120
– muscles, **112**, 116
– nerfs, **120**
– squelette, **108**
– topographie, **120**
– voies d'abord, **120**
Leucocytes, **392**, 394
Leucocytose, 392, 394
Leucodiapédèse, 416
Lèvre(s)
– de la bouche, **144**
– grandes, 268, 284
– iléocolique, 204
– petites, 268, 284
Leydig (cellules de), 252, 334, 344, 376
LH (hormone lutéinisante), 352, **359**, 376
LH-RH (*luteinising hormone – releasing hormone*),
    **358**
Libérine, 354, **358**
– placentaire, 380
Lieberkühn (cryptes de), 198
Ligament(s)
– annulaire, 118
– artériel, 8, 10
– cardinal, 280
– coronaire, **188**, 212
– crico-aryténoïdien, 110
– crico-thyroïdien, 120
– – médian, **110**
– crico-trachéal, 110
– épididymaire inférieur/supérieur, 250
– falciforme, 184, 188
– – du foie, 212
– gastro-colique, 184, 190, 194, 206
– gastro-phrénique, 188, 190, 224
– gastro-splénique, 188, 190, 194, 412
– hépato-duodénal, **184**, 188, 212, 222
– hépato-gastrique, **184**, 190, 212
– hépato-rénal, 188
– hyo-épiglottique, 110

– large de l'utérus, 188, 244, 268, **280**, 336
– propre de l'ovaire, 270
– phrénico-colique, 188, 206
– pulmonaire, 122
– recto-utérin, 280, 286
– rond
–– du foie, 8, **184**, 212, 222
–– de l'utérus, **280**, 308, 334
– sacro-épineux, 264, 286
– sacro-tubéral, 290
– sacro-utérin, 268, 280
– spléno-rénal, 220, 412
– sterno-péricardique, 30
– suspenseur
–– du clitoris, 284
–– de l'ovaire, 280,
–– du sein, 436
– de la tête fémorale, 58
– thyro-épiglottique, **110**
– thyro-hyoïdien latéral/médian, **110**
– thyroïdien médian, 120
– triangulaire, 188, 212
– veineux, 8, 212
– vestibulaire, 110
– vocal, **110, 114**
Ligne
– ano-cutanée, 208
– pectinée, 210
– primitive, 312
– terminale, 182, 188
Lipotropine (LPH), 348, 352, **359**
Liquide amniotique, 300, 306
Littré (glandes de), 262
Lobe
– carré, 184, **212**
– caudé, 184, 212
– pyramidal, 368
– rénal, 232
Lobule
– épididymaire, 252
– hépatique, **214**
– pulmonaire, 124
– veineux porte, 214
Lochies, 308
Lulibérine, **358**
Lutropine (LH), 352, **359**, 376
Lymphatique(s), lymphoïde(s)
– capillaires, **78**, 128
– follicule lingual, 148
– nœuds, *voir* Lymphonœuds
– organe, 404
– vaisseaux, **78**, 404, **410**
–– du cœur, **24**

–– collecteurs, **78**, 410
–– structure pariétale, **90**
–– système, 6, **78, 128**
Lymphocytes, 394
– B, **402**
– cellules souches, 406
– *homing*, 404, 418
– intrapéritonéaux, 418
– T, **402**, 406
–– cytotoxiques, 402
–– suppresseurs, 402, 406
Lymphocytopoïèse, **398**
Lympho-épithéliaux (organes), 404
Lymphonœuds, **78**, 404, **410**
– en agrégats, 198, **418**
–– appendice vermiforme, 204
– ano-rectaux, 84
– aortiques latéraux, 238
– appendiculaires, 82, 204
– axillaires, 80
– broncho-pulmonaires, 36
– centraux, 80
– cervicaux, **80**, 100, 116, 144, 166, 170, 180
–– latéraux, 368
– cœliaques, 82, 200, 206, 220, 412
– coliques, 206
– du coude, 80
– épigastriques inférieurs, 82
– faciaux, 80
– gastriques, 82, 194
– gastro-omentaux, 82, 194
– hépatiques, 82, 216, 220
– iliaques externes/internes, 242, 282
– inguinaux profonds/superficiels, 84, 284
– intercostaux, 82
– linguaux, 80
– lombaux, 82, 240, 362
– mastoïdiens, 80
– médiastinaux, 82
–– antérieurs, 268, 406
– mésentériques, 82
–– juxta-intestinaux, 200
–– supérieurs, 200
– mésocoliques, 82, 206
– métastases, 410
– occipitaux, 80
– pancréatiques, 82, 412
– pancréatico-duodénaux, 82, 200, 220
– para-aortiques, 362
– pararectraux, 84
– parasternaux, 80, **82**
– paratrachéaux, 82, 118
– para-utérins, 84

**460** Index

Lymphonœuds (*suite*)
– paravaginaux, 84
– paravertébraux, 180
– parotidiens, 80
– péricardiques latéraux, 82
– phréniques inférieurs/supérieurs, 82
– poplités, 84
– précæcaux, 82, 204
– prépéricardiques, 82
– prévertébraux, 82
– prévésicaux, 84
– pyloriques, 194, 200
– régionaux, 80
– rétrocæcaux, 82, 204
– solitaires, 418
– spléniques, 412
– submandibulaires, 100, 144
– submentaux, 80, 144
– supratrochléaires, 80
– trachéo-bronchiques, 82, 128, 180
– – inférieurs, 132
– – supérieurs, 118
– viscéraux, **82**
Lympho-réticulaires (organes), 404

# M

Macrophages, 400
Macula densa, 236
Maladies auto-immunes, 348
MALT (*mucosa associated lymphoid tissue*), 404, **418**
Mamelon, 436, 438
Mandibule, arc, 326
Marge anale, 290
Margelle laryngée, 114
Mc Burney (point de), 202
Méat
– nasal, 98, **104**
– naso-pharyngé, 104
Mécanique respiratoire, **134**
Meckel (diverticule de), 196, 330
Meckel (cartilage), 326
Méconium, 338
Médiastin, 2, **32, 136**
– antérieur, **136**
– inférieur, **136**
– moyen, 136
– postérieur, 178
– supérieur, **136**
– du testicule, 252
Médullaire
– ovaire, 270

– rein, 232
– surrénale, 360, **366**
– thymus, 408
Mégacaryoblaste, **398**
Mégacaryocytes, 392, **398**
Méiose, 294
Meissner (plexus de), 142
Mélanine, pigmentation, 422
Mélanocytes, 426, 432
Mélanolibérine, **358**
Mélanostatine, **359**
Mélanotropine, 352, 354, **359**, 366
Mélatonine, 348, 360
Membrane
– alvéo-capillaire, 126
– basale des capillaires, 88
– – glomérulaires, 236
– bucco-pharyngée, 326
– cloacale, 312
– élastique, artères, **86**, 88
– laryngée fibro-élastique, **110**
– oro-nasale, 324
– quadrangulaire, **110**
– thyro-hyoïdienne, **110**
Mémoire immunitaire, 398, 400, 402
Menstruation
– cycle, 272, 278
– phase, 378
Merkel (cellules de), 426
Mesangium, 236
Mésentère, 186, 330
Méso, **182**
Méso-appendice, 186, 202
Mésocarde dorsal, 318
Mésocolon
– sigmoïde, 186, 188, **206**
– transverse, 186, 188, **206**
Mésoderme, 312
– somatopleural, 318
– viscéropleural, 318
Mésogastre, 328
Mésonéphros, 332
Mésopharynx, **168**
Mésovarium, 270
Métamyélocytes, 398
Métanéphros, 332
Minéralocorticoïdes, **364**
Moll (glandes de), 430
Monoamines, 348, 384
Monocytes, 394
Monocytopoïèse, **398**
Morula, 298, 312
Motiline, **388**

Index **461**

MPS (système des phagocytes mononuclées), 400
MRH (*melanotropin-releasing hormone*, mélanolibérine), **358**
MSH (hormone de stimulation des mélanocytes, mélanotropine), 352, 354, **359**, 366
Müller (canal de), 336
Muscle(s)
– arrecteur du poil, 432
– aryténoïdien oblique/transverse, **112**
– buccinateur, 144
– bulbo-spongieux, 260, 284, 306
– carré des lombes, 230
– constricteurs du pharynx, **168**
– corrugateur de l'anus, 208
– crémaster, 250
– crico-aryténoïdien latéral/postérieur, **112**
– crico-thyroïdien, 112
– détrusor de la vessie, 242
– digastrique, 152
– droit de l'abdomen, 226
– élévateur
– – de l'anus, 264, 286, 288, 306
– – du voile du palais, 146
– génio-glosse, 150
– génio-hyoïdien, 152
– grand glutéal, 290
– hypoglosse, 46, **150**
– iliaque, 226
– ilio-coccygien, 286, 288
– infrahyoïdiens, 112, 174
– intercostaux, 134
– ischio-caverneux, 284, 290
– ischio-coccygien, 288
– longitudinal inférieur/supérieur, 150
– mylo-hyoïdien, 152
– oblique externe/interne de l'abdomen, 226
– obturateur externe/interne, 264
– palato-glosse, 146
– palato-pharyngien, 146, 168
– papillaire antérieur/postérieur/septal, **14**
– pectiné, 14
– psoas, 226, 230
– pubo-coccygien, 286, 288
– pubo-rectal, 208, 210, 288
– recto-utérin, 280
– respiratoires, **134**
– salpingo-pharyngien, 168
– scalène antérieur/moyen, 52, 132
– sphincter
– – de l'ampoule hépato-pancréatique, 218
– – de l'anus, externe/interne, **208**, 210, 290
– – du conduit cholédoque, 218
– – externe de l'urètre, 244, 290

– stylo-glosse, 150
– stylo-hyoïdien, 152
– stylo-pharyngien, 168
– suprahyoïdiens, 112, 152
– suspenseur du duodénum, **196**
– tenseur du voile du palais, 146
– thyro-aryténoïdien, **112**
– trachéal, 118
– transverse
– – de l'abdomen, 226
– – de la langue, 150
– – superficiel du périnée, 290
– uvulaire, 146
– vertical de la langue, 150
– vocal, **112, 114**
Musculature
– bronchique, innervation, 128
– de la mimique, 96
Myéloblaste, 398
Myélocytes, 396, 398
Myélofibrose, 396
Myocarde, **18, 20**, 42
Myocardiocytes, granulations entourées de membrane, 382
Myomètre, **278**, 304

# N

Nasopharynx, 106, 168
Nephron, 234
Nerf(s)
– abducens, 70
– alvéolaire inférieur, 166
– buccal, 144
– cardiaque, 28
– facial, 96, 152
– – glande parotide, 154
– génito-fémoral, 284
– glosso-pharyngien, 146, 148, 154, 170
– hypoglosse, 150, 154
– ilio-inguinal, 254, 284
– infra-orbitaire, 144, 166
– intercostaux, 136
– intermédio-facial, 148
– laryngé
– – récurrent du nerf vague, 28, 112, 116, 118, **120**, 180, 368–
– – supérieur, 120, 368
– – – rameau externe, 112
– – – rameau interne, 110, 116
– lingual, 148
– mandibulaire, 146, 166
– maxillaire, 70, 96, 98, 100, 166
– mentonnier, 144

Nerf(s) (*suite*)
- mylo-hyoïdien, 152
- naso-palatin, 100
- oculomoteur, 70
- ophtalmique, 70, 98, 100
- phrénique, 362
-- innervation du péricarde, 30
-- innervation de la vésicule biliaire, 218
- pudendal, 208, 254, 282, 284, 286, 290
- splanchnique(s), 362
-- grand, 178
-- pelvien, 280
-- sacral, 206
- trijumeau, 166
- trochléaire, 70
- ulnaire, 54
- vague, 46, 50, 128, 148, 362
-- innervation du cœur, 28
-- du colon, 206
-- de l'estomac, 194
-- du larynx, 120
-- de l'œsophage, 180
-- du péricarde, 30
-- du thymus, 406
Neurocrine (système), 348
Neuro-endocrine (système diffus), 384
Neurohormone, 348, 354
Neurohypophyse, **350**, 354, **356**
Neuropeptides, 366, **389**
Neurophysine, 356
Neuropore inférieur/supérieur, 314
Neurosécrétion, 352
Neurotensine, **388**
Neurotransmetteur, 348
Neurulation, 312
Neutrophile, 392, **394**, 400
Nez
- ailes, **96**
- cartilages, 96
- cavité nasale, 2, 96, **98**, 324
- développement, 324
- parois, 96, **98**, 103
- relief muqueux, **98**
- septum, 96, **100**, 104
Nodule valvulaire semi-lunaire, 22
Nœuds
- atrio-ventriculaire, 26
- lymphatiques, *voir* Lymphonœuds
- sinu-atrial, 26
Noradrénaline, 348, 366
Noyau (nucleus)
- infundibulaire, 356
- paraventriculaire, 356
- suprachiasmatique, 360
- supra-optique, 356
- ventro-médial, 356

##

Occlusion dentaire, 158, 166
Ocytocine, 304, 354, 356, **358**, 366
Odland (corpuscules d'), 426
Œsophage, 120, 136, 168, **176**
- développement, 326
- diverticules, 176
- péristaltisme, 176
- rétrécissements, **176**
- varices, 180, **216**
Œstradiol, 378
Œstriol placentaire, 380
Œstrogènes
- ovariques, 378
- placentaires, 380
- précurseurs dans cortex surrénal, 304
Ombilic
- cordon, 300, 308
- hernie physiologique, 330
- veine oblitérée, 184
Omentum
- grand, **184**, 190, 328
- petit, **184**, 190, 212, 328
Ongles, **434**
Oocytes, 270, **294**
Organe(s)
- circumventriculaires, 360
- extrapéritonéaux, 182
- insulaire, 344, **374**, 388
- systèmes développement, 318
Oropharynx, **168**
Os
- alvéolaire, développement, 164
- ethmoïde, 98
- formation, 372
- moelle, 396, 404
- nasal, 100
- ostéolyse, 372
Ostéoclastes, 400
Ovaire
- descente, 334
- développement, 334
- fonction, 268, 274
-- endocrine, **378**
- structure, 270
Ovulation, 272, 378
- inhibiteurs, 300

# Index **463**

# P

Palais, **146**
– dur, 144, **146**
– mou, 106, 144, **146**
Pancréas, 142, 184, **220**
– développement, 328
– endocrine, 220
– exocrine, 220, 346
– – système capillaire, 374
Pancréastatine, 374
Pancréozymine, **388**
Paneth (cellules de), 198, 384
Pannicule adipeux, 428
Papille(s)
– circumvallées, 148
– duodénale majeure, **198**, 218, 220
– – mineure, **198**
– filiformes, 148
– foliées, 148
– fongiformes, 148
– iléales, 204
– incisive, 146
– linguales, **148**
– mammaires, 436
– rénales, 232
Paracervix, 278
Paracolpium, 282
Paracystium, 286
Paraganglion(s), **366**
Paramètre, 278
Parathormone, **372**
Parathyroïde, glande, 344, **372**
Parodonte, 160
Parotide, glande, **154**
Partie
– abdominale de l'œsophage, **176**
– ary-épiglottique du M. aryténoïdien oblique, 112
– basilaire de l'os occipital, 106
– cervicale de l'œsophage, **176**
– laryngée du pharynx, 108, **168**
– membranacée de l'urètre, 332
– nasale du pharynx, **106, 168**
– orale du pharynx, 106, **168**
– pétreuse de l'os temporal, 106
– post-sulcale, 326
– présulcale, 326
– prostatique, 332
– pylorique, 190
– spongieuse de l'urètre, 332
– thoracique de l'œsophage, **176**

– thyro-épiglottique du M. thyro-aryténoïdien, 112
Peau, **422**
– annexes, **422, 430**
– couches, **426**
– glandes, **430**
– papilles, **424**
– régénération, 424
– tissu lymphoïde associé, 404
Pédicule vasculo-nerveux du cou, 46, **68**, 174
Pelvis
– artères, **58**
– diffusion tumorale, 286
– féminin, 244
– lymphonœuds, **84**
– masculin, 244, 248
– rénal, 230, **240**
– situation du péritoine, 268
– veines, **74**
Pénis, 248, **260**, 262, 336
Peptide, 348
– atrial natriurétique, 42, **382**
Péricarde, 10, **30**, 32
Périnée, 306
Périodonte, 160
Périorchium, 250
Péristaltisme gastrique, 194
– intestinal, 198
Péristole, 194
Péritoine
– pariétal, **182, 188**
– réflexion du, **182**
– uro-génital, 188
– viscéral, **182**
Peyer (plaques de), 198, **418**
Phagocytes, 380
Pharynx, 144, **168**
– développement, 326
– drainage lymphatique, 170
– innervation, 170
– muscles, **168**
Phase(s)
– d'engagement, accouchement, 306
– d'expulsion, accouchement, 306, 308
– de la petite enfance, 340
Phéochromocytome, 366
Phonation, 108, **116**
Phosphaturie, 372
Pièce terminale glandulaire, 156, 344, **346**
PIH (*prolactin-release inhibiting hormone*, *prolactostatine*), **358**, 378
Pinéalocytes, 360

**Placenta**
- barrière, 302
- fonction endocrine, **380**
- hémochorial, 302
- plaque basale, 302
- praevia, 298

**Plancher pelvien**
- insuffisance, 288
- musculature, 280

Plaque vaginale, 336

Plèvre, 30, 32, **130**

**Plexus**
- aortique abdominal, 180
- cardiaque, 28
- carotidien
-- externe, 154
-- interne, 360
- cœliaque, 194, 216, 218, 362
- dentaire supérieur, 166
- hypogastrique inférieur, 210, 248, 256, 258, 262, 280
- mésentérique inférieur/supérieur, 206, 274
- myentérique, 142, 180, 198
- œsophagien, 178, 180
- pampiniforme, **254**
- pharyngien, 146, 170
- ptérygoïdien, **68**
- pulmonaire, 128
- rénal, 274
- splénique, 412
- surrénal, 362
- thyroïdien impair, **68**
- utéro-vaginal, 274, 280, 282
- veineux
-- basilaire, 70
-- du canal du N. hypoglosse, 70
-- carotidien interne, 70
-- du foramen ovale, 70
-- ovarique, 274
-- pharyngé, 170
-- prostatique, 74, 258, 262
-- ptérygoïdien, 98, 166
-- rectal, **74**
-- sacral, 74
-- suboccipital, **68**
-- de l'utérus, **74**, 280
-- du vagin, 74, 282
-- vertébral, **66**, 70
-- vésical, **74**, 242, 262

**Pli(s)**
- ary-épiglottique, **112**, 114
- cæcal vasculaire, 186, 202, 204
- circulaires, 198

- duodénal inférieur/supérieur, 186, 196
- dentelé, 152
- gastriques, **190**
- gastro-pancréatique, 222
- glosso-épiglottique latéral/médian, 148
- iléo-cæcal, 202
- labial, 284
- longitudinal du duodénum, 198
- ombilical latéral/médial/médian, 60, 188
- recto-utérin, 268, **280**
- recto-vésical, 248
- semi-lunaire du colon, **202**
- spiralé, 218
- sublingual, 152, 154
- transversal du palais, 146
-- du rectum, 208
- vestibulaire, **114**
- vocal, **114**

Pneumocytes, **126**

Pneumothorax, 134

Poche des eaux, 306

Podocytes, 236

Poil, **432**

Polyglobulie, 392

**Polypeptide**
- intestinal vasoactif (VIP), 366, 374, **386**
- pancréatique, **374**, 388

POMC (pro-opiom élanocortine), 348

**Porte**
- système, 6, 66, **216**
- tronc, 184
- vaisseaux hypophysaires, 350, 356

**Portion**
- supravaginale du col, 276
- vaginale du col, 276

**Poumons**, 122
- alvéoles, **124**
- circulation, **6**
- développement, 324
- drainage lymphatique, **128**
- fissures, **122**
- innervation, **128**
- lobes, lobules, **122**, 124
- pédicules, **122**
- segments, **124**
- structure, **126**
- vascularisation, **128**

Précollecteurs, 410

Prédentine, 164

Pré-prohormone, 348

Pré-pro-insuline, 386

**Prépuce**
- du clitoris, 284

## Index · 465

– du pénis, 260
Présentation occipitale, 304
Pression sanguine, 382
PRH (*prolactin-releasing hormone*, prolactolibérine), **358**
Processus
– ptérygoïde, 106
– unciné, 98, 104
– vaginal du testicule, 250, 334
Proéminence laryngée, 108, 120
Pro-érythroblaste, 398
Progestérone, 304, 378
– synthèse ovarique, 378
– – placentaire, 380
Pro-insuline, 386
Prolactine, 352, 354, **359**, 378
Prolactolibérine, **358**
Prolapsus, 288
Promyélocytes, 398
Pronéphros, 332
Pro-opiomélanocortine, **359**
Prostaglandine, 348
Prostate, 248, **258**, 336
– fonction, 258
– hyperplasie, 258
– sécrétion, 258
Protéine(s)
– fixant les androgènes, 376
– hormone, 348
– de phase aiguë, 400
– plasmatiques, 395
Protéoglycane, 428
Protéohormone placentaire, **380**
Prothrombine, 395
Protubérance occipitale interne, 70
PTH (parathormone), **372**
Ptose rénale, 238
Puberté, 340, 360
Pubis, 284
Puerpéralité, 308
Pulpe dentaire, 160
Pylore, **190**, 196
Pyramides rénales, 232

## R

Racine
– dentaire, 158, 160
– de la langue, 148
– mésentérique, 186, 188, **196**
– du pénis, 260
– du poumon, **122**
Rameau(x)
– bronchiques

– – de l'aorte, 128
– – de l'A. intercostale postérieure, 128
– calcanéen médial de l'A. tibiale postérieure, **64**
– carpien dorsal
– – de l'A. radiale, 56
– – de l'A. ulnaire, 56
– carpien palmaire
– – de l'A. radiale, **56**
– – de l'A. ulnaire, **56**
– circonflexe fibulaire de l'A. tibiale postérieure, **64**
– malléolaires médiaux de l'A. tibiale postérieure, **64**
– œsophagiens de l'aorte, 180
– palmaires
– – profond de l'A. ulnaire, 56
– – superficiel de l'A. radiale, **56**
– pubien de la V. iliaque externe, **74**
Raphé
– palatin, 146
– pharyngé, 168
– du scrotum, 250
Rate, 184, 404, **412**
– architecture vasculaire, 414
– développement, 412
– drainage lymphatique, 412
– innervation, 412
– pulpe, 414
– sinus, 414
– vascularisation, 412
Récessus
– costo-diaphragmatique, **130**, 224
– costo-médiastinal, 130
– duodénal inférieur/supérieur, 186, **196**
– iléo-cæcal inférieur/supérieur, 186, 202
– infundibulaire, 350
– intersigmoïdien, 186, 206
– omental inférieur/supérieur, 222
– pharyngé, **106**
– pinéal, 360
– piriforme, 114
– pleuraux, 130
– rétrocæcal, 202
– sphéno-éthomïdal, **98**, 102, **104**
– splénique, 222
Rectum, 182, 202, **208**, 304, 330
– drainage lymphatique, 210
– innervation, **210**
– vascularisation, **210**
5α-réductase, 376
Rein, **230**
– architecture interne, 232
– ascension, 332

Rein (*suite*)
- calices, **240**
- capsule, 232, 238
- corpuscules, **234**
- développement, 332
- en « fer à cheval », 238
- fonction, **236**
- innervation, 238
- pédicule, 232
- structure, **234**
Reinke (cristaux de), 376
Relaxine, 304
Réseau
- acromial, 54
- articulaire
-- du coude, 54
-- du genou, 60, **62**
- calcanéen, 64
- carpien dorsal/palmaire, **56**
- lymphocapillaire, **78**
- veineux dorsal
-- de la main, 72
-- du pied, **76**
Respiration abdominale/costale, **134**
Réticulocytes, 392, **398**
Rétraction, accouchement, 308
Rosenmüller (lymphonœuds), 84
Rupture poche des eaux, 306
Rythme cardiaque sinusal physiologique, 26

# S

Salive, 156
SALT (*skin associated lymphoid tissue*), 404, 418
Sang, **392**
- formation, **396**, 414
-- post-natale, 396
-- prénatale, 396
Scalènes (défilé des), 132
Scissure du ligament rond, 184, 212
- veineux, 212
Scrotum, 248, **250**, 336
Sébum, 430
Sécrétine, **389**
Sécrétion(s), 344
- apocrine, 346
- eccrine, 346
- holocrine, 346
- mérocrine, 346
- moléculaire, 346
- paracrine, 349
Segments
- bronchiques, broncho-pulmonaires, 124

- du foie, **214**
Sein, **436**
Septum(a)
- aortico-pulmonaire, 320
- atrio-ventriculaire, 40
- corps caverneux, 284
- interalvéolaire, **126**
- interatrial, **14**, 16
- interradiculaire, 158
- interventriculaire, 16
- intracardiaques, 320
- lingual, 150
- nasal, 96, **100**, 104
- œsophago-trachéal, 324
- primaire, 320
- scrotum, 250
- secondaire, 320
- transverse, 318, 328
- uro-rectal, 336
Séreuse, 2
Sérotonine, 348, **357**
Sertoli (cellules de), 252, 376
Sevrage, 436, 438
Sillon
- de l'A. occipitale, 46
- bicipital latéral/médian, 54, 72
- coronaire, 10, 12, 18, **24**
- gingival, 160
- interventriculaire, 320
-- antérieur, 10, 16, 18, **24**
-- postérieur, 12, 16, 18, **24**
- médian de la langue, 148
- terminal, 320, 326
-- du cœur, 14
-- de la langue, 148
- de la veine cave, 212
Sinus
- anal, 210
- aortique, 22
- carotidien, **46**
- caverneux, 68, **70**, 350
- droit, 68
- de la dure-mère, **70**
- ethmoïdal, **102, 104**
- frontal, **102**, 104
- intercaverneux, **70**
- marginal, **70**
- maxillaire, **102**, 104
- occipital, **70**
- paranasaux, 94, **102**
- pétreux inférieur/supérieur, **70**
- prostatique, 262
- rénal, 232

## Index  **467**

– sagittal inférieur/supérieur, 68, **70**
– sigmoïde, 68, **70**
– sphénoïdal, **102**, 104
– sphénopariétal, **70**
– transverse, 68, **70**
– – du péricarde, 318
– uro-génital, 330, 332, 336
– de la veine cave, **14**
– veineux, 320
Sinusoïde, 88, **90**
Siphon carotidien, **50**
Somatolibérine, **358**
Somatostatine, **359**, 366, **386**
Somatotropine, 348, 352, 354, **359**
Somites, 312
Spermatides, **252**, 294
Spermatocytes, **252**, 294
Spermatogenèse, 248, **252**, 254, 376
Spermatogonies, 252
Spermatozoïdes, **252**, 294
Sphincter anal, 208
SRIH (*somatotropin-release inhibiting hormone,*
  *somatostatine*), **359**, 366, **386**
SRY (*sex determining region Y chromosome*), 334
Statines, 354, **358**, 380
Sternum, 32
Stéroïdes, 348
Stroma ovarique, 270
Substance P, 366, **389**
Surfactant, 126
Surrénale, 224, 230, 344, **362**
– cortex, **360**, 364
– drainage lymphatique, 362
– hormones, **364**
– médullaire, 360, **366**
– vascularisation, 362
Symbiontes épidermiques, 426
Sympathique, 230
– innervation cardiaque, 28
– innervation péricardique, 30
Syncytiotrophoblaste, 298, 302, 380
Syndrome adrénogénital, 364
Système
– de conduction cardiaque, 26
– de défense spécifique/non spécifique, **400**
– nerveux végétatif, contrôle, 354
– précoce d'alerte immunologique, 416
Systole, 22, 42

## T

Tamponade péricardique, **30**
Tégument, 422
Ténia colique, 186, **202**

Terminaisons nerveuses (corpuscules), 434
Testicule, **248**
– canalicules, 252
– descente, 334
– développement, 334
– fonction endocrine, **376**
– taille, 250, 254
– vascularisation, 254
Testostérone, action, **376**
Tête
– de méduse, **216**
– du pancréas, **220**
Tétragastrine, **389**
Tétraiodothyronine (T4), 370
Thèque folliculaire, **378**
Thorax
– lymphonœuds régionaux, **82**
– muscles, mouvements, 134
– paroi, **134, 136**
Thrombocytes, **392**, 398
Thymopoïétine, 408
Thymus, 32, 402, **406**
– fonction, 408
– involution, 408
– structure, 408
– taille chez le nouveau-né, 406
– triangle du, 406
– vestiges, 136
Thyroglobuline, 370
Thyroïde (glande), 120, 344, 368
– capsule, 368
– follicule, **370**
– hormone, **370**
Thyrolibérine (TRH), **358**
Thyrotropine TSH), 352, **359**, 370
Thyroxine (T4), **370**
Tolérance immunologique, 400
Tomes (faisceaux de), 164
Tonsille
– linguale, 148, 404, **416**
– palatine, 144, 404, **416**
– pharyngée, 106, 404, **416**
– tubaire, 106, 404, **416**
Tonsillite, 416
Torus
– de l'élévateur, 106
– tubaire, **106**
Trabécule(s)
– charnues, **14**, 18
– septomarginale, 14, 22
Trachée, **118**, 324
– membrane conjonctive, 118
– segments, **118**, 132

**468** Index

Trachée (*suite*)
– structure pariétale, **118**
Trachéotomie, 120
Tractus
– hypothalamo-hypophysaire, 356
– tubéro-infundibulaire, 356
Transferrine, **398**, 414
Treitz hernie, muscle, 196
TRH (*thyrotropin-releasing hormone, thyrolibérine*), **358**
Trigone
– carotidien, 46
– clavi-pectoral, 72
– fibreux droit/gauche, 18
– vésical, 242
Triiodothyronine (T3), **370**
Trompe
– auditive, **106**
– utérine, 268, **274**, 308
Tronc
– artériel, 320
– atrio-ventriculaire, 26
– brachio-céphalique, 10, **44**, 46
– cœliaque, 44, 78, 194
– costo-cervical, **52**
– lymphatique, **78**, 410
– – broncho-médiastinal, **78**
– – intestinal, **78**, 200, 204
– – jugulaire, **78**
– – lombal, **78**
– – subclavier, **78**
– pulmonaire, 10, 12, 22, 128, 320, 322
– sympathique, 78, 128, 132, 136, 178, 406
– thyro-cervical, **52**, 368
– vagal, 178, 180, 194, 320
– veineux jugulo-subclavier, 66, 68, 78
Trophoblaste, 298, 312
TSH (hormone thyréotrope, thyrotropine), 352, **359**, 370
Tube(s)
– collecteur droit, **234**
– contournés, 252
– droits, 252
– neural, 314
– rénaux, **234**
Tubercule
– carotidien, 46
– corniculé, 114
– cunéiforme, 114
– omental, 220
– pharyngé, 168
– primitif, 312
Tumeur neuro-endocrine, 384

Tunique
– adventitielle
– – des bronches, 126
– – du conduit déférent, 256
– – du pelvis rénal, 240
– – du pharynx, 168
– – du tube intestinal, 142
– albuginée, 250
– – du corps caverneux, 260
– – du corps spongieux, 260
– dartos, 250
– externe des artères/veines, **86**, 88, 90
– fibreuse du foie, 214
– fibro-musculo-cartilagineuse, 118
– interne des artères/veines, **86**, 88, 90
– moyenne des artères/veines, **86**, 88, 90
– muqueuse
– – des bronchioles, 126
– – du cæcum, 204
– – de la cavité orale, 144
– – de la cavité utérine, 278
– – du colon, 204
– – de l'intestin grêle, 198
– – de la langue, 148
– – de la paroi gastrique, 190, **192**
– – de la paroi vaginale, 282
– – du pelvis rénal, 240
– – du pharynx, 168
– – de la trompe utérine, 274
– – de l'uretère, 240
– – de l'urètre, 244
– – de la vésicule biliaire, 218
– – de la vessie, 242
– musculeuse
– – de l'appendice vermiforme, 204
– – des bronchioles, 126
– – du cæcum, 204
– – du colon, 204
– – du conduit déférent, 256
– – de l'intestin grêle, 198
– – de la paroi gastrique, 190, **192**
– – de la paroi vaginale, 282
– – du pelvis rénal, 240
– – du pharynx, 168
– – de la trompe utérine, 274
– – de l'uretère, 240
– – de l'urètre, 244
– – de l'utérus, 278
– – de la vésicule biliaire, 218
– – de la vessie, 242
– – des voies biliaires extrahépatiques, 218
– séreuse

Index **469**

- – de la paroi gastrique, 190
- – du péritoine, 182
- – de la trompe utérine, 274
- – du tube digestif, 142
- – de l'utérus, 278
- – de la vésicule biliaire, 218
- – de la vessie, 242
- – subséreuse du péritoine, 182
- – spongieuse de l'urètre, 244
- – de la vaginale du testicule, 250

## U

Uretère, 230, 238, **240**, 308
- – développement, 332
- – double, bifide, 244
- – rétrécissements, 240, 244
- – trajet femme/homme, 224, 308
Urètre, 332, 336
- – féminin, **244**, 290
- – masculin, **262**, 290
- – structure, **244**
Urinaire(s)
- – appareil, **230**
- – lithiase, 244
- – organes, rapports péritonéaux, 230
- – tubes excréteurs, **234**
Urine, préparation, 230
Urothélium, 240, 242
Utérus, 182, 268, **276**, 336
- – couches pariétales, 278
- – drainage lymphatique, 280
- – innervation, 280
- – modifications
- – – avec l'âge, 276
- – – pendant la grossesse, 278
- – moyens de fixation, **280**
- – musculature, 304
- – rapports avec le péritoine, 268, 280
- – vascularisation, 280
Uvule
- – palatine, 106, **144**
- – vésicale, 242

## V

Vagin, 268, **282**, 304, 306, 336
- – vestibule, 268, 282, **284**
Vaisseau(x)
- – afférents/efférents, glomérule, **234**
- – intrarénaux, 234
- – porte, hypophysaires, 350, 356
- – vasorum, 86

Vallécules épiglottiques, 148
Valve(s)
- – aortique, 16, 22, 38
- – atrio-ventriculaire droite/gauche, 14, 16, **22**
- – bicuspide mitrale, 16, **22**, 34
- – pulmonaire, 14, **22**, 34
- – semi-lunaires, 14, 22
- – sigmoïdes du cœur, **14**, 22
- – tricuspide, 14, 18, **22**
Valvule(s)
- – anale, 210
- – du foramen ovale, 16
- – semi-lunaires, **22**
- – du sinus coronaire, 14
- – de la V. cave inférieure, 8, **14**
Varices, 76, **90**
Varicocèle, 254
Vasopressine, 354, 356, **358**, 366
Veine(s)
- – angulaire, **68**, 70
- – arquée, 234
- – auriculaire postérieure, 68
- – axillaire, **72**
- – azygos, **66**, 78, 128, 180, 322
- – basilique, **72**
- – basivertébrale, **66**
- – brachiales, **72**
- – brachio-céphalique, 72, 178, 406
- – – droite, 66, **68**
- – – gauche, 66, **68**, 322
- – bronchiques, 66, 128
- – cardiaques, 24
- – cardinales, 322
- – cave
- – – inférieure, **6**, 12, 34, **66**, 188, 230, 322
- – – supérieure, 6, 10, 34, 66,180, 322
- – centrolobulaires du foie, **214**
- – céphalique, **68**, 72
- – cérébrale, **70**
- – cervicale profonde, **68**
- – circonflexe(s)
- – – humérale antérieure/postérieure, 72
- – – iliaque profonde/superficielle, 74, **76**
- – – médiale de la cuisse, **76**
- – – de la scapula, 72
- – colique droite, 216
- – de la colonne vertébrale, **66**
- – cystique, 218
- – digitale dorsale/plantaire, 76
- – diploïques, **70**
- – dorsale
- – – du clitoris, **76**, 284
- – – du pénis, 74, 76, **262**

**470** Index

Veine(s) (*suite*)
- – de la scapula, 72
- émissaires, **70**
- épigastrique
- – inférieure, **74**, 254
- – superficielle, **76**
- faciale, **68**, 70, 96, 98, 144
- fémorale, 74, **76**
- fibulaires, **76**
- gastrique gauche, 180, 194
- glutéales inférieures/supérieures, **74**
- hémi-azygos, **66**, 128, 180, 322
- – accessoire, **66**
- hépatiques, 6, 66, 216
- iliaque
- – commune, **66, 74**, 322
- – externe, **66, 74**
- – interne, **66, 74**
- ilio-lombales, 74
- intercapitulaire, **76**
- intercostales, **68**
- interlobulaires, 214, 234
- interosseuses antérieures/postérieures, **72**
- interventriculaire
- – antérieure, 24
- – postérieure, 12
- jugulaire
- – antérieure, **68**
- – externe, **68**
- – interne, 46, 50, 66, **68**, 70
- labiale antérieure, **76**
- labyrinthique, 70
- laryngée supérieure, **68**
- linguale, **68**
- lombales, 66
- méningée, **68**
- mésentérique
- – inférieure, 210, **216**
- – supérieure, 194, 200, 204, **216**, 220
- métacarpiennes palmaires, **72**
- métatarsiennes dorsales/plantaires, 76
- obturatrices, **74**
- occipitale, **68**
- œsophagiennes, 66
- ombilicale, **8**, 322
- ophtalmique , **68**, 98
- – supérieure, 70 ,96
- ovarique, 66, 238
- para-ombilicales, **76**, 216
- pectorales, 72
- perforantes, **76**
- péricardiaco-phrénique, 30
- pharyngiennes, 68

- phréniques inférieures, 66
- poplitée, **76**
- porte, **6**, 180, 184, 200, 214, **216**, 222, 374
- – hypophysaire, 70, 350
- profonde(s)
- – du cerveau, 70
- – du cou, **68**
- – de la cuisse, **76**
- – de la langue, 152
- pudendale(s)
- – externes, **76**, 284
- – interne, **74**, 254, 284
- pulmonaire(s)
- – droite, 12, **16, 128**
- – gauche, 10, **128**
- – trajet du péricarde, 30
- radiales, **72**
- rectale
- – inférieure, 210, **216**
- – moyenne, **74**, 210, 216
- – supérieure, 74, 216
- rénale, 66, **234, 238**
- rétromandibulaire, **68**
- sacrale(s)
- – latérales, 74
- – médiane, **66**, 74
- saphène
- – accessoire, **76**
- – grande, **76**, 254
- – petite, **76**
- scrotales antérieures, **76**
- splénique, 200, 216, 220, 412, 414
- sterno-cléido-mastoïdienne, **68**
- subclavière, 66, 68, 72
- – ponction, 72
- subscapulaire, 72
- surrénale, 66, 238, 362
- suprascapulaire, **68**
- temporale superficielle, **68**
- testiculaire, 66, 238, 254
- thoracique(s)
- – internes, **68**
- – latérale, 72
- thoraco-acromiale, 72
- thoraco-dorsale, 72
- thoraco-épigastrique, **76**
- thyroïdienne(s)
- – inférieure, **68**, 180, **368**
- – moyenne, **68**
- – supérieure, **68, 368**
- tibiales antérieure/postérieure, **76**
- transverses du cou, **68**
- ulnaires, **72**

Index **471**

– utérines, 74, 280
– vertébrale, 66, **68**
– vitelline, 322
Veinules
– épithélioïdes, 404
– musculaires, 90
– post-capillaires, 88, **90**
– du rectum, 234
– structure pariétale, **90**
Ventricule
– droit, 6, 10, **14**
– gauche, 6, 10, **16,** 178
– du larynx, 114
Vergetures, 424
Vésicule
– biliaire, 184, 212, **218**
– séminale, 248, **258**
Vessie, 182, 230, **242**, 304
– développement, 332
– drainage lymphatique, 242
– innervation, 242
– vascularisation, 242
Vestibule
– de la bourse omentale, 222
– du larynx, 114
– oral, 144
– du vagin, 268, 282, **284**
Villosités intestinales, **198**
VIP (polypeptide intestinal vasoactif ), 366, 374, **386**
Viscérocrâne, 172
Vitamine D synthèse, 422
Vitellin(e)
– conduit, 330
– sac, 300

– veine, 322
Voies
– aériennes, 94
– biliaires extra-/intra-hépatiques, **218**
– respiratoires, fermeture à déglutition, 170
Voile du palais, **146**
Voie, 108, **116**
– constricteur/dilatateur de la glotte, 112
– fente glottique, **116**
– fermeture de la glotte, 120
– plis vocaux, **114**
Volémie, 392
Volume sanguin, 382
Vomer, 100, 106
Vortex du cœur, 18
Voûte
– pharyngée, 106
– vaginale, 282
Vulve, 268, 308

# W

Waldeyer (anneau de), 416
Wolff (canal de), 332, 336

# Z

Zone
– dépéritonisée, 188, 212
– fasciculée, cortex surrénalien, **364**
– glomérulaire, cortex surrénalien, **364**
– transitionnelle anale, 210
– valvulaire cardiaque, 18, 23
Zygote, 294, 296

Achevé d'imprimer en Espagne
sur les presses de MCC Graphics, Loiu
Dépôt légal : juin 2015